Für Linus, Hannah und Emma

Für Anne, Paula und Martha

Bibliografische Information der Deutschen Nationalbibliothek

Die Deutsche Nationalbibliothek verzeichnet diese Publikation in der Deutschen Nationalbibliografie; detaillierte bibliografische Daten sind im Internet über http://dnb.d-nb.de abrufbar.

Geschlechtsneutrale Schreibweise

Das vorliegende Buch verwendet meistens eine geschlechtsneutrale Schreibweise. Wenn z.B. vom „Arzt" die Rede ist, wird hierunter auch die „Ärztin" verstanden.

Haftungsausschluss

Die persönliche Betreuung in Gesundheitsfragen und während einer Schwangerschaft oder Geburt sollte immer durch entsprechendes Fachpersonal geleistet werden. Die Hinweise und Vorschläge in diesem Buch sind kein Ersatz für medizinischen Rat. Im Zweifelsfall befragen Sie bitte Hebamme, GynäkologIn, Arzt/Ärztin oder ApothekerIn. Teile des vorliegenden Buches basieren (unter anderem) auf zahlreichen persönlichen Angaben, die zur Wahrung der authentischen Wiedergabe inhaltlich von uns nicht modifiziert wurden.

Weder Autorinnen, Lektoren, GastautorInnen noch Verlag können für eventuelle Nachteile oder Schäden, die aus den im Buch vorgestellten Informationen resultieren, eine Haftung übernehmen. Alle Angaben erfolgen ohne Gewähr.

Sollten sich trotz sorgfältiger Korrektur Fehler eingeschlichen haben, erbitten wir weiterführende Hinweise darauf. Wenden Sie sich in diesem Fall bitte schriftlich an den Verlag.

Markenschutz

Dieses Buch enthält eingetragene Warenzeichen, Handelsnamen und Gebrauchsmarken. Wenn diese nicht als solche gekennzeichnet sein sollten, so gelten trotzdem die entsprechenden Bestimmungen.

Originalausgabe, Juli 2012

© 2012   edition riedenburg

Anschrift   edition riedenburg, Anton-Hochmuth-Straße 8, 5020 Salzburg, Österreich
E-Mail   verlag@editionriedenburg.at
Internet   editionriedenburg.at
Fachliche Beratung   Ärztin Dr. med. Bärbel Basters-Hoffmann, Freiburg
                                      Ärztin Anna Rockel-Loenhoff, Unna
Lektorat   Dr. Heike Wolter, Regensburg

Fotonachweis Cover: Schwangere © wibaimages - Fotolia.com, Stillende © id-foto.de - Fotolia.com, Kathrin Scheck Umschlagrückseite © kock-fotodesign.de

Fotonachweis Seite 19: © www.gmfotos.at;
Künstlerische Fotos zur Buchgestaltung: Christian Taschner, Kathrin Scheck

Umschlaggestaltung, Satz und Layout: edition riedenburg
Herstellung: Books on Demand GmbH, Norderstedt

Die Auswahl der Werbung im hinteren Teil des Buches obliegt dem Verlag und ist vom redaktionellen Teil als unabhängig zu betrachten.

ISBN 978-3-902647-24-5

Ute Taschner
Kathrin Scheck

Meine Wunschgeburt

Selbstbestimmt gebären nach Kaiserschnitt: Begleitbuch für Schwangere, ihre Partner und geburtshilfliche Fachpersonen

edition riedenburg

Inhaltsverzeichnis

Beipackzettel

Liebe Leserinnen und Leser!

Der Inhalt dieses Buches wurde mit großer Sorgfalt unter Berücksichtigung der aktuellen medizinischen Literatur von uns verfasst und ist ausschließlich zu Informationszwecken gedacht.

Beachten Sie bitte, dass die Informationen in unserem Buch unter keinen Umständen die Konsultation und Beratung durch eine Hebamme oder einen Gynäkologen ersetzen können.

Bei spezifischen Fragen, die sich aus der Lektüre des Buches ergeben, oder bei Problemen während der Schwangerschaft fordern wir Sie dazu auf, im Bedarfsfall immer einen Arzt oder eine Hebamme zu konsultieren.

Für Schäden oder Unannehmlichkeiten, die durch den Gebrauch oder Missbrauch unserer Informationen entstehen, können die Autorinnen oder der Verlag nicht zur Verantwortung gezogen werden – weder direkt noch indirekt.

Insbesondere stellt unser Ratgeber keine direkte Beratung dar noch können konkrete Ratschläge für bestimmte Vorgehensweisen oder Behandlungen sowie deren Unterlassung gegeben werden. Allenfalls zeigen wir denkbare Möglichkeiten auf.

Einzelne Beiträge (Erfahrungsberichte von Müttern und Expertenessays) unseres Buches geben die Meinung oder Erfahrungen der/s jeweiligen Autorin/s wieder. Die Autorinnen des Buches machen sich diese nicht zu eigen und geben keine Empfehlung zur Nachahmung oder Anwendung.

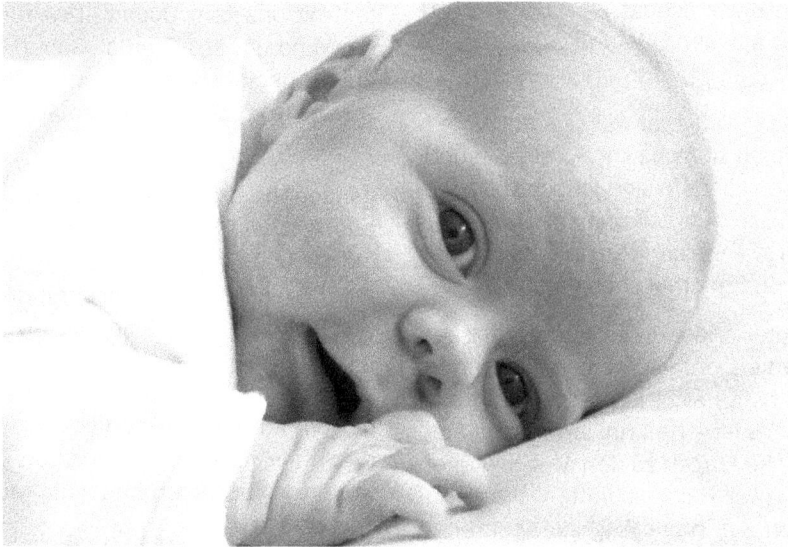

Vertrauen gewinnen

Persönliche Beweggründe

Vom ersten Entwurf einer Gliederung bis zur fertigen „Wunschgeburt" sind über vier Jahre vergangen. Jahre, in denen nicht nur unser Buchprojekt wuchs und Gestalt annahm. Auch wir Autorinnen haben uns weiterentwickelt und viel dazugelernt.

Noch viel länger ist es her, dass Kathrin während ihrer Vorbereitung auf die dritte Schwangerschaft und Geburt nach zwei Kaiserschnitten feststellen muss, dass es kein einziges deutschsprachiges Buch zum Thema Geburt nach Kaiserschnitt gibt. Sie studiert deshalb die Literatur aus den USA und Großbritannien zum Thema VBAC (Vaginal birth after Cesarean).

Ihr Fazit: „Dies brachte mich zwar weiter – auch mein Englisch wurde dadurch aufgefrischt –, die Gesundheitssysteme in diesen Ländern sind jedoch völlig verschieden zu unserem, so dass es auf meinem Weg zur Spontangeburt nach zwei Kaiserschnitten noch Vieles selbst zu erarbeiten und zu erforschen galt."

Während Kathrin unter anderem im Internet recherchiert, lernt sie Ute kennen. Auch diese hat bereits zwei Kaiserschnitte hinter sich. Ein reger Austausch beginnt, in dessen Verlauf Kathrin ihrer ärztlichen Freundin viele kritische Fragen zu den Möglichkeiten einer Geburt nach zwei Kaiserschnitten stellt. Kathrin kommt dadurch auf ihrem Weg zur spontanen Geburt ein Stück weiter voran, und auch bei Ute wird ein Denkprozess fernab der rein schulmedizinischen Denkweise in Gang gesetzt.

Im März 2007 ist es dann endlich so weit: Kathrin bringt ihre dritte Tochter spontan zur Welt. Kurz darauf treten die Autorinnen wieder in Kontakt. Schnell kommt das Gespräch auf die fehlende Literatur, und die Idee, dieses Buch zu schreiben, wird geboren. Der Gedanke, das nötige Wissen an die betroffenen Mütter weiterzugeben, lässt beide nicht mehr ruhen.

Im August 2010 hat dann auch Ute ihr drittes Kind auf natürlichem Weg geboren. Erst nach den geglückten Spontangeburten wird Kathrin und Ute klar, wie viel eine gute Geburt für Mutter und Kind bedeutet und welch tiefgreifende, das Leben prägende Erfahrung vielen Kaiserschnitt-Müttern für immer verwehrt bleibt. „Noch heute durchflutet uns ein tiefes Glücksgefühl, wenn wir an unsere letzten Geburten denken. Um nichts in der Welt möchten wir dieses Erlebnis in unserem Leben missen", fassen die beiden Autorinnen ihre Erfahrungen zusammen.

Nach dem Kaiserschnitt

Dieses Buch richtet sich vor allem an Frauen, die in der Vergangenheit einen oder mehrere Kaiserschnitte hatten und sich nun Gedanken zur Geburt ihres nächsten Kindes machen.

Darüber hinaus wendet es sich an Angehörige und Fachpersonen, die Frauen in dieser speziellen Situation begleiten. Aber auch für alle Erstgebärenden sowie Frauen mit bislang spontanen Geburtserlebnissen ist die „Wunschgeburt" von großem Wert, denn wir möchten mit unserem Buch neben fundierten Informationen rund um das Thema „Geburt nach Kaiserschnitt" auch grundlegendes Wissen zur Vorbereitung auf eine verletzungsfreie Geburt vermitteln.

Aus unserer Sicht ist es für eine Frau, die in der Vergangenheit einen Kaiserschnitt hatte, wichtig, darüber Bescheid zu wissen, dass nicht nur medizinische Indikationen, sondern in zunehmendem Maße nichtmedizinische Gründe bei der Indikationsstellung zum Kaiserschnitt eine Rolle spielen. Wir gehen in unserem Buch deshalb der Frage nach, warum heutzutage Kaiserschnitte so oft das „Mittel der Wahl sind", obwohl wir aus Veröffentlichungen der WHO wissen, dass eine Kaiserschnittrate von über 10–15% keine weiteren Verbesserungen für Mutter und Kind mit sich bringt.

Im Weiteren erörtern wir, wann eine Geburt nach Kaiserschnitt möglich ist – nämlich sehr häufig – und mit welchen Hindernissen Sie rechnen müssen. Schließlich zeigen wir auf, welche (gut gemeinten) medizinischen Interventionen in der Schwangerschaft oder in Krankenhäusern während der Geburt besonders häufig einen Kaiserschnitt nach sich ziehen. So hoffen wir, dass Ihnen unser Buch eine fundierte Basis bietet, um eine informierte Entscheidung zum Geburtsmodus Ihres Kindes zu treffen und diese auch nach Möglichkeit in die Tat umsetzen zu können.

Mehr als 30 Geburtsberichte bieten Ihnen als Herzstück des Buches einen Überblick, welche Wege Frauen in dieser konkreten Situation bereits gegangen sind.

Damit es gelingt

Doch worauf kommt es noch an, damit eine selbstbestimmte Geburt wirklich gelingen kann? Es ist von zentraler Bedeutung, dass wir Schwangerschaft und

Geburt als einen natürlichen, physiologischen Prozess begreifen, der prinzipiell keiner Optimierung von außen bedarf.

Angst ist weder während der Schwangerschaft noch während der Geburt eine gute Begleiterin, spielt als nichtmedizinische Indikation zur Sectio jedoch eine wichtige Rolle für die scheinbar unaufhaltsam steigenden Kaiserschnittraten der heutigen Zeit.

So wird schwangeren Frauen durch viele Untersuchungen und die Zuordnung zu Risikokategorien (über 70% aller Schwangerschaften werden heute als Risikoschwangerschaft eingeordnet) das Gefühl „guter Hoffnung zu sein" genommen. Die Schwangerschaft ist für viele Frauen keine Zeit der Vorfreude mehr, sondern von Sorge um das Wohlergehen des Kindes geprägt. Der mütterliche Bauch ist im Erleben der Frau ein für das heranwachsende Baby höchst unsicherer Ort geworden. Das Baby, so suggerieren die vielen Kontrollen und Untersuchungen, befindet sich in einer latenten, jedoch andauernden Gefahrensituation, die ständige, genaue Kontrollen von außen notwendig zu machen scheint.

Doch wie kann eine Mutter das Vertrauen in ihren Körper und in das ungeborene Kind zurückgewinnen? Wie kann sie, die während des Kaiserschnitts nicht nur eine Verletzung der Gebärmutter, sondern oftmals auch ihrer selbst erfahren hat, ihrem Körper das für die natürliche Geburt nötige Vertrauen schenken? Mit diesen Fragen möchten wir uns im dritten Abschnitt unseres Buches beschäftigen.

Mut zur passenden Begleitung

Wir möchten Sie dazu ermutigen, sich bereits während der Schwangerschaft eine Begleitung zu suchen, die Sie bestärkt, anstatt zu verunsichern. Aus unserer Erfahrung macht es einen Unterschied, ob die Begleitung der Schwangeren durch einen Frauenarzt mit Schwerpunkt auf medizinischen Kontrollen oder durch einen Geburtshelfer (ggf. eine Hebamme) mit ganzheitlichem Ansatz erfolgt. Denn eine vorwiegend auf medizinische Belange ausgerichtete Begleitung kann der schwangeren Frau das Gefühl von Unsicherheit vermitteln und bei Abweichungen vom erwarteten „normierten" Verlauf Ängste auslösen.

Ein anderes Konzept bietet sich deshalb zumindest als Ergänzung oder sogar zur alleinigen Begleitung an: nämlich die Betreuung der schwangeren Frau durch eine erfahrene Hebamme. Die (freiberufliche) Hebamme kann Sie als ausgewiesene Spezialistin für Schwangerschaft und Geburt fachlich kompetent und verantwortungsvoll begleiten. Sie sieht ihre Aufgabe vor allem darin, Sie zu bestärken, auf Ihre Intuition zu achten und Sie in Ihrer Kompetenz als Gebärende und Mutter zu unterstützen.

Richtig gebären – aber wo?

Die Wahl des Geburtsortes ist ein weiterer zentraler Punkt in der Vorbereitung auf die Geburt. Ein für Sie guter Geburtsort ist ein Ort, an dem Sie sich absolut geborgen und sicher fühlen und wo Sie loslassen können. Wir wollen Sie dazu ermutigen, für sich herauszufinden, wo dies am besten der Fall ist. Deshalb informieren wir Sie in unserem Buch über die unterschiedlichen Geburtsorte und machen auf die jeweiligen Vor- und Nachteile aufmerksam.

Wir wünschen uns, mit unserem Buch dazu beizutragen, dass Sie für sich auf Basis der vielfältigen Informationen eine passende Begleitung und Umgebung für die Geburt Ihres Kindes auswählen und eine befriedigende Geburt erleben werden.

Auf gar keinen Fall wollen wir dogmatisch Ratschläge erteilen oder Empfehlungen abgeben. Jede Frau hat schließlich ihre ganz persönliche (Vor-)Geschichte, und sämtliche Abwägungen werden vor diesem Hintergrund erfolgen. Was für die eine Frau verunsichernd ist, wird von einer anderen als Gewinn wahrgenommen. Wir möchten Sie daher darin bestärken, in all Ihren Entscheidungen Ihrer eigenen Intuition zu folgen und auf diese Weise für sich und Ihr Baby Ihren persönlichen Weg zur Geburt zu finden.

Wegweiser durch das Buch

Möglicherweise haben Sie als Betroffene, als Angehöriger oder als Fachperson unterschiedliche Interessen und Zielsetzungen, wenn Sie dieses Buch lesen. Aus diesem Grund sind die einzelnen Kapitel so angelegt, dass jedes Kapitel ohne Vorkenntnisse verständlich ist und im Prinzip auch für sich stehen könnte. Jede Leserin und jeder Leser kann sich so die für seine entsprechende Situation wichtigen und notwendigen Informationen herausfiltern, ohne eine bestimmte Reihenfolge beim Lesen einhalten zu müssen.

Im umfangreichen Glossar ab Seite 218 finden Sie zahlreiche Fachbegriffe erläutert.

Das Buch ist in vier Abschnitte unterteilt:

Im ersten Teil des Buches finden Sie einen Überblick über:

- die derzeitigen Kaiserschnittindikationen,
- die Gründe für steigende Kaiserschnittraten,
- die Risiken der Kaiserschnittoperation für Mutter und Kind und
- die Voraussetzungen für eine natürliche Geburt nach Kaiserschnitt.

Damit möchten wir Ihnen fundierte Grundlagen für eine freie Entscheidung unabhängig von Ihrer Vorgeschichte bieten.

Die Erfahrungsberichte im zweiten Teil des Buches beleuchten die verschiedenen Geburtsmöglichkeiten, die es gibt, und ermöglichen Einblicke in die Gefühlswelten der Frauen.

Nicht nur für werdende Mütter, sondern auch für die Väter sind diese Berichte lesenswert. Sie zeigen, was ein Kaiserschnitt in den Müttern auslösen kann, und wie langwierig und manchmal schwierig die Heilung ist. Sie belegen aber auch, mit welcher Konsequenz die Frauen mit ihren Familien diesen Weg teilweise verfolgt haben.

Im dritten Teil geht es um die praktische Umsetzung und Vorbereitung einer Geburt nach einem vorangegangenen Kaiserschnitt.

Wir geben Hinweise zu den folgenden Themen:

- Verarbeitung einer Kaiserschnittgeburt
- Entscheidungsfindung
- Vorbereitung auf eine natürliche Geburt und Wahl des für Sie richtigen Geburtsortes
- Wiederholter Kaiserschnitt

Zum Schluss finden Sie die Beiträge unserer GastautorInnen.

Hebammen, Ärzte und Therapeuten haben ihre umfangreiche Erfahrung und ihr Wissen mit uns und Ihnen geteilt, um Frauen den Weg zu einer guten und selbstbestimmten Geburt zu ebnen. Dieses Fachwissen kann für werdende Eltern von unschätzbarem Wert im Dialog mit den betreuenden GeburtshelferInnen sein.

Danke

Wir bedanken uns aus tiefstem Herzen bei all jenen Hebammen und Ärzten, die den Wunsch, unsere Kinder normal zu gebären, verstanden und respektiert und uns in unserem Vorhaben unterstützt haben. Ohne sie wären wir heute nicht die, die wir sind, und die Idee zu unserem Buch wäre niemals entstanden.

Ein besonderer Dank geht an Sabine Drietchen und Nelli Moser.

Ein großes Dankeschön gilt außerdem all jenen Müttern, die unser Buch mit ihren Geburtsberichten bereichern und ihre persönlichen Erfahrungen mit den Leserinnen und Lesern teilen.

Weiterhin gebührt den zahlreichen GastautorInnen unser Dank, die unsere Informationen durch ihre wunderbaren Essays ergänzen und den LeserInnen so Einblicke in ihren umfangreichen Erfahrungsschatz ermöglichen.

Außerdem danken wir den vielen hilfreichen Köpfen, die uns beratend zur Seite gestanden sind und unsere Texte wiederholt gelesen und fachlich korrigiert haben. In alphabetischer Reihenfolge waren das:

Dr.med. Bärbel Basters-Hoffmann, Martina Eirich, Dr. Annett Hartmann, Dr.med. Sven Hildebrandt, Dr.med. Simeon Korth, Dr.med. Gabriele Kußmann, Anna Rockel-Loenhoff, Dr.med. Susanne Roesch, Dr.med. Julia Stefan-Caspary, MMag. Kathrin Steinberger, Anke Wiemer (QUAG).

Ulrike Pettau und Oliver König halfen uns bei der Erstellung und Produktion der Projekt-Beschreibungen, die an die Teilnehmerinnen verteilt wurden, daneben waren sie uns auch neutrale, da völlig fachfremde, Kritiker und motivierten uns oft auf unserem Weg – danke!

Unsere Lektorin Dr. phil. Heike Wolter ließ unser Buch zu einer „runden" Sache werden. Mit viel Einfühlungsvermögen und großem Können hat sie dazu beigetragen, dass unser Buch für jedermann gut lesbar ist. Herzlichen Dank dafür!

Wir danken außerdem unserer „strengen" Verlegerin Dr. phil. Caroline Oblasser, die uns immer wieder motivierte, vermeintliche medizinische „Wahrheiten" zu hinterfragen. Durch die kritischen Diskussionen mit ihr konnte unser Buch wachsen und sich zu dem entwickeln, was es nun ist.

Unsere Familien haben uns auch auf schwierigen Wegstrecken ermuntert und motiviert. Zuerst bei unserem Vorhaben, unsere Kinder so zu gebären, wie es Generationen von Frauen vor uns immer schon getan haben, und darüber hinaus bei der Fertigstellung unseres Buches. Ohne diesen Halt und die endlose Geduld wäre dies alles nicht möglich gewesen.

Danke an euch!

Schließlich möchten wir uns gegenseitig ein großes „Danke" sagen. Wir haben uns bei der Arbeit am Buch gut ergänzt und inspiriert. Während die eine akribisch recherchierte, verlor die andere das große Ganze nicht aus den Augen und drängte immer wieder darauf, weiter zu gehen.

Wir hoffen, dass unser Ausblick auf die Gebärlandschaft auch Ihnen als Leserin und Leser neue Perspektiven eröffnet.

Ute Taschner & Kathrin Scheck
Juli 2012

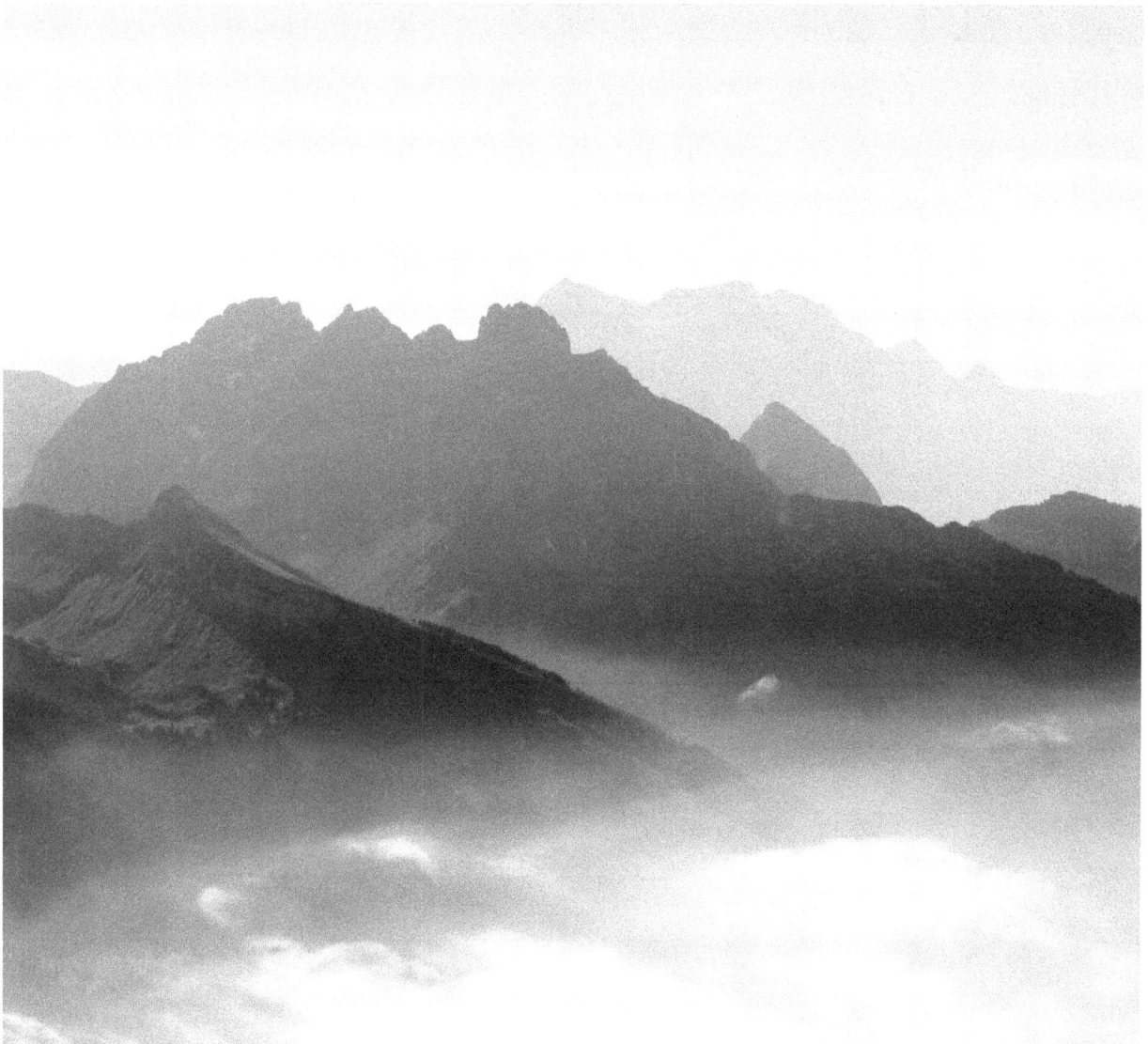

Platz für Gedanken:

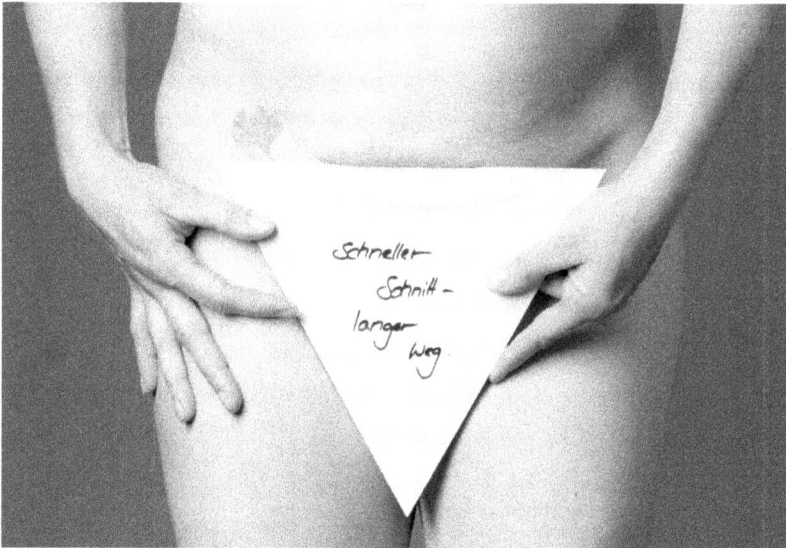

Schneller
Schnitt -
langer
weg.

Der Kaiserschnitt und seine Folgen

Kaiserschnitt-Entwicklungen

Schon seit mehreren Jahrzehnten ist ein weltweiter Anstieg der Sectioraten zu beobachten. Länder wie China (46,2%) und Brasilien (45,9%) sind hier mit weit über 40% Kaiserschnittgeburten führend (Lumbiganon 2010, Gibbons 2010). Doch auch in Deutschland ist die chirurgische Geburtshilfe auf dem Vormarsch: Nach Mitteilung des Statistischen Bundesamtes haben im Jahr 2010 exakt 656.390 Frauen ihre Kinder im Krankenhaus zur Welt gebracht. Bei 31,9% (knapp 210.000) von ihnen wurde ein Kaiserschnitt durchgeführt. Die Tendenz ist weiterhin steigend.

17 Jahre zuvor lag der Anteil der chirurgischen Geburtshilfe in Deutschland noch bei knapp 17% (Statistisches Bundesamt). Doch im Gegensatz dazu konnte weder bei der Sterblichkeit der Kinder rund um die Geburt noch bei der Anzahl der Kinder, welche in kritischem Zustand auf die Welt kommen, ein entscheidender Rückgang beobachtet werden (Schwarz 2008). Diese Zahlen sind nahezu gleich geblieben, trotz guter Fortschritte in der Verbesserung der Überlebensraten von Frühgeborenen (Statistisches Bundesamt, BQS).

Wie kommt es also, dass der Bauchschnitt die natürliche Geburt immer weiter verdrängt? Welche medizinischen und nichtmedizinischen Gründe haben zur Zunahme der Schnittentbindung geführt? Welche medizinischen Indikationen für die Geburt mittels Skalpell haben wirklich eine Berechtigung? Diese und viele andere Fragen werden in den folgenden Kapiteln gründlich und umfassend beleuchtet.

Vorab soll jedoch geklärt werden, welche Arten von Kaiserschnitten es gibt und welches die häufigsten medizinischen Indikationen (Gründe) für Kaiserschnitte sind.

Arten des Kaiserschnitts

Bei Schnittentbindungen wird zwischen dem **primären** und dem **sekundären Kaiserschnitt** unterschieden. Ausschlaggebend für diese Unterteilung ist der Geburtsbeginn. Primäre und sekundäre Kaiserschnitte wurden in den letzten Jahren etwa gleich häufig vorgenommen, bei beiden Formen ist eine gleichmäßig

steigende Tendenz zu beobachten (Lutz 2006). Damit wird die häufig geäußerte Hypothese widerlegt, dass der Anstieg der Sectiorate auf die überproportionale Zunahme geplanter Eingriffe zurückzuführen ist.

Primärer Kaiserschnitt

Der primäre Kaiserschnitt ist ein geplanter Eingriff. Er wird zumeist vor dem Beginn der Geburt, das heißt vor dem Einsetzen von Wehen, die auf den Muttermund wirken, durchgeführt. Deshalb findet ein primärer Kaiserschnitt normalerweise vor dem errechneten Geburtstermin statt.

Wenn das Leben von Mutter und/oder Kind in akuter Gefahr ist, z.B. durch eine schwere Präeklampsie/HELLP-Syndrom oder bei einem der seltenen Fälle, in dem es zu einer vorzeitigen Ablösung der Plazenta gekommen ist, erfolgt ein primärer Kaiserschnitt auch ungeplant als Notfalleingriff. Dies ist zum Glück nur äußerst selten der Fall.

Auch geplante Eingriffe, bei denen der Wehenbeginn abgewartet wird, um kindliche Risiken wie Frühgeburtlichkeit oder Anpassungsstörungen nach der Geburt zu verringern, werden als primäre Kaiserschnitte bezeichnet.

Sekundärer Kaiserschnitt

Bei einem sekundären Kaiserschnitt fällt die Entscheidung zur Operation während der Geburt. Dies kann also nach dem Beginn einer Wehentätigkeit, welche die Eröffnung des Muttermundes bewirkt, oder nach einem Blasensprung der Fall sein. Bei den meisten Notkaiserschnitten handelt es sich um sekundäre Kaiserschnitte.

Arten der Schnittführung

Die Kaiserschnittoperation ist in ihrer langen Geschichte immer wieder Veränderungen in der Operationstechnik unterworfen gewesen. Heutzutage wird die Gebärmutter stets über einige Zentimeter mit Hilfe eines Skalpells eröffnet und dieser Einschnitt durch manuelles Dehnen erweitert. Alle anderen Körperschichten werden je nach Operationsmethode scharf (Schneiden) oder stumpf (Dehnen/Reißen) eröffnet.

An der Gebärmutter findet man im Wesentlichen drei unterschiedliche Richtungen der Schnittführung: den uterinen Querschnitt, den T-Schnitt und den Längsschnitt. Anhand der Hautnarbe am Bauch sind jedoch keine zuverlässigen Rückschlüsse auf die innere Schnittführung bzw. Eröffnungsmethode möglich.

Querschnitt

Beim uterinen Querschnitt wird die Gebärmutter oberhalb des Gebärmutterhalses mit einem queren Schnitt eröffnet und dieser kleine Schnitt durch Dehnen mit den Händen in Querrichtung erweitert. Bei Verwachsungen oder Vernarbungen kann auch eine Erweiterung des Querschnittes mit Hilfe des Skalpells nötig werden.

Längsschnitt

Der uterine Längsschnitt wurde früher häufig(er) angewandt und ist in anderen Ländern zum Teil noch weiter als bei uns verbreitet. Es kann also sein, dass diese Technik zum Einsatz kam, wenn die Mutter im Ausland (z.B. in Nordamerika) einen Kaiserschnitt hatte. Nicht immer findet sich dabei ein Hautschnitt in Längsrichtung, weswegen in diesem Fall nur der Operateur bzw. das OP-Protokoll Auskunft über die Schnittführung geben kann.

T-Schnitt

Der T-Schnitt kommt dann zum Einsatz, wenn sich – insbesondere bei Frühgeborenen – beim Querschnitt Schwierigkeiten mit der Entwicklung des Kindes ergeben. Hier wird der quere Gebärmutter-Schnitt wie ein umgekehrtes T nach oben hin erweitert. Auch hier gilt, dass die Schnittführung von außen nicht zu erkennen ist.

Schnittführung und Rupturgefahr

Die beiden letztgenannten Schnittführungen bergen bei der nächsten Schwangerschaft und Geburt eine erhöhte Wahrscheinlichkeit für eine Uterusruptur und werden daher nach Möglichkeit vermieden.

Manche Operateure erweitern den Querschnitt, wenn sich Schwierigkeiten mit der Kindesentwicklung zeigen, U- oder L-förmig, um einen T-Schnitt zu umgehen (Stark 2008).

* Nicht allein die Schnittführung, sondern auch die Nahttechnik selbst kann eventuell die Rupturgefahr beeinflussen. Wird die Wunde an der Gebärmutter sehr fest bzw. mit enger Stichfolge genäht, beeinträchtigt dies unter Umständen die Durchblutung. In der Folge kann es zum Gewebeuntergang und zur Defektheilung kommen.

Medizinische Indikationen für Kaiserschnitte

Die häufigsten Kaiserschnittgründe

Die Gmünder Ersatzkasse, seit 2010 Fusion zur Barmer GEK, hat im Jahr 2006 eine Untersuchung zum Kaiserschnitt veröffentlicht. Es wurden alle versicherten Mütter (5.361), die im Jahr 2004 ihr(e) Kind(er) durch einen Kaiserschnitt geboren hatten, befragt.

Der am häufigsten angegebene Grund (30%) für einen primären Kaiserschnitt war der Status nach früherem Kaiserschnitt. Dies zeigt, dass sich der einmal durchgeführte Kaiserschnitt in der Zukunft automatisch selbst reproduziert (Lutz 2006).

Für weitere 26% der geplanten Kaiserschnitte war die Beckenendlage des Kindes verantwortlich. 90% aller Kinder in Steißlage kommen in Deutschland durch einen Kaiserschnitt zur Welt, obwohl diese nach wie vor keine absolute Indikation für einen Bauchschnitt darstellt.

An nächster Stelle der Gründe für einen primären Kaiserschnitt stand mit 15% der Verdacht auf ein Missverhältnis zwischen der Größe des kindlichen Schädels und dem mütterlichem Becken. Bereits der Begriff des Verdachts zeigt aber die relative Ungenauigkeit und bedeutet, dass zahlreiche Kaiserschnitte durchgeführt werden, obwohl keine tatsächliche Indikation gegeben ist.

Immerhin 7% der primären Kaiserschnitte wurden wegen eines sogenannten pathologischen CTGs (Cardiotokogramm) durchgeführt. Beim sekundären Kaiserschnitt steht laut der Untersuchung der GEK an erster Stelle der Gründe das pathologische CTG mit über 44%, gefolgt vom relativen Missverhältnis mit 28%, verzögertem Geburtsverlauf oder Geburtsstillstand (19%) und Zustand nach Sectio (11%).

Absolute Kaiserschnitt-Indikationen

Man spricht von absoluten Kaiserschnittindikationen, wenn der Kaiserschnitt wegen einer akuten Gefährdung des Lebens der Mutter oder des Kindes erfolgt und es in diesem Moment keine andere gefahrlose Möglichkeit der Geburt des Kindes gibt.

Eine absolute Kaiserschnittindikation besteht bei

- Placenta praevia totalis zum Zeitpunkt der Geburt (der Mutterkuchen verdeckt den Muttermund, liegt also „im Weg")

Weitere akute Gefährdungen können bestehen bei

- massiver hellroter vaginaler, schmerzloser Blutung (Anzeichen vorzeitiger Plazentalösung)
- Uterusruptur (Aufreißen der Gebärmutter, meistens im Narbenbereich einer vorangegangenen Uterusoperation)
- unveränderlicher Querlage des Kindes
- raumfordernder kindlicher Fehlbildung, die eine vaginale Geburt unmöglich macht (z.B. Teratom)
- länger dauerndem (> 10 Minuten) Absinken der kindlichen Herzfrequenz (fetale Bradykardie), wenn die Geburt nicht unmittelbar bevorsteht
- Vorfall der Nabelschnur

Auf diese Indikationen entfallen jedoch weniger als 10% der durchgeführten Kaiserschnitte (Lutz 2006, Dudenhausen 2008). Die häufigsten Kaiserschnitt-Indikationen sind, wie aus der GEK Studie ersichtlich war, relative Indikationen.

Relative Kaiserschnitt-Indikationen

Bei ca. 80 – 90% der Kaiserschnittentbindungen liegen relative Indikationen vor (Lutz 2006, Dudenhausen 2008). Hier liegt die Indikationsstellung im Ermessen des Geburtshelfers, der bei einer normalen Geburt Risiken für Mutter und/oder Kind befürchtet.

Zu den relativen Sectio-Indikationen zählen unter anderem:

- Beckenendlage
- verzögerte Geburten mit mütterlicher Erschöpfung
- Geburtsstillstand
- pathologisches CTG
- Verdacht auf relatives Schädel-Becken-Missverhältnis
- Zustand nach Kaiserschnitt
- Mehrlingsschwangerschaft
- psychisch labile Verfassung der Mutter / Ängste
- „Wunsch" nach Schnittentbindung

Bei den relativen Kaiserschnitt-Indikationen gibt es einen Ermessensspielraum. Im Mittelpunkt der Überlegungen steht die Abwägung des Geburtshelfers zwischen den Risiken, welche er bei einer vaginalen Geburt für Mutter und Kind unter den gegebenen Vorbedingungen erwartet, und den Risiken, welche die Sectio mit sich bringt.

Die Mutter muss bei den relativen Kaiserschnitt-Indikationen immer in die Entscheidung zur geburtshilflichen Operation mit einbezogen werden. In der Realität geschieht dies oft nicht in ausreichendem Maße. Auch eine aktive Beeinflussung der Mutter in Richtung des Kaiserschnitts scheint gelegentlich vorzukommen (Lutz 2006, Krause/Stark 2008, Landon 2008).

In den meisten Industrienationen ist es in den letzten Jahren vor allem zu einer deutlichen Ausweitung der relativen Kaiserschnitt-Indikationen gekommen.

Kaiserschnitt wegen Geburtsstillstand

Bei Befragungen geben Kaiserschnittmütter häufig den „Geburtsstillstand" als Grund für ihre Schnittentbindung an. Von einem Geburtsstillstand spricht die Medizin, wenn die Geburt trotz unterschiedlicher Maßnahmen zur Förderung des Geburtsfortschrittes – wie etwa Lagewechsel oder Anregung der Wehentätigkeit mittels Medikamenten – über mehr als zwei Stunden nicht weiter vorangeschritten ist (Schneider et al. 2010).

Die Ursachen bzw. Gründe für einen Geburtsstillstand bleiben oft auch im Nachhinein unerkannt und werden deshalb manchmal Gegenstand von Spekulationen.

Ein Geburtsstillstand kann prinzipiell zu jedem Zeitpunkt des Geburtsverlaufes eintreten. Man kann dabei zwischen einem Geburtsstillstand in der Eröffnungs- und in der Austreibungsperiode unterscheiden.

* Wie rasch, auf welche Weise und ob operativ eingegriffen wird, hängt von der Ausrichtung der einzelnen geburtshilflichen Abteilung, dem zuständigen Arzt oder der Hebamme ab. Der Essay der Ärztin und Hebamme Anna Rockel-Loenhoff auf Seite 189 geht auf verzögerte Geburtsverläufe, den Geburtsstillstand und Latenzphasen während der Geburt ein.

Gründe für steigende Kaiserschnittraten

Laut der Weltgesundheitsorganisation (WHO) dürften die Kaiserschnittraten weltweit zwischen 10% und höchstens 15% liegen (WHO 1985; Chalmers 1992). Kaiserschnittraten, die über dieser Zahl liegen, lassen laut WHO vermuten, dass nicht aus medizinischen Erwägungen heraus operiert wird. Damit sind keine weiteren Verbesserungen für die Mütter oder die Kinder zu erwarten.

Doch wie kommt es, dass die Sectioraten heute weit über diese geforderten 15% gestiegen sind?

Nicht nur medizinische, sondern auch gesellschaftliche, rechtliche und sozioökonomische Faktoren haben im Zusammenspiel zu einer drastischen Ausweitung der relativen Sectioindikationen geführt. Es kam unter anderem zu einem Perspektivenwechsel: Während früher die Sicherheit der Mutter im Mittelpunkt der Überlegungen stand, verschob sich der Fokus in der heute praktizierten Geburtshilfe zunehmend in Richtung einer präventiven Indikationsstellung wegen einer möglichen kindlichen Gefährdung (Lutz 2006).

Krankenhausbedingte Faktoren

Von der Geburtshilfe zur klinischen Geburtsmedizin

Die meisten Kinder, die in den entwickelten Industrienationen geboren werden, kommen heutzutage in technisch ausgerüsteten Kreißsälen zur Welt. Die Betreuung während der Geburt erfolgt unter ärztlicher Verantwortlichkeit. Auch die Vorsorge während der Schwangerschaft liegt zumeist in den Händen von Fachärzten für Gynäkologie und Geburtshilfe.

Viele Geburtshelfer nehmen eine Geburt allerdings nicht mehr als einen physiologischen, sich selbst regulierenden Vorgang wahr, denn die meisten Klinikärzte werden hauptsächlich bei Komplikationen hinzugerufen.

Dies leistet der Wahrnehmung Vorschub, dass die Geburt ein riskantes Ereignis ist, das einer kontinuierlichen Überwachung durch moderne Technik bedarf. Dadurch werden häufig schon geringe Normabweichungen pathologisiert, und gleichzeitig sinkt die Schwelle für Interventionen. So bringen heute nur

noch etwa 7% der Frauen, die in Kliniken entbinden, ihre Kinder ohne Eingriffe zur Welt (Schücking 2004).

Prof. Beate Schücking, Wissenschaftlerin der Universität Osnabrück, hat Daten von mehr als einer Million Klinikgeburten analysiert, die zwischen 1984 und 1999 im Rahmen der niedersächsischen Perinatalerhebung erfasst wurden. Sie stellte dabei fest, dass:

- bei 98,8% der Geburten routinemäßig ein CTG angewendet wurde,
- 40% der Gebärenden einen Wehentropf erhielten,
- in 23,4% der Fälle geburtseinleitende Maßnahmen ergriffen wurden,
- ein Dammschnitt bei jeder zweiten Frau (52,1%) durchgeführt wurde und
- bei 19,2% der Frauen eine PDA zum Einsatz kam.

Entstehung einer Interventionskaskade

Parallel zum Anstieg der Interventionen nahmen die Geburtsbeendigungen durch Kaiserschnitt zu (Schücking 2004). Häufig erfolgten diese wegen eines protrahierten (verzögerten) Geburtsverlaufes oder wegen eines „Geburtsstillstandes".

Doch eine „verzögerte" Geburt ist nicht selten das Resultat aufeinander folgender Interventionen: Dabei zieht ein vergleichsweise harmlos erscheinender Eingriff weitere medizinische Handlungen nach sich.

Ein Wehenmittel zum Beispiel kann übermäßig starke Kontraktionen mit kürzeren Erholungspausen provozieren, sodass das Kind dadurch keine Gelegenheit mehr hat, sich zu regenerieren: Die Plazenta kann das Kind unter diesen Umständen nicht mehr ausreichend mit Sauerstoff versorgen! Natürliche Mechanismen von Mutter und Kind zur sinnvollen Steuerung der Wehentätigkeit werden damit ausgehebelt.

* Um die durch Wehenmittel induzierte Belastung von Mutter und Kind erträglicher zu gestalten, kann durch die Gabe von Medikamenten zur Schmerzlinderung und Muskelentspannung der natürliche Ablauf der Geburt durcheinander geraten. Zudem sind Frauen in dieser Situation nicht selten psychisch belastet, was zu einer Verzögerung des Geburtsverlaufs beitragen kann.

Ein Geburtsverlauf, welcher durch Eingriffe beeinflusst wurde, kann den Geburtshelfer unter Umständen zu weiterem medizinischen Handeln zwingen, um möglichen Schaden von Mutter und Kind abzuwenden. Und gar nicht so selten gipfelt diese Interventionskaskade eben in einem Kaiserschnitt.

Dieser Ablauf wurde in der Forschungsarbeit von Frau Dr. Clarissa Schwarz genau dokumentiert. Im Vergleich zu Frauen mit spontanem Wehenbeginn erhalten Frauen nach einer versuchten Geburtseinleitung fast doppelt so oft eine PDA und um 60% häufiger Wehenmittel. Auch eine Überstimulation der Wehentätigkeit wird nach Einleitungsversuchen immer wieder beobachtet. Diese kann zu CTG-Auffälligkeiten führen und den Einsatz wehenhemmender Mittel nach sich ziehen. Laut der Untersuchungen von Dr. Schwarz kommt es nach Einleitungsversuchen doppelt so häufig zu einem Geburtsstillstand und doppelt so häufig zu einem Kaiserschnitt (Schwarz 2008).

Mütterliches Alter und Reproduktionsmedizin

In den letzten Jahren entstanden zunehmend mehr Schwangerschaften durch die verbesserten Möglichkeiten der Reproduktionsmedizin. Diese Frauen haben dabei erfahren, dass sie nur mit Hilfe eines Arztes und der Technik schwanger geworden sind. Viele unter ihnen können sich daher nicht vorstellen, ihr Kind aus eigener Kraft zur Welt zu bringen, haben sie sich doch bezüglich der Entstehung des Kindes selbst als teilweise hilf- und machtlos erlebt.

Verständlicherweise haben gerade diese Frauen große Selbstzweifel. Sie sehen nun in der Schnittentbindung die vermeintlich sicherste Art der Geburt und sind sich oft nicht darüber im Klaren, dass die Sectio für das Kind und sie selbst mit zusätzlichen Komplikationen verbunden sein kann.

Durch die Möglichkeiten der Reproduktionsmedizin hat sich in den letzten Jahren auch die Rate der Mehrlingsschwangerschaften erhöht. Diese werden in der Klinik häufiger durch einen Kaiserschnitt beendet als Einlingsschwangerschaften. Hinzu kommt ein durchschnittlich höheres mütterliches Alter bei schwangeren Frauen, die eine Sterilitätsbehandlung hinter sich haben.

Bereits ab einem Alter von 35 Jahren werden sie von vielen Gynäkologen per se als Risikoschwangere eingestuft. Dabei ist das Alter kein Grund dafür, mittels Sectio zu entbinden. Bei steigender Lebenserwartung und einer bewusst später gewählten Mutterschaft werden künftig über 35-jährige Mütter das Alltagsbild prägen und eher den Normalfall denn die Ausnahme darstellen.

Allerdings ist nicht von der Hand zu weisen, dass ältere Frauen, die von allein nicht schwanger werden konnten, statistisch gesehen häufiger unter Vorerkrankungen leiden.

Eine pauschale Einordnung in Risikokategorien führt aber nicht nur bei den betroffenen Frauen selbst, sondern auch bei den behandelnden Ärzten zu einer Verunsicherung, in deren Folge sich diese Mütter und auch ihre Ärzte eine spontane Geburt trotz guter individueller Gesundheit seltener zutrauen.

* Frauen und ihre Ärzte sollten bedenken, dass die Wundheilung mit zunehmendem Alter komplizierter und langsamer werden kann und deshalb besonders bei später Mutterschaft eine verletzungsfreie Geburt ohne Bauchschnitt angestrebt werden sollte.

Gesellschaftliche Einflüsse

Absicherung gegen Risiken

Das gesellschaftliche Umfeld, in dem sich zukünftige Eltern bewegen, kann Einfluss auf den Geburtsverlauf ausüben: Erziehung, Medien und eigene Erlebnisse tragen zu einer bestimmten Einstellung gegenüber Schwangerschaft und Geburt bei, die sich unbewusst schon lange vor dem konkreten Fall manifestiert. In unserer Lebensplanung überlassen wir heute nur noch wenig dem Zufall. Aus diesem Grund können existenzielle Ereignisse wie Schwangerschaft und Geburt Ängste und Verunsicherung bei uns auslösen.

Hinzu kommt, dass sich die Anzahl der im Mutterpass zu dokumentierenden Risiken zwischen 1968 und 1986 von 12 auf 52 erhöht hat. Entsprechend werden heute mehr als zwei Drittel aller Schwangerschaften als risikobehaftet eingestuft (Schach 2007).

Unsicherheit statt Vertrauen

Viele Frauen können Schwangerschaft und Geburt heute nicht mehr unbeschwert und voller Vertrauen erleben, denn die fortschreitende Medikalisierung bewirkt eine Verstärkung der vorhandenen Unsicherheiten.

Doch gerade dadurch geht vielen Frauen das Vertrauen in ihren Körper, ihr Kind und ihre natürliche Fähigkeit zum Gebären verloren. Schlussendlich sehen manche Eltern sogar im geplanten Kaiserschnitt eine gute Alternative zur vaginalen Geburt.

Während in der Bauchchirurgie und der Gynäkologie zur Minimierung diverser Operationsrisiken und Nebenwirkungen zunehmend endoskopische Techniken

Einzug halten, wird die trotz Bikinischnitt und Misgav-Ladach-Technik großräumige Eröffnung des Bauchraumes zum Zwecke der Entbindung eines Kindes weiterhin als sichere Alternative zur normalen Geburt angesehen. Auch ohne medizinisches Wissen lässt sich hier ein augenfälliger Widerspruch erkennen.

Erwartungshaltung und Dienstleistungsdenken

Natürlich ist der Wunsch, eine schmerzfreie, schnelle und komplikationslose Geburt zu erleben, verständlich. Doch nicht selten verlieren sowohl die Eltern als auch unsere Gesellschaft aus den Augen, dass selbst die umfassendste medizinische Absicherung dies nicht garantieren kann.

Hinzu kommt, dass gerade in der Medizin ein gewisses Dienstleistungsdenken Verbreitung gefunden hat. Der Patient sieht sich selbst als Kunden, der für eine Leistung zahlt, in diesem Falle für die „erfolgreiche" Geburt eines Kindes. Als Kunde kann er sich natürlich aussuchen, wie und wann das Kind geboren werden soll.

Geburtshelfer, welche ihre „Kunden" um jeden Preis zufriedenstellen möchten, laufen durch den auf sie ausgeübten Druck Gefahr, überzogene Erwartungen realisieren zu wollen. Die unübersehbaren Konsequenzen, die auch medizinisch unbegründete Eingriffe in den Geburtsverlauf beinhalten, werden dabei vernachlässigt.

Am Beispiel der PDA lässt sich dies verdeutlichen: Sie wird vielfach als ideales Instrument zur schmerzfreien Geburt empfohlen, während ihre Nebenwirkungen – z.B. mütterliche Blutdruckabfälle, Anstieg der mütterlichen Körpertemperatur, verminderte Wehentätigkeit, häufigere operative Geburtsbeendigungen – fast nicht thematisiert werden (Anim-Somuah 2011). Treten diese Komplikationen ein, werden sie nicht mit der PDA in Verbindung gebracht, sondern als schicksalhaft angesehen oder sogar dem Geburtshelfer angelastet.

Die Rolle der Geburtshelfer

Forensischer Druck und der Wunsch nach Sicherheit

Geburtshelfer stehen heute von mehreren Seiten in der Pflicht, eine nahezu hundertprozentige Sicherheit zu garantieren. Da sind einerseits die Eltern, die eine solche Erwartungshaltung an Ärzte und Hebammen herantragen. Andererseits üben aber auch Krankenhausbetreiber, Haftpflichtversicherer und Juristen einen nicht zu vernachlässigenden Einfluss und forensischen Druck aus.

Die Ängste der Geburtshelfer vor Komplikationen werden durch die Rechtsprechung verstärkt und zudem auf die Schwangere übertragen. Hinzu kommt die hohe Arbeitsbelastung der Mediziner, welche auch vor der Geburtshilfe nicht Halt gemacht hat. Physiologische Geburtsverläufe geduldig abzuwarten wird nicht nur nicht belohnt, sondern kann im Falle einer Schadensersatzklage sogar schädlich sein. So kann die Angst vor Regressansprüchen zu einer aktiven Geburtsleitung und dem Bedürfnis nach Absicherung durch eine kontinuierliche Überwachung der Geburt führen.

Beides sind Interventionen, die wiederum mitverantwortlich für steigende Kaiserschnittraten sind. Darüber hinaus wurde in Befragungen von Ärzten auch „eine gewisse Erleichterung durch aktives Vorgehen" als Grund für die Entscheidung zur Schnittentbindung genannt (Rott et al. 2000, S. 887).

Traditionelle Geburtsmethoden erhalten

Ärzte und Hebammen können durch die steigenden Kaiserschnittraten immer weniger Erfahrungen im Management schwieriger spontaner Geburtsverläufe sammeln. Viele Handgriffe und Vorgehensweisen der Geburtshilfe werden von der nachwachsenden Generation der Assistenzärzte gar nicht mehr oder nur noch in spezialisierten Zentren erlernt. So sind junge Hebammen und Ärzte mit komplexen Situationen unter Umständen schnell überfordert, wenn sie in ihrer Ausbildung nicht die Gelegenheit hatten, genügend physiologische und unbeeinflusste Geburtsverläufe kennenzulernen.

Es gibt Kliniken, deren Geburtshelfer noch bis vor wenigen Jahren vaginale Beckenendlagegeburten begleitet und damit viele Bauchoperationen an Müttern vermieden haben. Dieser Geburtsmodus wird heute jedoch in etlichen geburtshilflichen Abteilungen gar nicht mehr angeboten. Das Wissen um die gebotene Zurückhaltung sowie jene fallweise erforderlichen Handgriffe, die bei der Geburt aus Steißlage hilfreich, notwendig und entscheidend für einen guten Geburtsverlauf sein können, werden somit nicht mehr an nachfolgende Generationen von GeburtshelferInnen weitergegeben.

✳ Neben der mangelnden Erfahrung der nachwachsenden Geburtshelfergeneration mit komplexen Geburtsverläufen spielt die Überlastung des Personals eine entscheidende Rolle. Wird einer Frau während der Geburt nicht die nötige Zuwendung zuteil, da in der Geburtsklinik keine 1:1–Betreuung durch die Hebammen gewährleistet werden kann, so wirkt sich dies nicht nur häufig ungünstig auf den Geburtsfortschritt, sondern auch auf die Sicherheit der Geburt aus.

Schadensfälle und Haftpflichtprämien

Die juristische Absicherung des ärztlichen Handelns nimmt inzwischen breiten Raum ein. In einer kritischen Situation müssen Ärzte heute nach Möglichkeit leitliniengerecht agieren und können ein individuelles Vorgehen, das unter Umständen mehr dem Interesse der Patientin gedient hätte, oft nicht vertreten.

Ärzte und Kliniken können sich also gegebenenfalls aus juristischen Gründen zu einer kaiserschnittlastigen Geburtsmedizin gedrängt fühlen, bei der rechtliche Überlegungen mit den Interessen der gebärenden Frauen konkurrieren.

In der Folge üben die Versicherungen Druck auf die Geburtshelfer, insbesondere Ärzte, aus. Wird ein Kind mit einer Behinderung geboren, die eventuell auf eine Schädigung unter der Geburt zurückzuführen ist, prüft die für die weitere Versorgung des Kindes zuständige Versicherung nach, ob der verantwortliche Arzt etwas unterlassen hat, um den Schaden abzuwenden bzw. ob dem Arzt ein Behandlungsfehler anzulasten ist.

Ergibt ein medizinisches Gutachten beispielsweise, dass der rechtzeitig durchgeführte Kaiserschnitt die Schädigung des Kindes mit großer Wahrscheinlichkeit verhindert hätte, so muss die Haftpflichtversicherung des Arztes oder der Hebamme für die weitere Betreuung, Behandlung und unter Umständen lebenslange Pflege des Kindes und später des Erwachsenen aufkommen. Außerdem wird meistens ein Schmerzensgeld gezahlt.

Nach solch einem Schadensfall steigen die individuellen Haftpflichtprämien für den Geburtshelfer an. Für Kliniken ist dies nicht ganz so gravierend, denn sie schließen ihre Haftpflichtversicherungen meist im Paket für alle Abteilungen zusammen ab. Doch für einen einzelnen niedergelassenen Geburtshelfer – beispielsweise eine freiberufliche Hebamme – können die nun fälligen höheren Prämien das Aus bedeuten.

✳ Bei der forensischen und haftungsrechtlichen Beurteilung geburtshilflicher Schadensfälle wird häufig davon ausgegangen, dass der rechtzeitig durchgeführte Kaiserschnitt auf jeden Fall zur Geburt eines gesunden Kindes geführt hätte. Diese Schlussfolgerung wäre allerdings nur dann zulässig, wenn sich der Gesundheitszustand eines Ungeborenen im Mutterleib eindeutig feststellen ließe, was bislang nicht möglich ist.

Die Geburtshilfe hat sich also aus Sicht von Geburtshelfern und Versicherern zur Hochrisikomedizin gewandelt. Geburtshelfer und geburtshilfliche Abteilungen zahlen, verglichen mit anderen ärztlichen Richtungen, sehr hohe Prämien für die Haftpflichtversicherung, denn geburtshilfliche Schadensfälle gehören für die Versicherer zu den teuersten Schäden überhaupt.

Die pro Schadensfall zu zahlenden Summen haben sich in den letzen Jahren kontinuierlich erhöht, und inzwischen werden teilweise Summen in Höhe mehrerer Millionen Euro pro Schadensfall erreicht, für welche die Haftpflichtversicherer aufkommen müssen – was sich letztlich in der Höhe der Versicherungsprämien widerspiegelt.

Insgesamt wird es für Geburtshelfer wegen der in den letzten Jahren gravierend gestiegenen Haftpflichtprämien immer schwieriger, kostendeckend zu arbeiten. In den USA hat diese Entwicklung dazu geführt, dass viele ehemals geburtshilflich tätige Ärzte nun nur noch gynäkologische Untersuchungen anbieten. In manchen Regionen gibt es daher einen massiven Mangel an Geburtshelfern.

Doch auch in Deutschland haben die hohen Haftpflichtprämien ernsthafte Auswirkungen auf die Versorgung der Schwangeren und Gebärenden. Die letzte drastische Erhöhung der Haftpflichtprämien für freiberufliche Hebammen, die auch Hausgeburtshilfe anbieten, hat dazu geführt, dass viele Hebammen die Hausgeburtshilfe aufgeben mussten.

Strukturelle Einflüsse

Vergütung durch Fallpauschalen

Im deutschen Krankenhausabrechnungssystem mit seinen Fallpauschalen wird nach DRG (Baden-Württemberg, Stand März 2010) der Kaiserschnitt derzeit deutlich höher vergütet als eine vaginale Geburt oder gar eine Hausgeburt.

Im Krankenhaus werden nach DRG (Stand März 2010) für einen komplikationslosen primären Kaiserschnitt nach der 33. Schwangerschaftswoche 2.379,14 EUR abgerechnet, eine normale Entbindung ohne Komplikationen wird mit 1.540,14 EUR vergütet, dazu kommen jeweils noch 770,33 EUR für die Versorgung des Neugeborenen (über 2.499 Gramm Geburtsgewicht).

Die höheren Vergütungen für eine Sectio legen die Vermutung nahe, dass Kliniken mit einem hohen Anteil an Kaiserschnittgeburten einen finanziellen Vorteil erlangen.

Diese Vermutung wurde jedoch durch die Hebamme und Diplomkauffrau Nina Knape kritisch hinterfragt. Sie verglich im Jahr 2010 für die Zeitschrift „Die Hebamme" die Gewinne, welche Kliniken für eine unkomplizierte Spontangeburt und eine unkomplizierte Sectio erwirtschafteten. Unter Berücksichtigung aller anfallenden Kosten inkl. jener für die medizinische und nichtmedizinische Infrastruktur kam sie in ihrem Rechenmodell je nach Bundesland auf einen Verlust zwischen 74,90 EUR und 149,60 EUR pro Sectiogeburt. Knape schlussfolgert, dass die Sectio für Kliniken inzwischen keine ökonomischen Anreize mehr bieten dürfte (Knape 2010).

Regionale Unterschiede der Sectioraten

Die Bertelsmann-Stiftung veröffentlichte im Jahr 2011 die Erhebung „Regionale Unterschiede in der Gesundheitsversorgung". Darin wurde unter anderem die deutschlandweit ziemlich unterschiedliche Verteilung der Kaiserschnittraten dokumentiert.

So lag der Anteil der Schnittentbindungen, bezogen auf 1.000 lebendgeborene Kinder, in einigen Teilen Deutschlands bei 17,7%. In anderen Landkreisen war die Wahrscheinlichkeit mehr als doppelt so hoch (45%), dass die Geburt durch eine Sectio erfolgte. Doch wie lässt sich dies erklären?

Die Autoren der Publikation vermuten einerseits strukturelle Ursachen, wie den Faktor „geburtshilfliche Erfahrung". So müssen für eine naturgemäß nicht planbare natürliche Geburt in der Klinik entsprechende personelle Ressourcen – wie erfahrene Hebammen und ärztliche Rufbereitschaften auf Facharztniveau – bereitgehalten werden.

Ist das geburtshilfliche Wissen in bestimmten Situationen nicht vorhanden oder nicht verfügbar – z.B. in Form von Erfahrung in der Begleitung von vaginalen Beckenendlagegeburten –, so kann dies eine relative Kaiserschnittindikation begründen, was auch die geburtshilflich-gynäkologischen Fachgesellschaften in der Leitlinie zu den absoluten und relativen Sectioindikationen feststellten (DGGG 2010b).

* Andererseits scheinen ärztliche Geburtshelfer die jeweiligen Vor- und Nachteile der Sectio unterschiedlich zu bewerten. Dies wird von den Autoren des „Faktenchecks" als weitere Ursache für die regional unterschiedlich verteilten Sectioraten angenommen. Gerade dieser Umstand spricht jedoch nach Ansicht der Buchautoren dafür, sich im Falle einer Kaiserschnittempfehlung möglichst Bedenkzeit auszubitten, gezielt nach Alternativen zu fragen und, falls es die Umstände erlauben, eine Zweitmeinung einzuholen.

Sectioraten bei Privatpatientinnen

Aus vielen auch internationalen Erhebungen ist bekannt, dass Privatpatientinnen häufiger eine Schnittentbindung erleben als allgemein versicherte Frauen. Dies bestätigen Schweizer Daten aus dem Jahr 2004.

Bei privat versicherten Frauen lag die Sectiorate demnach bei 44%, während nur 27% der allgemein versicherten Frauen durch eine Sectio entbunden wurden (Hirrle 2009).

Es gibt jedoch keinerlei Hinweise darauf, dass privat versicherte Patientinnen zu einem Klientel mit höheren gesundheitlichen Risiken gehören. Dieser Umstand spricht dafür, dass nicht alle Schnittentbindungen aus medizinischen Erwägungen erfolgen.

Sectioraten bei abteilungsinternem Monitoring

Eine niederländische Studie stellte fest, dass die Kaiserschnittrate sinkt, wenn ein Kreißsaal-Team seine Kaiserschnittentscheidungen nachträglich selbstkritisch überprüft.

Da wir dieser Information großen Wert beimessen, möchten wir an dieser Stelle beschreiben, wie es in einer niederländischen Geburtsklinik (akademisches Lehrkrankenhaus) mit über 1.200 Geburten pro Jahr zwischen dem 1. August 2005 und dem 1. Juni 2006 zu einer deutlichen Senkung der Sectiorate kam.

Im Rahmen eines Qualitätsmanagement-Prozesses fand zweimal täglich während der Übergaben ein Austausch zu den Kaiserschnittgeburten statt. Im interdisziplinären Team (Hebammen und Ärzte) wurden zu jedem Kaiserschnitt die folgenden Fragen beantwortet und die Ergebnisse schriftlich festgehalten:

1. Aus welcher Indikation heraus erfolgte der Kaiserschnitt?
2. Hätte dieser Kaiserschnitt verhindert werden können und wenn ja, wie?
3. Wie soll der Kaiserschnitt klassifiziert werden (primäre Sectio, sekundäre Sectio, Notsectio)?

* Im Untersuchungszeitraum sank die Kaiserschnittrate von 23,7% auf 18,4%. Dies lag vor allem an einer Abnahme der sekundären Kaiserschnitte. Die Anzahl vaginaloperativer Entbindungen (Saugglocke, Zange) blieb in etwa gleich. Auch den Anteil der Kinder mit einem 5-Minuten Apgar-Wert unter 7 erhoben die Forscher. Dieser Anteil lag im Vergleichszeitraum des Vorjahres bei 5,8% und im Studienzeitraum bei nur noch 4,2%.

Somit zeigten die Autoren, dass eine Senkung der Sectioraten ohne eine Verschlechterung des Zustandes der Neugeborenen (neonatales Outcome) nach der Geburt möglich ist. Für die erfolgreiche Umsetzung des Forschungsprojekts spielte es eine große Rolle, dass die Erhebung zu den Kaiserschnittgründen sehr einfach war (nur 3 gestellte Fragen) und in bereits stattfindende Teambesprechungen integriert werden konnte. Dadurch entstand kein zusätzlicher organisatorischer Aufwand für das Team (van Dillen 2008).

Sectioraten bei Hebammenbegleitung

Länder, in denen Schwangere vorrangig von Ärzten betreut werden, wie zum Beispiel in Deutschland, haben höhere Kaiserschnitt-Raten zu verzeichnen als Länder, in denen die Hebammenversorgung im Vordergrund steht wie zum Beispiel in den Niederlanden.

Deutschland hat eine durchschnittliche Kaiserschnittrate von derzeit (2011) ca. 30%, dagegen werden nur etwa 2% aller Babys zu Hause oder in einem Geburtshaus geboren.

In den Niederlanden wurden im Jahr 2008 hingegen nur ca. 15% aller Babys über einen Bauchschnitt entbunden, die Hausgeburtsrate liegt seit Jahren gleichbleibend bei etwa 30%. Das niederländische System unterstützt traditionell Hausgeburten (Prestatie-indicatoren Ziekenhuizen Basis Set 2009).

Einfluss der Geburtsumgebung

Unsere Ahnen wären vor 10.000 Jahren wohl nicht auf die Idee gekommen, sich zur Geburt an einen ihnen unbekannten Ort zu begeben, denn ein Ortswechsel während der Wehen erzeugt Stress.

* Die Ausschüttung von Stresshormonen läuft den geburtsfördernden Hormonen zuwider und kann dadurch den physiologischen Ablauf einer Geburt beeinträchtigen. Eine unbekannte Umgebung kann sich demnach ungünstig auf den Geburtsverlauf auswirken.

In der klinischen Geburtshilfe ist es zudem normal, dass Gebärende von einer weitgehend unbekannten Hebamme bei einem so intimen Prozess, wie es eine Geburt ist, begleitet werden. Auch die verantwortlichen Ärzte sind der Frau zumeist nicht oder nicht besonders gut bekannt.

Nicht jede Frau kann sich vor fremden Personen öffnen und loslassen. Deshalb ist es eigentlich auch nicht verwunderlich, wenn Geburten in einem klinischen Umfeld manchmal nicht vorangehen, sondern der Körper hormonell auf „Flucht" umschaltet und das basale Stammhirn die für den Intellekt verantwortliche Großhirnrinde überstimmt.

Dennoch wird die Klinik für die meisten Frauen die erste Wahl sein, weil sie dort ein größeres Gefühl subjektiver Sicherheit erleben. Die Schwangere sollte sich jedoch über die Einflüsse durch diesen Geburtsort im Klaren sein.

Seit einigen Jahren wird auch in der klinischen Geburtshilfe versucht, dem Bedürfnis der Gebärenden nach Geborgenheit Rechnung zu tragen. Die Kreißsäle werden in freundlichen und warmen Farben gestaltet und Frauen können vertraute Begleitpersonen mitbringen.

Dies darf jedoch nicht darüber hinwegtäuschen, dass die oben genannten Einflussfaktoren in Kliniken vorhanden sind und sich auf Geburten auswirken können.

Gegenläufige Entwicklungen

Der allgemeine „Trend" zu immer mehr Sectio-Entbindungen findet nicht nur in der außerklinischen Geburtshilfe, sondern auch im klinischen Umfeld zunehmend Gegner. Inzwischen wendet man sich in verschiedenen, wenngleich noch wenigen Kliniken gemeinsam aktiv gegen die Pathologisierung der Geburt und kann so unterdurchschnittlich niedrige Sectioraten vorweisen.

Eine Klinik mit angeschlossener Frühgeborenen-Intensivstation und Kinderklinik in der Nähe von Stuttgart liegt beispielsweise seit Jahren bei einer Kaiserschnittrate von 14 bis 15% (Gesamtgeburten pro Jahr > 1.500). Und das, obwohl hier auch Mehrlinge, Kinder aus Beckenendlage und Kinder nach einem oder mehreren vorhergehenden Kaiserschnitten auf natürlichem Weg geboren werden.

Mythos „Wunsch"-Kaiserschnitt

Wünsche oder Ängste

Die „Gmünder Ersatzkasse" (GEK) hat in einer umfangreichen Befragung herausgefunden, dass nur 2% der Schnittentbindungen auf ausdrücklichen Wunsch der Mutter und ganz ohne medizinische Indikation erfolgten (Lutz 2006). Auch andere Erhebungen kommen mit einer Schätzung zwischen 0 und 3% zu ähnlichen Ergebnissen (Declercq 2006, Gamble 2000, Hellmers 2005, Oblasser 2007).

Der Großteil der befragten Frauen, die sich für eine Schnittentbindung als Geburtsmodus entschieden haben, tat dies auf Anraten des Arztes (Lutz 2006). Dieser stellte die Schnittentbindung im Fall der jeweiligen Frau als die sicherste oder sogar als die einzig sichere Alternative dar.

In Deutschland sind darüber hinaus 75% der Gynäkologen bereit, ohne medizinischen Grund eine „Wunsch-Sectio" durchzuführen. Dieser Anteil ist der höchste unter acht untersuchten europäischen Ländern (Habiba 2006).

✱ Frauen, die sich eine Schnittentbindung ohne medizinischen Grund wünschen, haben oft Angst vor der Geburt. So gaben Frauenärzte bei einer Befragung an, dass sich vor allem erstgebärende Schwangere aus Angst vor Kontrollverlust, Handlungsunfähigkeit und Ausgeliefertsein während der Geburt, sowie Angst vor Geburtsschmerzen einen Kaiserschnitt wünschen würden.

Bei Mehrgebärenden erleben mehr als die Hälfte der interviewten Frauenärzte, dass eine vorausgegangene traumatische Geburtserfahrung diesen Wunsch

begründet. Häufig findet sich auch der angstmachende Einfluss von Erzählungen Dritter oder der Einfluss von Massenmedien wieder (Schach 2007).

Frauen, die sich schon in der Frühschwangerschaft für einen Kaiserschnitt entscheiden, leiden statistisch gesehen insgesamt häufiger unter Ängsten und Depressionen. Unter Umständen blenden diese Frauen die Risiken der Sectio aus und überschätzen die Sicherheit der Operation (Gamble 2001, Oblasser 2007).

Insbesondere im Hinblick auf die nachgeburtliche Situation der Mutter wäre es wichtig, Angsterkrankungen oder Depressionen schon während oder sogar bereits im Vorfeld einer Schwangerschaft zu erkennen und entsprechend zu behandeln, anstatt die Sectio als alleinige Lösungsvariante anzubieten.

Vor allem die Folgen des Kaiserschnittes für das weitere reproduktive Leben einer Frau sind der Öffentlichkeit in den vollständigen Konsequenzen kaum bekannt (Schach 2007). So wissen die wenigsten Frauen, die sich für den Geburtsmodus des Kaiserschnittes entscheiden, darüber Bescheid, dass sie in einer weiteren Schwangerschaft mit Langzeitfolgen wie Plazentationsstörungen (Einnistungsstörung der Plazenta), Uterusruptur und vorzeitiger Plazentalösung rechnen müssen.

Bei traumatisierten oder psychisch erkrankten Frauen kann der Wunsch nach einer Schnittentbindung durch Ängste vor dem Schmerz und dem Kontrollverlust begründet sein. Hier scheint eine medizinische (psychosomatische) Indikation gegeben zu sein.

✱ Gerade in dieser Situation kann die Begleitung der Schwangerschaft durch eine erfahrene Hebamme hilfreich sein. Sie kann dazu beitragen, das Vertrauen in die Fähigkeiten des eigenen Körpers zu stärken und Ängste abzubauen.

Eine Schnittentbindung zu planen kann zwar in Einzelfällen dazu beitragen, die Angst vor der Geburt zu mindern, aber eine als traumatisch erlebte, vorangegangene Geburt kann dadurch nicht besser verarbeitet werden. Zudem wird die Mutter allen möglichen Gefahren und Nebenwirkungen einer großen Bauchoperation ausgesetzt, und auch für das Kind ist die Wahrscheinlichkeit, infolge eines primären Kaiserschnittes Anpassungsstörungen oder andere Komplikationen zu erleiden, erhöht.

Die Kosten für reine Wunschkaiserschnitte werden in Deutschland offiziell nicht von den Krankenkassen erstattet, denn sie sind vom Gesetzgeber dazu angehalten, nur für Leistungen aufzukommen, die medizinisch sinnvoll und notwendig sind.

Beim „Wunschkaiserschnitt" handelt es sich jedoch um einen operativen Eingriff ohne medizinische Notwendigkeit. Da aber, wie bereits erwähnt, in Deutschland die überwiegende Anzahl der klinisch tätigen Geburtshelfer bereit sind, eine Sectio ohne medizinische Notwendigkeit durchzuführen, scheinen sich offensichtlich genügend Indikationen finden zu lassen, um diesen Eingriff zu rechtfertigen.

Kaiserschnittfolgen

Schnittentbindungen wurden durch die Verbesserung von Operations- und Anästhesietechniken in den vergangenen Jahren sicherer und komplikationsärmer. Dies führte zu einer Ausweitung vor allem der relativen Indikationen, wobei nichtmedizinische Gründe für die Entscheidung zum operativen Eingreifen zunehmend an Bedeutung gewonnen haben.

Mögliche Kaiserschnittfolgen für die Mutter

Glücklicherweise treten schwere Komplikationen in Folge eines Kaiserschnittes heute sehr selten auf, sodass diese Geburtsmöglichkeit im Notfall einen großen Gewinn für Mutter und Kind darstellt.

Ob es überhaupt zu Komplikationen kommt, hängt unter anderem von individuellen mütterlichen Faktoren ab. So ist bekannt, dass übergewichtige Mütter und Schwangere mit Gestationsdiabetes im Zusammenhang mit einem Kaiserschnitt häufiger von Blutungen, Thrombosen und Infektionen betroffen sind. Derzeit leiden ungefähr 33% aller Schwangeren unter Übergewicht und je nach Studie zwischen 5–20% an einem Gestationsdiabetes. Gleichzeitig gehören diese Mütter zu einer Gruppe von Frauen, die häufiger durch eine Sectio entbunden werden und somit von den Komplikationen des Eingriffes naturgemäß stärker betroffen sein werden.

* Die geringen Gefahren eines geplanten Kaiserschnittes für gesunde Frauen ohne Vorerkrankungen und mit Normalgewicht dürfen nicht dazu verleiten, die Kaiserschnittindikationen für alle schwangeren Frauen (darunter Frauen mit internistischen Vorerkrankungen oder Übergewicht) immer großzügiger zu stellen.

Bedenklich ist vor allem die gegenwärtige Entwicklung, durch die heutzutage relativ selten auftretenden frühen Komplikationen des Kaiserschnittes die Spätfolgen für Mutter und Kind zu vernachlässigen. Vor allem die Auswirkungen auf nachfolgende Schwangerschaften und die Auswirkungen auf die Psyche der Mutter, die Mutter-Kind-Bindung und das Stillen werden viel zu selten thematisiert und müssen zukünftig bei der Indikationsstellung für eine Schnittentbindung stärker in die Abwägung zwischen Nutzen und möglichen Nachteilen einbezogen werden.

Mögliche Komplikationen während der Operation

Die Schnittentbindung gilt auf Grund ihrer weiten Verbreitung inzwischen als ein geburtsmedizinischer Routineeingriff.

Dennoch muss, trotz sorgfältigen Vorgehens des Operateurs, bei der Eröffnung des Bauchraumes und der Gebärmutter mit bestimmten, wenn auch selten auftretenden Komplikationen gerechnet werden:

• Blutungen
• Verletzungen benachbarter Organe und Strukturen (z.B. Blase, Darm, Nerven und Blutgefäße)

Blutungen

Blutungen gehören zu den drei häufigsten Ursachen für direkte mütterliche Sterbefälle in Deutschland (Welsch 2010).

Erfolgt der Bauchschnitt wegen einer vorzeitigen Plazentalösung, einer Uterusruptur oder eines Sitzes der Plazenta vor dem Gebärmutterausgang, muss immer mit einem erhöhten Blutverlust gerechnet werden. In der Regel besteht in diesen Fällen keine Alternative zur Schnittentbindung.

Wurde der Kaiserschnitt jedoch aus anderen Gründen (z.B. wegen einer Beckenendlage des Kindes) in aller Ruhe geplant, ist die Gefahr einer starken Blutung anscheinend fast ebenso gering wie bei vaginalen Entbindungen. Treten während des Kaiserschnittes jedoch starke Blutungen auf, können unter Umständen Bluttransfusionen erforderlich werden.

Sehr selten, jedoch häufiger als bei Blutungskomplikationen im Rahmen vaginaler Entbindungen, muss die Gebärmutter im Rahmen einer Kaiserschnitt-Operation entfernt werden, wenn eine während der Operation auftretende, unvorhergesehene Blutung nicht anders zu stoppen ist (Rahman 2008, Imudia 2009). Durch die Zunahme von Schwangeren mit den Risikofaktoren Übergewicht und Gestationsdiabetes ist in Zukunft häufiger mit Blutungskomplikationen zu rechnen.

Verletzungen

Bei jeder Schnittentbindung kommt es durch die Schnitte mit dem Skalpell sowie die digitalen Gewebseröffnungen automatisch zur Verletzung von Gewebe und den darin verlaufenden Nerven sowie Verletzungen der Blut- und Lymphgefäße. Dies kann eine Schwellung und ein längerdauerndes Taubheitsgefühl im Operationsgebiet nach sich ziehen.

Beim Kaiserschnitt können in ganz seltenen Fällen auch Nachbarorgane der Gebärmutter wie die Blase oder der Darm verletzt werden. Dies macht, zur Behebung der dadurch verursachten Beschwerden, gegebenenfalls ein weiteres operatives Vorgehen erforderlich. Sowohl die Verletzung anliegender Organe als auch lebensbedrohliche Blutungen treten häufiger auf, wenn der Kaiserschnitt eilig erfolgt, wenn nach Voroperationen bereits Verwachsungen bestehen oder wenn die Wehentätigkeit bereits eingesetzt hat (vgl. Gross 2008).

Mögliche Komplikationen nach der Operation

Im Anschluss an die Kaiserschnittoperation können unangenehme Begleiterscheinungen und Komplikationen auftreten, darunter:

- Schmerzen
- Immobilität
- Darm- und Blasenentleerungsstörungen
- Blasenentzündungen
- Blutungen und Blutergüsse
- Wundheilungsstörungen und Wundinfektionen
- Gebärmutterentzündungen
- Bildung eines Blutgerinnsels (Thrombose)

Die meisten Mütter leiden nach einem Kaiserschnitt unter **Schmerzen** im Bereich der Operationswunde und können sich während der ersten Tage nach dem Eingriff nur eingeschränkt der Versorgung ihres neugeborenen Kindes widmen. Auf Grund der postoperativen Schmerzen und der Gesamtsituation nach einer Operation ist die **Mobilität** anfangs eingeschränkt.

Typisch nach Bauchoperationen ist zudem eine leichte **Darmträgheit** mit einem unangenehm geblähten Bauch und **Darmentleerungsstörungen**, die in der Regel jedoch rasch abklingen.

Manche Mütter erleben **Blasenentleerungsstörungen**, etwas seltener kommt es zu **Blasenentzündungen**. Letztere können entstehen, weil die Harnblase kurz vor und während der Operation mit einem Katheter entleert wird. Auf diese Weise können Keime in die Harnröhre und die Blase gelangen. Zudem ist die Immunitätslage durch die Heilungssituation nach Operation eingeschränkt.

Nach Operationen kann es im Bereich des Wundgebietes gelegentlich zur Bildung von **Blutergüssen** kommen.

Schwerere **Nachblutungen** treten sehr selten auf und können unter anderem mit einer Atonie der Gebärmutter – hierbei zieht sich die Gebärmutter nicht stark genug wieder zusammen, wodurch die offene Anhaftungsstelle der Plazenta weiter bluten kann – zusammenhängen.

Nach allen operativen Eingriffen können **Störungen der Wundheilung** bzw. **Wundinfektionen** auftreten. Eine erhöhte Gefahr für eine solche Komplikation besteht bei adipösen Frauen und Frauen, die unter Gestationsdiabetes leiden. In Anbetracht der Zunahme derartiger Risikofaktoren ist in Zukunft vermehrt mit postoperativen Wundinfektionen zu rechnen.

Entzündungen der Gebärmutter(schleimhaut) (Endometritis, Endomyometritis) werden nach Kaiserschnitten öfter als nach vaginalen Geburten festgestellt (Liu 2007). Eine Antibiotikagabe kurz vor oder während der Operation senkt zwar die Wahrscheinlichkeit für diese Infektionen, beeinflusst jedoch die Bereitschaft, eine Pilzinfektion im Wochenbett zu entwickeln.

Die Wahrscheinlichkeit für die Bildung eines **Blutgerinnsels** (Thrombose) ist nach Operationen normalerweise erhöht. Zudem ist die Thromboseneigung während einer Schwangerschaft durch die veränderte Zusammensetzung des Blutes und geweitete, elastischere Venenwände mit verlangsamtem Blutfluss ohnehin verstärkt.

Auch die Lagerung der Beine während der Operation auf Beinhaltern kann sich thrombosefördernd auswirken. Bei gynäkologischen Operationen liegen die Unterschenkel der Patientin in Schalen, das Bein ist am Knie abgeknickt, der Druck lastet auf den Waden und somit auf den Gefäßen, was zu einem Blutstau im Bereich des Unterschenkels führen kann.

Die Thrombosegefahr kann jedoch durch die Gabe von Heparin (Thromboseprophylaxe), eine sorgfältige, die Beine entlastende Lagerung während der Operation und eine frühe Mobilisation deutlich verringert werden. Gleichwohl werden nach Kaiserschnittentbindungen häufiger als nach vaginalen Geburten sogenannte tiefe Beinvenenthrombosen beobachtet, welche die Gefahr einer potentiell tödlichen Lungenembolie beinhalten. Frauen mit starkem Übergewicht sind statistisch gesehen häufiger von trombembolischen Komplikationen betroffen.

Später kann es zu etlichen operationstypischen Beeinträchtigungen kommen, darunter:

- Gefühlsstörungen im Bereich der Narbe
- Verwachsungen im Bauchraum
- Konsequenzen für die Folgeschwangerschaft

Wiederaufnahme ins Krankenhaus

Innerhalb der ersten 60 Tage nach der Kaiserschnittgeburt erforderten einer Studie zufolge sectiobedingte Komplikationen doppelt so häufig eine Wiederaufnahme der Mutter in die Klinik als nach vaginaler Geburt. Ursachen waren vor allem: Gebärmutterentzündungen (Endometritis), Infektionen der Harnwege, Wundinfektionen, Folgen intraoperativer Komplikationen und die Bildung von Blutgerinnseln (Liu 2005).

Dies traf auch auf gesunde schwangere Frauen zu, die eine elektive Sectio als Geburtsmodus gewählt hatten (Gross 2008).

Komplikationen im Rahmen der Anästhesie

Die meisten geplanten Schnittentbindungen erfolgen inzwischen nicht mehr in Vollnarkose, sondern mit Hilfe von sogenannten rückenmarksnahen Regionalanästhesieverfahren. Hierbei wird nur die untere Hälfte des Körpers betäubt.

Unter dem Oberbegriff „rückenmarksnahe Regionalanästhesieverfahren" werden zwei Formen, nämlich die Spinalanästhesie (SA) und die Periduralanästhesie (PDA), zusammengefasst. Sie unterscheiden sich in erster Linie durch den Ort der Applikation des Schmerzmittels. Beim geplanten Kaiserschnitt kommt die Spinalanästhesie zum Einsatz. Ihre Wirkung tritt rasch ein und sie ist deutlich komplikationsärmer als die Periduralanästhesie. Diese wird in der Geburtshilfe vor allem zur Schmerzausschaltung während der Wehen genutzt und kann bei Bedarf für einen Kaiserschnitt hochdosiert werden.

Durch die steigende Rate dieser Regionalanästhesien gegenüber der Vollnarkose und die Fortschritte bei den eingesetzten Verfahren sind anästhesiebedingte mütterliche Todesfälle heute ausgesprochen selten geworden (Cooper 2005). Bei 1 Million Kaiserschnitten in Regionalanästhesie kam es in zwei Fällen zum anästhesiebedingten mütterlichen Todesfall (Hawkins 2003).

Allerdings können bei den Verfahren der Regionalanästhesie in seltenen Fällen – das Risiko liegt bei etwa 1 : 13.000 – schwerere neurologische Komplikationen auftreten (Hawkes 2002). Kopfschmerzen werden in etwa 1,1 bis 1,9% der Fälle beobachtet. Eine unzureichende Wirkung der Teilnarkose kommt in 1,7% der Fälle vor, wobei bei etwa einem Drittel dieser Patientinnen (0,5%) eine Umstellung auf Vollnarkose notwendig wird.

Müttersterblichkeit

Es kommt heutzutage in Deutschland, Österreich oder der Schweiz sehr selten vor, dass eine gesunde Frau an den Folgen einer Schnittentbindung verstirbt.

Die meisten Untersuchungen differenzieren allerdings nicht zwischen der Sterblichkeit, die dem operativen Eingriff geschuldet ist, und anderen, lediglich in zeitlichem Zusammenhang stehenden Todesursachen. Aus diesem Grund ist eine genaue Aufarbeitung jedes einzelnen mütterlichen Sterbefalls im Zusammenhang mit Schwangerschaft und Geburt erforderlich.

Aus Bayern liegen uns dazu die Zahlen aus den Jahren 1983 – 2008 mit insgesamt 557.809 Schnittentbindungen vor. Es handelt sich dabei zumindest in Europa um das bisher größte Sectio-Kollektiv, an dem diese Thematik untersucht worden ist.

✱ In Anbetracht einer seit Jahren weltweit ansteigenden Kaiserschnittfrequenz stellt sich die Frage nach dem aktuellen Sterblichkeitsrisiko bei diesem Eingriff im Vergleich zur vaginalen Entbindung. Dabei muss zwischen Müttersterbefällen in zeitlichem Zusammenhang (Sectiomortalität) und in ursächlichem Zusammenhang (Sectioletalität) mit einer Schnittentbindung unterschieden werden.

Nur die Sectioletalität darf dem Kaiserschnitt angelastet werden.

Durch Zusammenführung der Kaiserschnittzahlen der Bayerischen Perinatalerhebung/Qualitätssicherung Geburtshilfe mit den seit 1983 in Bayern landesweit durchgeführten Einzelfalluntersuchungen sind gesicherte Aussagen zum aktuellen mütterlichen Sterblichkeitsrisiko beim Kaiserschnitt möglich. So sank die Sectioletalität von 0,23‰ in den Jahren 1983 – 1988 (1 Müttersterbefall auf 4.400 Kaiserschnitte) auf 0,017‰ in den Jahren 2001 – 2008 (1 Müttersterbefall auf 59.300 Kaiserschnitte).

Das mütterliche Letalitätsrisiko ist im Gesamt-Kaiserschnitt-Kollektiv derzeit um den Faktor 1,7 gegenüber einer vaginalen Geburt erhöht, 1983 – 1988 hatte der Faktor noch bei 7,0 gelegen. Beim primär geplanten elektiven Kaiserschnitt war die mütterliche Letalität in den vergangenen 15 Jahren nicht mehr höher als bei einer vaginalen Geburt (Welsch et al. 2010).

Bei Schwangerschaften nach vorausgegangenem Kaiserschnitt kann es in seltenen Fällen zu gefährlichen Einnistungsstörungen des Mutterkuchens kommen (Placenta praevia, teilweise mit Tiefenwachstum in die Gebärmuttermuskulatur). Zur Beherrschung einer dadurch drohenden, lebensgefährlichen Blutungssituation kann beim Zweit-Kaiserschnitt eine Gebärmutterentfernung notwendig werden.

Bei Plazentationsstörungen nach Sectio sind auch einzelne Müttersterbefälle bekannt geworden. Deshalb sind diese Hochrisiko-Schwangeren in Schwerpunktkliniken am besten aufgehoben (Welsch et al. 2010).

Mögliche langfristige Kaiserschnittfolgen für die Mutter

Mit langfristigen Folgen des Kaiserschnittes sind in erster Linie Hypotheken auf mögliche Folgeschwangerschaften gemeint, aber auch Folgen für die psychische und physische Gesundheit der Mutter im weiteren Verlauf des Lebens.

Einnistungsstörungen der Plazenta

✳ Bei Schwangerschaften nach vorheriger Schnittentbindung ist die Wahrscheinlichkeit für Störungen bei der Einnistung der Plazenta erhöht (siehe auch Seite 47). Entweder kann die Plazenta sehr tief – nämlich in der Nähe der Gebärmutternarbe oder im Narbenbereich – anhaften, sodass sie

den Gebärmutterausgang verlegt (Placenta praevia), oder sie kann im Bereich der Narbe in die Gebärmutter einwachsen (Placenta accreta / Placenta increta / Placenta percreta) und sich dadurch nach der Geburt nicht ablösen.

Diese Störungen können mit zum Teil lebensbedrohlichen Blutungen einhergehen (NHI State-of-the-Science Conference 2006). Blutungen sind für die meisten mütterlichen Todesfälle bei Zustand nach einer Sectio verantwortlich (AWMF: 015/021). Selbst bei nicht fatalem Verlauf können dann Bluttransfusionen oder sogar eine Entfernung der Gebärmutter erforderlich werden.

Seit den 1970er und 1980er Jahren werden 4- bis 5-mal mehr Plazentaanomalien festgestellt als früher. Der Anstieg verläuft parallel zum Anstieg der Schnittentbindungsraten (Getahun 2006). Ohne Voroperation liegt die Häufigkeit für eine Placenta praevia bei lediglich 0,3%, nach einer Sectio ist das Risiko bereits fast verdreifacht (0,8%), und nach drei oder mehr Eingriffen ist es mehr als 10-mal so hoch und liegt bei 4,2% (Huch 2006).

Liegt die Plazenta im Bereich der alten Kaiserschnittnarbe, so besteht die Möglichkeit, dass sie in die Wand der Gebärmutter einwächst. Je mehr Schnittentbindungen in der Vergangenheit stattfanden, umso höher ist diese Wahrscheinlichkeit. Bei Zustand nach 2 oder mehr Kaiserschnitten finden sich in 40% der Fälle eine Placenta accreta/increta oder percreta (AWMF Leitlinie 015/46).

Vorzeitige Plazentalösung

Eine vorzeitige Plazentalösung ist für Mutter und Kind eine akut lebensbedrohliche Situation, die einen schnellstmöglichen Notkaiserschnitt erforderlich macht. Normalerweise tritt dieses Ereignis sehr selten auf. Die Ursachen sind oft ungeklärt.

Verglichen mit Schwangeren, die ihr erstes Kind vaginal geboren haben, kommt es in Schwangerschaften nach einer vorhergegangenen Schnittentbindung etwas häufiger zu dieser Komplikation. Zudem haben Wissenschaftler errechnet, dass eine erneute Schwangerschaft innerhalb eines Jahres nach vorhergehender Sectio diese Gefahr zusätzlich erhöht (Yang 2007, Getahun 2006).

Man erkennt eine vorzeitige Plazentalösung gegebenenfalls daran, dass sich der Bauch plötzlich dauerhaft bretthart anfühlt (im Vergleich zu den normalen

Schwangerschaftskontraktionen, bei denen sich die Gebärmutter zwischendurch wieder entspannt), weil die Gebärmutter versucht, sich zusammenzuziehen, um die Blutung zu stoppen.

Außerdem kann es bei einem Teil der Frauen zu einer starken hellroten vaginalen Blutung kommen. Bei diesen Symptomen muss so schnell wie möglich eine Klinik aufgesucht oder der Notarzt alarmiert werden.

Uterusruptur

Das Einreißen oder Zerreißen der Gebärmutter in der Folgeschwangerschaft bzw. bei einer vaginalen Geburt ist eine weitere schwere Komplikation nach Schnittentbindung. Das Risiko für eine Frau, die keine Voroperation an der Gebärmutter hatte, während der Geburt eine Ruptur zu erleiden, liegt bei 8:100.000 (Zwart 2009).

Man unterscheidet bei der Uterusruptur im Zustand nach Kaiserschnitt zwischen dem häufig symptomlosen Auseinanderweichen der Narbe – der sogenannten gedeckten Ruptur, auch Narbendehiszenz genannt – und einer echten, symptomatischen Ruptur.

Die Gesamthäufigkeit für Rupturen, einschließlich der harmlosen Dehiszenzen, beträgt **nach einer Sectio mit uterinem Querschnitt** 0,06–2%. Vorsicht ist allerdings geboten, da die äußere Schnittführung nichts über die Narbe am Uterus aussagt. Es ist unumgänglich, einen Operationsbericht der vorherigen Entbindung anzufordern, um Klarheit über die Operationstechnik zu gewinnen.

Bei einem **wiederholten Kaiserschnitt ohne vorherige Wehentätigkeit** findet man während der Operation in etwa 0,16% aller Fälle eine Ruptur vor (Lydon Rochelle 2001).

Bei einer Geburt mit **vorangegangenem uterinen Querschnitt** ist laut übereinstimmender Studien mit Rupturraten von etwa 0,52% zu rechnen (Lydon Rochelle 2001).

Nach einer Sectio mit **uterinem hohen Längsschnitt** liegt die Rupturwahrscheinlichkeit in der Folgeschwangerschaft bzw. bei einer vaginalen Geburt zwischen 6 und 12%.

Nach einer Sectio mit **uterinem T-Schnitt** ist die Rupturgefahr erhöht. Die in Untersuchungen gefundenen Rupturwahrscheinlichkeiten unterscheiden sich jedoch teilweise voneinander, ebenso wie die Bewertung des uterinen T-Schnittes als absolute oder relative Kontraindikation für den Versuch einer anschließenden vaginalen Geburt.

* An dieser Stelle sei noch einmal darauf verwiesen, dass es beim Gebärmutterverschluss durch eng und straff gelegte Nähte zu Durchblutungsstörungen und einer dementsprechend suboptimalen Wundheilung kommen kann. Es ist vorstellbar, dass dadurch die Narbe an der Gebärmutter bei der nächsten Schwangerschaft und Geburt weniger belastbar ist.

Totgeburt in der Folgeschwangerschaft

Ob es nach einer Sectio vermehrt zu Totgeburten in der Folgeschwangerschaft kommt, wird (teils kontrovers) diskutiert. Es wird vermutet, dass eine erhöhte Wahrscheinlichkeit für den Kindstod im Mutterleib während der Spätschwangerschaft besteht. Die weiter oben beschriebenen Plazentationsstörungen könnten dafür eine Ursache sein (Smith 2003, Gray 2007, Franz 2009).

Eingeschränkte Fruchtbarkeit

* Zwar gibt es Hinweise darauf, dass Frauen nach einer Schnittentbindung seltener schwanger werden als nach einer vaginalen Geburt (DGGG 2010a), jedoch konnte noch nicht abschließend geklärt werden, ob dies an einer eingeschränkten Fertilität nach der Schnittentbindung liegt oder daran, dass sich Frauen nach einer Geburt durch Bauchschnitt seltener ein weiteres Kind wünschen.

Auf jeden Fall haben wissenschaftliche Untersuchungen gezeigt, dass Mütter mit Kaiserschnitten (und übrigens auch anderen Arten operativer Entbindungen) größere Abstände zwischen den Geburten aufweisen und im Durchschnitt weniger Kinder haben als Frauen, die natürliche Geburten erlebten (Smith 2006, Bhattacharya 2006, Tollanes 2007, Salem 2011).

Erneute Schnittentbindung in der Folgeschwangerschaft

In Deutschland liegt die Wahrscheinlichkeit, bei einer Krankenhausgeburt einen Bauchschnitt zu bekommen, anstatt eine normale Geburt zu erleben, zwischen 15 und 50%. Nach einem Kaiserschnitt wird beim nächsten Kind je nach Krankenhaus in ca. 70% der Fälle wieder ein Bauchschnitt durchgeführt (BQS 2007).

So erfolgen ca. 30% aller primären und immerhin 11% aller sekundären Kaiserschnitte in Deutschland deshalb, weil die Schwangere in der Vergangenheit einen Kaiserschnitt hatte (Lutz 2006). Außerdem wirkt sich ein vorhergehender Kaiserschnitt auf die Geburtsleitung aus, und bei kleineren Abweichungen vom Normverlauf wird oftmals rasch der Re-Sectio der Vorzug gegeben.

Beckenendlage in der Folgeschwangerschaft

Frauen, die beim ersten Kind durch einen Bauchschnitt entbunden haben, scheinen im Vergleich zu Frauen, die natürlich geboren haben, eine doppelt so hohe Wahrscheinlichkeit zu haben, dass das nächste Baby in Beckenendlage liegt (Kalogiannidis 2010, Venditelli 2008). Es gibt bisher erst zwei Untersuchungen, die diesen Sachverhalt zum Gegenstand hatten, sodass abgewartet werden muss, ob sich diese Vermutung bestätigen wird.

Verwachsungen

Nach jeder großen Bauchoperation kann es später zu Verwachsungen bzw. Verklebungen der inneren Organe im Operationsgebiet kommen.

Verwachsungen im Bereich des Darmes sind als Folgeerscheinung nach einem Kaiserschnitt eher unwahrscheinlich. Umso häufiger passiert es, dass sich die Harnblase aufgrund ihrer anatomischen Lage an die Narbe der Gebärmutter anheftet. Mit jeder neuen Kaiserschnittoperation kann die Blase somit ein Stück weiter nach oben wandern. Weil bei einem erneuten Schnitt die alten Verklebungen nur unvollständig gelöst werden können, setzt der Operateur den Gebärmutterschnitt zumeist etwas höher an. In der Regel führt dies aber nicht zu Beschwerden.

In seltenen Fällen beobachteten die Geburtshelfer, dass das Gewebe der Harnblase in die Narbe der Gebärmutter einwächst.

Mögliche Folgen des Kaiserschnittes für Psyche, Bindung und Stillen

Verarbeitung des Kaiserschnittes

Bei Gesprächen mit Kaiserschnitt-Müttern wird immer wieder deutlich, dass viele unter ihnen mit einer vorangegangenen Kaiserschnittgeburt hadern und um das verpasste Geburtserlebnis trauern.

Eine Auswertung von 43 Studien zeigte, dass Mütter nach einem Kaiserschnitt unzufriedener mit dem Geburtserlebnis waren als Mütter, die auf natürlichem Weg geboren hatten (DiMatteo 1996). In einer Studie wurden z.B. 200 Frauen, die einen Kaiserschnitt hatten, zu ihren Gefühlen befragt. Nicht wenige be-

schrieben überwältigende Verlustgefühle. Dies betraf einerseits den Verlust der Geburtserfahrung, und andererseits bei Schnittentbindungen unter Vollnarkose die Tatsache, dass die Mütter „nicht dabei waren", als ihr Baby auf die Welt kam.

Die Geburt via Bauchschnitt wirkte sich auch auf das Selbstwertgefühl mancher Mütter aus. Sie empfanden, als Frau versagt zu haben, und äußerten Schuldgefühle, weil sie es nicht geschafft hatten, normal zu gebären. Die Verletzung durch die Operation wurde ebenfalls von den Müttern thematisiert. Sie fühlten sich „verstümmelt", „wie ein Stück Fleisch" oder hatten Probleme mit der Sectionarbe. Auch Wut und Ärger auf das medizinische Personal brachten die Frauen in der Erhebung zum Ausdruck. Sie fühlten sich oftmals in die Entscheidung zur Schnittentbindung nicht mit einbezogen und vermissten die Unterstützung des medizinischen Personals (Clement 2001).

Unstrittig ist, dass Mütter, die sich auf eine geplante Operation vorbereiten konnten, mit dem Eingriff deutlich besser umgehen können als Mütter, die während der Geburt davon überrascht werden.

✳ Als traumatisch kann die Sectio erlebt werden, wenn sie notfallmäßig erfolgte, weil das Leben von Mutter oder Baby akut in Gefahr war, wie es zum Beispiel bei einer vorzeitigen Ablösung der Plazenta der Fall sein kann. Bei diesen Frauen kann es später zu einer posttraumatischen Belastungsstörung kommen (Tham 2007), das heißt, sie können diese Situation immer wieder durchleben und unter Schlaflosigkeit, Ängsten und Depressionen leiden.

Depressive Verstimmung / „Babyblues" im Wochenbett, Postpartale Depression

Es scheint einen Zusammenhang zwischen dem Auftreten von schlechter Stimmung (Babyblues, postpartale Depression) im Wochenbett und dem Zeitpunkt des ersten Kontaktes zwischen Mutter und Kind zu geben. Frauen nach Sectio hatten niedrigere Stimmungswerte als nach vaginalen oder vaginaloperativen Geburten. Je länger es dauerte, bis die Mutter ihr Kind zum ersten Mal halten durfte, umso schlechter war die Stimmung im frühen Wochenbett (Rowe Murray 2001).

Es konnte bisher nicht nachgewiesen werden, dass eine Wochenbettdepression, auch postpartale Depression genannt, nach einem Kaiserschnitt häufiger auftritt als nach vaginalen klinischen Entbindungen (Clement 2001). Die Studien zeigen dazu keine eindeutigen Ergebnisse.

Mütter, die mit ungeplanten Sectios (oder vaginaloperativen Entbindungen) konfrontiert wurden, entwickelten ein bis zwei Jahre nach der Geburt häufiger eine posttraumatische Belastungsstörung (Gross 2008). Eine Folge davon können Depressionen sein. Im Falle einer postpartalen Depression ist professionelle Hilfe angeraten. Die Aufarbeitung des Geburtserlebnisses kann Frauen dabei helfen, das Geschehene erfolgreich in das eigene Leben zu integrieren.

Einfluss auf die Mutter-Kind-Bindung

Nach einer Schnittgeburt kommt es öfter als bei Spontangeburten zu einer Trennung von Mutter und Kind.

Mütter, die nach der operativen Geburt von ihrem Kind getrennt wurden, brauchten längere Zeit, um die Bindung zum Kind aufzubauen. Sogar noch zwei Monate nach der Sectio gaben einige der Mütter in einer Untersuchung an, sich ihrem Kind nicht nahe zu fühlen, also Bindungsprobleme zu empfinden (Hillan 1992).

Welche Ursache kann diesen Empfindungen zugrunde liegen? Das Hormon Oxytocin wird bei einer vaginalen Geburt während der Wehen und beim ersten Stillen in großen Mengen ausgeschüttet. Zumindest bei einer geplanten Schnittgeburt ohne Wehen wird dieses Hormon daher nicht freigesetzt.

Manche Kaiserschnitt-Mütter berichten, dass sie ihr Kind beim ersten Kontakt als fremd und nicht zu sich gehörig erlebt haben. Sehr typisch ist auch die Aussage, man hätte ihnen am Anfang irgendein Kind in den Arm legen können, sie hätten es gefühlsmäßig nicht als ihr eigenes, soeben geborenes Kind erkannt. Dabei betonten die Frauen, dass sie rational keine Zweifel an der Identität des Kindes gehabt hätten. Dies führt häufig zu Schuldgefühlen, und manche Frauen zweifeln deshalb an ihren Qualitäten als Mutter (Clement 2001).

Hebammen und Stillberaterinnen beobachten darüber hinaus, dass einige der Mütter, die direkt nach der Geburt keinen Hautkontakt zu ihrem Kind hatten und dies auch später nicht nachholten, Schwierigkeiten hatten, die Signale des Säuglings richtig zu deuten. Sie fühlten sich unsicher im Umgang mit dem Säugling und erkannten zum Beispiel Hungerzeichen, wie Saugen an der Hand oder suchende Bewegungen mit dem Köpfchen, nicht als solche. Die Kinder reagierten vermehrt mit Unruhe, Weinen oder auch Schläfrigkeit.

Die Mutter-Kind-Bindung ist vor allem dann erschwert, wenn die Mutter unter der Geburt längere Zeit Schmerzmittel, vor allem Abkömmlinge des Morphiums (z.B. über eine PDA), erhalten hat. Babys dieser Frauen sind nach der Entbindung häufig müde und schläfrig.

Einfluss auf das Stillen

Nach einer Geburt mittels Bauchschnitt ist der Stillbeginn manchmal erschwert, denn physiologische Abläufe, wie sie bei einer normalen Geburt erfolgen, werden unterbrochen oder finden erst gar nicht statt. Prinzipiell kommt es häufiger als nach vaginalen Geburten zu einer längeren Trennung von Mutter und Kind. Dadurch erfolgen Bonding und erstes Anlegen verspätet und die Neugeborenen werden insgesamt seltener angelegt.

* In vergleichenden Untersuchungen konnte gezeigt werden, dass Mütter aus jener Gruppe, die ihr Kind direkt nach der Geburt zu sich nehmen durften, häufiger und länger stillten. Die Kinder weinten seltener (Moore 2012).

Operationsbedingte Schmerzen können die Ausschüttung von Oxytocin – unter anderem ein wichtiges Stillhormon – hemmen und das Stillen dadurch beeinträchtigen. Untersuchungen haben außerdem gezeigt, dass Mütter nach einem Kaiserschnitt während des Stillens weniger häufig das Stillhormon Oxytocin ausschütten (normal sind 4–5 Impulse pro Mahlzeit) und dass auch der Prolaktinspiegel (weiteres Stillhormon) insgesamt niedriger ist.

Wird nach einer Schnittentbindung der frühe und direkte Hautkontakt ermöglicht, was in einigen deutschen Kliniken inzwischen üblich ist, und die Mutter erhält ausreichende Unterstützung beim Anlegen und Stillen des Kindes, so treten Stillprobleme nicht wesentlich häufiger auf als bei Müttern, die auf natürlichem Wege in einer Klinik entbunden haben.

Positive Emotionen zum Kaiserschnitt

* Viele Frauen erleben die Schnittentbindung auch als positiv. Sie beschrieben unter anderem Glück, Erleichterung und Dankbarkeit über einen Geburtsweg, der dem Kind möglicherweise das Leben rettete (Oblasser 2007).

Diese Gefühle sind wichtige Indikatoren für tatsächlich als berechtigt empfundene Kaiserschnittgründe: Die Frauen äußern Zustimmung, wenn eine (lebens-)bedrohliche Situation vermieden werden konnte.

Werden Frauen also

- über den Kaiserschnitt genau aufgeklärt,
- in die Entscheidungsfindung mit einbezogen und
- können sie die Gründe für die Operation selbst nachvollziehen,

treten später deutlich seltener Probleme auf und die Frauen können den Kaiserschnitt besser akzeptieren (Clement 2001, Oblasser 2007).

Die Erfahrung zeigt, dass Frauen, die eine natürliche Geburt erlebt haben, bei der ihre Wünsche und Bedürfnisse vor allem nach Intimität und Geborgenheit während der Geburt berücksichtigt wurden, am zufriedensten sind. An zweiter Stelle stehen jene Frauen, die sich einem geplanten Kaiserschnitt unterzogen haben. Am häufigsten berichten Frauen über Probleme und Versagensgefühle, wenn sie nach langer und oft schmerzhafter Wehentätigkeit eine Sectio erleben – wenngleich aus kindlicher Sicht die vorausgegangene Wehentätigkeit sehr wertvoll war.

Mögliche Kaiserschnittfolgen für das Kind

Der Kaiserschnitt wird von manchen Geburtshelfern und Kinderärzten als ein besonders „schonender" Geburtsweg für das Kind angesehen. Man erhofft sich, durch die Schnittentbindung schwere Geburtsschäden beim Kind von vornherein vermeiden zu können.

Mögliche unmittelbare Kaiserschnittfolgen für das Kind

Erhöhte Neugeborenensterblichkeit

✳ Wird ein geplanter Kaiserschnitt zu Beginn der 38. Schwangerschaftswoche durchgeführt, ist die Gefahr für das Kind verdoppelt, an Anpassungsstörungen aufgrund eines unreifen Atemsystems zu versterben (de Luca 2009). Eine Ursache dafür ist die Unreife des Kindes, eine andere hingegen sind die erniedrigten Stresshormonspiegel der Neugeborenen bei einer geplanten Sectio. Durch die Schnittentbindung ohne Wehen wird das Kind nicht stimuliert, das heißt, es bereitet sich hormonell nicht auf die Geburt vor. Dadurch kann die in den Lungenbläschen vorhandene Flüssigkeit nicht resorbiert werden und es kommt zu Atemproblemen (Zanardo et al. 2004, Hansen 2008). Deshalb wird heute in allen Leitlinien gefordert, elektive Kaiserschnitte nicht vor der 39. Schwangerschaftswoche durchzuführen.

Im Vergleich zu vaginalen Geburten schneidet die Sectio vor dem errechneten Geburtstermin noch schlechter ab. In den USA wurden sechs Millionen Geburten bei gesunden Frauen und Kindern nach unauffälliger Schwangerschaft untersucht. Bei jenen Kindern, deren Mütter sich von vornherein für einen Kaiserschnitt entschieden hatten, war das kindliche Risiko, während oder kurz nach der Geburt zu versterben, zwei- bis dreimal so hoch wie bei den vaginal geplanten Geburten – selbst dann, wenn einige davon im Kaiserschnitt endeten (MacDorman 2006, 2008).

Vergleicht man also mögliche Vor- und Nachteile – auch zukünftige negative Folgen berücksichtigend –, zeigt sich, dass eine geplante Sectio ohne triftigen medizinischen Grund – gemittelt über alle Sectioverläufe und Sectioindikationen – unter Umständen mehr Gefahren birgt als die spontane Geburt.

Anpassungsstörungen beim Neugeborenen

Beim Neugeborenen treten besonders nach geplanten Schnittentbindungen ohne vorhergehende Wehentätigkeit häufiger Anpassungsstörungen der Wärmeregulation, des Stoffwechsels, des Kreislaufs und vor allem der Atemtätigkeit auf (Hansen 2007, Jain 2006).

Gesunde Säuglinge, die durch eine geplante Sectio in der 37. Schwangerschaftswoche (ausgehend vom errechneten Termin) auf die Welt kommen, haben eine 4-fach erhöhte Wahrscheinlichkeit, ein hospitalisationspflichtiges Atemnotsyndrom zu entwickeln gegenüber Kindern, die nach dem Einsetzen der natürlichen Wehentätigkeit vaginal geboren werden (Hansen 2007).

Insgesamt ist die Rate jener Neugeborenen, die nach einer geplanten Schnittentbindung am vorausberechneten Geburtstermin intensivmedizinisch versorgt werden müssen, im Gegensatz zu einer geplanten vaginalen Geburt nahezu verdoppelt. Sie liegt bei 9,8%, im Gegensatz zu 5,2% nach einer vaginalen Geburt (van den Berg 2001).

Verletzungen des Kindes im Zusammenhang mit der Schnittentbindung

Bei 1 bis 2 auf 100 Schnittentbindungen kommt es zu Verletzungen des Kindes, am häufigsten zu Schnittverletzungen der Haut.

Weiterhin wurden Blutergüsse unter der Knochenhaut des Schädels, Schlüsselbeinbrüche, Lähmungen der Gesichtsnerven, Verletzungen der Nerven, welche den Arm versorgen, Schädelbrüche, Arm- und Beinbrüche sowie Hirnblutungen beobachtet (Alexander 2006).

Auch in der nichtrepräsentativen Erhebung durch Caroline Oblasser für ihr Buch „Der Kaiserschnitt hat kein Gesicht" standen Schnittverletzungen an erster Stelle bei insgesamt 9% der 162 dort dokumentierten Kaiserschnitt-Geburten (Oblasser 2007).

Stillprobleme beim Kind

Säuglinge, die durch einen Kaiserschnitt geboren wurden, erleben nach der Geburt häufiger eine Trennung von ihrer Mutter. Der erste, wichtige Kontakt kann deshalb nicht stattfinden, und auch das erste Stillen verzögert sich oft. Aus diesem und weiteren sectiobedingten Gründen kommt es bei Kaiserschnittkindern öfter dazu, dass sie Schwierigkeiten damit haben, die Brustwarze korrekt zu erfassen.

Oft sind sie durch den Stress der Schnittentbindung – vor allem nach langwierigen Geburtsverläufen unter dem Einfluss medikamentöser Schmerzbekämpfung bei der Mutter, z.B. mittels PDA – schläfriger als andere Kinder. Sie erleiden aus diesem Grund häufiger einen Gewichtsverlust von 10% und mehr und werden häufiger zugefüttert. Durch Kaiserschnitt geborene Kinder werden deshalb seltener voll gestillt aus dem Krankenhaus entlassen.

Mögliche langfristige Kaiserschnittfolgen für das Kind

Atypische Bakterienflora und Infektionen

✴ Im Bauch der Mutter wächst das Baby in einer völlig keimfreien Umgebung heran. Wird es auf normalem Wege geboren, so übernimmt es während der Geburt im Geburtskanal die Bakterienflora seiner Mutter. Diese natürliche Besiedelung schützt es vor Infektionen mit anderen Keimen.

Nach einer Sectio hingegen ist die Haut des Säuglings überwiegend mit Hautbakterien besiedelt, die auch gefährliche Krankheitserreger sein können, wie z.B. der gegen viele Antibiotika resistente Staphylococcus aureus (MRSA).

Bereits vor einigen Jahren zeigte eine Studie, die in verschiedenen amerikanischen Kliniken durchgeführt wurde, dass dort zwischen 64 und 82% der Säuglinge, die an einer Hautinfektion mit dem genannten Keim litten, durch einen Bauchschnitt geboren worden waren. Die nützlichen, von der Mutter übernommenen Bakterien konkurrieren aber nicht nur mit Krankheitserregern, sondern sind auch für die Verdauung wichtig und stärken das Immunsystem. Durch diesen Mechanismus lässt sich erklären, dass Kaiserschnittkinder anfälliger für Asthma, Allergien und Diabetes mellitus sind (Dominguez-Bello 2010).

Diabetes (Typ 1)

Kinder, die durch die Bauchdecke der Mutter das Licht der Welt erblicken, haben eine um 20% erhöhte Wahrscheinlichkeit, an einem kindlichen Diabetes zu erkranken. Dies wurde in 20 verschiedenen Studien nachgewiesen.

Die bekannten Risikofaktoren – wie ein hohes Geburtsgewicht, Frühgeburtlichkeit und ein höheres mütterliches Alter –, die Geburtenfolge, mütterlicher Diabetes oder Nichtstillen schieden als Ursache aus.

✴ Man vermutet, dass eine bei Kaiserschnittkindern veränderte mikrobiologische Besiedelung des Darmes eine der möglichen Ursachen sein kann. Diese Kinder werden erst von den Krankenhausbakterien besiedelt und nicht, wie vaginal geborene Kinder, von der Bakterienflora ihrer Mutter (Cardwell 2008).

Allergische Erkrankungen

Die Auswertung verschiedener wissenschaftlicher Untersuchungen zeigte, dass eine Schnittentbindung die Wahrscheinlichkeit des Kindes leicht erhöht, dass das Kind im späteren Leben an allergischem Schnupfen und/oder Asthma erkrankt. Für Nahrungsmittelallergien waren die Ergebnisse nicht eindeutig. Der Anstieg der Kaiserschnittraten der letzten Jahre kann allerdings nicht allein für die deutliche Allergiezunahme verantwortlich gemacht werden. Doch immerhin 4% der allergischen Erkrankungen bei Kindern sind auf die Schnittentbindung zurückzuführen.

Wahrscheinlich ist auch hier die atypische Besiedlung des Kindes mit Krankenhauskeimen anstelle der Bakterienflora der Mutter verantwortlich, schlussfolgert die Forscherin Maria Dominguez-Bello (Dominguez-Bello 2010).

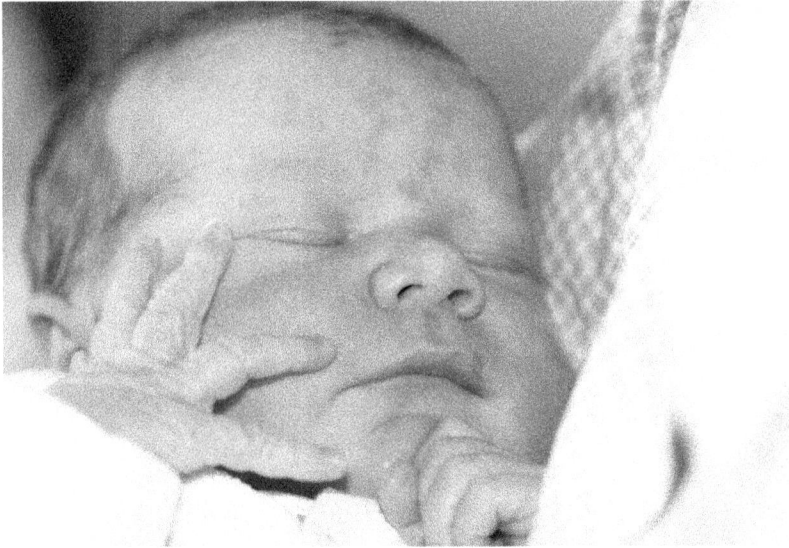

Die natürliche Geburt
nach Kaiserschnitt

Voraussetzungen

Wann ist eine natürliche Geburt nach Kaiserschnitt möglich?

Eine vaginale Geburt nach einem Kaiserschnitt ist möglich, wenn keine absoluten Indikationen zur Re-Sectio (siehe unten) vorliegen.

Es gelten ansonsten die gleichen Voraussetzungen wie für eine spontane Geburt ohne vorherigen Kaiserschnitt, mit dem Unterschied, dass nun die Gefahr einer – wenn auch statistisch gesehen selten eintretenden – Uterusruptur hinzukommt. Diese Gefahr besteht zwar bereits in der Schwangerschaft, häufiger kommt eine Uterusruptur jedoch nach Wehenbeginn vor, da die Uterusnarbe bzw. Region um die Narbe herum eine Art natürliche „Sollbruchstelle" darstellt, die durch die Wehen im Fall der Ruptur eine Überlastung erfahren hat.

Während der Geburt kann nur durch die kontinuierliche Betreuung – das bedeutet nicht Intervention, sondern eher begleitende Beobachtung – des Verlaufs entschieden werden, ob eine erneute Bauchoperation nötig ist. Der wichtigste Grund für eine solche Maßnahme wäre die Vermutung einer Ruptur der Gebärmutter.

Rahmenbedingungen

Voraussetzung für die Geburtsleitung nach einem Kaiserschnitt ist eine konsequent interventionsarme Geburtshilfe.

Von großem Wert kann die kontinuierliche Begleitung durch eine erfahrene Hebamme sein, die einerseits den Ressourcen von Mutter und Kind vertraut, andererseits jedoch mögliche Gefahrensituationen rechtzeitig erkennt und darauf angemessen reagiert.

✱ Des Weiteren sollte unbedingt eine Infrastruktur vorhanden sein, die im seltenen Falle des Eintretens ernsthafter Komplikationen eine Notsectio und die neonatologische (Erst)Versorgung des Neugeborenen ermöglicht.

Faktoren, die eine normale Geburt begünstigen, sind:

- eine geschützte, ungestörte Umgebung
- der natürliche Wehenbeginn
- die engagierte Unterstützung durch kompetente Geburtshelfer
- die kontinuierliche Begleitung durch eine Hebamme während der Wehen und der Geburt

- eine erfolgreiche vaginale Entbindung vor oder nach dem Kaiserschnitt
- der Umstand, dass die vorausgegangene Sectio wegen Zwillingen, einer Querlage, Beckenendlage oder „schlechter Herztöne" des Kindes durchgeführt wurde
- der Umstand, dass das Kind nicht übermäßig groß geschätzt wird
- eine waagerechte Narbe an der Gebärmutter (OP-Bericht anfordern)

✱ Am wichtigsten für das Gelingen einer vaginalen Geburt ist Ihre Motivation. Dann gilt es, die medizinischen Voraussetzungen abzuklären und sich bestmöglich vorzubereiten. Sind Sie an diesem Punkt angelangt, so wird es nun Zeit, loszulassen.

Nicht alle Umstände vor und während der Geburt können Sie beeinflussen oder vorhersehen. Manche Befunde – wie z.B. die Lage der Plazenta – werden vor der Geburt bekannt sein. Andere Faktoren – wie z.B. die Lage des Kindes – können sich noch bis zum Schluss verändern.

Wann kann eine natürliche Geburt nach Kaiserschnitt problematisch sein?

Absolute Indikationen für einen erneuten Kaiserschnitt

Unter manchen Umständen ist die vaginale Geburt von vornherein unmöglich. Zum Beispiel dann, wenn die Plazenta vor dem Gebärmutterausgang liegt.

Gründe, die einen wiederholten Kaiserschnitt erforderlich machen, sind (Schneider/Husslein/Schneider 2010):

- das Fortbestehen des zwingenden Grundes für den/die vorangegangenen Kaiserschnitt(e), wie schwere Beckendeformitäten, die z.B. von Unfällen herrühren können
- Befunde wie Placenta praevia (Plazenta liegt vor dem Gebärmutterausgang), Placenta increta/percreta (die Verwachsung der Plazenta mit der Gebärmutter)
- vorausgegangener „klassischer (d.h. hoher) Längsschnitt" beim letzten Kaiserschnitt (OP-Bericht anfordern)
- Zustand nach Uterusruptur (Gebärmutterriss)

Ein T-Schnitt wird von einigen Autoren als absolute Kontraindikation für den Versuch einer vaginalen Geburt nach Sectio angesehen (Dudenhausen 2008, Schneider/Husslein/Schneider 2010). Andere Autoren sehen hier eine relative Kontraindikation (DGGG 2010a). Unterschiedliche Betrachtungsweisen ergeben sich auch für den Zustand nach mehr als einem Kaiserschnitt.

Relative Indikationen für einen erneuten Kaiserschnitt

Bei den folgenden Diagnosen kann es passieren, dass Ihnen erneut eine Sectio als Geburtsweg vorgeschlagen oder sogar als einzig möglicher Weg dargestellt wird. Diese Befunde lassen aber eventuell eine spontane Geburt zu:

* großes, schweres Kind
* Zwillinge
* Beckenendlage

(Vgl. Dudenhausen 2008, S. 288)

* Die Entscheidung über den tatsächlichen Geburtsmodus sollte allerdings individuell getroffen werden. Ihre Meinung, Ihre Gefühle und Ihre Wünsche als Schwangere müssen dabei auf jeden Fall Berücksichtigung finden. Im Folgenden finden Sie ein paar Gedanken zu einigen der oben erwähnten relativen Sectioindikationen, welche Ihnen vielleicht bei der Entscheidung eine Hilfe sein können.

Individuelle Entscheidungen treffen

Großes / schweres Kind

Bei einem geschätzten Geburtsgewicht des Kindes von über 4.000 Gramm in Beckenendlage oder über 4.500 Gramm in Schädellage wird häufig die primäre Sectio als Geburtsmodus empfohlen. Das mittels Ultraschall gemessene Gewicht des Kindes sollte jedoch nicht die alleinige Grundlage für die Entscheidung zur primären Sectio sein.

Viel wichtiger ist eine aufmerksame und kontinuierliche Begleitung des Geburtsverlaufes. Beim großen Kind spielen Begleitfaktoren wie Käseschmiere und Fruchtwasserfilm als „Schmiermittel" sowie die freie Beweglichkeit der Mutter während der Geburt eine entscheidende Rolle. Auch die Einstellung des Kindes in den Geburtsweg und die physiologische Muskelspannung des Kindes sind von Bedeutung.

Etliche Frauen, die beim ersten Kind eine Sectio wegen eines relativen Schädel-Becken-Missverhältnisses hatten, haben später – unter guter Begleitung und mit gestiegenem Vertrauen in den eigenen Körper – größere Kinder vaginal geboren.

* Die Indikationsstellung ist also maßgeblich von Ihrer individuellen Vorgeschichte abhängig. Es ist aus diesem Grund entscheidend, dass der vollständige OP-Bericht – Sie können diesen gegen die evtl. geforderte Erstattung der Kopierkosten vom Krankenhaus anfordern – verfügbar ist. Selbst wenn aufgrund der Befunde eine Re-Sectio empfohlen wird, sollten Sie aktiv nach der Art der Indikation (relative oder absolute Sectio-Indikation) fragen. Sie dürfen Ihre Wünsche klar äußern und bei Bedarf mögliche Alternativen erfragen. Bei Zweifeln können Sie immer eine Zweitmeinung einholen.

Besprechen Sie Ihre Vorgeschichte mit engagierten und erfahrenen Geburtshelfern. Wägen Sie gemeinsam Gefahren und das Für und Wider ab. Es gibt Ärzte und Hebammen, die eine Frau nach genauer Aufklärung auch bei einigen der oben genannten anamnestischen Gegebenheiten in ihrem Wunsch nach einer Spontangeburt begleiten, wenn die sonstigen Rahmenbedingungen stimmen. Deshalb: Lassen Sie nicht locker, sondern fragen Sie nach!

Zwillinge / Beckenendlagen

Eine vaginale Geburt nach Sectio ist bei Zwillingen oder einem Kind in Beckenendlage häufig möglich. Sie hängt zum einen von der Erfahrung des Geburtshelfers und zum anderen von den weiteren mütterlichen und kindlichen Gegebenheiten ab.

Voraussetzung sind – wie immer – eine motivierte Mutter und verantwortungsbewusste Geburtshelfer, die über ausreichende Erfahrung sowohl in der Begleitung von Geburten nach Kaiserschnitt als auch mit vaginalen Zwillingsgeburten und/oder Geburten aus der Beckenendlage verfügen. Ein offenes Gespräch kann dies klären. Es ist wichtig, dass Ihnen alle Aspekte beider Vorgehensweisen genau erläutert werden (vaginale Geburt vs. Kaiserschnitt), und dass Sie genügend Zeit erhalten, um eine Entscheidung in Ruhe zu überdenken. Bei Unklarheiten müssen Sie auf jeden Fall nachfragen!

* Ihre innere Einstellung, Ihre Intuition, aber auch Ihre Sorgen und Ängste werden die Wahl des Geburtsweges am stärksten beeinflussen. Doch natürlich müssen auch medizinische Einflussfaktoren wie zum Beispiel Erkrankungen der Mutter oder kindliche Faktoren bei der Entscheidungsfindung berücksichtigt werden. Mit dem gemeinsam verabredeten Vorgehen sollten sich nicht nur Sie als Mutter, sondern auch die Geburtshelfer (Arzt bzw. Hebamme) wohlfühlen. Ist dies bei einer der beteiligten Personen nicht der Fall, sollten Sie sich überlegen, eine Zweitmeinung einzuholen oder sich nach einer anderen geburtshilflichen Einrichtung bzw. Hebamme umzusehen.

„Schädel-Becken-Missverhältnis" oder „relatives Missverhältnis"

✳ Häufig – fast schon als „Standardindikation" und oft in Zusammenhang mit der Diagnose „Geburtsstillstand" – wird Müttern vor oder nach dem Kaiserschnitt mitgeteilt, dass ihr Becken für die Geburt eines Kindes leider zu eng oder ungünstig geformt sei. Es kann auch sein, dass man Ihnen sagt, Ihr Kind sei für eine normale Geburt auf dem natürlichen Weg zu groß bzw. der Grund für den Kaiserschnitt sei ein „Schädel-Becken-Missverhältnis" gewesen.

Oft wird dieser Befund als absolute Sectioindikation dargestellt, wenn überhaupt ist er jedoch eine relative Indikation für einen Bauchschnitt.

Zunächst einmal stellt sich angesichts stetig steigender Kaiserschnittraten – auch mit dieser Begründung – die Frage: Sind Babys heute tatsächlich größer als früher? Und wenn ja, warum?

Durchschnittsgewicht der Neugeborenen

Das Durchschnittsgewicht der Neugeborenen hat sich in Deutschland seit den 1970er Jahren nicht mehr verändert. Zwei Drittel aller Babys wiegen, wie schon damals, zwischen drei und vier Kilogramm (Statistisches Bundesamt und Statistisches Landesamt Baden-Württemberg 2012).

Mütterliche Gewichtszunahme in der Schwangerschaft

Besonders übergewichtige Frauen oder Frauen, die in der Schwangerschaft sehr stark zugenommen haben, bekommen häufiger Kinder, die bei der Geburt mehr als 4 Kilogramm wiegen.

Bei diesen Mutter-Kind-Paaren können eher Komplikationen oder ein Geburtsstillstand auftreten, und somit verringert sich die Chance auf eine natürliche Geburt nach Kaiserschnitt.

Anatomisch verengte Becken

Anatomische Abweichungen des mütterlichen Beckens können entstehen

- durch eine schwere Beckenverletzung (z.B. Autounfall) oder
- aufgrund einer Fehlernährung in Kindheit oder Jugend (Rachitis).

Eine Schnittentbindung ist auch in diesen Fällen nicht zwingend notwendig. Vielmehr kann der natürliche Geburtsverlauf unter aufmerksamer Begleitung abgewartet werden, wenn die Mutter dies wünscht. Bahnen sich Schwierigkeiten an oder tritt ein Geburtsstillstand ein, so kann immer noch auf die Schnittentbindung ausgewichen werden.

Schädel-Becken-Missverhältnis: Definition und mögliche Ursachen

Unter einem Schädel-Becken-Missverhältnis wird

- ein enges mütterliches Becken bei einem normal großen kindlichen Kopf oder
- ein normal großes Becken bei einem großen kindlichen Kopf verstanden.

✳ Ein Schädel-Becken-Missverhältnis kann nicht zuverlässig im Voraus festgestellt werden, sondern zeichnet sich zumeist erst während der Geburt ab. Auch eine ungünstige Einstellung des Kopfes eines normalgroßen Kindes im Geburtskanal kann zu einem Schädel-Becken-Missverhältnis führen, weil sich dadurch der Durchtrittsumfang des Kopfes vergrößert.

Einige dieser sogenannten Einstellungsanomalien können während der Geburt durch ungünstige Lagerung der Frau (z.B. Pressen in Rückenlage, zu frühe Anleitung zum Pressen) oder durch die frühzeitige Eröffnung der Fruchtblase entstehen. Durch eine adäquate Begleitung der Geburt, insbesondere die freie Wahl der Gebärposition und eine interventionsarme Geburtshilfe, sind sie jedoch häufig zu verhindern.

Auswirkungen auf die Gebärende und unterstützende Gebärpraktiken

Die Gebärende erlebt bei eingetretenem Schädel-Becken-Missverhältnis über einen längeren Zeitraum eine starke und oft auch sehr schmerzhafte Wehentätigkeit ohne Geburtsfortschritt, wobei der kindliche Kopf das mütterliche Becken nicht passieren kann.

Um festzustellen, ob ein echtes Schädel-Becken-Missverhältnis vorliegt, sind

- eine aufmerksame Begleitung des Geburtsverlaufes und
- eine unmanipulierte Geburt Voraussetzung.

Allerdings kann es passieren, dass ein normal großer kindlicher Kopf auch bei genügend weitem mütterlichen Becken hochstehend bleibt, ohne dass sich dafür eine genaue Ursache ermitteln ließe. Gute Geburtshelfer können durch eine gezielte Anleitung der Frau und durch bestimmte Gebärpositionen häufig erreichen, dass der Kopf doch noch ins Becken eintritt.

✱ Eine weitere wichtige Voraussetzung – übrigens für jede Geburt – ist, dass sich die Mutter während der Wehen frei bewegen kann und sich angstfrei und geborgen fühlt. Auch der gute Kontakt zum Kind spielt eine wichtige Rolle. Erfahrene Geburtshelfer beobachten immer wieder, dass Angst, Stress, Unsicherheit oder andere nicht messbare, psychische Faktoren dazu führen können, dass der Kopf eines Kindes seinen Weg durch das mütterliche Becken nicht findet.

Fragliche Gründe für eine Re-Sectio

Bei folgenden Konstellationen wird manchmal der Verdacht auf ein relatives Schädel-Becken-Missverhältnis geäußert und ein primärer Kaiserschnitt geplant:

- das Becken ist laut Röntgenbild leicht verengt,
- bei der vorherigen Geburt wurde ein Kaiserschnitt wegen des Verdachtes auf ein Schädel-Becken-Missverhältnis durchgeführt,
- das Kind wird im Ultraschall als sehr groß geschätzt,
- das Baby liegt ungünstig im Geburtskanal (abgesehen von einer Querlage)

Selbst Frauen, bei denen ein vorheriger Kaiserschnitt wegen des Verdachts auf ein Schädel-Becken-Missverhältnis durchgeführt worden war, konnten später ebenso große oder sogar größere Kinder auf natürlichem Weg gebären.

Es kommt daher entscheidend auf die tatsächliche Relevanz der Einwände an. Nur selten wird sich dabei ein wirklicher Hinderungsgrund ergeben, vielmehr unterliegen zahlreiche Diagnosemethoden einer gewissen Fehlerbreite.

Indikator: Schätzung des kindlichen Gewichtes und Fehlerbreite

Häufig wird am Ende der Schwangerschaft das voraussichtliche Geburtsgewicht berechnet, um die Erfolgschancen für eine vaginale Geburt auszuloten.

Erfahrene Geburtshelfer können das Gewicht des Kindes mit Hilfe ihrer Hände relativ gut beurteilen. Doch meistens wird es in der Nähe des Geburtstermins durch ärztliche Ultraschallmessungen geschätzt.

Diese Methode ist in der Spätschwangerschaft allerdings ungenau: Je höher das Geburtsgewicht, umso größer ist auch die Fehlerbreite. Bei einem tatsächlichen Gewicht von 4.000 Gramm kann die normale Abweichung bis zu 15% betragen. Dies bedeutet, das geschätzte Gewicht kann zwischen 3.400 Gramm und 4.600 Gramm liegen.

✱ Allein auf Grund einer sonografischen Gewichtsschätzung mittels Ultraschall eine Sectioindikation festzulegen, erscheint in Anbetracht dieser Tatsache nicht gerechtfertigt und führt die manchmal angegebene absolute Gewichtsgrenze für den „erlaubten" Versuch einer vaginalen Geburt ad absurdum.

Indikator: Ausmessung des mütterlichen Beckens

Wenn eine Geburt wegen des Verdachts auf ein Schädel-Becken-Missverhältnis mittels Sectio beendet wurde, kann es passieren, dass den Frauen hinterher vorgeschlagen wird, ihr Becken vermessen zu lassen (Pelvimetrie). Dies kann durch die klinische manuelle Austastung, eine Röntgen- oder Magnetresonanztomographie-Untersuchung (MRT) geschehen.

Die Vermessung des Beckens bietet allerdings nur selten einen wirklichen Anhaltspunkt dafür, ob eine vaginale Geburt möglich ist oder nicht, weil die Formveränderung sowohl des mütterlichen Beckens als auch des kindlichen Kopfes erst unter der Geburt wirksam wird und nicht vorhergesagt werden kann.

Häufiger werden Frauen durch ungünstige Messwerte entmutigt, beim nächsten Kind eine vaginale Geburt anzustreben, obwohl diese vielleicht möglich gewesen wäre.

Daher sollte die Vermessung des Beckens zur Vorbereitung einer vaginalen Geburt nach Kaiserschnitt hinsichtlich ihres Nutzens gründlich geprüft werden oder ganz unterbleiben.

Die Bedeutung der flexiblen Geburtsdynamik

Weder der Kopf des Babys noch das Becken der Mutter sind starre Gebilde. Beide sind während der Geburt in der Lage, ihre Form aneinander anzupassen.

✳ Deshalb sind Voraussagen darüber, ob ein kindlicher Kopf durch ein mütterliches Becken passen wird oder nicht, vor der Geburt nicht möglich. Hinzu kommt die relativ große Ungenauigkeit der Untersuchungsmethoden, die uns derzeit zur Verfügung stehen.

Das Becken einer Frau ist sehr flexibel. In der Mitte des Schambeines befinden sich Knorpel und Bänder, welche die beiden Beckenhälften miteinander verbinden. Auch zwischen den großen Beckenschaufeln und dem Kreuzbeinknochen der Wirbelsäule gibt es diese knorpeligen Verbindungen, die durch Bänder stabilisiert werden.

Normalerweise sind diese Verbindungen ziemlich fest, denn das Becken ist wichtig für die Stabilität des gesamten Skelettes. Doch unter der Wirkung der Schwangerschaftshormone werden Bänder und Knorpel weicher und somit auch dehnbarer.

Auch der kindliche Schädel kann sich während der Geburt an die engen Verhältnisse im Geburtskanal anpassen. Dies geschieht physiologischerweise durch ein Übereinandergleiten der relativ weichen Knochenplatten. Dem Baby schadet dies nicht, und binnen weniger Stunden bis Tage nach der Geburt hat der Schädel wieder seine ursprüngliche Form angenommen.

✳ Eingriffe in den physiologischen Geburtsprozess (z.B. Einleitungsversuch, Einschränkungen der Bewegung der Mutter, Eröffnung der Fruchtblase) können dazu führen, dass sich das mütterliche Becken nicht maximal dehnen kann und der Kopf nicht ausreichend Zeit hat, sich richtig einzustellen, um sich an die Gegebenheiten des Geburtskanals anzupassen.

Die besten Voraussetzungen für eine optimales Aufeinandereinstellen von mütterlichem Becken und kindlichem Schädel sind unter den folgenden Bedingungen gegeben:

- die Geburt beginnt von selbst,
- die Frau kann sich während der Wehen und der Geburt frei bewegen,
- die Frau kann innerlich loslassen (das kann sie üblicherweise in harmonischer und ungestörter Umgebung am besten),
- es ist ausreichend Zeit vorhanden, damit sich der Kopf des Babys an den Geburtskanal anpassen kann.

Normale Geburt nach Sectio wegen Schädel-Becken-Missverhältnis

Da die wenigsten Frauen heute unter einer echten Verformung der Beckenknochen leiden, ist die Chance auf eine normale Geburt nach vorangehender Sectio wegen des Verdachts auf ein Schädel-Becken-Missverhältnis recht hoch.

Es ist jedoch bedeutsam, sich für die nächste Geburt eine Umgebung zu suchen, in der man sich sicher und geborgen fühlt.

Auch die Begleitung durch eine Hebamme, die während der Wehen und der Geburt kontinuierlich anwesend ist, kann die Chance auf eine natürliche Geburt erhöhen. Wenn die „Chemie" zwischen Mutter und Hebamme stimmt, ist das Loslassen einfacher. Jedoch müssen die Bedürfnisse und Wünsche der werdenden Mutter respektiert werden, und nicht jede Hebamme wird von der Mutter automatisch als unterstützend wahrgenommen. Auch Hebammen können stören, und wenn dies der Fall ist, sollte die Mutter dies klar zum Ausdruck bringen.

✳ Die Erfolgschancen für eine natürliche Geburt sind stark davon abhängig, welche Unterstützung Sie in Ihrem Wunsch nach einer natürlichen Geburt erhalten. Es sollten keine Maßnahmen stattfinden, die eine natürliche Geburt von vornherein ungünstig beeinflussen.

Dazu gehören vor allem

- Einleitungsversuche der Geburt,
- die Einschränkung der freien Beweglichkeit,
- Unruhe und
- eine pessimistische Einstellung oder Angst bei Ihnen selbst, Hebammen oder Ärzten.

Unter günstigen Umständen können zahlreiche Frauen, die zuvor einen Kaiserschnitt wegen eines vermuteten Schädel-Becken-Missverhältnisses hatten, das nächste Kind normal gebären.

Vaginalgeburt nach Sectio

Mögliche Komplikationen und Gefahren

In diesem Kapitel möchten wir gesondert auf die beiden möglichen Komplikationen nach einer Sectio eingehen, welche Mütter und Geburtshelfer am meisten beunruhigen.

Uterusruptur / Dehiszenz

Definition und Häufigkeit

Die Uterusruptur (Gebärmutterriss) ist eine gefürchtete Komplikation der vaginalen Geburt bei Zustand nach Kaiserschnitt. Dabei tritt sie relativ selten auf. In der medizinischen Fachliteratur wird die Wahrscheinlichkeit für das Auftreten einer Ruptur bei uterinem Querschnitt mit 0,06 bis 2% angegeben. Vergleichbare Rupturraten werden auch für die elektive Re-Sectio angegeben (DGGG 2010a).

* Eine Uterusruptur ist definiert als ein Riss der Uterusmuskulatur, einschließlich des den Uterus umkleidenden Bauchfells, oder ein Reißen der Muskulatur mit Ausdehnung auf die Blase oder das Ligamentum latum (dt: breites Mutterband), das die Gebärmutter am Beckenrand befestigt.

Eine Dehiszenz beschreibt hingegen lediglich ein Auseinanderweichen der Uterusmuskulatur mit intaktem Bauchfell.

Die Angaben zur Häufigkeit des Auftretens einer Uterusruptur gehen manchmal weit auseinander. Das liegt daran, dass in den Untersuchungen oft nicht zwischen der Ruptur, die mit schwerwiegenden Folgen für Mutter und Kind verbunden sein kann, und der relativ harmlosen Dehiszenz, welche man manchmal bei einem wiederholten Kaiserschnitt vorfindet, unterschieden wird.

Anzeichen einer Ruptur

Tritt eine echte Uterusruptur auf, so kommt es in der Regel zu starken inneren Blutungen bei der Mutter, die mit einer akuten Gefährdung sowohl der Mutter als auch des Kindes einhergeht.

Deshalb muss das Kind nach der Diagnose einer Ruptur umgehend geboren werden. Dies kann unter Umständen vaginal geschehen, in den meisten Fällen kommt es jedoch zu einer notfallmäßigen operativen Entbindung. Da die Diagnose der Ruptur schwierig sein kann, ist es möglich, dass ein Kaiserschnitt durchgeführt wird, wobei sich die Vermutung der Ruptur nicht bestätigt.

Oft geht einer Ruptur des Uterus eine sehr starke Wehentätigkeit (Wehensturm) mit rascher Aufeinanderfolge der Wehen ohne entsprechenden Geburtsfortschritt voraus. Schmerzen im Bereich der Narbe, die auch in den Wehenpausen bestehen bleiben, können ein weiteres Warnsignal sein.

Insbesondere wenn Geburtshelfer die Möglichkeit haben, eine Frau während der Wehen aufmerksam und ungestört zu begleiten, spüren sie manchmal im Vorfeld einer Ruptur eine gewisse Unruhe und Nervosität bei der Mutter.

* Die wichtigsten Anzeichen für eine Ruptur sind entweder ein dauerhafter und deutlicher Abfall der kindlichen Herztöne oder anormale kindliche Herztonmuster, die sich nicht mehr erholen. Auch kommt es manchmal zu vaginalen Blutungen. Doch nicht jede Ruptur geht mit starken Schmerzen bei der Mutter einher (stille Ruptur), und auch ein abrupter Stopp der Wehentätigkeit tritt nicht immer auf.

Beide Symptome weisen jedoch, wenn sie vorhanden sind, auf die Ruptur hin (Nahum 2008).

Angst vor Ruptur als Indikation für die Re-Sectio?

Die Angst vor der Ruptur führt bei Ärzten und Hebammen gelegentlich dazu, dass schon bei geringen Normabweichungen eingegriffen wird. Häufig bekommen Schwangere die Empfehlung, aus „Sicherheitsgründen" lieber gleich einen geplanten Kaiserschnitt vor dem berechneten Geburtstermin durchführen zu lassen. Viele Studien haben jedoch gezeigt, dass eine vaginale Geburt nach Kaiserschnitt ein erfolgversprechender Geburtsmodus für Mutter und Kind ist.

Bei der Entscheidung für einen bestimmten Geburtsmodus müssen die möglichen Gefährdungen von Mutter und Kind, welche durch eine ungeplante Notsectio auftreten können, gegenüber den Gefahren (und Spätfolgen) des geplanten wiederholten Kaiserschnittes abgewogen werden.

Rupturfolgen für die Mutter

Mütterliche Todesfälle im Zusammenhang mit Schwangerschaft und Geburt sind in den westlichen Industrienationen zum Glück sehr selten geworden.

Im Rahmen landesweiter Einzelfalluntersuchungen von Müttersterbefällen in Bayern wurde seit 1984 kein einziger Müttersterbefall infolge einer Narbenruptur im Zustand nach Kaiserschnitt erfasst (Welsch 2010).

Im Vordergrund stehen bei einer Ruptur mütterlicherseits Blasenverletzungen und ein schwerer Blut- und Flüssigkeitsverlust. Außerdem kann infolge der Blutungskomplikationen eine Entfernung der Gebärmutter erforderlich werden.

Rupturfolgen für das Kind

Insgesamt hat sich die Prognose für das Überleben des Kindes nach einer Uterusruptur innerhalb der letzten 30 Jahre deutlich verbessert. In Untersuchungen aus der Zeit vor 1978 wurden kindliche Todesraten von 65% beschrieben (Nahum 2008).

✳ Dank des medizinischen Fortschritts und der Vorgabe, dass in allen Geburtskliniken eine Notsectio innerhalb von 20 Minuten von der Indikationsstellung bis zur Geburt des Kindes möglich sein muss, sind die Todesraten drastisch gesunken und es sterben heute zwischen 2% und 6% aller Kinder, deren Mütter eine Ruptur erlitten haben (Lydon-Rochelle 2001, Landon 2004).

Zwei unterschiedliche Studien erhoben die Anzahl der Kinder, die nach einer Uterusruptur intensivmedizinische Versorgung benötigten. In der einen Studie mussten 32% der Kinder und in der anderen Studie 73% der Kinder nach einer Ruptur intensivmedizinisch versorgt werden (Menihan 1998, Landon 2004), bei einem kleineren Anteil der Kinder (5%) musste gemäß einer dritten Studie mit bleibenden Schäden gerechnet werden (Leung 1993), selbst dann, wenn nach den ersten Anzeichen für eine Ruptur ein Notkaiserschnitt ohne Zeitverzug durchgeführt wurde.

Einflussfaktoren

Die Rupturwahrscheinlichkeit wird durch unterschiedliche Faktoren beeinflusst. Dies konnte durch wissenschaftliche Studien zu Klinikgeburten nach Kaiserschnitt und durch klinische Beobachtungen festgestellt werden. Dazu gehören vor allem:

- Unkontrollierte Einleitungsversuche der Geburt, auch mit „natürlichen" Mitteln wie z.B. Rizinus
- ein Abstand zwischen den Geburten von weniger als 18 Monaten
- ein großes Kind

- starke Wehentätigkeit über längere Zeit ohne Geburtsfortschritt
- eine vertikale Schnittführung oder ein T-Schnitt beim vorangegangenen Kaiserschnitt
- mehrere Operationen mit Durchtrennung der Wand der Gebärmutter

Die letzten beiden Faktoren stellen gemäß den Fachbuchautoren Schneider/Husslein/Schneider (ebd. 2010) eine Kontraindikation für den Versuch einer vaginalen Geburt dar.

Auf jeden Fall sollten unter diesen Umständen Vor- und Nachteile der vaginalen Geburt genau abgewogen und erfahrene Geburtshelfer zu Rate gezogen werden. Eine vorangegangene vaginale Geburt scheint sich günstig auf die Minimierung der Ruptur-Wahrscheinlichkeit auszuwirken.

✳ Durch das Vermeiden verschiedener rupturbegünstigender Faktoren kann die Wahrscheinlichkeit für eine Ruptur gesenkt werden, sie wird allerdings nie 0 sein. Deshalb besteht ein wichtiger Teil der Vorbereitung auf eine Geburt nach Kaiserschnitt darin, sich der Angst vor einer Ruptur zu stellen und, falls die Entscheidung zugunsten einer vaginalen Geburt gefallen ist, diese – wenn auch geringe – Gefahr zu akzeptieren.

Rupturgefahr nach zwei und mehr Kaiserschnitten

Für zwei oder mehr Kaiserschnitte liegen nur wenige gesicherte Daten vor. Aus diesen geht allerdings hervor, dass sich die Wahrscheinlichkeit für eine mögliche Ruptur nach einem oder nach zwei Kaiserschnitten nicht wesentlich unterscheidet. (DGGG 2010a)

Studienlage

Eine große zusammenfassende Analyse mehrerer Studien aus dem Jahr 2010 untersuchte ebenfalls die Erfolgsraten und Risiken von Spontangeburten nach zwei Sectiones. Dabei wurden folgende Gruppen miteinander verglichen:

- Mütter mit einer Sectio in der Vorgeschichte, die eine Spontangeburt anstrebten,
- Mütter mit zwei Sectiones in der Vorgeschichte, die eine Spontangeburt anstrebten und
- Mütter mit zwei Sectiones in der Vorgeschichte, die eine Re-Re-Sectio als Geburtsmodus wählten.

Für die Frauen, die bereits zwei Kaiserschnitte in der Vorgeschichte hatten, zeigte sich eine geringfügige

Erhöhung der Rupturwahrscheinlichkeit im Vergleich zum Zustand nach nur einem Kaiserschnitt.

✱ Bei den mütterlichen und kindlichen Komplikationsraten gab es keinen Unterschied zwischen einer angestrebten Spontangeburt und einem dritten Kaiserschnitt, denn auch eine wiederholte Bauchoperation kann mit Gefahren verbunden sein. Die Komplikationsraten einer angestrebten Spontangeburt nach zwei Kaiserschnitten hielten sich mit den Komplikationen eines dritten Kaiserschnittes die Waage (Tahseen 2010).

Die Deutsche Gesellschaft für Gynäkologie und Geburtshilfe nennt den Status nach zwei Kaiserschnitten nicht als Kontraindikation für eine vaginale Geburt, denn die Wahrscheinlichkeit für eine Uterusruptur nach zwei Kaiserschnitten sei nicht signifikant höher als nach nur einem Kaiserschnitt (DGGG 2010a).

Trotzdem lehnen viele Krankenhäuser bzw. die dort tätigen Geburtshelfer die Begleitung von Frauen mit einer solchen Vorgeschichte ab.

Kann eine Ruptur vorhergesagt werden?

Es ist bislang noch keine Methode zur Vorhersage der Rupturwahrscheinlichkeit flächendeckend in der Praxis etabliert worden. Die sonografische (also mittels Bauchdecken-Ultraschall erfolgende) Messung der Dicke des unteren Uterussegmentes ist derzeit noch zu stark vom benutzten Gerät und/oder vom Untersucher abhängig, als dass zuverlässig vergleichbare Messergebnisse erhalten werden könnten. Außerdem konnte man sich bisher auf keinen allgemeinen Grenzwert einigen, ab dem von einer natürlichen Geburt abgeraten werden sollte. (William 2008, Bujold 2010)

✱ Nach einem Kaiserschnitt ist eine möglichst interventionsfreie Geburtshilfe bedeutsam. Weiterhin tragen die eigene Zuversicht sowie das Vermögen, auf den eigenen Körper zu vertrauen und auf die innere Stimme zu hören, zum Gelingen bei. Die Intuition einer werdenden Mutter kann auch im seltenen Fall einer Ruptur Warnsignale aussenden, die seitens der begleitenden Geburtshelfer unbedingt ernst genommen werden sollten.

Komplikationen nach Kaiserschnitt(en) mit dem Mutterkuchen / der Plazenta

Nicht die Ruptur, sondern ein tiefer Plazentasitz und das Einwachsen der Plazenta in die Narbe sind die gefährlichsten mütterlichen Spätkomplikationen nach vorausgegangenem Kaiserschnitt.

In einer landesweiten Einzelfalluntersuchung zu den Müttersterblichkeitsfällen in Bayern wurden zwischen 1983 und 2007 neun Müttersterblichkeitsfälle durch Verbluten infolge von Störungen des Plazentasitzes erfasst. (AWMF Leitlinie 015/046 2008)

Man unterscheidet zwischen der

- **Placenta praevia**, welche den Gebärmutterausgang ganz oder teilweise verlegt, und der
- Plazenta, welche zu tief in die Gebärmutterwand einwächst und je nach Ausmaß des Einwachsens **Placenta accreta**, **Placenta increta** oder **Placenta percreta** genannt wird.

Vorderwand- und Hinterwandplazenta

Man kann bei der Lage der Plazenta grundsätzlich zwischen einer **Vorderwand-** und einer **Hinterwandplazenta** unterscheiden.

Liegt die Plazenta hinten an der Gebärmutter, so stellt dies kein Problem dar. Etwas anders ist es bei den Vorderwandplazenten. Sie liegen am Beginn der Schwangerschaft häufig sehr tief oder gar im Bereich des Gebärmutterausganges.

Durch die Dehnung des unteren Anteils der Gebärmutter im Laufe der Schwangerschaft kommt es häufig zu einem scheinbaren „Hochwandern" der Plazenta – meistens sowohl vom Gebärmutterausgang als auch aus dem Narbenbereich weg.

Placenta praevia

Ohne vorangegangenen Kaiserschnitt liegt die Wahrscheinlichkeit, eine **Placenta praevia** zu entwickeln, bei 0,3%, nach einem Kaiserschnitt bei 0,8% und nach drei oder mehr Kaiserschnitten bei etwa 4,2% (AWMF Leitlinie 015/046 2008).

Ist der Gebärmutterausgang vollständig durch die Plazenta verlegt (**Placenta praevia totalis**), ist eine spontane Entbindung ausgeschlossen.

Es kann auch schon einige Wochen vor dem eigentlichen Entbindungstermin zu Blutungen kommen, die eine vorzeitige (teilweise) Ablösung der Plazenta anzeigen können und daher häufig einen unverzüglichen Kaiserschnitt vor Erreichen der vollen Tragezeit notwendig machen.

Wenn die Plazenta nur knapp an den Gebärmutterausgang heranreicht (**Placenta praevia marginalis**), kann eine natürliche Geburt möglich sein.

Eine Placenta praevia ist im Ultraschall eindeutig zu diagnostizieren.

Einnistungsstörungen der Plazenta

Mit der Placenta praevia kann eine zusätzliche Komplikation verbunden sein: Die Plazenta kann anomal in die Gebärmutterwand eingewachsen sein.

Als Ursache kommen narbige Veränderungen an der Innenseite der Gebärmutter in Betracht. Diese können durch Kaiserschnitte, aber auch durch andere Eingriffe oder Vorerkrankungen bedingt sein.

Dazu gehören zum Beispiel Ausschabungen – auch nach Fehlgeburten –, Myomentfernungen und der Zustand nach Endometritis (Endometriose). Auch mehrgebärende Frauen scheinen einem erhöhten Risiko zu unterliegen.

In der Folge kann sich der Mutterkuchen nach der Geburt nicht oder nur sehr schlecht von der Gebärmutterwand ablösen. Da sich die Gebärmutter nicht zusammenziehen kann, solange die Plazenta nicht ausgestoßen wurde, können lebensbedrohliche Blutungen auftreten.

Die Plazentationsstörungen lassen sich je nach der Tiefe ihres Einwachsens in verschiedene Schweregrade unterteilen.

Bei der leichtesten Form, der **Placenta adhaerens**, ist die Plazenta mit der Gebärmutterschleimhaut verwachsen. Hier erfolgt eine manuelle Lösung oder Ausschabung in der Klinik. Dabei kann es zu starken Blutungen kommen.

Ist die Plazenta tiefer in die Muskelschichten oder gar in das die Gebärmutter umgebende Gewebe eingewachsen, bleibt zumeist nur ein Kaiserschnitt mit gleichzeitiger Entfernung der Gebärmutter als Therapieoption.

Bei jungen Frauen mit weiter bestehendem Kinderwunsch wird gelegentlich versucht, die Gebärmutter zu erhalten. Es wird dann eine vaginale Entbindung angestrebt und die Plazenta belassen, mit dem Ziel,

dass sie irgendwann vom Körper selbst ausgestoßen wird. Diese Behandlung geht häufig mit Komplikationen einher und ist leider nur selten erfolgreich. Durch das belassene Plazentagewebe können außerdem Stillschwierigkeiten auftreten.

Die Placenta adhaerens lässt sich im Ultraschall nicht nachweisen. Ist die Plazenta jedoch tiefer in die Wand der Gebärmutter eingewachsen, so kann ein erfahrener Untersucher dies feststellen.

* Wenn sich die Plazenta im Bereich der alten Sectionarbe befindet, sollte ab der 30. Schwangerschaftswoche mittels Ultraschall überprüft werden, ob eventuell eine Plazentaeinnistungsstörung vorliegt.

Eine frühzeitige Erkennung dieser schwerwiegenden Komplikation bei Schwangerschaften nach Sectio ist sehr wichtig und unter Umständen lebensrettend für die Mutter. Je nach Ausmaß ist im Vorfeld eine interdisziplinäre Absprache mit weiteren Fachbereichen wie der Urologie, der Bauchchirurgie und der Anästhesie notwendig, um das weitere Vorgehen in einer Zentrumsklinik zu planen.

Erfolgsraten für natürliche Geburten nach Kaiserschnitt(en)

Erfolgschancen, Rahmenbedingungen und „weiche" Parameter

Viele Mütter, die über eine natürliche Geburt nach Kaiserschnitt(en) nachdenken, würden gern wissen, wie hoch ihre persönliche „Erfolgschance" ist. Diese Frage war auch Gegenstand verschiedener wissenschaftlicher Untersuchungen. Doch ist es bislang nicht gelungen, verlässliche Vorhersagekriterien zu definieren, denn es gibt zu viele nicht messbare Einflussfaktoren.

* Nicht nur medizinische Voraussetzungen entscheiden darüber, ob die Geburt auf natürlichem Weg erfolgreich verlaufen wird. Bedeutsam sind auch die Rahmenbedingungen wie der Geburtsort, die Begleitung und die mentale Vorbereitung der Mutter.

Häufig haben diese „weichen" Parameter einen größeren Einfluss auf den Geburtsverlauf als die Beckenmaße, die Größe des Kindes oder andere messbare Faktoren.

✱ Wenn die auf Seite 40 genannten Voraussetzungen stimmen, können viele Frauen – bis zu 90% –, die in der Vergangenheit eine Sectio hatten, beim nächsten Mal auf normalem Weg gebären (DGGG 2010a).

„Re-Sectio-Rate" und „Spontangeburtsrate"

Zur tieferen Betrachtung wollen wir die beiden Begriffe **„Re-Sectio-Rate"** und **„Spontangeburtsrate" nach Kaiserschnitt** genauer erklären.

Re-Sectio-Rate

Die Re-Sectio-Rate beschreibt den Anteil jener Frauen, die nach einem vorangegangenen Kaiserschnitt wieder einen Kaiserschnitt bekommen. Sie liegt in Deutschland derzeit relativ hoch, nämlich bei 67,1%.

Darunter fallen alle Frauen, bei denen von vornherein keine natürliche Geburt in Frage kam oder in den Blick genommen wurde (geplante Re-Sectio), und jene Frauen, bei denen während der Geburt die Indikation für einen erneuten Kaiserschnitt gestellt wurde.

Spontangeburtsrate

Die Spontangeburtsrate nach Kaiserschnitt bezieht sich nur auf Frauen, die sich vorgenommen haben, ihr Kind auf natürlichem Weg zur Welt zu bringen.

Rate in Kliniken

Diese Rate ist unter anderem vom Bemühen der jeweiligen Geburtshelfer abhängig, Müttern eine Spontangeburt zu ermöglichen.

Offizielle Zahlen gibt es hier für Deutschland nicht. Manche Kliniken erheben diese Zahlen intern und man kann sich direkt dort erkundigen. Jene Krankenhäuser, die sich generell um niedrige Kaiserschnittraten bemühen, sprechen nach eigener Auskunft von Raten zwischen ca. 70 und 75% natürlicher Geburten nach Kaiserschnitt. In Kliniken, die sich kaum um eine mütterfreundliche Geburtshilfe bemühen, können sie deutlich niedriger liegen.

Dabei ist es wichtig, sich zu vergegenwärtigen, dass die Erfolgsrate für eine Spontangeburt nach Sectio auch in jenen Kliniken, die sich um eine mütterfreundliche Geburtshilfe bemühen, von Geburtshelfer zu Geburtshelfer sehr unterschiedlich sein kann.

Rate im Zustand nach zwei und mehr Kaiserschnitten

Bei Zustand nach zwei und mehr Kaiserschnitten wird die Wahrscheinlichkeit für das Gelingen einer Spontangeburt zwar etwas geringer eingeschätzt, gemittelt liegt sie aber immerhin bei 68% (DGGG 2010a).

Trotz der ziemlich guten Chancen auf eine vaginale Geburt auch nach zwei oder mehr vorangegangenen Kaiserschnitten zeigt die Erfahrung, dass viele Krankenhäuser die Begleitung von Schwangeren unter diesen Voraussetzungen ablehnen. Als Grund wird zumeist angeführt, dass die Gefahren dafür zu groß seien.

✱ Doch neuere Untersuchungen haben ergeben, dass die Wahrscheinlichkeit für Uterusrupturen nach zwei Sectiones nicht signifikant höher ist als nach einer (DGGG 2010a, Tahseen 2010).

Abstand zwischen den Geburten als möglicher Einflussfaktor

Der Abstand zwischen dem vorangegangenen Kaiserschnitt bzw. den vorangegangenen Kaiserschnitten und der jetzigen Geburt hat Einfluss auf die Chance, eine vaginale Geburt zu erleben.

Damit die Narbe an der Gebärmutter ausreichend lange verheilen kann und eine bestimmte Stärke erreicht, bevor sie den Belastungen einer erneuten Schwangerschaft und Geburt ausgesetzt wird, sollte der Abstand zwischen Kaiserschnitt und nachfolgender Schwangerschaft groß genug sein. Liegen die Geburten zwischen 12 und 18 Monate auseinander, ist die Wahrscheinlichkeit für ein Reißen der Gebärmutter Untersuchungen zufolge erhöht (Bujold 2010). Besser scheint ein Abstand von 24 Monaten oder mehr zwischen den Geburten zu sein (Bujold 2002).

Bei einem ausreichend großen Abstand zwischen den Geburten erhöht sich daher auch die Bereitschaft der Geburtshelfer, eine vaginale Geburt zu unterstützen und diese nicht allzu früh abzubrechen.

Auch bei einem kürzeren Abstand zwischen den Geburten ist ein Kaiserschnitt nicht zwingend notwendig, jedoch sollte dann besonders darauf geachtet werden, streng interventionsfrei zu begleiten, um die Narbe an der Gebärmutter keinem zusätzlichen Risiko auszusetzen.

Schwangerschaftsdiabetes und Typ 1 Diabetes

Bei Frauen mit Schwangerschaftsdiabetes oder einem Typ 1-Diabetes kommt es im Verlauf der Geburt häufiger zu Eingriffen und eine Sectio wird öfter durchgeführt als bei gesunden Frauen.

Insbesondere, wenn mit einem eher großen Kind zu rechnen ist, wird die Indikation für eine wiederholte Schnittentbindung großzügiger gestellt. Es ist schwierig, hier pauschale Aussagen zu treffen, denn die geburtshilfliche Anamnese und die Ausprägung des kindlichen Übergewichtes spielen eine Rolle.

Entscheidend ist nicht das reine Gewicht, sondern das Verhältnis von Kopf zu Bauchumfang. Bei Kindern mit normal großen Köpfen, aber einem großen Bauchumfang kann es eher zu Schwierigkeiten während der Geburt kommen. Hat zuvor bereits eine vaginale Entbindung stattgefunden, erhöht sich die Chance auf eine normale Geburt. (DGGG 2010a)

Vorherige Sectio-Indikation „Geburtsstillstand"

✳ Wurde die vorhergehende Schnittentbindung wegen eines Geburtsstillstandes durchgeführt, sollte gemeinsam mit dem Arzt oder der Hebamme betrachtet werden, warum es bei der letzten Geburt zu diesem Verlauf kam. Meist ist eine sogenannte Einstellungsanomalie – dabei hat sich der vorangehende Kindsteil (noch) nicht richtig in den Geburtskanal begeben – die Ursache. Äußerst selten beobachtet man ein echtes Kopf-Becken-Missverhältnis.

Ungünstige Voraussetzungen für eine natürliche Geburt

Die folgenden Faktoren können die Wahrscheinlichkeit für eine natürliche Geburt verringern:

- Verunsicherung der Mutter
- Angst vor der Geburt
- skeptische Geburtshelfer
- Mangel an Betreuung während der Geburt
- Mangel an Privatsphäre während der Geburt

Darüber hinaus (vgl. Stark 2008):

- Geburtsgewicht des Kindes über 4.000 Gramm
- Einleitungsversuche jeder Art
- routinemäßige Oxytocingaben während der Wehentätigkeit oder in der Endphase der Geburt
- ausgeprägtes Übergewicht der Mutter (BMI > 27)

Die letzten vier Punkte scheinen zudem die Wahrscheinlichkeit zu erhöhen, eine Uterusruptur zu erleiden. Gleichwohl kann den meisten dieser Punkte mit sorgfältiger Vorbereitung entgegengewirkt werden.

Günstige Voraussetzungen für eine natürliche Geburt

Eine Spontangeburt wird wahrscheinlicher, wenn (vgl. Stark 2008):

- eine vaginale Geburt vor oder nach dem Kaiserschnitt stattgefunden hat,
- der vorausgegangene Grund für die Sectio kein echtes Schädel-Becken-Missverhältnis war,
- bei der letzten Geburt der Muttermund bereits weit oder vollständig eröffnet war, bevor es zum Kaiserschnitt kam,
- die Wehen spontan beginnen,
- das Schätzgewicht des Kindes unter 4.000 Gramm liegt.

Der Geburtsfortschritt einer vorherigen Geburt, die durch eine Sectio beendet wurde, kann zwar einerseits eine psychologische Schwelle darstellen, die zunächst überwunden werden muss. Andererseits kann ein ehemals bereits teilweise eröffneter Muttermund die nächste Geburt erleichtern. Außerdem scheint die kontinuierliche Betreuung der Mutter einflussreich für das Gelingen einer spontan geplanten Geburt zu sein.

Eine natürliche Geburt anstreben oder doch wieder Kaiserschnitt?

Im folgenden Kapitel werden die beiden möglichen Geburtswege „Re-Sectio" und „Vaginale Geburt nach Kaiserschnitt" miteinander verglichen. Gemeinsam mit den Geburtshelfern kann besprochen werden, welche der Optionen für Mutter und Kind die beste ist. Zumeist ist die vaginale Geburt nach einem Kaiserschnitt für Mutter und Kind ein erfolgversprechender Weg.

* Liegen jedoch Faktoren vor, die eine natürliche Geburt erschweren würden oder unwahrscheinlich werden lassen, so kann ein erneuter, gut vorbereiteter Kaiserschnitt für Mutter und Kind eine mögliche Option sein. Auch hierbei kann sich die Mutter durch eine erfahrene Hebamme begleiten lassen, was viele Mütter als wertvoll empfinden.

Der erneute, geplante Kaiserschnitt

Die folgenden Aspekte können für die Entscheidung zur geplanten Schnittentbindung eine Rolle spielen.

Die Kontrolle behalten

Manche Frauen entscheiden sich deshalb für eine geplante Schnittentbindung, weil sie den operativen Eingriff im Vergleich zu einer natürlichen Geburt als kontrollierbarer empfinden. Zudem erleben etliche Frauen den unter Anästhesie stattfindenden Kaiserschnitt selbst als überwiegend schmerzlos im Vergleich zum teilweise als überwältigend empfundenen Geburtsschmerz.

Gleichwohl kann der Angst vor dem Kontrollverlust bei einer vaginalen Geburt durch gute Vorbereitung, eine gezielte Auswahl des Geburtsortes und der Begleiter sowie durch klare Absprachen begegnet werden.

Planung und Organisation

Wird der Kaiserschnitt entsprechend der Wünsche und Bedürfnisse der Eltern zu einem bestimmten Termin geplant, so kann dies für die Organisation ein Vorteil sein.

Der Partner wird seinen Urlaub zuvor festlegen und dies ggf. langfristig mit dem Arbeitgeber abstimmen können. Auch die Kinderbetreuung für ältere Geschwister lässt sich schon im Vorfeld zuverlässig organisieren.

Trotz dieser Annehmlichkeiten ist zu empfehlen, den Wehenbeginn auch bei einem geplanten Kaiserschnitt abzuwarten, um kindliche Anpassungsstörungen zu vermeiden.

Damm- und Scheidenverletzungen

Damm- und Scheidenverletzungen bei der Frau können durch die Sectio sicher vermieden werden, weil keine Geburt aus der Scheide heraus stattfindet.

Aus diesem Grund entscheiden sich einige Frauen, die in der Vergangenheit durch die Geburt eines Kindes in der Klinik schwere Geburtsverletzungen davongetragen haben, beim nächsten Kind für einen geplanten Kaiserschnitt.

Bei der Abwägung für oder gegen eine geplante Schnittentbindung sollte allerdings berücksichtigt werden, dass es bei einer unbeeinflussten Geburt, bei der sich die Mutter in geschützter Atmosphäre frei bewegen kann, seltener zu Verläufen mit schwerwiegenden Geburtsverletzungen und langfristigen Schädigungen des Beckenbodens kommt.

Beckenboden und Inkontinenz

Wissenschaftliche Untersuchungen haben nachgewiesen, dass Frauen nach einem Kaiserschnitt kurzfristig eine bessere Beckenbodenfunktion einschließlich der Harn- und Stuhlkontinenz haben.

In einer Langzeituntersuchung wurde festgestellt, dass Frauen, die alle Kinder durch einen Kaiserschnitt geboren hatten, seltener an einer Harninkontinenz litten als jene Frauen, die auch vaginale Geburten erlebt hatten.

Doch auch unter jenen Müttern, die ausschließlich Sectiogeburten hatten, wurde die Harninkontinenz häufig diagnostiziert. Auf die Häufigkeit einer Stuhlinkontinenz scheint der Geburtsmodus keinen Einfluss zu haben (MacArthur 2011).

Dass die Harninkontinenz unabhängig vom Geburtsmodus ein weit verbreitetes Phänomen ist, zeigt eine Erhebung bei 149 Nonnen, die nie geboren hatten. Etwa die Hälfte von ihnen gab Inkontinenzbeschwerden an (Buchsbaum 2002). In einer weiteren Befragung von kinderlosen Sportstudentinnen gaben etwa 20% der jungen Frauen an, unter unwillkürlichem Harnverlust zu leiden (dos Santos 2009).

Ausgeruhtes Personal

Ein weiterer Vorteil, zumindest beim geplanten Kaiserschnitt in der Nähe des angenommenen Geburtstermins, ist die Tatsache, dass der Eingriff normalerweise in der Kernarbeitszeit von ausgeruhtem Personal in voller Besetzung durchgeführt wird.

Komplikationswahrscheinlichkeiten im Vergleich

In klinischen Studien wurden mütterliche und kindliche Komplikationsraten im Zustand nach Kaiserschnitt bei geplanter Re-Sectio und angestrebter vaginaler Geburt miteinander verglichen.

Es zeigte sich, dass Uterusrupturen, schwere Blutungen, operationsbedingte Verletzungen innerer Organe und kindliche Schädigungen bei einer geplanten Re-Sectio seltener auftraten (McMahon 1996, Landon 2004).

Direkte operationsbedingte Komplikationen

Bei einer geplanten Re-Sectio kommt es im Vergleich zur angestrebten vaginalen Geburt häufiger zu einer notfallmäßigen Entfernung der Gebärmutter, zu einer Blutgerinnselbildung und zu Wundinfektionen (McMahon 1996, Landon 2004).

Kindliche Anpassungsstörungen

Erfolgt der erneute Kaiserschnitt geplant zu einem bestimmten Termin, so kommt es häufiger zu Anpassungsstörungen beim Neugeborenen, insbesondere dann, wenn der Wehenbeginn nicht abgewartet wird (Hansen 2007).

Langzeitfolgen für Mutter und Kind

Jeder Kaiserschnitt kann gesundheitliche Auswirkungen auf das Kind haben, da es nicht wie bei einer vaginalen Geburt mit Keimen des mütterlichen Darm- und Scheidenmilieus beimpft wird (siehe auch Seite 38). Zudem kommt es nach einem Kaiserschnitt häufiger zu Stillschwierigkeiten, einer Trennung von Mutter und Kind, sowie zu den bereits auf Seite 33 beschriebenen Auswirkungen auf möglicherweise nachfolgende Schwangerschaften.

Die Spontangeburt nach Sectio

Insgesamt kann davon ausgegangen werden, dass ernste Komplikationen bei einer vaginalen Geburt nach Kaiserschnitt selten auftreten. In den meisten Fällen sind diese durch die Möglichkeiten der modernen Medizin beherrschbar.

Dies trifft jedoch nur dann zu, wenn gefährliche Konstellationen, wie z.B. Implantationsstörungen (Einnistungsstörungen) der Plazenta, im Vorfeld auch bekannt sind und entsprechende Vorkehrungen getroffen werden können. Dies ist insbesondere deshalb von Bedeutung, weil in Zukunft mit einem weiteren Anstieg der Kaiserschnittraten zu rechnen ist und entsprechende Komplikationen zunehmen werden.

Vorteile einer Spontangeburt nach Sectio

- die Möglichkeit einer natürlichen, selbstbestimmten Geburt,
- eine größere Chance auf eine unkomplizierte normale Geburt bei einer nachfolgenden Schwangerschaft,
- ein kürzerer oder gar kein Krankenhausaufenthalt,
- weniger Schmerzen,
- seltenere Bildung von Blutgerinnseln,
- keine Nachteile einer großen Bauchoperation,
- dass das Kind bestimmt, wann es reif für die Geburt ist und sich durch die Wehentätigkeit besser an das Leben außerhalb des mütterlichen Körpers anpassen kann.

Nachteile einer Spontangeburt nach Sectio

Eine geglückte natürliche Geburt nach Sectio hat mit Ausnahme eventueller Verletzungen des mütterlichen Geburtsweges bzw. eventueller Verletzungen des Kindes durch geburtshilfliche Manöver wie den Einsatz der Geburtszange oder der Saugglocke keine Nachteile für Mutter und Kind.

Problematisch kann jedoch eine zuvor nicht bekannte Plazentaeinnistungsstörung sein. Deshalb sollte bei einem Plazentasitz im Narbenbereich ab der 30. Schwangerschaftswoche mit Hilfe des Ultraschalls abgeklärt werden, ob die Plazenta evtl. tief in die Gebärmutterwand eingewachsen ist.

* Die in den folgenden Abschnitten beschriebenen Nachteile treten dann auf, wenn während der Geburt doch wieder eine Sectio notwendig werden sollte. Jedoch müssen diese Komplikationen einkalkuliert werden, wenn sich die Frau für eine vaginale Geburt nach Sectio entscheidet. Doch wann ist die Re-Sectio angezeigt und wie kommt es dazu?

Indikationsstellung

Mögliche Anzeichen dafür, dass sich der Verlauf der Geburt ungünstig entwickelt und eine Re-Sectio zu erwägen ist, können sein:

- ein Geburtsstillstand über mehrere Stunden mit Erschöpfung der Mutter,
- Narbenschmerzen auch während der Wehenpausen,
- vaginale Blutung,
- plötzlicher Blutdruckabfall bei der Mutter oder
- ein CTG, das auf schwerwiegende Probleme beim Kind hinweist.

* Die inzwischen (auch aus forensischen Gründen) übliche Fokussierung auf das CTG hat in den letzten Jahren zur rapiden Zunahme der Kaiserschnittraten beigetragen. Die Beurteilung der CTG-Aufzeichnungen erfolgt im Idealfall mit Hilfe standardisierter Scores. Dennoch bestehen in der Praxis zumeist Interpretations- und Handlungsspielräume. Deshalb wollen wir an dieser Stelle darauf hinweisen, dass es immer einer Gesamtbeurteilung des Zustandes der Mutter, des Kindes und des bisherigen Geburtsverlaufes bedarf, um eine Re-Sectio zu veranlassen.

In einigen Fällen jedoch kann ein Abfall der Herztonfrequenz ein frühes oder gar das einzige Anzeichen für eine Uterusruptur sein. Es liegt schlussendlich an der Erfahrung des Geburtshelfers, ob und wie schnell er bei Auffälligkeiten im Geburtsverlauf eine Re-Sectio für geboten hält.

Ängste und einfühlsame Begleitung

Manchmal kommt es vor, dass die Gebärende selbst die Zuversicht verliert, spontan gebären zu können oder zu wollen, oder während der Geburt Angst bekommt. Es kann dann passieren, dass sie lieber den „altbekannten" Weg geht und sich einen erneuten Kaiserschnitt wünscht. Hier kommt es besonders auf einfühlsame, bestärkende Geburtshelfer an, die der Gebärenden das Gefühl geben, auf dem „richtigen" Weg zu sein, und sie darin unterstützen, ihr Kind spontan zu gebären.

Komplikationen der sekundären Re-Sectio

Eine sekundäre Re-Sectio kann mit den folgenden Komplikationen behaftet sein:

- Bei Frauen, die nach Kaiserschnitt eine natürliche Geburt anstreben und dennoch eine Re-Sectio erhalten, tritt gemittelt ein höherer Blutverlust auf als bei einem geplanten, wiederholten Kaiserschnitt. Dadurch wird öfter eine Bluttransfusion notwendig. Im Rahmen von Bluttransfusionen können Komplikationen eintreten, beispielsweise durch Infektionen oder Unverträglichkeitsreaktionen (McMahon 1996; Landon 2008).
- Frauen, die nach einer Schnittentbindung natürlich gebären möchten, erleiden etwas häufiger als Frauen, die von vornherein eine Re-Sectio haben, eine Infektion der Gebärmutter (2,9% vs. 1,8%). Schwerwiegende Verläufe sind allerdings selten, da meistens schon prophylaktisch eine antibiotische Behandlung durchgeführt wird (Landon 2008).

Von vornherein einen Kaiserschnitt zu planen, ist nur dann wirklich notwendig, wenn klare Kontraindikationen gegen den Versuch einer vaginalen Geburt sprechen. In den meisten anderen Fällen ist die geplante Re-Sectio mit etwa gleich hohen oder manchmal sogar höheren Komplikationsraten für Mutter und Kind verbunden (Kugler 2008, Dodd 2004).

Es gibt allerdings auch Untersuchungen, die bei der Auswertung von geplanten vaginalen Geburten in Kliniken einen ungünstigeren Ausgang durch höhere Rupturraten festgestellt haben (McMahon 1996).

Bei den meisten Kaiserschnitten kommt heutzutage jedoch der uterine Querschnitt zum Einsatz. Dieser ist mit einer relativ niedrigen Wahrscheinlichkeit für Narbenkomplikationen behaftet. Um bei angestrebter Spontangeburt eine einzige Uterusruptur zu verhindern, müssten ungefähr 370 Re-Sectiones durchgeführt werden (Guise et al. 2004).

* Mütterliche und kindliche Probleme lassen sich insgesamt deutlich reduzieren, wenn Sie umfassend und objektiv über Vorteile und Erfolgschancen sowie mögliche Hindernisse einer vaginalen Geburt nach Kaiserschnitt aufgeklärt sind. Wenn außerdem in Betracht gezogen wird, dass jeder weitere Kaiserschnitt eine zusätzliche Gefahr für die nachfolgende Schwangerschaft bedeutet, kann einer Spontangeburt nach Kaiserschnitt der Vorzug gegeben werden, solange keine medizinischen Kontraindikationen oder weitere gewichtige Gründe für eine Re-Sectio bestehen.

Geburtsart	Vorteile	Gefahren
vaginale Geburt	unverletzte Gebärmutter, keine Bauchwunde, geringerer Blutverlust, kürzerer Krankenhausaufenthalt, Geburtserlebnis, weniger Schmerzen nach der Geburt	Verletzung der Geburtswege, bei „geglückter Geburt" keine weiteren Gefahren, ansonsten leicht erhöhte Rupturwahrscheinlichkeit, Blutung, Re-Sectio, Infektionen und Komplikationen beim Kind
geplante Re-Sectio	geringere Gefährdungen als bei sekundärer Sectio, Vermeidung von Verletzungen des Geburtsweges	vorübergehende Atmungsprobleme des Kindes, bei weiterer Schwangerschaft erhöhte Wahrscheinlichkeit für Anlage der Plazenta im Bereich der Uterusnarbe

Quelle: Informationsblatt für Schwangere nach vorausgehendem Kaiserschnitt SGGG, 2007

→ Zu weiteren möglichen Kaiserschnitt-Komplikationen siehe Seite 30 ff.

Interventionen und natürliche Geburt nach Kaiserschnitt(en)

Interventionsraten in Kliniken

Bei einer gesunden Frau, nach komplikationsloser Schwangerschaft und bei gesundem Kind in regelrechter Lage sind meistens keine Eingriffe in den Ablauf der Geburt notwendig.

Doch die Praxis sieht in vielen Kliniken anders aus. Es gibt kaum Geburten, die ohne medizinische Maßnahmen ablaufen.

Dies bestätigen Untersuchungen der Wissenschaftlerin Dr. Clarissa Schwarz, die mehr als eine Million Geburten zwischen 1984 und 1999 in Niedersachsen auswertete. Sie konnte zeigen, dass der Anteil jener Frauen, die ihr Kind ohne jeglichen medizinischen Eingriff zur Welt brachten, schon im Jahr 1999 nur bei 6,7 % lag.

Würden die Eingriffe in den natürlichen Ablauf der Geburt zu einer erhöhten Sicherheit von Mutter und Kind beitragen, so Dr. Schwarz, könne dies als gerechtfertigt bezeichnet werden. Doch dieser erhoffte Effekt konnte nicht nachgewiesen werden.

Perinatale Sterblichkeit

Die perinatale Sterblichkeit (Mortalität) hat sich in den letzten Jahren (siehe Grafik) nicht mehr wesentlich verändert, obwohl die Kaiserschnittraten in dieser Zeit deutlich angestiegen sind. Auf der anderen Seite werden die Kinder dank des medizinischen Fortschrittes immer früher überlebensfähig, und auch Frauen mit schwereren Vorerkrankungen oder in höherem Alter können Schwangerschaften inzwischen erfolgreich austragen. All diese Faktoren müssten eigentlich zu einem deutlichen Absinken der Sterblichkeitsraten geführt haben. Müssten – taten sie aber nicht.

Die perinatale Sterblichkeit gilt als Qualitätsmaßstab für die Schwangerschaftsvorsorge und Perinatalmedizin. Sie gibt die Anzahl der kindlichen Todesfälle im Zeitraum zwischen der 28. Schwangerschaftswoche und dem 7. Tag nach der Geburt an. Diese Zahl wird auf die Gesamtzahl von 1.000 Lebend- und Totgeborenen bezogen.

Apgar-Werte und pH-Wert der Nabelschnurarterie

Die Studie von Dr. Schwarz ergab ebenfalls, dass sich die Anzahl der Kinder mit schlechten Apgar-Werten trotz steigender Kaiserschnittzahlen nicht verringerte.

Entwicklung der perinatalen Mortalität und Sectiorate von 1980 bis 2008

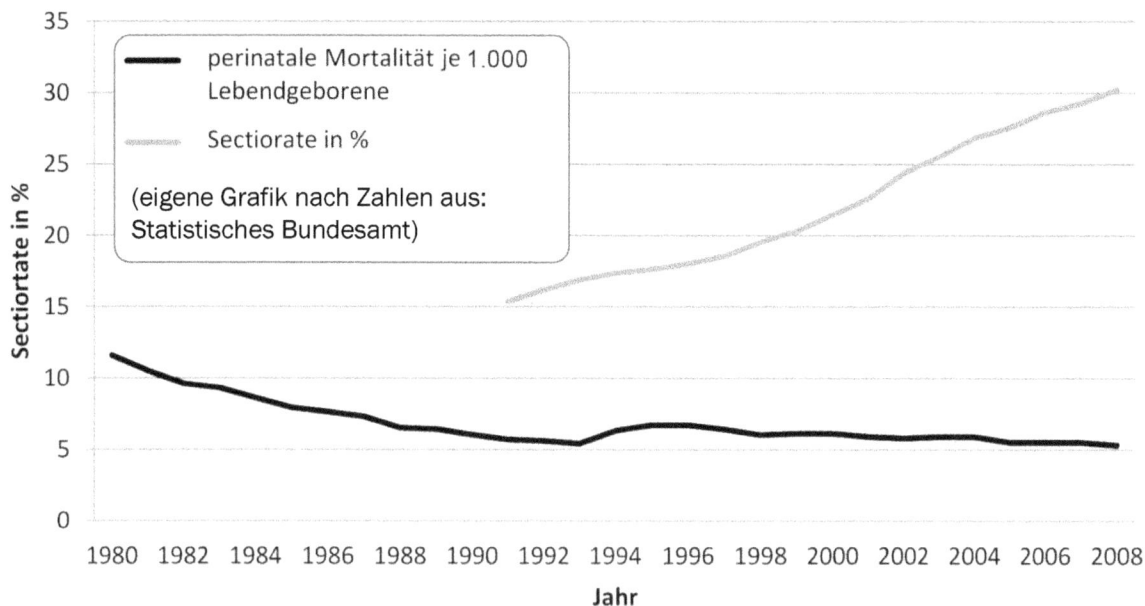

Ein weiterer Parameter, der zur Bewertung des Zustandes eines Kindes nach der Geburt herangezogen wird – der pH-Wert der Nabelschnurarterie –, zeigte sogar eine geringe Tendenz zur Verschlechterung, von der vor allem Kinder aus gesunden und unauffälligen Schwangerschaften betroffen waren (Schwarz 2008).

*️ Geburtshilfliche Eingriffe in Notsituationen und bei Erkrankungen von Mutter und Kind sind hilfreich und absolut notwendig. Darüber besteht kein Zweifel. Doch seit einigen Jahren gibt es in der Geburtshilfe die Tendenz einer medizinischen Überversorgung gesunder Schwangerer, ohne dass dadurch eine Verbesserung des Zustandes von Müttern oder Neugeborenen erreicht werden konnte (Schwarz 2008).

Medizinische Eingriffe und Auswirkungen auf den Geburtsverlauf

Wehenstopp durch Stresshormone

Medizinische Eingriffe während der Geburt können nicht nur mit finanziellem Aufwand und Folgekosten verbunden sein, sondern sie wirken sich auch, wenn sie unnötig durchgeführt werden, nachteilig auf die Geburt aus. Sie ziehen oft weitere Eingriffe nach sich und können während Wehen und Geburt bei Mutter und Kind Stress auslösen.

Stresshormone sind jedoch die Gegenspieler jener Hormone, die für das Voranschreiten der Geburt verantwortlich sind. Die Ausschüttung dieser Stresshormone bei Gefahr ermöglichte unseren Vorfahren, anzugreifen oder zu flüchten. Eine Geburt oder Wehen durften dabei nicht stören.

Deshalb bewirken die Stresshormone zusätzlich zur Mobilisierung unserer körpereigenen Reserven eine Hemmung der Wehentätigkeit.

*️ Heute braucht zwar keine Frau mehr während der Wehen vor wilden Tieren zu flüchten, doch bemerken Frauen häufig, dass Angst oder Stress einen vorübergehenden Wehenstopp und manchmal auch einen Geburtsstillstand auslösen können. Häufig geschieht dies auf dem Weg zur oder bei der Aufnahme in die Klinik. Auch Unruhe und Hektik im Kreißsaalbereich können dazu führen, dass die Geburt nicht vorangeht.

Geburtsfortschritt durch Vertrauen und Geborgenheit

Fühlt sich eine Frau während der Wehen beschützt und geborgen, ist eine vertraute Person in der Nähe und erfolgen geburtshilfliche Eingriffe mit absoluter Zurückhaltung, wirkt sich dies positiv auf den Verlauf und das Erleben der Geburt aus.

Interventionen im Kreißsaal und die Folgen

Bestimmte Interventionen im Kreißsaal können mit einer erhöhten Rate an Kaiserschnitten oder Saugglocken- bzw. Zangengeburten einhergehen. (Schwarz 2008)

Dazu gehören unter anderem:

- eine frühe Aufnahme in den Kreißsaal bei Muttermundsweite zwischen 0 und 3 cm
- Einleitungsversuche
- Gabe von Wehenmitteln
- Periduralanästhesie

Auch eine australische Studie mit 753.895 gesunden Teilnehmerinnen kam zu dem Ergebnis, dass sich Einleitungsversuche bzw. die Gabe von Wehenmitteln und die epidurale Betäubung (Rückenmarksanästhesie) auf die Anzahl der Kaiserschnitte auswirkten. (Tracy 2007)

Es gibt andere Untersuchungen, die keinen Einfluss der Rückenmarksanästhesie auf die Kaiserschnittrate nachweisen konnten. (Cochrane 2011, Ohel et al. 2006)

Medikamente und Maßnahmen bei Geburten nach Kaiserschnitt

Besonders nach einer Schnittentbindung sollte gesunden Frauen mit gesunden Kindern eine möglichst interventionsfreie Geburtshilfe angeboten werden, denn dies erhöht nicht nur die Chance auf eine natürliche Geburt, sondern ist auch ein wichtiger Sicherheitsfaktor.

Die Erfahrung zeigt allerdings, dass dieses Ideal im klinischen Alltag nicht immer umgesetzt wird. Deshalb wollen wir hier auf einige der wichtigsten Interventionen eingehen, die vor oder während einer Geburt stattfinden können.

Äußere Wendung bei Beckenendlage

Ziel der äußeren Wendung des Kindes in die Schädellage ist eine Erhöhung der Spontangeburtsrate bei Beckenendlage. Manchmal erhält die Mutter vor einem Wendeversuch ein Medikament, das eine Entspannung der Gebärmuttermuskulatur bewirkt. Die äußere Wendung sollte nur in Kliniken durchgeführt werden, denn äußerst selten kann es dabei zu Komplikationen wie einer vorzeitigen Ablösung der Plazenta kommen.

Als weitere seltene „Nebenwirkung" kann ein vorzeitiger Blasensprung ausgelöst werden.

Die Rate an Komplikationen scheint nach einem vorhergegangenen Kaiserschnitt nicht erhöht zu sein, daher ist dieser Eingriff erlaubt (DGGG 2010a).

Da erfahrene und engagierte Geburtshelfer in der Lage sind, eine Spontangeburt aus Beckenendlage zu begleiten, ist ein vergeblicher Wendeversuch normalerweise kein alleiniger Grund für einen geplanten wiederholten Kaiserschnitt.

Mittel und Methoden zur Geburtseinleitung

Dem natürlichen Geburtsbeginn den Vorzug geben

Nicht nur nach einem Kaiserschnitt ist es ideal, wenn die Geburt selbstreguliert abläuft. Erstens wird dadurch die Gefahr von Komplikationen vermindert, und zweitens können jegliche Eingriffe in den physiologischen Verlauf in die auf Seite 23 beschriebene Interventionskaskade münden.

Vertrauen Sie also auf Ihren Körper und auf Ihr Kind! Normalerweise beginnt die Geburt dann, wenn das Kind reif dafür ist. Aus diesem Grund sind Versuche, die Geburt von außen anzustoßen, in der Regel gar nicht notwendig.

Da viele Einleitungsversuche und Methoden auch mit sogenannten „sanften" und „natürlichen" Mitteln eine weite Verbreitung gefunden haben, möchten wir in weiterer Folge genauer darauf eingehen.

Einleitungsmethoden in der Klinik und zu Hause

Im klinischen Umfeld werden Einleitungsversuche vor allem medikamentös mit Prostaglandinen (Zäpfchen) und Oxytocin (Wehentropf) durchgeführt.

Im häuslichen Bereich kommen zumeist „natürliche", jedoch keineswegs sanfte Mittel wie wehenanregende Tees, Nelkenöltampons, der Rizinuscocktail (auch Hebammencocktail genannt) und diverse andere Mittel zum Einsatz.

Darüber hinaus wird häufig versucht, den Geburtsbeginn durch die sogenannte Eipollösung mechanisch anzuregen.

Mögliche Komplikationen durch Einleitungsversuche

! Einleitungsversuche der Geburt können mit Gefahren für Mutter und Kind verbunden sein.

Mögliche Komplikationen, die nicht nur im Zustand nach Kaiserschnitt auftreten können, sind langwierige und äußerst schmerzhafte Geburtsverläufe (Krampfwehen) sowie eine potentielle Gefahr für das Kind durch Dauerkontraktionen bei unnormaler Wehentätigkeit. In Folge einer versehentlichen Überdosierung von Wehenmitteln besteht vor allem die Gefahr (Dudenhausen 2008) von:

- Uterusrupturen
- intrauterinem Sauerstoffmangel
- Blutungen in der Nachgeburtsperiode

Da es sich hierbei um keineswegs harmlose Nebenwirkungen handelt, sollte die Mutter bei Zweifeln am Vorgehen der Geburtshelfer unbedingt eine Zweitmeinung einholen. Sie können als Mutter Interventionen zur Geburtseinleitung natürlich auch ablehnen!

Mit besonderen Gefahren ist – vor allem im Zustand nach Kaiserschnitt – die Kombination unterschiedlicher Einleitungsmedikamente verbunden.

So ist bekannt, dass die Gabe von Prostaglandinen die Empfindlichkeit der Gebärmuttermuskulatur für Oxytocin erhöht (Schneider et al. 2006).

Unzulässige Einleitungsmedikamente nach Kaiserschnitt(en)

! Im Zustand nach Kaiserschnitt nicht angewendet werden dürfen laut Leitlinie der Deutschen Gesellschaft für Gynäkologie und Geburtshilfe:

- Prostaglandin Insert (Propess)
- Misoprostol (Cytotec)

Hier ist die Gefahr einer Uterusruptur deutlich erhöht. (DGGG 2010a)

Einleitungsversuche im häuslichen Umfeld

Einleitungsversuche kommen nicht nur recht häufig im klinischen Bereich vor, sondern werden bisweilen auch zu Hause vorgenommen. Sie unterscheiden sich lediglich in der Wahl der Methoden, können nach einem Kaiserschnitt aber gefährlich für Mutter und Kind sein.

Jede Art von Manipulation kann die Wahrscheinlichkeit für eine natürliche Geburt vermindern und die Gefahr einer Uterusruptur erhöhen. Deshalb sollte die unkontrollierte Einnahme von Mitteln wie dem

- Rizinuscocktail,
- Nelkenöltampons und
- wehenanregenden Tees vermieden werden.

Diese Stoffe sind zwar natürlichen Ursprungs, können im Körper aber die gleichen Prozesse ankurbeln wie künstliche (also synthetisch hergestellte) Wehenmittel.

Wirkungsweise und Gefahren durch Rizinusöl / Wehencocktail / Rizinuscocktail

Insbesondere muss nach einem Kaiserschnitt die Einnahme von **Rizinusöl** oder einem sogenannten **Wehencocktail/Rizinuscocktail** kritisch gesehen werden.

Aus Rizinusöl entsteht im Darm unter der Einwirkung der Verdauungsenzyme die freie Rizinolsäure und Glyzerin. Glyzerin führt schwach ab, nicht dagegen die Rizinolsäure. Die Rizinolsäure aktiviert die im menschlichen Körper vorhandenen passiven Histamine. Beweis: Bei der gleichzeitigen Einnahme von Antihistaminika wird Rizinusöl unwirksam.

Die Histamine starten die körpereigene Prostaglandin-E2-Synthese (PGE2), wobei hier ein von außen nicht mehr steuerbarer Mechanismus in Gang gesetzt wird. Werden auf diese Weise Wehen ausgelöst, so treten unter Umständen **unkontrollierbare Dauerkontraktionen** auf. Durch diese Dauerkontraktionen kann nach einem Kaiserschnitt die Schwachstelle (Narbe) überlastet werden. Daher werden unter Rizinuswirkung immer wieder **Uterusrupturen** beobachtet.

Außerdem treten unter der Einnahme von Rizinus nicht selten unerwünschte Begleiterscheinungen wie Übelkeit, Durchfall und Darmkrämpfe auf.

✱ Die von uns hier vorgestellten Beobachtungen wurden bisher nicht durch wissenschaftliche Studien untersucht. Mehrere Fallberichte von Frauen, die nach einem Kaiserschnitt mit desaströsen Folgen Rizinus eingenommen haben, geben jedoch Anlass dazu, ausdrücklich vor der Einnahme dieses „natürlichen" Wehenmittels zu warnen.

Eipollösung und künstliche Aufdehnung des Muttermundes

Manche Ärzte oder Geburtshelfer lösen mit dem Ziel, die Geburt einzuleiten, den Eipol ab. Dabei wird mit dem Finger in den bereits leicht geöffneten Muttermund eingegangen, der Finger um 360° gedreht und ein Teil der Fruchtblase von der Gebärmutterwand abgelöst. Dies kann zu einer Beeinflussung des Fruchtwasserstoffwechsels und in manchen Fällen zur Auslösung von Geburtswehen führen. Manchmal wird die Mutter vorher nicht gefragt, sondern während der Untersuchung wird beispielsweise gesagt: „Ich versuche jetzt, ein bisschen was anzustoßen."

Eine andere Art Einleitungsversuch ist das Einbringen eines kleinen aufblasbaren Ballons in den Gebärmutterhals, der diesen dehnen soll.

Beide Methoden sollen eine Freisetzung von Prostaglandinen aus dem Muttermund bewirken. Sie sind zumeist unangenehm, oft schmerzhaft, und es kann danach zu einer leichten Blutung kommen. Diese Eingriffe lösen unter Umständen eine atypische Wehentätigkeit aus, welche die Frau lediglich ermüdet, aber den Muttermund häufig gar nicht eröffnet. Zudem kann die Fruchtblase versehentlich verletzt werden, mit dem Ergebnis eines vorzeitigen Blasensprunges. Die beiden genannten Methoden sind trotz ihrer potentiellen Nachteile weit verbreitet.

Analgetika und Periduralanästhesie (PDA)

Zu den Analgetika, die unter der Geburt Anwendung finden, zählen vor allem das Butylscopolamin (Buscopan®), das Meptazinol (Meptid®), das Pethidin (Dolantin®), die Akupunktur sowie Lokalanästhetika, die vor allem zum Nähen eines Dammschnittes oder -risses gegeben werden. Hierbei gibt es normalerweise keine speziellen Einschränkungen nach vorangegangener Schnittentbindung.

Eine Periduralanästhesie sollte nur nach Abwägung aller potentiellen Vor- und Nachteile angewendet werden.

Der Grund dafür ist, dass durch eine PDA meistens die Wehentätigkeit nachlässt, da die Morphine in der PDA indirekt die Ausschüttung des körpereigenen Wehenhormons Oxytocin bremsen können.

Dies macht wiederum den Einsatz von Wehenmitteln notwendig, der nach Kaiserschnitt möglichst vermieden werden sollte.

! Eine PDA ist nach Kaiserschnitt möglich, sie kann allerdings unter Umständen einen (vor)warnenden Rupturschmerz überdecken. Rupturen können auch schmerzlos verlaufen.

Bei einer eher ängstlichen Frau mit heftigen Wehenschmerzen kann die PDA unter Umständen zu einer Entspannung mit besserem Geburtsfortschritt führen, wenn andere Methoden, um die Gebärende bei der Verarbeitung des Schmerzes zu unterstützen, keinen Erfolg haben. Hierzu zählen: Wärme, die Badewanne, Massagen, Zuspruch und einfühlsame Begleitung.

Insgesamt ist eine PDA aber immer ein Eingriff in den physiologischen Ablauf der Geburt. Aus diesem Grund muss ihr Einsatz besonders nach Kaiserschnitt wohlüberlegt erfolgen, und zuerst sollten alle anderen Möglichkeiten, den Wehenschmerz zu verarbeiten, ausgeschöpft werden.

Mittel und Methoden zur Beschleunigung des Geburtsfortschrittes

Synthetisches Oxytocin / Synto-Tropf

Während der Geburt kann es Situationen geben, in denen die natürliche Wehentätigkeit nachlässt. Oft ist dies physiologisch, was bedeutet, es ist Teil der Selbstregulation des mütterlichen und/oder kindlichen Organismus während der Geburt.

In vielen Kliniken wird in diesem Fall versucht, die Wehentätigkeit mit Hilfe von synthetischem Oxytocin (Syntocinon®) wieder anzuregen.

Die Verabreichung erfolgt als Tropfinfusion, deren Dosis langsam gesteigert wird. Die Kliniken wenden hier verschiedene Dosierungsschemata an. Es ist jedoch nicht leicht, die „richtige" Dosis zu finden bzw. eine Überdosierung sicher zu verhindern.

! Die Empfindlichkeit der Gebärmutter auf Oxytocin kann sehr unterschiedlich ausfallen, abhängig von der vorbestehenden Aktivität, von der Anzahl der vorhergegangenen Schwangerschaften und Geburten, von der Dauer der jetzigen Schwangerschaft und der Weite des Muttermundes (vgl. Schneider/Husslein/Schneider 2006).

Mit anderen Worten: Es kann in der Praxis leicht zu einer Unter- oder Überdosierung von Oxytocin kommen.

Durch eine Überdosierung von synthetischem Oxytocin können folgende Komplikationen eintreten, wenn die Zufuhr nicht rasch genug beendet wird:

- uterine Hyperaktivität mit daraus folgender Verminderung der Durchblutung von Uterus und Plazenta, Dauerkontraktionen und evtl. Uterusruptur
- fetale Hypoxie (mekoniumhaltiges Fruchtwasser, Verlangsamung der kindlichen Herzfrequenz und andere CTG-Auffälligkeiten, die schnell zur Geburtsbeendigung durch eine Sectio führen können)
- in seltenen Fällen Blutdruckabfall, besonders unter Narkose
- Zusätzlich wurde über einige Fälle von vorzeitiger Plazentalösung und/oder Fruchtwasserembolie berichtet.

! Besonders nach einem Kaiserschnitt sollte die Gabe von Wehenmitteln nach Möglichkeit vermieden werden. Obwohl Mediziner diese Mittel als „gut steuerbar" beschreiben – die Wirksamkeit des synthetischen Oxytocins lässt normalerweise bei einem Stopp der Gabe nach wenigen Minuten nach –, kann es in sehr seltenen Fällen zu Uterusrupturen kommen.

Eröffnung der Fruchtblase

Die Fruchtblase wird im klinischen Umfeld – aber manchmal auch in der Hausgeburtshilfe – eröffnet, um die Geburt bzw. das Tiefertreten des kindlichen Kopfes zu beschleunigen. Doch dies sollte nur nach strenger Indikationsstellung erfolgen. Zum einen besteht die Gefahr eines Vorfalles der Nabelschnur oder anderer Kindsteile, wenn sich der kindliche Kopf noch nicht fest im Beckeneingang befindet. Zum anderen kann durch das Tiefertreten des Kopfes seine Beweglichkeit und sein Vermögen, sich optimal dem Geburtsweg anzupassen, eingeschränkt sein.

Die Eröffnung der Fruchtblase führt bei manchen Frauen außerdem zu einer heftigen und schmerzhaften Wehentätigkeit, denn normalerweise bildet die Fruchtblase ein schützendes Polster. Oft geht die Geburt danach sehr rasch voran, was viele Frauen als zu schnell und heftig empfinden.

Zudem ist denkbar, dass der erhöhte Druck auf den Kopf beim Kind eine Stressreaktion und in der Folge CTG-Auffälligkeiten verursachen kann.

Kristellerhilfe

Beim Kristellerhandgriff (auch Kristellern genannt) wird das Baby mit beiden Händen von oben ansetzend unter starkem Druck während der Wehen in Richtung Beckenausgang geschoben, um die Geburt zu beschleunigen. Nach einem Kaiserschnitt ist diese Maßnahme kontraindiziert, weil sich durch den starken Druck auf die Gebärmutter die Rupturwahrscheinlichkeit erhöht.

Legen eines peripheren Venenkatheters

In den meisten Kliniken erhalten Gebärende nach der Aufnahme einen peripheren Venenkatheter, je nach Hersteller auch Abbokath, Braunüle, Flexüle, Venflon oder Viggo genannt. Dieser dient normalerweise zur Flüssigkeitstherapie oder der intravenösen Gabe von Medikamenten, ohne dass Sie dadurch mehrmals mit Einstichen belastet werden.

Hintergrund dieser medizinischen Maßnahme ist der Gedanke, im Falle einer der selten auftretenden Notsituationen keine wertvolle Zeit mit dem Legen des Venenkatheters zu verlieren und sofort ein entsprechendes Medikament verabreichen zu können. Auf der anderen Seite berichten Gebärende jedoch, dass bei ihnen dadurch der Eindruck verstärkt wurde, sich als Patientin zu fühlen und einen Teil ihrer Autonomie abgegeben zu haben. Sie können diese Routinemaßnahme auch ablehnen oder vereinbaren, dass sie erst später bei Bedarf erfolgt.

Unnötige Maßnahmen im Zusammenhang mit Geburten nach einem Kaiserschnitt

Gemäß den Empfehlungen der Deutschen Gesellschaft für Gynäkologie und Geburtshilfe (DGGG 2010a) sind folgende Maßnahmen für Mütter, die einen oder mehrere Kaiserschnitte hatten, vor bzw. bei einer weiteren Geburt unnötig:

- Erhebung der Beckenmaße
- sonografische Überprüfung der Narbe
- intrauterine Druckmessung während der Geburt
- „prophylaktische" vaginal-operative-Entbindung (Zange, Saugglocke)
- innerliche (d.h. über die Vagina und den Muttermund stattfindende) Nachtastung der Sectionarbe nach der Geburt
- Empfehlung der Sterilisation nach dem 2. Kaiserschnitt

Terminüberschreitung, Übertragung, vorzeitiger Blasensprung

Individualität der Schwangerschaft

Jede Schwangerschaft ist individuell. Deshalb kann es auch unterschiedlich lange dauern, bis das Kind reif für die Geburt ist und diese initiiert. Die Früchte eines Baumes reifen schließlich auch nicht alle am selben Tag.

* Viel wichtiger als ein starres Festhalten am Kalender ist die individuelle Beurteilung des Zustandes von Mutter und Kind, unabhängig vom errechneten Geburtstermin. Wir wollen hier die häufig gebrauchten Begriffe Schwangerschaftsdauer, Terminüberschreitung und Übertragung genauer betrachten, denn diese werden oft miteinander vermischt.

Dauer der Schwangerschaft

Eine normale Schwangerschaft dauert ungefähr zwischen 38 und 42 Wochen bzw. zwischen 266 und 294 Tagen. Die Spanne zwischen diesen Daten beträgt immerhin 4 Wochen. Bei der Berechnung geht man vom ersten Tag der letzten Regelblutung aus, weil sich dieser Tag normalerweise genauer ermitteln lässt als die Empfängnis.

Der rechnerische Mittelwert der Schwangerschaftsdauer liegt bei 280 Tagen bzw. 40 Wochen und wird als errechneter Geburtstermin bezeichnet. Nur 5% aller Kinder halten sich an diesen Termin und kommen an diesem Tag zur Welt (Dudenhausen 2008).

Genaues Alter der Schwangerschaft

Das genaue Alter der Schwangerschaft lässt sich selten ganz exakt bestimmen. Es wird meistens auf Basis des ersten Tages der letzten Regel mit der Naegele-Regel errechnet. Diese Methode ist allerdings ungenau, wenn die Frau einen unregelmäßigen Zyklus hatte. Genauer ist die Berechnung, wenn der Konzeptionstermin bekannt ist.

Wird ein Ultraschall durchgeführt, so wird der Frauenarzt anhand der gemessenen Länge des Embryos das ungefähre Schwangerschaftsalter bestimmen können. Da es auch bei dieser Methode eine Ungenauigkeit von mehreren Tagen gibt, sollte ein berechneter Geburtstermin nur dann korrigiert werden, wenn der Unterschied zwischen diesem Termin und dem Ultraschall eine Abweichung von mehr als fünf Tagen ergibt.

Terminkorrekturen, die später als in der 12. bis 15. Schwangerschaftswoche durchgeführt werden, sind nicht sinnvoll, weil die Variationsbreite des kindlichen Wachstums mit jeder Schwangerschaftswoche zunimmt.

Körperliche Reifezeichen

An den folgenden körperlichen Zeichen können Mutter und Geburtshelfer feststellen, dass ein Kind „reif" für die Geburt ist:

- leichte Abnahme des Bauchumfanges bei der Mutter,
- leichte Gewichtsabnahme bei der Mutter,
- leichte Abnahme des Fruchtwassers,
- leicht abnehmende Kindsbewegungen,
- das Gefühl der Mutter, nicht mehr im Aufbau zu sein.

Terminüberschreitung

Von einer Terminüberschreitung spricht man, wenn der 280. Tag der Schwangerschaft überschritten ist.

* Dabei handelt es sich um die rechnerisch festgestellte mittlere Schwangerschaftsdauer. Die Überschreitung dieses „Termins" ist also etwas ganz Normales.

Übertragung

Von einer rechnerischen Übertragung spricht man, wenn das Ende der 42. Schwangerschaftswoche erreicht ist. Eine echte Übertragung kann im Prinzip erst dann festgestellt werden, wenn das Neugeborene nach der Geburt Übertragungszeichen zeigt.

Dazu gehören:

- vermindertes Unterhautfettgewebe
- Grünfärbung und Abschilferung der Haut
- überstehende Fingernägel
- Fehlen von Käseschmiere und Lanugobehaarung
- Waschfrauenhände

Echte Übertragungen finden sich bei nur 2% aller Schwangerschaften.

Einleitungsversuche bei Übertragung

Vor allem, wenn der erste Tag der letzten Regel und/oder der Konzeptionstermin unbekannt sind, ist es schwierig bis unmöglich, eine echte Übertragung vor der Geburt mit Sicherheit festzustellen.

✱ Wird in einer Klinik starr nach Schema und Zahlen vorgegangen, kann es leicht zu Einleitungsversuchen vor dem eigentlichen Geburtstermin kommen. Doch die Empfindlichkeit der Gebärmuttermuskulatur für Einleitungsmittel ist nicht besonders ausgeprägt, wenn der Körper noch nicht zur Geburt bereit ist.

In der Folge kann es zu frustranen, das heißt wirkungslosen Einleitungsversuchen oder Geburten mit langen und komplizierten Verläufen kommen. Geburten nach Einleitungsversuchen müssen deshalb häufiger operativ beendet werden.

Folgen des Versuches, eine Geburt einzuleiten, können unter anderem sein (Dudenhausen 2008):

*   ein unvorbereiteter Geburtskanal, der viel Widerstand bietet,
*   Wehenschwäche,
*   Krampfwehen und Dauerkontraktionen, mit der Gefahr einer Sauerstoffunterversorgung des Kindes,
*   Geburt eines unreifen Kindes,
*   Störungen der Nachgeburtsperiode, wie Atonie.

Vorzeitiger Blasensprung

Als vorzeitigen Blasensprung bezeichnet man das Einreißen der Fruchtblase mit nachfolgendem Austritt von Fruchtwasser vor Beginn der Wehentätigkeit. Kommt es in der Nähe des Geburtstermins zu einem vorzeitigen Blasensprung, so setzen bei 70–80% der Frauen innerhalb von 24 Stunden natürliche Wehen ein. 95% der Frauen erleben einen natürlichen Wehenbeginn spätestens innerhalb von 72 Stunden nach Blasensprung (Schneider et al. 2006).

✱ Aus Sorge vor aufsteigenden Infektionen empfehlen die meisten Krankenhäuser bei einem Blasensprung ohne Wehentätigkeit nach einer gewissen Zeit eine Antibiotikatherapie und raten dazu, einen Einleitungsversuch zu unternehmen. Die Infektionsgefahr kann allerdings verringert werden, indem bei Verdacht auf Blasensprung nach Möglichkeit auf vaginale Untersuchungen verzichtet wird. Außerdem erfolgen nach Blasensprung regelmäßige Kontrollen auf Anzeichen für Infekte durch die Hebamme oder die Geburtsklinik.

Körperliche Anzeichen für einen Infekt können sein:

*   Erhöhung der Körpertemperatur bei der Mutter
*   dauernde Erhöhung der Herzfrequenz des Kindes (> 160 Schläge/min)
*   Anstieg der „Infektzeichen" im Blutbild

Der natürliche Geburtsbeginn braucht körpereigene Prostaglandine

Wir wissen aus Erfahrung, dass Frauen in ernährungstechnisch gesehen „schlechten Zeiten" ihre Kinder oft vor dem rechnerisch ermittelten Geburtstermin zur Welt bringen und Schwangere in (zu) gutem Ernährungszustand häufiger übertragen.

Dies liegt offenbar daran, dass ein hoher Blutzuckerspiegel die Produktion der Prostaglandine, welche die Geburt auslösen, hemmen kann.

Daher erscheint es für schwangere Frauen ab der 37. Schwangerschaftswoche günstig, keine Süßigkeiten, keine Einfachzucker und keine Weißmehlprodukte mehr zu essen (vgl. dazu Louwen 2011).

Eine positive Auswirkung auf die körpereigene Prostaglandinproduktion haben langkettige, ungesättigte Fettsäuren, wie sie z.B. in Seelachs, Nüssen (z.B. unbehandelte Walnüsse) und hochwertigen, kaltgepressten Ölen (z.B. Sesamöl) vorkommen.

Platz für Gedanken:

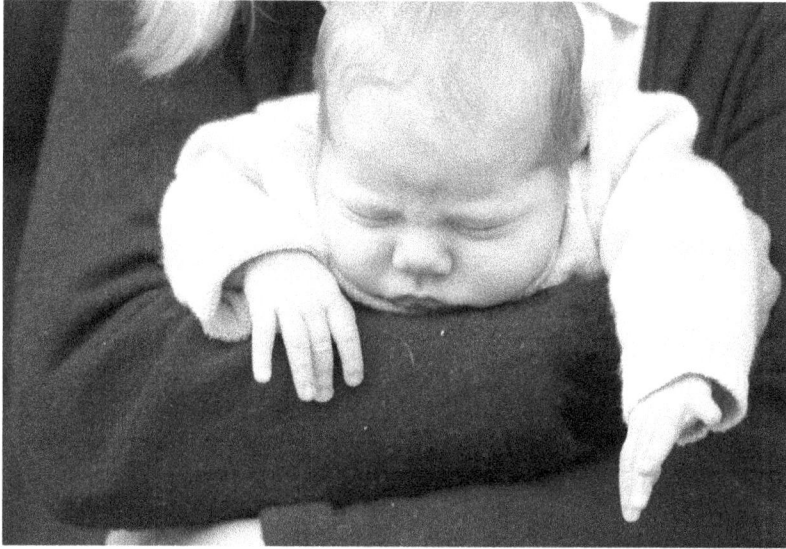

Erfahrungsberichte von
Kaiserschnitt-Müttern

Eigene Wege gehen

„Über die natürlichen Geburten gibt's nicht so viel zu berichten. Es ging halt einfach & schnell :-)" (Myriam, T30)

„In schwierigen Zeiten, wenn ich denke, ich schaffe es nicht mehr, werden mir meine beiden natürlichen Geburten bewusst, dann weiß ich wieder, welche Kraft in mir steckt, und das Leben sieht gleich ganz anders aus." (Hanna, T05)

„Kinder wissen am besten, wann und wie sie zur Welt kommen möchten." (Melissa, T06)

In diesem Kapitel stehen die Erfahrungen der Mütter im Mittelpunkt. Sie alle haben eines gemeinsam: mindestens eines ihrer Kinder wurde durch einen Kaiserschnitt geboren.

Jede dieser Frauen ist bei der auf den/die Kaiserschnitt(e) folgenden Geburt und auch bei weiteren Kindern ihren eigenen, ganz persönlichen Weg gegangen. Und ebenso unterschiedlich sind die Geschichten, die hier erzählt werden.

Erfahrungen der Autorinnen

Wir Autorinnen sind beide Mütter von jeweils drei Kindern. Nach unserem ersten Kaiserschnitt sahen wir der nächsten Geburt optimistisch entgegen. Was sollte schon schief gehen?

Wir wünschten uns schließlich nur eine ganz normale und natürliche Geburt.

Doch alles kam anders als erwartet und erhofft. Die Geburten erfolgten zum zweiten Mal mittels eines Bauchschnittes. Leider merkten wir viel zu spät, dass wir ziemlich naiv und unvorbereitet in die zweite Geburt und damit ins Skalpell geschlittert waren.

Somit erging es uns selbst nicht besser als vielen Frauen, die hier für uns ihre Erfahrungen aufgeschrieben haben.

Doch wir wollten uns nicht damit abfinden, unsere nächsten Kinder auch wieder operativ bekommen zu müssen, wie uns viele ärztliche Geburtshelfer prophezeit hatten.

Also sammelten wir alle verfügbaren Informationen, bereiteten uns auf die Geburten unserer dritten Kinder gründlich vor und konnten dadurch viel selbstbestimmter unseren Weg gehen.

Die Berichte zu unseren eigenen Geburten finden sich unter unseren Vornamen, Kathrin und Ute, zwischen den anderen Berichten.

Über die Mütter in diesem Buch

Über einen Zeitraum von zwei Jahren sprachen wir zunächst Mütter im Freundes- und Bekanntenkreis an, die mindestens eines ihrer Kinder durch einen Kaiserschnitt zur Welt gebracht hatten. Später begannen wir über Hebammen, Krankenhäuser und das Internet, weitere Frauen zu suchen, die bereit waren, ihre Geschichte für uns aufzuschreiben und unseren Fragebogen auszufüllen.

Die meisten Frauen erhielten von uns eine extra für das Buchprojekt erstellte Visitenkarte. So konnten wir uns kurz vorstellen und einen ersten Eindruck vom Projekt vermitteln.

Insgesamt hatten sich am Ende unserer Suche über 30 Frauen bereit erklärt, ihre ganz persönlichen Geschichten aufzuschreiben. Jeder dieser Frauen ist eine der nachfolgenden Doppelseiten im Buch gewidmet. Nur wenige Teilnehmerinnen wählten ein Pseudonym, die meisten sind unter ihrem wirklichen Vornamen vertreten.

Bei der Auswahl „unserer" Kaiserschnittmütter legten wir Wert auf möglichst unterschiedliche Vorgeschichten, Kaiserschnittgründe und Geburtsverläufe. Auch in der Kinderzahl, der Anzahl der Kaiserschnitte und der Wahl des Geburtsortes weichen unsere Teilnehmerinnen von den realen Durchschnittsverhältnissen in Deutschland, Österreich und der Schweiz ab. So hoffen wir, dass möglichst jede Leserin eine Geburtsgeschichte findet, die in etwa ihrer eigenen Konstellation entspricht.

Erfahrungen der Teilnehmerinnen am Buch

Sämtliche Geschichten der Mütter, die sich dazu bereit erklärt haben, ihre Erfahrungen mit den Leserinnen und Lesern dieses Buches zu teilen, sind einzigartig und unverwechselbar. Wir haben die uns schriftlich vorliegenden Berichte teils sinnentsprechend gekürzt, jedoch ansonsten so belassen, wie sie uns zur Verfügung gestellt worden sind.

Die individuellen Mütter-Erfahrungsberichte zeigen einerseits auf, wie verletzend die Kaiserschnitterfahrung für manche Frauen sein kann, und andererseits, wie dringend der Wunsch vieler Frauen ist, endlich eine natürliche Geburt zu erleben. Andere Mütter wiederum sind sehr gut auch mit einer wiederholten Schnittentbindung klargekommen.

Es war uns wichtig, so viele unterschiedliche Geburtsverläufe wie möglich darzustellen und die Frauen ihre Erlebnisse frei und offen schildern zu lassen. Von unserer Seite wurden daher keine inhaltlichen Vorgaben gemacht.

Wichtiger Hinweis und Warnung

Wir betonen an dieser Stelle, dass die folgenden Erfahrungsberichte

• keine direkten oder indirekten Empfehlungen oder Handlungsanleitungen darstellen sowie

• nicht die persönliche Meinung der Autorinnen wiedergeben.

Die Berichte zeigen lediglich, welche verschiedenen Wege Mütter gegangen sind, um sich auf eine Geburt nach einem Kaiserschnitt vorzubereiten und diese zu erleben.

! Insbesondere warnen die Autorinnen dieses Buches davor, nach einem Kaiserschnitt unkontrollierte Einleitungsversuche zu unternehmen. Einige dieser Eingriffe in den natürlichen Geburtsverlauf finden sich auch in den Erfahrungsberichten der Kaiserschnittmütter wieder. Da sie sich tatsächlich so zugetragen haben, sind sie von uns auch nicht verschwiegen worden. Vor allem die häuslichen Einleitungsversuche nach Kaiserschnitt(en) belegen nicht zuletzt den – auch über Geburtshelfer erzeugten – immensen Druck auf die Mütter.

* Wir können nicht oft genug betonen, dass ein vom Kind initiierter Geburtsbeginn besonders nach einer vorhergegangenen Schnittentbindung die Erfolgschancen für eine natürliche Geburt verbessert und Einleitungsversuche nach Möglichkeit vermieden werden sollten. Auch ohne vorhergegangene Schnittentbindung sollten Einleitungsversuche unterbleiben.

Layout und Seitenaufbau

Der Aufbau der folgenden Doppelseiten funktioniert immer nach dem gleichen Prinzip:

Linke Seite: Oben links findet sich eine Kurzvorstellung der jeweiligen Mutter (Nummer der Teilnehmerin, Name, Alter, Beruf). Oben rechts steht ein für den jeweiligen Mutter-Erfahrungsbericht geltender, markanter Satz, der dem Geburtsbericht im Wortlaut entnommen wurde.

Darunter findet sich eine kurze Übersicht über die bisherigen Geburten der befragten Frau. Wir haben unsere Buch-Teilnehmerinnen auch nach dem jeweiligen Grund für ihre(n) Kaiserschnitt(e) befragt und die Antworten der Mütter direkt übernommen. Nun folgt fortlaufend die Erzählung der Mutter, die von uns in Abstimmung mit der Verfasserin fallweise gekürzt wurde.

Die Fotos auf der rechten Seite zeigen private Erinnerungen der berichtenden Mütter. Einige Frauen haben sich gewünscht, dass wir kein privates Foto verwenden. In diesem Fall wurden von uns künstlerische Fotografien aus unserem Autorinnen-Archiv ausgewählt und beigestellt.

Die Reihung der Mütter entspricht dem jeweiligen Alter zum Zeitpunkt der Projektteilnahme.

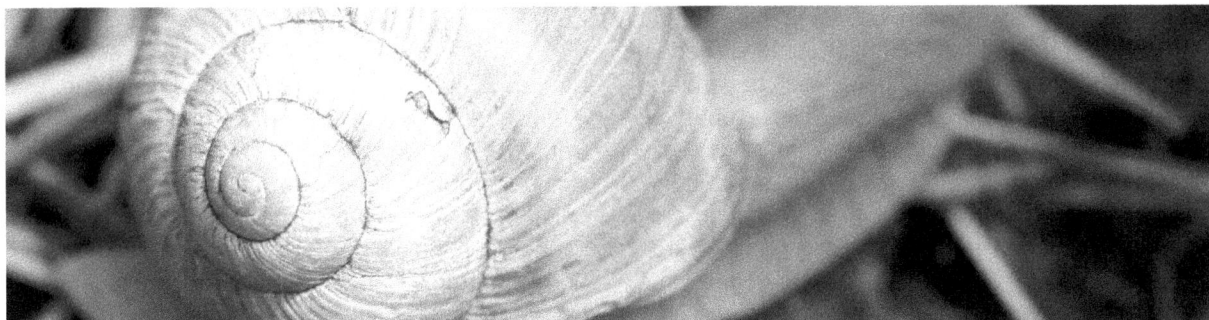

[T16]   Angelique, 25   „Wenn unsere Gesellschaft so weitermacht, gehen
Beruf: Mama   wir zum Zeugungsakt auch noch ins Krankenhaus!"

1. Kind   (* vor 3 Jahren), Tochter, Kaiserschnitt wegen angeblich
             schlechter Herztöne und einem zu großen Kind, SSW 39
2./3. Kind   (Zwillinge, * vor 1 Jahr), Tochter und Sohn, Spontangeburt, SSW 38

Mein Weg zur wohl glücklichsten Erfahrung meines Lebens, durch die ich mich nun wieder wie eine vollwertige Frau fühle und die mich stärker gemacht hat, als ich je zuvor war, war lang, hart, steinig und oft sehr, sehr schmerzhaft.

2007 habe ich mein erstes Kind „geboren", wobei man bei dieser Form wohl kaum von Geburt sprechen kann, denn mein Kind wurde mir brutal aus meinem Körper herausgerissen. Dieser Kaiserschnitt war vollkommen übereilt und unsinnig.

Als ich nun wieder schwanger wurde, wusste ich: „Nicht mit mir!" Ich wusste von der Schwangerschaft, bevor ein Schwangerschaftstest sie anzeigte und das Erste, was ich mir suchte, war eine Hausgeburtshebamme. Alles lief super. Die Hebamme hatte keine Probleme damit, eine Hausgeburt nach Sectio zu begleiten.

Als sie im Urlaub war, bekam ich Blutungen. Nach Kontaktaufnahme mit ihrer Vertretung, die mir ärztliche Unterstützung anriet, besuchte ich eine Ärztin, die meine Vermutungen bestätigte und uns mitteilte, dass wir Zwillinge erwarten. Im gleichen Atemzug sagte sie: „Wir müssen jetzt alle zwei Wochen einen Ultraschall machen, und während der Geburt brauchen Sie höchste technische Betreuung, da können Sie sonst ganz schnell verbluten! Der Anästhesist muss dann danebenstehen und ratzfatz die Narkose reinhauen!"

Als wir aus der Praxis gingen, baute ich mich auf und sagte: „Jetzt erst recht!" Leider machte da jedoch meine Hebamme nicht mit. Auch als ich bei anderen Hebammen anfrage, ob sie die Zwillingsgeburt begleiten würden, so bekam ich doch immer nur wieder dasselbe zu hören: Es sei zu gefährlich, ein so hohes Risiko einzugehen, und sie könnten sich auch nicht vorstellen, dass ich jemanden dafür finden würde. Einige kritisierten stark meine damalige Hebamme. Immer und immer wieder fühlte ich mich massiv er-

presst, denn es schien keinen anderen Ausweg zu geben, als erneut in eine Klinik mit völlig Fremden zu gehen. An diesem Punkt fühlte ich mich wie erschlagen, ständig gereizt und immer den Tränen nah. Es gab keine adäquate Person, die mir helfen wollte!

Mein Lebensgefährte und ich waren schlussendlich so weit, dass wir die Geburt alleine schaffen wollten. Aber ohne auch nur den Hauch von Erfahrung zu haben und ohne jemanden, den man im Zweifelsfall anrufen oder fragen kann?

Mein Lebensgefährte bekam riesige Angst und auch mir stand das Wasser bis zum Hals, also stellten wir uns in der alternativsten Klink in unserer Nähe vor, wo mir gesagt wurde, dass, wenn es zur natürlichen Geburt kommen sollte, ich liegend auf dem OP-Tisch entbinden müsste. Der Oberarzt sagte wortwörtlich: „Mir ist mal bei einem zu späten Kaiserschnitt die ganze Gebärmutter um die Ohren geflogen!" Beim Gespräch mit einer dortigen Hebamme schob mir diese dann jedoch Telefonnummern zu von Hebammen, die ihrer Aussage nach „viel machen". Über diesen Weg lernte ich auch meine Hebamme kennen, die später die Geburt begleitete.

Ende Februar sprang um 16:37 Uhr die Fruchtblase, trotzdem brachten wir wie gewohnt unsere „große" Tochter (3 Jahre) ins Bett und erzählten ihr, dass heute Nacht die Babys kommen und sie morgen früh große Schwester sein würde. Sie schlief die Nacht über seelenruhig.

Um ca. 23 Uhr wurden die Wehen sehr heftig, und mein Lebensgefährte rief meine Hebamme an. Diese traf um 00:21 Uhr hier ein. Das Wohnzimmer, in dem sich der größte Teil der Geburt abspielte, war indirekt beleuchtet, Kerzen brannten, und es roch angenehm nach Rosen, da wir Duftkerzen anzündeten. Auf dem Boden hatten wir Decken ausgebreitet, auf denen ich, ganz nach meinen Bedürfnissen, immer wieder die Position wechseln konnte. Die Wehen wurden immer heftiger, und obwohl ich mir meiner sicher war, flehte ich meine Hebamme an, mir etwas gegen die Schmerzen zu geben, denn zwischenzeitlich war mir alles egal. Ein heißes Bad erleichterte die Schmerzen, jedoch wurden die Wehen unregelmäßiger. Schlussendlich war ich so erschöpft, dass ich von Wehe zu Wehe einschlief.

Meine Geburtshelferin riet mir, aus dem Wasser zu steigen. Sie kontrollierte den Muttermund, während ich zusammengeklappt auf dem Badezimmerteppich lag. Da schaute sie mich an und sagte: „Wenn du es noch eine halbe Stunde aushältst, dann haben wir das Erste." Ich sah sie an und fragte: „Was soll ich tun?" Sie erwiderte: „Rumlaufen!" Sie hatte das Wort noch nicht ganz ausgesprochen, da sprang ich auf und vollführte bei jeder Wehe einen wahren Hüfttanz. Mein Traum war zum Greifen nah!

Um 04.10 Uhr war es dann so weit, ich gebar unsere zweite Tochter. Allein. Zwar war die Hebamme anwesend, jedoch ließ sie mich ganz alleine machen, so wie ich es mir immer gewünscht hatte. Ich selbst fühlte immer wieder nach dem kleinen Kopf unserer Tochter, während ich über einen kleinen grünen Stuhl unserer „Großen" lehnte. Sie rutschte sanft in meine Hände und schlussendlich auf die weichen Decken in unserem Wohnzimmer.

Glücklich legte ich mich in die Arme meines Partners und gebar um 04.17 Uhr in seinen Armen unseren ersten Sohn. Es war wundervoll! Die Hebamme half uns bei der zweiten Geburt, da unser Sohn mit dem Ellenbogen voran auf diese Welt wollte.

Auch die Lotusgeburt, für die wir von allen Seiten nur Hohn und Spott ernteten, erreichten wir. Bei dieser Form der Geburt wird die Nabelschnur nicht durchtrennt, da die Kinder so selbst entscheiden können, wann sie für den Schritt der Abnabelung bereit sind. Unsere Kinder entschieden sich, sich am zehnten Tag nach der Geburt von ihrer Plazenta zu lösen. Zum Erstaunen der meisten klappte das Stillen nach Anfangsschwierigkeiten auch wunderbar.

Wenn ich mir veranschauliche, welch schweren Weg wir gehen mussten, welches Durchsetzungsvermögen ich erweisen musste, um das Natürlichste der Welt zu vollbringen, ist es eine Schande, dass von „Wahlmöglichkeiten" überhaupt noch gesprochen wird! Wenn unsere Gesellschaft so weitermacht, gehen wir zum Zeugungsakt auch noch ins Krankenhaus! Dass bei permanenten, unnötigen Kontrollen durch unsensible Ärzte, die grundlos Panik machen, Kaiserschnitte immer häufiger werden, ist verständlich.

Ich kann nur sagen: „Traut euch, ihr schafft es!" Auch wenn mir niemand außer meinem Partner zur Seite stand beim wochenlangen Bibbern, vielleicht doch wieder ins Krankenhaus gehen zu müssen und wieder ohnmächtig vor Trauer und Schmerz zu werden, so würde ich doch nie einen anderen Weg gehen.

Es gibt immer eine Lösung!

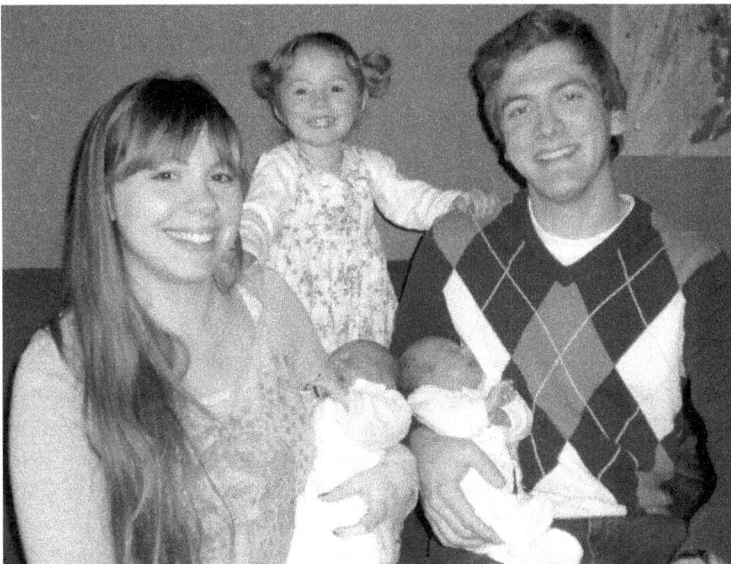

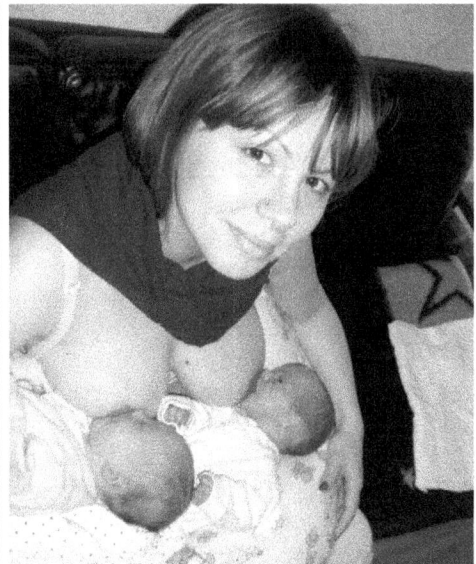

[T15]   Carmencita, 28
Beruf: Hausfrau, Öko-Landwirtschaft

**„Irgendwann wurde mir bewusst, dass
ich meine Verantwortung und mein
Vertrauen abgegeben hatte.“**

1. Kind   (* vor 11 Jahren), Sohn, Kaiserschnitt wegen
           Geburtsstillstand in der Austreibungsphase, SSW 39
2. Kind   (* 4 vor Jahren), Tochter, Spontangeburt, SSW 41

Das Schlimme ist, dass nur wenige verstehen können, was so ein Kaiserschnitt für eine Frau bedeuten
kann. Klar sagt dir jeder danach, dass es ihm leid tut,
sie bedauern deinen körperlichen Schmerz, deine
Narbe, die Operationswunde, aber jetzt ist es ja vorbei. Alles ist gut.

So habe ich dann auch gedacht oder es zumindest
versucht. Meine Narbe war hässlich, eine richtige
Wulstnarbe, aber ich war keine schwer Traumatisier-
te, die nie mehr Kinder wollte oder ständig traurig an
ihren Kaiserschnitt dachte.

Als ich sieben Jahre später erneut ein Kind erwartete,
war ich selbst überrascht über meinen ersten Gedanken: Ich will keine Klinikgeburt.

Ich kannte niemanden, der eine außerklinische Geburt jemals in Erwägung gezogen hätte. Übers Internet kam ich zu meiner späteren Hausgeburtshebamme. Im vierten und fünften Schwangerschaftsmonat
hielt ich mich in Deutschland auf – ich lebe sonst in
Spanien – und traf mich hierbei einige Male mit ihr.
Bei unserem ersten Gespräch kam natürlich mein
Kaiserschnitt zur Sprache. Da wurde mir erstmals
so richtig bewusst, dass es da viele Gefühle gab, die
noch in mir waren, wie in einer Kapsel verschlossen.

Ich hatte damals nicht einmal richtig nachgeforscht,
warum ich einen Kaiserschnitt bekommen hatte. Das
„Muss sein!" des Arztes war für mich genug. Erst nach
sieben Jahren also habe ich dann richtig nachgefragt:
Geburtsstillstand in der Austreibungsphase und Kind
nicht optimal eingestellt. Meine Hebamme riet mir zu
einer Narbenauflösung. Das letzte Mal, als ich mich
mit meiner Narbe beschäftigt hatte, war, als ich sie
durch ein hübsches Tattoo verdecken (verstecken)
ließ. Aber ich war bereit, alles zu tun, um eine Hausgeburt zu ermöglichen. Bei der Massage brachen so
langsam der Frust, die Enttäuschung, die Wut über
die Hebammen, den Arzt, das Unverständnis, mei-

ne Hilflosigkeit, mein Ausgeliefertsein und vor allem
meine Traurigkeit, eben alles, was ich mit dieser Narbe verband, aus mir heraus. Ich trauerte wirklich um
das Erlebnis der natürlichen Geburt, das mir nicht ge-
gönnt war, um diesen ersten Moment meines Sohnes
auf dieser Welt, den ich nicht erleben konnte. Diese
Empfindungen beschrieb ich meiner Hebamme und
wir „redeten" per E-Mail darüber, da ich mich ja nun
wieder in Spanien befand. Irgendwann wurde meine
Narbe weicher und nachgiebiger und ich konnte sie
berühren, in mich fühlen und einen absoluten Frieden dabei empfinden.

Bei meiner ersten Schwangerschaft hielt ich mich in
meiner Geburtsvorbereitung an das, was mein Frauenarzt mir empfohlen hatte. Standard eben. Auch
das war nun anders. Ich konzentrierte mich viel mehr
auf mich, meine Empfindungen, meine Instinkte.
Dadurch erlebte ich das Ganze auch viel bewusster
und hatte ein absolutes Gefühl des Einklanges mit
meinem Kind. Immer stärker wurde mir deutlich, wie
großartig es ist, eine Frau zu sein, Kinder bekommen
zu können, vor allem aber: wie natürlich es doch ist.
Glücklicherweise hatte ich die absolute Unterstützung meines Partners.

Doch ließ unsere Tochter erst einmal auf sich warten.
Erst Tage, dann war es schon eine Woche. Da waren
dann auch Momente, in denen die Zweifel, die in der
gesamten Schwangerschaft ausgeblieben waren,
doch noch aufkamen: Stimmt irgendetwas nicht? Bin
ich doch nicht fähig, zu gebären, doch keine richtige
Frau? Ich befand mich damals in dem Glauben, dass
eine Hausgeburt ab 14 Tagen über Termin nicht mehr
in Frage käme, und fühlte dadurch einen ungeheuren
Druck auf mir. Nach zehn Tagen lagen meine Nerven
total blank und meine Hebamme kam zu einem Gespräch vorbei. Ich heulte ihr etwas vor. In dem Moment zählte sie mir, nachdem sie noch einmal betont
hatte, dass körperlich bei mir einer natürlichen Ge-

burt nichts im Weg stand, erst einmal auf, was ich alles auf mich genommen, wie intensiv ich mich vorbereitet hatte. Natürlich hatte auch mein Mann viel geleistet, doch war das jetzt nebensächlich. Ich zweifelte ja nicht seine Fähigkeiten als Geburtsbegleiter an. Meine Hebamme machte mir deutlich, dass ich wirklich alles in meiner Macht Stehende getan hatte und doch jetzt ein bisschen „Gottvertrauen" haben müsse. Nach diesem intensiven Gespräch untersuchte sie mich noch und stellte dabei fest, dass mein Muttermund auch schon 2 Zentimeter geöffnet war. Dann verabschiedete sie sich und ich war wieder allein, mein Mann war unterwegs. Aber je mehr ich über ihre Worte nachdachte, desto mehr musste ich ihr Recht geben.

Drei Stunden später spürte ich erste Wehen, nach weiteren zwei Stunden riefen wir unsere Hebamme an, da wir nun sicher waren, dass es wirklich losging. Als sie eintraf, war mein Muttermund bereits 8 Zentimeter geöffnet. Sie war immer da, gab mir Tipps, respektierte aber auch meine Wünsche und ermutigte mich, zu meinen Instinkten zu stehen. Dadurch habe ich mich nicht einmal entmündigt, hilflos oder als Anfängerin gefühlt, was ich bei meiner ersten Geburt ständig hatte. Erst in der relativ langen Austreibungsphase von zwei Stunden habe ich mich dann zwischendurch erschöpft gefühlt. Doch zu Selbstzweifeln kam es, dank der Motivationen und auch dank der Lobeshymnen seitens meines Mannes und der Hebamme an mich, nicht.

Die Geburt meiner Tochter erlebte ich völlig bewusst und fühlte mich dabei absolut aktiv, stark und sehr weiblich und mütterlich. Meiner Meinung nach kann es kein schöneres und intensiveres Gefühl geben als das, welches ich in diesem Moment empfand. Auch die Stunden und Tage nach dem freudigen Ereignis kann ich zu meinen schönsten Momenten in meinem Leben zählen, die ich zudem noch absolut intensiv erlebt habe. Ich startete selbstbewusst in das Leben mit unserer Tochter. Erst nach der Geburt berichtete mir unsere Hebamme, dass auch diesmal mein Kind nicht optimal eingestellt war. Weil aber immer alles voranging, war für sie eine vaginale Geburt trotzdem in Ordnung. In der Klinik hätte aber spätestens dieser Umstand vermutlich einen weiteren Kaiserschnitt bedeutet.

Ich bin mir sicher, dass ich die Geburt auch deshalb so gut geschafft habe, weil ich mich doch noch meinem Kaiserschnitt gestellt habe.

Ich glaube, ein Kaiserschnitt wirkt sich auch auf das gemeinsame Leben mit dem Kind aus. Ich liebe meine Kinder beide über alles, das steht außer Frage. Jedoch habe ich meinen Sohn beispielsweise nur vier, meine Tochter aber 15 Monate gestillt, und mich verbindet mit meiner Tochter für immer dieser Moment reiner Liebe, als ich für mich zu einer „ganzen" Frau wurde.

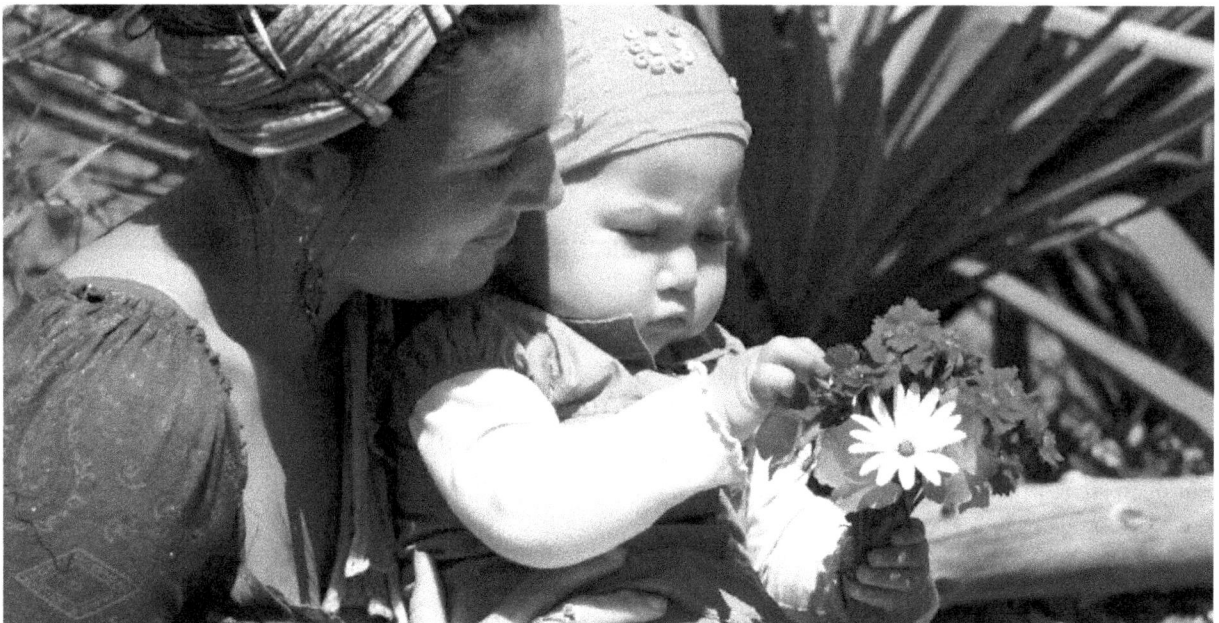

„Es kommt immer anders, als wir es uns vorgestellt haben."

Meine erste Erinnerung ist, wie ich mit zweieinhalb Jahren unten im Esszimmer an der Balkontüre stehe, während oben im Wohnzimmer mein kleiner Bruder zur Welt kommt. Bei der Geburt meiner Schwester drei Jahre später habe ich dann alles ganz genau verfolgt.

Geprägt durch das Umfeld, in dem ich aufgewachsen bin, war mir immer klar, dass ich meine eigenen Kinder auch zu Hause zur Welt bringen möchte. Als ich mit 25 Jahren schwanger wurde, festigte sich dieser Wunsch. Wir hatten eine tolle Hebamme, der wir vertrauten. Wir fühlten uns gut auf die Geburt vorbereitet. So gut man sich eben auf ein Ereignis vorbereiten kann, das unvorhersehbarer kaum sein kann.

Eine Woche nach dem errechneten Geburtstermin hatte ich morgens einen Blasensprung. Die Wehen setzten ein und wurden immer heftiger. Die Hebamme kam und die Wehen wurden stärker, nur der Muttermund öffnete sich nicht. Wir haben es dann noch eine ganze Weile zu Hause probiert und sind nachts schließlich in die Klinik gefahren – mit eigenem Auto und eigener Hebamme. Dort wurden die Schmerzen unter der PDA zwar erträglicher und auch der Muttermund war irgendwann vollständig geöffnet, aber meine Tochter konnte oder wollte trotzdem nicht heraus. Mit der Diagnose „hoher Geradstand" haben wir dann versucht, das Baby durch Kopfunterlage meinerseits und ständigem Seitenwechsel wieder „hochrutschen" zu lassen, aber das klappte nur bedingt. Am Schluss war der Kopf sogar schon von außen zu sehen und die Ärztin hat noch versucht, ihn von Hand zu drehen. Am Morgen wurde mir dann mitgeteilt, dass man mein Kind per Kaiserschnitt holen müsste.

Für mich ist in diesem Moment eine Welt zusammengebrochen. Allerdings konnte ich schnell wieder anfangen sie zu kitten, als ich eine Stunde später mein gesundes Baby in den Armen hielt. Die Gewissheit beim ersten Mal alles versucht zu haben, um eine natürliche Geburt zu ermöglichen, hat mir über die Enttäuschung, „es doch nicht geschafft zu haben", hinweggeholfen.

Für die Geburt meines zweiten Kindes zwei Jahre später wurde mir die Wahl des Geburtsortes scheinbar abgenommen. Die Wahrscheinlichkeit einer Ruptur sei zwar gering, das Risiko für eine Hausgeburt aber doch zu groß. Diesmal hatte ich also Zeit, mich auf eine Klinikgeburt vorzubereiten und mich mit der Möglichkeit eines erneuten Kaiserschnittes zu beschäftigen. Allerdings war ich mir ziemlich sicher, dass ich dieses Kind spontan und sogar zu Hause gebären könnte.

In den Vorgesprächen mit der Hebamme haben wir viel über die erste Geburt gesprochen: Was bedeutet die Diagnose „hoher Geradstand", gibt es dafür medizinische Gründe, welche Faktoren spielen da noch eine Rolle, welche Ängste, Hoffnungen und Wünsche habe ich für die nächste Geburt?

Dieses Mal hatte ich einen vorzeitigen Blasensprung bereits eine Woche vor dem errechneten Geburtstermin. Es haben auch bald Wehen eingesetzt. Nicht stark, aber eindeutig genug, um nicht mehr einschlafen zu können. Also habe ich angefangen zu planen, und war plötzlich doch etwas aufgeregt und voll freudiger Erwartung auf das Kind, das jetzt schon zu uns kommen wollte.

Ich informierte meine Hebamme und meine älteste Freundin, die auch bei der Geburt dabeisein sollte. Alles ohne Eile, da die Wehen immer noch sehr unregelmäßig waren. Als ich meine große Tochter versorgt hatte, wurden die Wehen umgehend stärker und regelmäßiger.

Und dann ging alles sehr schnell. Meine Freundin kam, und schließlich auch die Hebamme, der ich erst spät Bescheid gegeben hatte, dass sich nun endlich etwas täte. Sie untersuchte mich und fragte uns, ob wir in die Klinik fahren oder lieber zu Hause bleiben wollten. Da der Muttermund schon weit geöffnet war und die Wehen in vollem Gang, war sie bereit, mit uns dazubleiben. Zwei Stunden und viele schmerzhafte Wehen später war unser Sohn geboren.

Kaum auf der Welt, wurde er jedoch gefährlich bleich und hörte auf zu atmen. Die Hebamme legte ihn mir sofort auf den Bauch, massierte den kleinen Brustkorb und beatmete ihn Mund zu Mund. Aus ihrem angsterfüllten Gesichtsausdruck konnte ich zwar ablesen, dass sie sich keineswegs sicher war, ob der Kleine es schaffen würde, jedoch begriff ich den Ernst der Lage erst hinterher richtig. In diesen Minuten der Bange war ich wie in einem Vakuum. Mein Leben ging erst weiter, als mein Sohn wieder selbstständig atmete. Sowohl während der Geburt als auch in dieser prekären Situation danach habe ich unsere Entscheidung, zu Hause zu bleiben, zu keinem Zeitpunkt bereut.

Zwar hatte ich unter der Geburt das Gefühl, mein Kind niemals auf diesem Wege zur Welt bringen zu können, weil es mir unmöglich schien, dass es durch diesen engen Kanal passen sollte. Ehrlich gesagt, habe ich mir auch überlegt, ob ein Kaiserschnitt nicht doch besser bzw. angenehmer gewesen wäre. Aber ich glaube, die meisten Frauen haben in der Übergangsphase solche Gedanken.

Der entscheidende Unterschied zwischen den Geburten meiner beiden Kinder: Bei der ersten hatte sich alles ohne erkennbare Fortschritte hingezogen. Obwohl ich mich gut betreut und begleitet fühlte, wurden meine Wehenschmerzen unerträglich, da sie scheinbar zu keinem Ziel führten. Wir hatten alles ausprobiert, nichts schien zu helfen. Irgendetwas stimmte nicht, aber wir wussten nicht, was es war.

Bei der zweiten Geburt ging alles so schnell, dass ich gar keine Zeit hatte viel auszuprobieren, geschweige denn, mir Sorgen zu machen.

Ich werde wohl nie herausfinden, warum ich meine Tochter nicht auf natürlichem Wege zur Welt bringen konnte und warum es bei meinem Sohn dann geklappt hat. Aber ich bin sehr froh darüber. Vor allem bin ich froh über die Menschen, die mich auf meinem Weg begleitet haben. Insbesondere gilt das für meine Hebamme. Ihre Einstellung, Erfahrung und Zuversicht haben mich darin bestärkt, meinen Weg zu gehen.

Für mich war es sehr wichtig, den Glauben an mich selbst nicht zu verlieren. Vielleicht haben meine ersten Geburtserfahrungen mich auch offener gemacht, die Dinge so zu nehmen, wie sie kommen. Für mich ist das Einzige, was über eine Geburt mit Sicherheit vorauszusagen ist, dass nichts sicher ist. Es kommt immer anders, als wir es uns vorgestellt haben, und am besten sind wir darauf vorbereitet, wenn wir es so annehmen können.

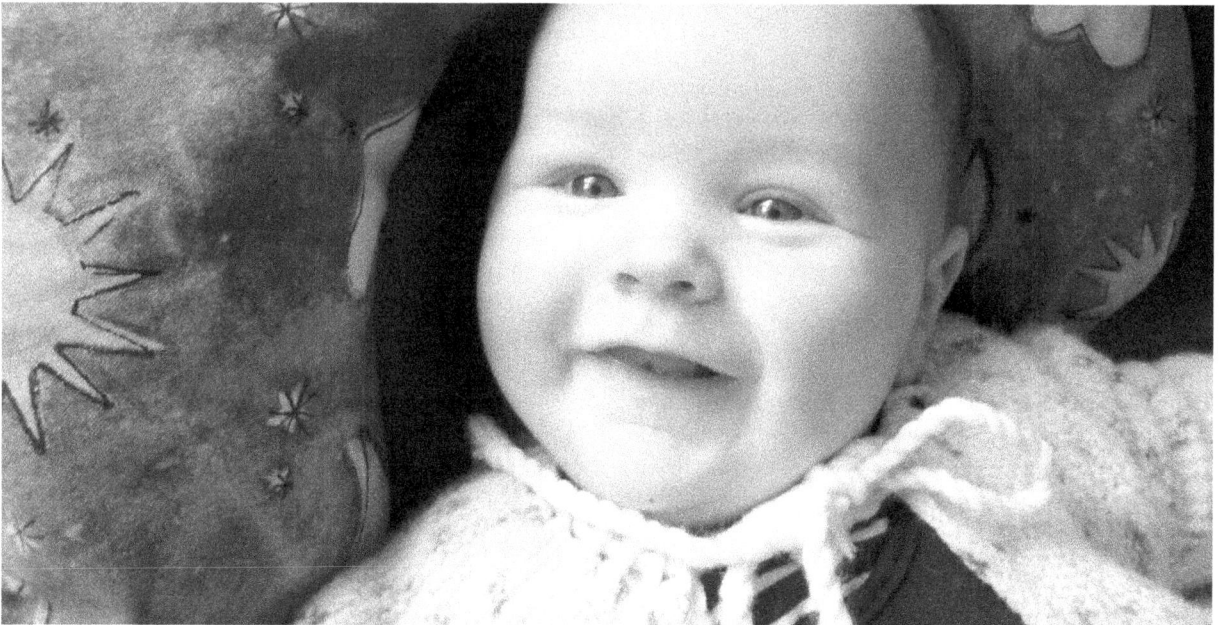

„Ich hatte drei Kaiserschnitte und war eine Meisterin des Verdrängens."

1. Kind   (* vor 11 Jahren), Tochter, Kaiserschnitt wegen Schädel-Becken-Missverhältnis und Geburtsstillstand, SSW 43
2. Kind   (* vor 10 Jahren), Sohn, geplanter Kaiserschnitt wegen Schädel-Becken-Missverhältnis und Wehenschwäche, SSW 39
3. Kind   (* vor 5 Jahren), Tochter, geplanter Kaiserschnitt wegen psychischer Belastung der Mutter, SSW 37
4. Kind   (* vor 2 Jahren), Sohn, Spontangeburt, SSW 41

Ich hatte drei Kaiserschnitte und war eine Meisterin des Verdrängens. „Ist doch egal, wie es rauskommt, Hauptsache, das Kind ist gesund!" Erst beim vierten Kind durfte ich es erleben, das Wunder der Geburt. Ohne OP-Hemd, ohne grüne Menschen, ohne weitere Narbe am Bauch.

Doch von vorn: Mit 18 Jahren war ich zum ersten Mal schwanger. 13 Tage nach dem errechneten Entbindungstermin wurde ich stationär aufgenommen. Das Ende vom Lied war eine tagelange Einleitung, mit starken Wehen am Tropf, gefolgt von einem Notkaiserschnitt in Vollnarkose. Als ich aufwachte, saß meine Schwester da, meine Tochter im Arm, die Kleine gebadet, angezogen.

Schon vier Monate später war ich mit meinem Sohn schwanger. Durch die rasche Schwangerschaftsfolge hatte ich kaum Reserven und fühlte mich bald nur noch elend. Etwa in der 38. Woche bat ich meine Frauenärztin, irgendwas zu tun. Sie rief in der Klinik an und machte einen Termin aus für eine primäre Re-Sectio. Mir war alles egal. Als ich geweckt wurde, spürte ich sofort die furchtbaren Schmerzen. Es war die Hölle, ich konnte mein Baby nicht halten, nicht stillen. Ich fühlte mich schrecklich.

Fünf Jahre später freuten wir uns sehr, als sich unser drittes Kind ankündigte. In dieser Schwangerschaft ging es mir leider von Beginn an schlecht. So wurde unsere Tochter schon in der 37. Woche geholt, weil mein psychischer Zustand nicht mehr auszuhalten war. Dafür, dass es ein Kaiserschnitt war, war es ein schönes Erlebnis, aber für eine Geburt …? Ich verdrängte wieder, mir ging es diesmal prächtig.

Ende November 2007 kündigte sich unser viertes Kind an, von dem ich so genau wusste, dass es zu uns kommen mag. Es fehlte noch ein blonder Laus-bub. Diesmal fühlte ich mich gut! Stark! Ich hatte urplötzlich ein großes Vertrauen in meinen Körper. Die Vorsorge ließ ich nur von meiner Hebamme bei mir zu Hause machen, das war urgemütlich, stressfrei und hatte so gar nichts Medizinisches an sich. Nur für die drei Ultraschallscreenings ging ich in die Praxis meiner Frauenärztin.

Über die Geburt machte ich mir zuerst nicht viele Gedanken, ich wollte auch gar nichts lesen oder wissen. Einfach alles auf mich zukommen lassen. Doch bald war klar: Eigentlich will ich keinen Kaiserschnitt mehr, schon gar nicht geplant. Jetzt bin ich bereit! Es fühlte sich einfach richtig an, zu keiner Zeit hatte ich Angst. Während der Schwangerschaft hatte ich ganz oft wunderbare Träume von einer natürlichen Geburt. Das machte mich immer stärker und sicherer. Eine Zeit lang saß der Lausbub mit dem Po nach unten und ich hatte schon das Gefühl, er wolle mir sagen, dass es keine so gute Idee sei, eine spontane Geburt zu versuchen. Doch er drehte sich dann noch rechtzeitig um. Am Schluss habe ich viel Himbeerblättertee getrunken und meine Hebamme machte bei mir eine Akupunktur, die mir wieder Kraft gab.

Am errechneten Entbindungstermin schickte mich meine Hebamme in das Krankenhaus, um ein CTG schreiben und einen Ultraschall machen zu lassen. Dem Baby ging es gut. Leider war der Professor der Entbindungsstation gar nicht erfreut über meine Pläne und machte mir sehr deutlich klar, dass er einer spontanen Geburt in seinem Krankenhaus nicht zustimme. Sein Oberarzt hatte mir das zwei Monate zuvor jedoch versichert. Tja, nun stand ich da.

Ich durfte mir also eine neue Klinik suchen. Das war nicht einfach! Aber nicht unmöglich. Ich fand ein anthroposophisches Krankenhaus, jedoch zwei Autostunden von uns entfernt! Vier Tage später war ich dort zur Vorstellung. Bereits einmal hatte dort eine Frau nach drei Kaiserschnitten ein Kind spontan geboren. Der Arzt gab mir einen Termin zur Einleitung, von selbst würde ich wohl keine Wehen bekommen, meinte er.

Zu Hause sprach ich mit meinem Kind im Bauch. Ich überlegte und mir fiel wieder ein, dass ich unbedingt meine Osteopathin anrufen wollte, damit sie mein Becken anschaut. Meine Symphyse stand schief, der Kopf des Babys genau davor, und mein Beckenboden war verspannt. Sie hat das alles wunderbar gerichtet.

Ich war noch Kaffee trinken mit zwei Freundinnen, währenddessen hatte ich schon Wehen. Das Köpfchen rutschte runter, jawohl! Abends hatte ich stärkere Wehen. Mein Mann wollte, dass wir fahren. Doch ich war völlig ruhig: Es geht noch nicht los! Am nächsten Abend waren die Wehen wieder da, nicht so stark und nicht so regelmäßig, aber ich wusste – nun ist etwas anders.

In der Klinik waren die Wehen regelmäßig. Leider musste ich jede Stunde an das CTG. Um 10 Uhr brachte mir die Hebamme noch einen Wehencocktail, weil meine Wehen zwar stark, aber eher kurz waren. Um 11 Uhr platzte meine Fruchtblase, und ich wurde das erste Mal untersucht. Mein Muttermund hatte sich auf vier Zentimeter eröffnet.

Der Oberarzt riet mir zu dem Zeitpunkt schon zur PDA, doch ich hoffte, dass ich es ohne schaffen würde. Das Schreiben des CTGs wurde immer unangenehmer. Es war wirklich lästig. Doch da kam ich nicht drumherum. Sonst hatten wir viel Ruhe, und manches Mal hätte ich mir mehr Betreuung durch die Hebammen gewünscht. Ich hatte mir zuvor so viele Gedanken gemacht, was ich alles nicht haben möchte unter der Geburt, doch über Dinge, die mir helfen könnten, habe ich nicht nachgedacht.

Um 14 Uhr war ich fürchterlich am Stöhnen bei jeder Wehe. Wir zogen nun vom Wehenzimmer um in den Kreißsaal. Nun wollte ich eine PDA. Und zwar schnell! Die Wehen kamen alle anderthalb Minuten und waren auf dem CTG keine Berge, sondern Rechtecke. Ich hatte das Gefühl, es zerreißt mich innerlich. Es war eine Urgewalt! Als die PDA saß, spürte ich sofort, dass sich der Muttermund weiter öffnete, es drückte nun ziemlich. Der Oberarzt schaute nach – Muttermund vollständig! Er meinte, er komme noch mal in 20 Minuten, bis dahin solle das Baby noch von alleine runterrutschen, damit ich nicht so viel pressen muss.

Er war weg, und die Herztöne meines Babys wurden dann leider sehr schlecht. Ich bin aber heute noch allen dankbar, dass keine Panik verbreitet wurde. Nun konnte ich bei jeder Wehe mitpressen. Der Platz reichte nicht, der Arzt musste mich schneiden. Die Herztöne blieben immer noch schlecht. Der Oberarzt nahm eine kleine Saugglocke und zog, während ich bei jeder Wehe presste. Ich presste – noch einmal, so fest ich konnte!

Dann schrie mein Junge! Da war er, sofort auf meinem Bauch. Die Kinderärztin stand nur daneben und schaute. Er war ein properes Kerlchen und nach wenigen Minuten hatte er sich von dem größten Schock erholt und saugte das erste Mal an der Milchbar.

Nüchtern betrachtet war es keine wirklich natürliche Geburt. Tja, es war halt doch meine erste „richtige" Geburt, beim nächsten Mal weiß ich Bescheid.

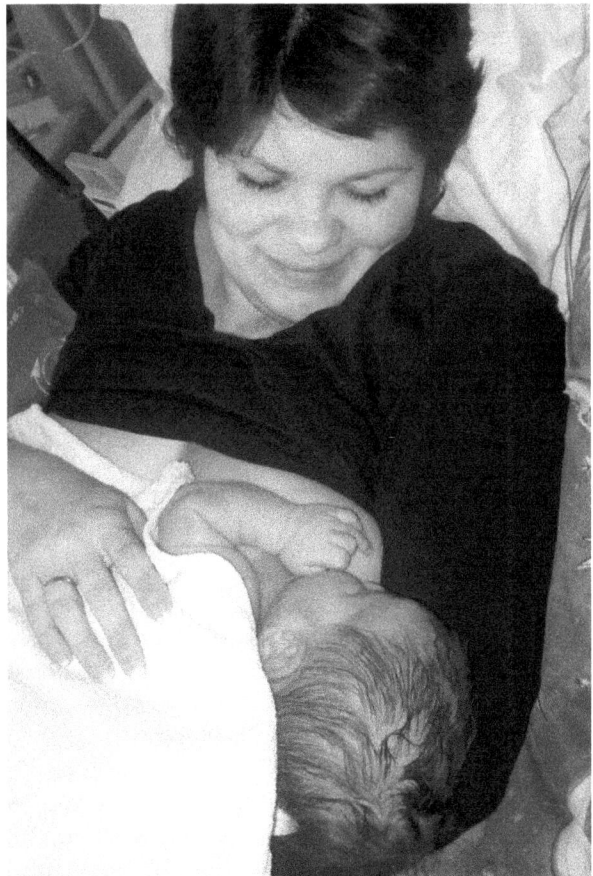

[T24] Vanessa, 30
Beruf: Chemielaborantin

1. Kind (* vor 3 Jahren), Tochter, Kaiserschnitt wegen
schlechter kindlicher Herztöne, SSW 41
2. Kind (* vor 1 Jahr), Tochter, Kaiserschnitt wegen Geburtsstillstand
in der Austreibungsphase, SSW 41

„Obwohl beide Geburten mit einem Kaiserschnitt endeten, erlebte ich die zweite, von mir viel besser vorbereitete Geburt als viel schöner."

Ich bin Mutter von zwei süßen Mädels. Obwohl beide Geburten mit einem Kaiserschnitt endeten, erlebte ich die zweite, von mir viel besser vorbereitete Geburt als viel schöner.

Die erste Geburt wurde auf Anraten meines Arztes eingeleitet. Dazu gingen wir morgens in unsere Wunschklinik. Das Wehenmittel zeigte allerdings keine Wirkung. Mit einem Mal überkam mich ein extremes Gefühl der Verzweiflung. Ich musste weinen und bat meinen Mann, mich in den Arm zu nehmen. Ich dachte: Du kannst diese Geburt nicht überstehen, du kannst keine gute Mutter sein, wie soll ich mein zukünftiges Leben meistern?

Nach einiger Zeit legte sich dieses Gefühl wieder und plötzlich setzten die Wehen ein. Aber nicht so langsam, wie man es sich vorstellt. Direkt bei der ersten Wehe musste ich mich am Geländer abstützen. Bei der Untersuchung im Kreißsaal war mein Muttermund 3 cm geöffnet. Die Eröffnungsphase ging ziemlich schnell. Rasch war der Muttermund bei 6 Zentimetern und die diensthabende Hebamme, die mich untersuchte, war sich sicher, dass wir unser Kind noch an diesem Tag in den Armen halten würden.

Der Schmerz und der Druck, aber auch mein Schamgefühl wurden immer stärker. Ich hätte in der Situation so dringend eine Hebamme gebraucht, die ständig bei mir bleibt, aber es war keine aufzutreiben. Ich verzweifelte. Ich biss ins Kissen und atmete während der Wehen nicht mehr. Ich wusste einfach nicht, wie ich mit der Situation und dem Schmerz umgehen sollte. Als nach dem Schichtwechsel die neue Hebamme kam, meinte sie zuerst: „Nein, nein, nein, Sie atmen ja völlig falsch!" Nach der Untersuchung riet sie mir zu einer PDA, weil der Kopf des Kindes nicht richtig sitzen würde. Und dann begann der Sport: Drei Wehen auf der rechten Seite, drei auf der linken. Dann im Vierfüßler mit kreisenden Bewegungen, Hohlkreuz,

Katzenbuckel. Ich betonte mehrmals, dass ich unter keinen Umständen einen Kaiserschnitt haben wollte.

Nach 6 Stunden wurde das CTG schlechter. Die Hebamme machte uns klar, dass unser Kind bald geboren werden musste. Es kam eine Ärztin hinzu. Diese beobachtete mich eine Zeit lang still, um einen Überblick zu bekommen. Die Stimmung war sehr angenehm und ruhig. Dann wurde mein Muttermund per Hand vollständig geöffnet und mir ein Wehenmittel verabreicht. Ich sollte nun pressen, um die Geburt schnell zu beenden. Die Hebamme bereitete alles für die Ankunft unseres Mädchens vor. Ich war so erleichtert, dachte „Gott sei dank, wir haben es bald geschafft". Bei den Presswehen gingen allerdings die Herztöne massiv runter. Als eine zweite Ärztin kam, wurde ein Kristellergriff durchgeführt. Doch dann entschied man, dass ein Kaiserschnitt nötig sei. Ich war fassungslos! Zum Wohle meines Kindes stimmte ich zu.

Während ich für die OP vorbereitet wurde, wurde mir übel. Ich fing an zu zittern. Als wir nach der Entbindung im Überwachungsraum waren, konnte ich meine Tochter nicht in den Arm nehmen. Ich hatte Angst, sie fallen zu lassen. Als ich auf die Station kam, wurde unsere Tochter in das „Kinderzimmer" gebracht, damit ich mich ausruhen konnte.

Es war eine Geburt, wie ich sie nie haben wollte: einen Kaiserschnitt, völlige Erschöpfung, so dass ich die Nähe zu meinem Kind nicht genießen konnte, und eine Bauchwunde, die mich davon abhielt, in der Sommerwärme Spaziergänge zu machen.

Als ich ein zweites Mal schwanger war, suchte ich mir eine ganzheitliche Hebamme. Dadurch, dass wir die gleichen Ansichten hatten, konnte ich ihr ganz vertrauen. Sie machte mir klar, dass auch diese Geburt möglicherweise wieder ein Kaiserschnitt werden würde. Aber wir hätten die besten Voraussetzungen und sie würde mich mit all ihren Kräften unterstützen. Sie legte mir nahe, in einem stillfreundlichen Krankenhaus, ganz in der Nähe, zu entbinden. Und das war die allerbeste Entscheidung.

Ich wurde gegen 7 Uhr von den ersten Wehen geweckt. Ich rief meine Hebamme an, die sofort kam. Wir wollten, solange es ging, bei uns zu Hause bleiben, um uns in der gewohnten Umgebung auf die Geburt vorbereiten zu können. Weit kamen wir allerdings nicht. Der Tee war noch nicht fertig, als meine Hebamme meinte, dass es Zeit sei, in die Klinik zu fahren. Dort angekommen (um circa 10 Uhr) war der Muttermund bei 9 Zentimetern. Mir wurde wieder eine PDA nahegelegt, um die Geburt voranzutreiben. Der Kopf lag noch immer sehr hoch. Die PDA zeigte nur kurz ihre Wirkung. Die Schmerzen wurden immer schlimmer. Dazu kam, dass ich mich überhaupt nicht motivieren konnte. Warum sollte ich diese Schmerzen aushalten, wenn es doch eh ein Kaiserschnitt werden würde? Ich bettelte um einen Kaiserschnitt, damit diese Schmerzen endlich ein Ende fanden. Und die Ärzte trafen ihre Entscheidung für eine erneute Sectio auch ziemlich schnell. Ich war so froh, dass meine Hebamme die ganze Zeit bei mir war!

Die Atmosphäre während der Operation war total nett. Wir unterhielten uns – aber auf einmal wurde es hektisch. Der Schnitt musste vergrößert werden, die Gespräche rissen ab. Ich hielt den Atem an! Meine Gebärmutter war fast gerissen, daher hatte ich auch so starke Schmerzen. Dann wurde mir mein Kind auf die Brust gelegt. Es war ein so schönes Gefühl! Ich musste weinen und nahm um mich herum nichts mehr wahr als nur mich und dieses kleine Menschenkind.

Nach einiger Zeit fragte ich meine Hebamme, ob ich die Kleine noch im OP-Saal anlegen könnte. Ich war fasziniert, dass mein kleines Mädchen so gierig an mir saugte.

Wir kamen in den Kreißsaal zurück und hatten unendlich viel Zeit, uns als Familie kennenzulernen. Meine Hebamme hielt sich im Hintergrund und beobachtete unsere Tochter. Als sie davon überzeugt war, dass alles seine Richtigkeit hatte, ließ sie uns allein. Erst einige Zeit später wusch sie unsere Kleine und nahm die technischen Daten auf. Danach wurde ich gewaschen und angezogen. So viel Fürsorge! Als unsere Hebamme uns allen noch etwas zu essen gebracht hatte, verabschiedete sie sich von uns.

Auch die Zeit auf der Wöchnerinnenstation empfand ich als sehr liebevoll. Das Personal hatte viel Zeit und beantwortete gerne alle Fragen. Und als sich wieder Stillprobleme abzeichneten, sagte eine Schwester ganz nett zu mir: „Jede Frau kann stillen. Manchmal dauert es eben bis zu zwei Wochen. Machen Sie sich keine Sorgen, Sie können so lange hier bleiben, bis alles bestens klappt." Damit wurde mir jegliche Last genommen.

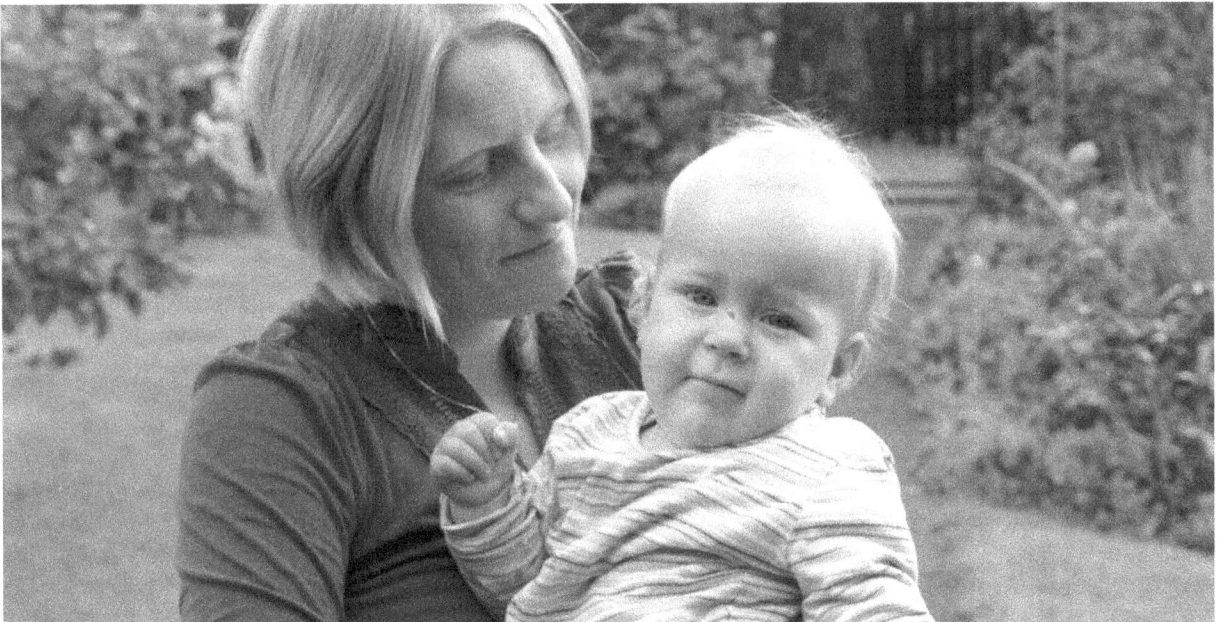

1. Kind   (* vor 9 Jahren), Tochter, Kaiserschnitt wegen Geburtsstillstand
           nach 36 Stunden, Sternengucker SSW 41
2. Kind   (* vor 6 Jahren), Sohn, Kaiserschnitt wegen
           schwacher Herztöne des Kindes, SSW 40
3. Kind   (* vor 2 Jahren), Tochter, geplanter Kaiserschnitt wegen
           Verdacht auf großes Kind (4.060 Gramm), SSW 40

Unsere Große war geplant. Ein Wunschkind. Für uns kam im Vorfeld nie das Thema Kaiserschnitt auf, selbst im Geburtsvorbereitungskurs wurde es nur angerissen und kurz erwähnt, dass es diese Form der Entbindung gibt, aber keineswegs erörtert. Ich war mir sicher, dass ich „normal" entbinden würde – warum auch nicht, ich war jung, gesund, die Schwangerschaft verlief problemlos.

Dann war der Tag des Termins, aber es geschah nichts, und so ging es noch zehn unendlich lange Tage weiter. Am neunten Tag nach dem Termin habe ich einen Rizinus-Cocktail auf Anraten meiner Hebamme genommen, aber außer leichten Wehen geschah nichts. Am nächsten Morgen habe ich noch einen Rizinus-Cocktail getrunken, und dann ging alles ganz schnell und heftig los. Die Wehen kamen im Minutentakt und sehr heftig, sie bildeten einen regelrechten Wehensturm. Ich bekam einen Wehenhemmer, sodass die Wehen nun wesentlich schwächer wurden und zum Schluss völlig versiegten.

Da ich schon so weit überfällig war, meinte die Hebamme, man sollte nun sehen, dass das Baby an diesem Tag auch kommt. Deshalb wurde mir wieder eine Infusion mit Wehenmedikamenten gegeben. Dann bekam ich wieder Wehenhemmer. So ging das endlos. Ich kam mir unheimlich alleingelassen vor. Nach 36 unendlichen Stunden im Kreißsaal ist die Fruchtblase geplatzt und die Hebamme schaute mal vorbei. Sie untersuchte mich und meinte, sie könnte keine Fontanelle spüren, eher so etwas wie ein Geschwür. Dann ging alles ganz schnell, eine Ärztin wurde geholt und sie sagte nach der Untersuchung: „Kaiserschnitt, so kann das Baby auch nicht kommen!" Dann ging es in den OP. Ich hatte solche Angst um mein Baby, es wurde gar nicht mit mir geredet und meine Fragen verhallten irgendwo zwischen den kalten Krankenhauswänden. Unsere Tochter war ein Sternengucker in Gesichtslage.

Auch die zweite Schwangerschaft verlief völlig problemlos. Ich hatte Angst vor der Geburt, sorgte aber recht gut vor, weil ich mir eine nette Beleghebamme suchte. Die Wehen setzten einen Tag nach dem errechneten Termin von selbst ein. Aber der Muttermund ging nicht auf. Doch plötzlich sackte mein Bauch regelrecht nach unten und die Herztöne meines Babys wurden sehr, sehr schlecht. Die Ärztin, die meine Hebamme gerufen hatte, gab mir eine Spritze mit Wehenhemmern. Aber dann waren die Herztöne in dem Moment nicht auffindbar. Die Ärztin sagte dieses Wort, vor dem ich so Angst hatte: Kaiserschnitt! Also wieder Vollnarkose. Ich wurde in den OP geschoben, hatte panische Angst und war mir sicher, dass man mir später sagen würde, mein Baby hätte es nicht geschafft. Doch unser Sohn war gesund. Er hatte sich aufgrund seiner Größe die ganze Zeit nicht ins Becken gesenkt.

Meine dritte Schwangerschaft verlief im Großen und Ganzen auch problemlos. Meine Angst vor der Geburt war wirklich immens. Ich suchte mir eine gute Ärztin. Diese teilte zwar nicht meine Begeisterung für eine spontane Geburt, aber sie hinderte mich auch nicht an meinem Vorhaben. Mein Mann und ich erkundigten uns in einigen Kliniken. Eine war nicht sehr groß, aber groß genug, um genügend Erfahrung mit Entbindungen nach mehreren Sectiones zu haben. Die Ärzte waren sehr, sehr nett und erfahren und bestärkten mich in meinem Vorhaben, dieses Baby spontan zu gebären. Allerdings gab es einige Einschränkungen. Bei jeder Vorsorgeuntersuchung wurde das Baby per Ultraschall vermessen.

Ich war wirklich hin- und hergerissen. Jede Meinung von außen nahm ich an. War diese negativ, tendierte ich zum geplanten Kaiserschnitt, bei dem ich wenigstens die Geburt wach miterleben konnte. War die Meinung positiv, war ich euphorisch und mir sicher, dass es diesmal klappen musste. Durch das Internet kam ich in Kontakt zu einer Mutter, die nach zwei Kaiserschnitten spontan entbunden hatte. Sie machte mir immer wieder Mut, es zu versuchen, gab mir Tipps und Hinweise bei der Planung der Geburt.

Der Termin rückte näher, ich ließ nichts unversucht, um die Wehen auszulösen: Akupunktur, Treppensteigen, Himbeerblättertee und noch so einiges mehr. Nichts half. Einen Tag nach dem errechneten Termin gingen wir zur weiteren Besprechung ins Krankenhaus. Dort hatte ich auf dem CTG leichte Wehen, der Befund der Untersuchung war allerdings immer noch sehr unreif: Gebärmutterhals erhalten, Muttermund zu. Die Ärztin machte einen Ultraschall und vermaß das Baby. Sie kam auf ein geschätztes Gewicht von 4.060 Gramm. Nun riet auch sie mir von einem Spontanversuch ab. Sie war aber sehr freundlich, erklärte mir noch einmal die Risiken. Ich war sehr froh, dass es nun rasch gehen könnte und ich nicht wieder Zeit zum Grübeln hatte.

Der Anästhesist war unglaublich nett. Dann ging es in den OP, wo schon mein Mann wartete. Das Team stellte sich kurz vor. Es war wirklich so irreal, ich spürte nichts mehr und nun sollte mein Baby kommen – so ohne Wehen, ohne Schmerz, und doch wach?

Die Schwester an meinem Kopf schaute immer mal wieder über das Tuch hinweg und sagte mir, was gerade gemacht wurde. Dann hörten wir den ersten Schrei – unvergesslich, und unsere kleine Maus wurde uns auch sofort gezeigt. Sie schaute mich an und war schlagartig ruhig, sie schaute mich nur an. Unsere Gesichter berührten sich, mir kullerten die Tränen vor Glück. Ich konnte sie riechen. Diesen Moment werde ich nie in meinem Leben vergessen. Dies war tatsächlich der glücklichste Moment meines Lebens. Dann wurde sie kurz hinausgebracht und mein Mann und ich weinten vor Glück. Dann wurde uns unsere Tochter zurückgebracht. Sie wurde mir auf Schulter und Brust gelegt. Später sagte die Hebamme, sie gehe nun raus mit Baby und Papa. Ich war so überwältigt und glücklich nach dieser phantastischen Geburt.

Im Kreißsaal hatten wir noch zwei ungestörte wundervolle Stunden zusammen. Mein Mann sagte mir, er sei so stolz auf mich, ich sei so tapfer gewesen und hätte ihm eine wundervolle Tochter geschenkt. Dafür liebe ich ihn.

Unsere Tochter war auch wieder ein Sternengucker und hatte die Nabelschnur dreimal um den Hals und dann noch einmal um den Körper gewickelt. Vielleicht wusste sie es und hat sich deswegen nicht vor Termin auf den Weg ins Leben gemacht.

Dieser dritte Kaiserschnitt hat mich endlich entschädigt. Ich habe nun das Gefühl, einem Baby aktiv das Leben geschenkt zu haben, eine gute Mutter und eine „richtige" Frau zu sein.

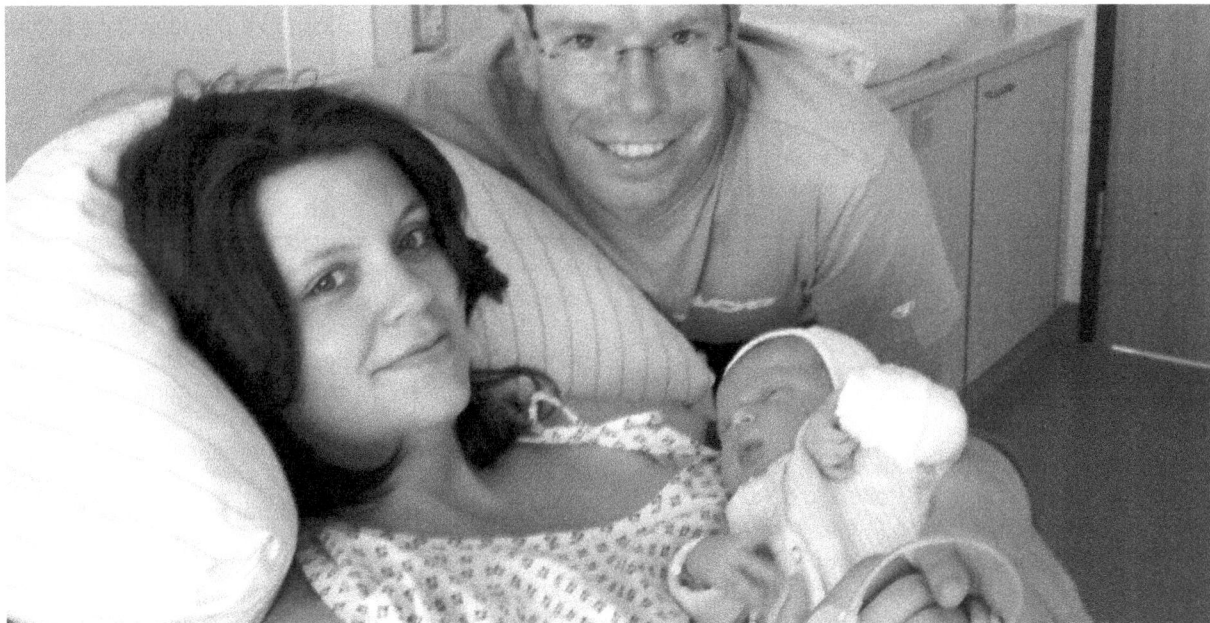

„In schwierigen Zeiten, wenn ich denke, ich schaffe es nicht mehr, werden mir meine natürlichen Geburten bewusst."

1. Kind   (*vor 10 Jahren), Sohn, Kaiserschnitt, da das Kind nicht
           in den Geburtskanal gerutscht ist, SSW 41
2. Kind   (* vor 8 Jahren), Tochter, Kaiserschnitt auf Anraten der Ärzte, SSW 38
3. Kind   (* vor 5 Jahren), Sohn, Spontangeburt, SSW 40
4. Kind   (* vor 3 Jahren), Sohn, Spontangeburt, SSW 39
5. Kind   (* vor 1 Jahr), Tochter, Spontangeburt, SSW 38

Vor 8 Jahren kam unser erster Sohn durch einen Kaiserschnitt auf die Welt, nach 12 Stunden Wehen, einem geöffneten Muttermund, allerdings lag er schief im Becken, und damals wurde kein anderer Weg gesehen, als ihn per Kaiserschnitt aus meinem Bauch zu holen. Er tat sich sehr lange schwer, so auf diese Welt geholt worden zu sein.

Zwei Jahre später wurde unser zweites Kind, ein Mädchen, geboren, leider ebenfalls per Kaiserschnitt. Während der Wehen rutschte sie aus dem Geburtskanal wieder hinauf in den Bauchraum. Da ich leider in einem Krankenhaus in Wien war, wo ab dem Vormittag geplante Kaiserschnitte an der Reihe waren, blieb mir in der Nacht nicht viel Zeit, zu entscheiden, ob wir noch warten sollen oder nicht, sondern ich unterschrieb meine Einverständniserklärung zur OP. Eine Stunde später hatte ich mein Baby in Händen. Ihr ging es nach der Geburt gut, mein Mann konnte bei der Geburt dabei sein, und ich ließ mein Kind danach keine Sekunde von mir weg.

Nach meinen beiden ungewollten Kaiserschnitten hatte ich mit dem Thema einer vaginalen Geburt für mich abgeschlossen.

Als ich nun zum dritten Mal schwanger war und meinen ersten Termin bei meiner Gynäkologin hatte, meinte sie, dass eine natürliche Geburt für sie schon eine Möglichkeit sei, obwohl ich mit ihr meine „perfekt geplante Sectio" besprechen wollte. Mit diesem neuen Gedanken ging ich nach Hause und traf kurz darauf meine neue Hebamme, die sich ebenfalls vorstellen konnte, mich bei einer vaginalen Geburt zu begleiten. Während der Schwangerschaft wuchs dann immer mehr der Wunsch in mir, tatsächlich diesen Schritt zu gehen. Mein Baby war in Beckenendlage, aber ich beschloss abzuwarten, ob es sich von selbst drehen würde und dies als Zeichen zu sehen, dass es bereit sei und sein Umfeld so gut kenne, dass dieser Weg der passende für es sein würde. Und tatsächlich drehte es sich in der 35. Schwangerschaftswoche. Parallel dazu habe ich den Tipp bekommen, zu einer Frau zu gehen, die innere Narben „sehen" kann. Diese gab mir viel Sicherheit.

Gemeinsam besuchten mein Mann und ich noch den Geburtsvorbereitungskurs bei unserer Hebamme. Vor allem mein Mann konnte seine Bedenken und Zweifel gut mitteilen und austauschen.

Ein letzter wesentlicher Schritt kam dann am Abend der Geburt. Während mein Mann versuchte, unsere Kinder ins Bett zu legen und ich bereits den ganzen Tag Wehen hatte, las mir meine Hebamme eine Geburtsreise vor. Dabei merkte ich, dass ich gut bis zu dem Punkt gehen konnte, den ich bereits erlebt hatte – die Eröffnungsphase –, und bis zu jenem Punkt der Austreibungsphase. Dann war es bereits gegen Mitternacht, die beiden Großen schliefen, und wir fuhren ins Spital. Meine Schwester blieb bei den Kindern zu Hause.

Dort angekommen merkte ich, dass ich etwas irritiert war, denn an den meisten Schränken im Gebärzimmer war die Aufschrift „PDA" zu lesen. Während der Geburt war ich einfach nach 24 Stunden ohne Schlaf völlig erschöpft, hing noch irgendwie halb im Bett, halb auf meinem Mann, und ließ mich von den Wehen treiben und auch ziemlich durchpeitschen. Bei den letzten Wehen, als der Kopf meines Babys über die Narbe strich, hatte ich so brennende Schmerzen, dass ich dachte, ich würde zerreißen. Das war die Hölle, vor allem auch für alle Anwesenden, zumal meine Gynäkologin am Vortag eine vaginale Geburt nach einem Kaiserschnitt begleitet hatte, die in einem Notkaiserschnitt geendet hatte. Aber als ich dann hörte, dass der Kopf schon fast da war, hielt ich es nicht mehr aus, presste einmal, und mein Baby war da, lag nach 2 Sekunden in meinen Armen, ohne dass ich wusste, ob es ein Bub oder Mädchen ist, ob es 10 Finger hat oder was auch immer – einfach nur wir beide. Dieses Gefühl der Nähe und Geborgenheit, diese gewaltige Kraft war faszinierend.

Meine Gynäkologin bedankte sich für die Geburt und verschwand, wir versuchten Essen aufzutreiben und frühstückten im Gebärzimmer, mein Sohn schlief friedlich in meinen Armen, dann fuhren wir nach Hause und schliefen alle zu Hause weiter.

Nach zwei Jahren wurde ich wieder schwanger und das Thema einer Hausgeburt schwebte mir vor Augen. Doch waren waren da ein paar Hindernisse zu bewältigen, nämlich noch ziemlich spät, das heißt in der 25. Woche, eine Hebamme zu finden, die mit uns diesen Weg geht. Fast schien es so, als solle es nicht so sein. Doch zum Glück passte dann alles gut zusammen und eine sehr fähige Hebamme begleitete uns bei diesem Erlebnis.

Diese Geburt zu Hause war noch einmal ganz anders, hier konnte ich so ganz auf mich und mein Baby hören und wurde nicht abgelenkt von äußeren Einflüssen. Es war auch sehr angenehm, nicht daran denken zu müssen, irgendwann die Geburt für die Fahrt ins Spital unterbrechen zu müssen, wodurch der ganze Ablauf auch viel flüssiger war. Mein Mann machte sich allerdings große Sorgen und es war für ihn sehr hilfreich, dass wir drei – die Hebamme und wir beide – die Abmachung getroffen hatten, dass wir sofort die Geburt zu Hause abbrechen, wenn einer ein mulmiges Gefühl bekommt. Des Weiteren gab es für einen Abbruch auch ganz klare Indikatoren, wie z.B. eine komplett anders verlaufende Geburt (da die drei ersten Geburten von Intensität und Dauer ziemlich ähnlich lang und heftig waren) oder wenn es dem Baby schlecht ginge.

Ich konnte mich viel mehr fallen lassen, die Wehen als ein willkommenes Geschenk annehmen, auch wenn es anstrengend und schmerzlich war, und ich konnte noch mehr in mich und mein Baby versinken. Besonders schön war es dann, als nach der Geburt sofort unser ältester Sohn munter wurde und zu uns kam, mit der Zeit auch die anderen beiden dazukamen und wir alle gemeinsam schliefen und kuschelten. Es war einfach noch ein Schritt mehr des natürlichen Wachsens.

Als krönender Abschluss kam 2 Jahre später unsere zweite Tochter auch zu Hause auf die Welt, sehr zur Freude unserer großen Tochter, die sich unter all den Burschen schon sehr einsam gefühlt hatte.

Die Beziehung zu den beiden letzten Kindern war auch viel leichter für mich aufzunehmen, da es niemals eine Trennung gab. Durch die spontanen Geburten konnte ich meinem Herzen folgen, dessen Weg niemals von jemand anderem durchkreuzt worden war, es war einfach alles selbstverständlich und mit dem Leben verbunden.

Diese Kraft und diese Stärke erlebt zu haben, ist für mich einfach umwerfend gewesen. In schwierigen Zeiten, wenn ich denke, ich schaffe es nicht mehr, werden mir meine natürlichen Geburten bewusst, dann weiß ich wieder, welche Kraft in mir steckt, und das Leben sieht gleich ganz anders aus.

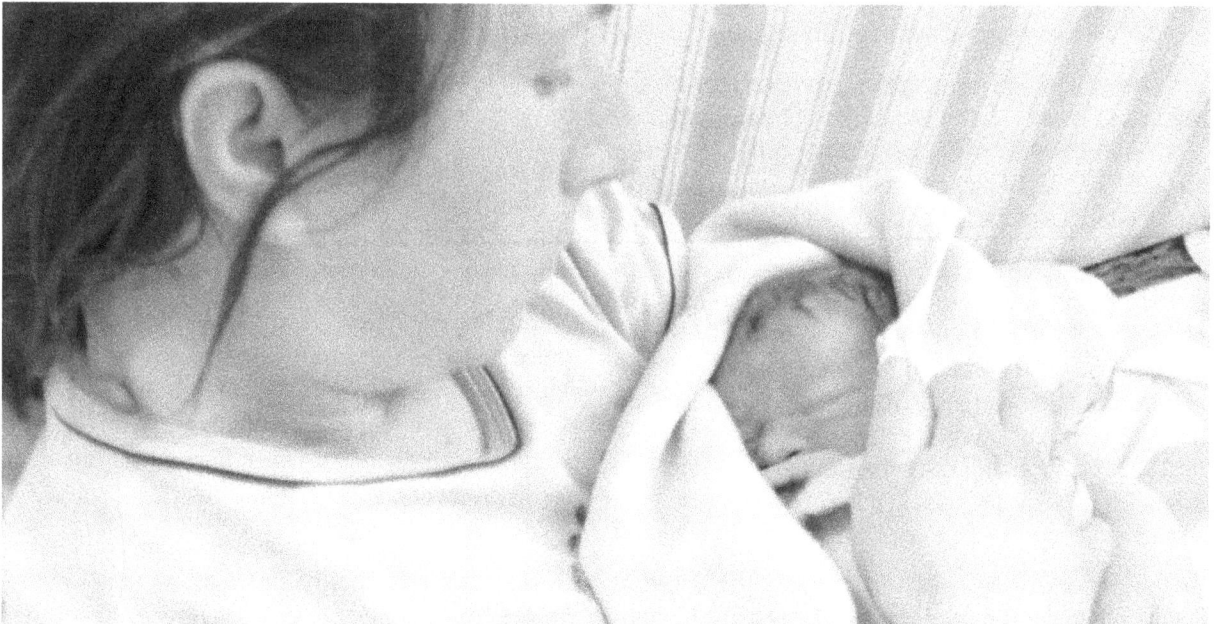

[T27] Insa, 34
Beruf: Hebamme, Still- und
Laktationsberaterin IBCLC

„Wir wollten immer eine große Familie. Nach diesen Erlebnissen überlegen wir uns das nochmal."

1. Kind (* vor 5 Jahren), Sohn, Kaiserschnitt wegen Schädel-Becken-Missverhältnis und Gestose*, SSW 41
2. Kind (* vor 2 Jahren), Sohn, Kaiserschnitt wegen Schädel-Becken-Missverhältnis, SSW 40

Obwohl ich Hebamme bin und wirklich genug unangenehme Geburtsverläufe miterlebt habe, war ich während der ersten Schwangerschaft guter Hoffnung. Um die 30. SSW hatte sich der Muttermund bei vorzeitigen Wehen schon auf einen Zentimeter geöffnet. Danach lag ich zu Hause auf dem Sofa und hörte Geburtsgeschichten aus der Familie, wo die Kinder – auch Erstgeborene – immer schnell gekommen waren.

Kurz und gut: Ich erwartete und freute mich auf die vaginale Geburt. Ich hatte überhaupt keine Angst, denn ich wusste mich für die Geburt in guten Händen in dem Krankenhaus, in dem ich sonst arbeitete.

In den letzten zwei Wochen vor der Geburt hatte ich jeden Abend kräftige Wehen. Ich habe sie brav veratmet und gedacht: „Ein bisschen kräftiger noch, dann kann ich los." Jede Nacht hörten die Wehen wieder auf. Dann begann die Zeit über Termin – alle zwei Tage zum Kontroll-CTG. Am Samstagmorgen in der Klinik waren alle fünf Minuten Wehen aufgezeichnet worden.

Ich kam wieder am Montagmorgen, nachdem ich in der Praxis meiner Ärztin wegen zu hohem Blutdruck Sternchen gesehen hatte. Den Oberarzt hatte ich mir ausgesucht, weil er nicht nur ein guter praktischer Geburtshelfer war, sondern auch, weil er sich bemühte, Sectiones zu vermeiden.

Leider riet mir dieser Mann nach der Aufnahme zum baldigen Schnitt. Er argumentierte in erster Linie mit der Gestose, vermutete bei meinem unreifen Vaginalbefund trotz bereits länger vorhandener Wehentätigkeit, dass eine Einleitung in einer Notsectio enden würde. Das CTG war zu der Zeit schon länger eingeengt bis silent. Ich habe die Indikation, auch im Nachhinein, nie angezweifelt.

Gegen Mittag wurde ich dann in den OP gefahren. Das Schlimmste für mich war das Legen der Spinal-anästhesie. Der Schmerz zuckt durch den ganzen Körper bis in die Fußsohlen. Der OP-Raum war mir ja bekannt. In unserem Krankenhaus war Bonding im OP Standard, das heißt auch, man wird so gelagert, dass man genug freies Gesichtsfeld hat, um den halben Raum zu überblicken. Mein aufgeregter Mann wurde neben mich gesetzt. Obwohl ich mich ablenkte, bekam ich mit, dass etwas nicht stimmte. Nach dem Geräusch des Absaugers für das Fruchtwasser war nicht, wie erwartet, gleich das Kind zu hören. Dann irgendwann haben sie meinen Sohn mit Kristellerhilfe herausbekommen.

Bevor er kurz zu den Kinderärzten kam, wurde er mir zur Bewunderung über das Tuch gehalten. Und dieser wirklich kurze Blick auf meinen Erstgeborenen ist mir im Gedächtnis geblieben. Ich dachte: „Dieses Baby soll meines sein?" Wenn ich ihn später, nach der Erstversorgung, das erste Mal gesehen hätte, hätte ich mich vielleicht gefragt, ob ich wirklich das eigene Kind überreicht bekam. So aber konnte ich das Baby lieben lernen.

Leider musste ich dann brechen – unbeweglich in Rückenlage, und damit wurde es nichts mit dem Bonding im OP. Zurück im Kreißsaal war mein Mann mit meinem Sohn beim Bonding. So hatte ich mir das für mein Baby gewünscht, für den Fall, dass ich verhindert sei.

Nach einer normalen Geburt wären wir sofort nach Hause gegangen. Jetzt mussten wir uns der Wochenstation ausliefern. Mir ging es sehr schlecht. Ich hatte einen Kaiserschnitt mit Schnitterweiterungen, Rippenbrüche durch die Kristellerhilfe und ein Baby, das mir die Brustwarzen kaputt machte.

Der Tropfen, der das Fass zum Überlaufen brachte, waren aber die Schwestern, die grob und unhöflich waren. Nach zwei Tagen bin ich nach Hause gegangen.

Erst später merkte ich sehr enttäuscht, wie der Mutterpass ausgefüllt war. Als Indikation stand da „V.a. Missverhältnis mit beg. Gestose", Schnitterweiterung sowie Rippenbrüche nach Kristellerhilfe waren gar nicht aufgeführt, und schließlich war ein falsches Entlassungsdatum mit falsch unauffälligem Blutdruck aufgeführt.

In der zweiten Schwangerschaft war ich nicht so guter Hoffnung. Ich habe eine Schilddrüsenerkrankung, und nachdem es erst hieß, ich sei unfruchtbar, war ich dann doch plötzlich schwanger, mit, so schallte es von allen Seiten, „hohem Missbildungsrisiko", „Nervenschäden".

Da sich die Schilddrüse lange Zeit nicht einstellen ließ, ging es mir sehr schlecht – physisch und psychisch. Außerdem waren wir umgezogen und ich würde nicht in meiner eigenen Klinik entbinden können. Totale Auslieferung also.

Da ich wieder Blutdruckschwankungen und einen übermäßig großen Bauch bekam, holte ich mir einen Termin zur Einleitung in der 40. SSW. Ich wollte nicht wieder warten, bis keine Zeit zum vaginalen Entbinden mehr wäre wegen einer Gestose.

Als ich am entsprechenden Tag in der Klinik auftauchte, hatte ich häufig Wehen bei einem unreifen Muttermundsbefund. Daher waren die üblichen Einleitungsmedikamente kontraindiziert.

Als einziges Mittel, das ich noch probieren durfte, erwähnte der Arzt den Wehencocktail der Hebammen. Ich selber hatte beruflich keine Erfahrungen damit. Mir wurde gesagt, dass es sich um ein Getränk aus verschiedenen, natürlichen Abführmitteln handle. Ich würde abführen, dann würden sich meine Wehen verstärken und in Geburtswehen übergehen, oder schlimmstenfalls ergebnislos nach etwa sechs Stunden wieder aufhören.

Ich trank das Zeug. Ich bekam Wehen. Kräftige, sehr schmerzhafte Wehen alle drei bis fünf Minuten, mit Tendenz zur Dauerkontraktion. Nur waren sie nicht nur nicht muttermundswirksam, sondern sie hörten auch nicht nach sechs Stunden wieder auf!

Am nächsten Morgen stimmte ich einer Sectio zu. Ich musste bis mittags warten.

Ich hatte furchtbare Angst vor dem Legen der Spinalen. Als ich meine Angst äußerte, wurde ich von einem Mann unerwartet barsch angeschnauzt. Ich war in einem fremden Raum fremden Menschen ausgeliefert.

Die Lagerung war so, dass ich nichts sehen konnte außer dem weißen Tuch, geschätzte zwei Zentimeter über meiner Nase. Solange ich noch denken konnte, machte ich mir Sorgen, wo da der Platz für mein Baby zum Bonden sei.

Was dann passierte, kann ich nicht wirklich in Worte fassen: Der Anästhesist glaubte mir nicht, dass ich noch etwas spüren würde. Schließlich habe ich diesen Kaiserschnitt ohne Narkose miterlebt, bis ich irgendwann – da war ich schon fast wieder zugenäht – ohnmächtig wurde. Später kam ich im Kreißsaal kurz wieder zu mir.

In diesem Krankenhaus waren die Hebammen und Schwestern auf der Wochenstation toll. Trotzdem bin ich wieder nach zwei Tagen nach Hause gegangen. Zum einen, weil ich zu meiner Familie wollte, und zum anderen der unangemessenen Art der Ärzte wegen.

Mein Mann hat fünf Geschwister, ich habe drei. Wir wollten immer eine große Familie. Nach diesen Erlebnissen überlegen wir uns das nochmal.

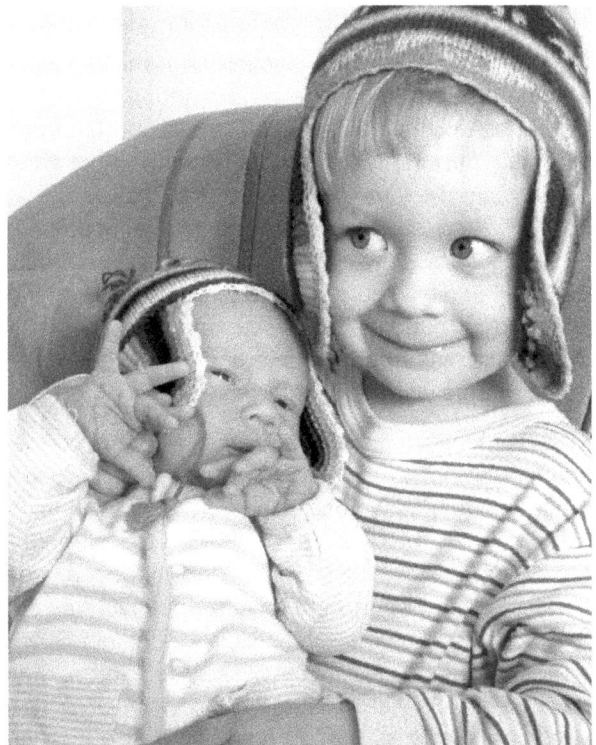

[T08] Karina, 34
Beruf: Dipl.-Ing. (FH); Hausfrau

„Beim Kaiserschnitt vermeidet man das Schlimmste an der Geburt. Aber man verpasst auch das Allerschönste."

1. Kind (* vor 4 Jahren), Tochter, Kaiserschnitt wegen hohem Geradstand, SSW 42
2. Kind (* vor 2 Jahren), Tochter, Spontangeburt, SSW 41

Gemäß Mutterpass fällt „Zustand nach Sectio" in den Bereich „Risiko". Bei den ersten Untersuchungen und Gesprächen mit der Ärztin und der Hebamme gibt es viele wohlmeinende Aussagen: Die Chance, das zweite Kind spontan zu gebären, sei genauso hoch wie ohne vorherige Sectio. Warum aber dann die Risikoeinstufung? Irgendwie wirkt das alles etwas verharmlosend. Andererseits habe ich durchaus Vertrauen zu meiner Hebamme. Aber ich mache mir trotzdem Gedanken.

Hinzu kommen die Erlebnisse von einer Freundin mit zwei Kaiserschnitten, die dann erst beim dritten Kind eine Spontangeburt erleben durfte. Sie ist es auch, die mir empfiehlt, mich doch noch eingehender mit meiner Lage zu beschäftigen und zu überlegen, was mir wichtig ist und was ich diesmal tun möchte. Ich glaube, ohne ihr Engagement hätte ich es wohl einfach wieder laufen lassen. Sie gibt mir den ganz konkreten Hinweis, mich doch einmal mit einer ihr bekannten Beleghebamme in Verbindung zu setzen. „Ich habe doch schon eine Hebamme und bin auch zufrieden mit ihr", ist mein erster Gedanke. Aber dann beginnt mir die Idee immer besser zu gefallen. Und nach dem ersten Gespräch mit der Beleghebamme ist mir klar, dass diese Option für mich optimal sein könnte. Für die Geburtsvorbereitung, Nachsorge und Rückbildung hätte ich eine Hebamme vor Ort, und für die Geburt eine nun bekannte und vertrauenswürdige Hebamme in erreichbarer Nähe.

In Gesprächen mit meinen beiden Hebammen bekomme ich noch einige genauere/persönlichere Anregungen für die Vorbereitungszeit. Ich solle mich noch einmal mit dem Thema „Geburtspositionen" auseinandersetzen und auch weiter überlegen, was bei der ersten Geburt wohl im Einzelnen nicht so optimal lief. Ich komme tatsächlich wieder ein Stück weiter und kann jetzt noch besser definieren, was diesmal anders sein sollte. Ich bin mir selbst nun viel klarer darüber, was mich erwartet und was ich erwarte: Ich habe vor, tatsächlich die Anwesenheit der Hebamme einzufordern und Anregungen von der Hebamme einzumahnen. Ich wünsche mir Anleitung und Motivation. Ganz konkret steht mir der Rat vor Augen: „Bewegen und außerdem: atmen, atmen, atmen."

Zum anderen rät mir meine Hebamme, mich von einem Osteopathen untersuchen zu lassen, nachdem beim ersten Mal eine Fehleinstellung des Kindes (hoher Geradstand) vorlag. Nach der Untersuchung gibt es absolute Entwarnung. Mein Becken sieht vorbildlich aus und ist auch voll beweglich. Es ist keinerlei Geburtshindernis zu erkennen. Einer Akupunktur werde ich mich diesmal nicht unterziehen. Die erste Geburt liegt noch nicht so lange zurück und mein Muttermund war voll eröffnet.

Gegen Ende der Schwangerschaft fühle ich mich wohl. Ich kann zuversichtlich in Richtung Geburt blicken. Ich meine, mich gut vorbereitet zu haben, wobei Vieles sich auf der Ebene von Gedanken und Gesprächen abgespielt hat. Ich habe vertraute Begleiterinnen gefunden und fühle mich nicht ausgeliefert.

In die Geburt gehe ich mit einer Mischung aus Respekt und auch ein bisschen Angst vor dem Unbekannten, denn manches wird für mich diesmal wie bei einem ersten Mal sein. Ich gehe aber auch mit viel Zuversicht, dass ich es schaffen kann, in die Geburt. So kann ich mich mit Freude auf ein neues Abenteuer einlassen: Geburt und Kind zu erleben. Ich weiß, es gibt keine Garantie, dass es klappt. Aber ich bin weder fixiert darauf, unbedingt das Eine oder das Andere zu haben. Ich weiß, ich habe nach meinem Ermessen alles getan, was möglich war.

Drei Tage nach Termin habe ich eine Untersuchung beim Belegarzt: Die Fruchtwassermenge ist etwas gering, sonst aber ist alles in Ordnung, der Muttermund ist schon weich. Der Arzt rät mir, einen ersten Versuch zu wagen, die Geburt anzustoßen. Zwei Stunden später trinke ich einen Wehencocktail und es wird ein CTG geschrieben, mein Mann kümmert sich inzwischen um unsere „Große" und die Aufnahmeformalitäten. Die folgenden Kontroll-CTGs zeigen einige schöne Wehen, aber davon kommt noch kein Kind, denke ich mir. Die Wehen sind bis jetzt unregelmäßig und nicht wirklich stark.

19.40 Uhr: erste Untersuchung durch meine Beleghebamme. Muttermund 1 Zentimeter offen. Sie hat jedoch noch eine Idee: Manchmal ist die Fruchtblase leicht mit dem Muttermund verklebt. Sie könnte versuchen, beides voneinander zu trennen. Tatsächlich tut's einen Ruck und wir verabschieden uns mit 2 bis 3 Zentimetern Muttermundöffnung aus dem Kreißsaal. Aber bald bekommen die Wehen eine andere Qualität – sie werden regelmäßig und stark. Drei Wehen warte ich ab, bevor ich zurückgehe. „Dann lass ich mal die Wanne ein." Warmes Wasser mit Lavendelduft zur Beruhigung. Das tut gut. Die Wehen lassen nicht nach. Also rufe ich meinen Mann an, damit er wiederkommt. Ich gehe auf die Knie und fange an, tönend zu atmen.

Die Wehen kommen und gehen. Ich kann zwischendurch auch normal denken und reden. Alles läuft für mich irgendwie bewusster ab als bei der ersten Geburt. Der Druck nach unten wird stärker.

21.40 Uhr: Wegen Wasserwechsel muss ich raus aus der Wanne und kurz aufs Bett – der Muttermund ist 7 Zentimeter geöffnet. Zurück in die Wanne. Der Druck nimmt weiter zu. Pressdrang. Diesmal liege ich quer in der Wanne, damit die Hebamme helfen und kontrollieren kann. Ich habe meine Arme über die Unterarme meines Mannes gehängt und halte mich fest. Ich muss pressen. Immer wieder. Meine Hebamme motiviert mich. Die Pausen tun gut. Der Druck ist groß. Es fängt an zu brennen. „Der Muttermund ist voll eröffnet. Komm! Presse! Weiter! Und jetzt noch ein Stück!" Noch einmal umdrehen – ich will lieber wieder knien. Zwischendurch kommt der Arzt. „Komm, weiter! Hier, fühl mal: Der Kopf ist schon zu spüren!" Die Hebamme nimmt meine Hand, und ich fühle etwas Kleines, Weiches, Unbekanntes. „Keine Luft zum Mund rauslassen. Die Energie muss hierher! Das Kind muss jetzt am Steiß vorbei. Komm!"

Die Pausen werden länger. Ich bin mir unsicher: Ist die Wehe schon zu Ende? – Ach, noch etwas weiterpressen. Ich bekomme zur Unterstützung einen

Wehentropf. Egal, wieder pressen. Es geht nicht recht vorwärts. Die Hebamme meint: „Ich denke, wir brauchen eine Lageveränderung. Hocker oder Bett?" „Bett!" Schwerkraft hin oder her – ich will nicht noch mehr Druck.

„Ok, probieren wir's ganz klassisch. Hände in die Kniekehlen und pressen. Mit den Bauchmuskeln helfen. Weiter!" – wieder zurück. Dann hilft der Arzt. Er drückt auf meinen Bauch. Ich will nicht mehr und rufe: „Nein!", statt mit voller Energie zu pressen. Ich soll zuhören und pressen. Und zwischendurch atmen. Und plötzlich geht alles schnell. „Nicht pressen. Atme mit mir!" Und dann geben sie mir das Kleine in die Arme. Ich kann es nicht fassen. „Es ist ein Mädchen." Sie ist zart. Ich staune. Ich halte die Kleine und freue mich, und dann kommt die Plazenta und ich fühle mich erlöst.

Es ist 23.06 Uhr. Wir lachen uns an. Ein kurzer, wunderbarer Augenblick. Kind kontrollieren – alles in Ordnung. Dann Mama kontrollieren. Jede Berührung ist unangenehm. Ich werde noch etwas genäht. Die Hebamme hilft beim ersten Anlegen. Wir sind ihr so dankbar. Ein bisschen Euphorie. Ohne sie hätte ich's wohl nicht geschafft. Dann haben wir noch Zeit für uns. Wir freuen uns und genießen unser kleines Glück.

Bleibende Erkenntnis: „Beim Kaiserschnitt vermeidet man das Schlimmste an der Geburt. Aber man verpasst auch das Allerschönste."

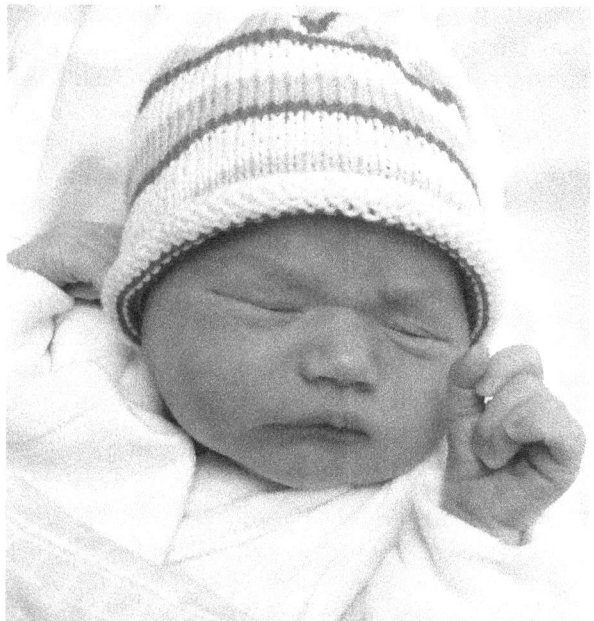

„Ich fühlte mich gescheitert, um das Geburtsereignis betrogen, traumatisiert, und so, als habe irgendjemand (ich?) Grenzen überschritten und Grenzüberschreitungen an mir begangen."

1. Kind   (* vor 4 Jahren), Tochter, Kaiserschnitt wegen Geburtsstillstand bei hohem Geradstand, schlechte Herztöne, grünes Fruchtwasser, SSW 40
2. Kind   (* vor 1 Jahr), Tochter, Kaiserschnitt wegen Wehenintoleranz, SSW 39

Meine erste Geburt fand nicht bei mir zu Hause, sondern in der Schweiz statt. Mein Mann war arbeitsbedingt ausgewandert, und ich wollte ab meinem Mutterschutz bei ihm sein. Wir hatten eine so gute Schwangerschaft gehabt und keine Zweifel daran, dass auch die Geburt gutgehen werde. Wir hatten eine gemütliche, vielleicht sogar romantische Vision von Geburt, und entschieden uns für ein Geburtshaus, weil wir persönliche Hebammenbetreuung und keine invasive Geburtshilfe wollten.

Die Wehen begannen, als ich eine Woche über dem Termin war. Sie kamen bald regelmäßig und für mein Dafürhalten intensiv, so dass wir nach der ersten durchwehten Nacht ins Geburtshaus fuhren. Dort angekommen, waren die Wehen weg. Ich bin jemand, der den Verstand so sehr einschalten kann, dass der Körper keine Chance mehr hat. Also: Wir zurück nach Hause, und prompt waren die Wehen wieder da. Weitere 24 Stunden vergingen unter Dauerwehen.

Ich hatte bereits zwei Nächte nicht geschlafen, als wir zum zweiten Mal ins Geburtshaus fuhren. Die diensthabende Hebamme gab mir ein Mittel zur Entspannung und schickte mich wieder nach Hause. Noch einen halben Tag lang hielt ich es in diesem Zustand aus (ich war fast nur alleine, mein Mann sollte laut Hebammen nochmal schlafen), doch die Wehen wurden zunehmend schmerzhaft an einer bestimmten Stelle im Becken. Wir fuhren wieder ins Geburtshaus, und unter Einnahme eines homöopathischen Mittels leisteten wir von nun an Schwerstarbeit: Zu dritt veratmeten wir jede Wehe im Stehen, ich verlor dadurch immens viel Kraft, schaffte es aber, innerhalb von 5 Stunden von 2 auf 7 cm zu eröffnen.

Irgendwann war ich kraftlos und konnte wegen des Schmerzes fast nur noch liegen. Dann war klar: Ich muss in die Klinik verlegt werden. Meine Erschöpfung sah ich noch nicht, ich dachte, so sei Geburt halt. In der Klinik angekommen war ich eine Weile lang durch

Formalien abgelenkt. Mir sollte eine PDA gelegt werden, was mindestens 3 Stunden dauerte. Als die PDA endlich lag, war bald klar: Sie half nicht. Ich spürte den entscheidenden Schmerz trotzdem. Die PDA wurde so oft aufgespritzt, bis ich völlig besinnungslos wurde, unfähig, noch in den Vierfüßlerstand oder sonst eine förderliche Position zu gelangen.

Blöd war nur, dass sie mich gleichzeitig mit der PDA an einen Wehentropf gehängt hatten, so dass ich mich jetzt unter Dauerwehen und Dauer-unaushaltbar-starken-Wehenschmerzen befand. Zum ersten Mal schrie und stöhnte ich. Ich konnte nicht mehr mitarbeiten, die Situation entglitt mir, ich war nun fremdbestimmt und abhängig.

Mein Kind war aber stabil. Und hartnäckig. Und so ließ man uns. Dann kam grünes Fruchtwasser. Dunkelgrün. Und dann ging es dem Kind ganz kurz auch nicht mehr so richtig gut. So holten sie den Chef aus dem Bett, der kam prompt, und innerhalb von Minuten lag ich auf dem OP-Tisch, wo man mir unter Dauerwehen eine Spinale stach und nun endlich ... ein Atemzug – der wahnsinnige Schmerz war weg. Ich lachte, ich freute mich, nun war mir alles egal. Geschätzte 20 Menschen hantierten an mir im Neonlicht. Ich wusste, man holte jetzt mein Kind. Bereits etliche Stunden davor hatte ich an eine Sectio gedacht. Ich hatte aber gedacht, dass es nur die Geburtsangst wäre, und verdrängte den Gedanken gleich wieder. Jetzt war es doch so gekommen. Man holte mein kleines Mädchen heraus – sie war gesund und stark und wahnsinnig süß – und ich weinte, als hätte ich sie dreimal geboren. Der Arzt sagte nach der OP zu mir, noch nie hätte ihm eine Frau so präzise die Problematik in ihrem Bauch geschildert wie ich: Mein Kind stak fest im hohen Geradstand, sie hatte sogar tiefe Abdrücke am Kopf. Er sagte noch, ich hätte mehr als einen Marathon hinter mir. So fühlte ich mich auch.

Bereits im Wochenbett fiel ich immer wieder in einen Zustand, in dem ich fürchtete zu sterben. Ich war überfordert mit der Situation der Verantwortung für ein solch unglaubliches Wesen und, das wurde mir allerdings erst viel später klar, ich war traumatisiert. Ich war so erschöpft, dass ich teilweise nicht meinen Arm heben konnte, und so erschüttert von alldem, dass ich meinen Lebensmut verlor. Das behielt ich aber für mich, schließlich war ich Mutter geworden, und das war Anlass zur Freude. Aber: Ich fühlte mich gescheitert, um das Geburtsereignis betrogen, traumatisiert und so, als habe irgendjemand (ich?) Grenzen überschritten und Grenzüberschreitungen an mir begangen.

Sehr vieles war auch sehr gut in dieser Zeit, ich war sehr verliebt in mein Töchterchen und hatte eine ganz tolle Stillzeit, die zweieinhalb Jahre dauerte. Da ich dennoch verstört war, beschloss ich, die Geburt bei einer ganz tollen Frau in der Zentralschweiz aufzuarbeiten, wo ich vier Mal mit dem Zug hinfuhr.

Folgende Erkenntnisse gewann ich: 1. Ich will mich bei meiner nächsten Geburt mehr auf meine Intuition verlassen. 2. Ich habe mich während meiner ersten Geburt von den Hebammen alleine gelassen gefühlt, was ich diesen auch gesagt habe. Das war heilsam. 3. Ich bin über meine persönlichen Kräfte und Grenzen hinausgegangen, man hat mich überschätzt. Ich wirke nach außen hin anders, als ich mich fühle, ich muss also deutlicher sein und deutlicher sprechen. 4. Ich will nicht noch einmal so fremdbestimmt gebären. 5. Meine nächste Geburt, wie auch immer sie sein wird, wird bestimmt in irgendeiner Weise versöhnlich. 6. Ich hatte unterschätzt, was es mit mir anrichtet, wenn ich kurz vor der Entbindung umziehe, mein Netzwerk, meine Familie, meine Freunde hinter mir lasse. 7. Ich habe eine vollwertige Geburt hinter mir. 8. Ich habe 8 cm eröffnet, ohne dass mein Kind auch nur das Becken betreten hat. 9. Eine Geburt kann auch ein Kaiserschnitt sein. Der Kaiserschnitt war für uns beide lebensrettend. 9. Für meine nächste Geburt brauche ich in erster Linie eine vertraute Begleitung, die mich kennt, die mich auch in Extremsituationen einschätzen kann, die weiß, wann ich wirklich nicht mehr kann und wann es „nur" das normale Ich-schaff-das-nicht-Geburtsgefühl ist.

Ich wollte also diesmal in erster Linie eine vertraute Begleiterin haben und entschied mich für eine Hausgeburtshebamme, die mit in die Klinik kommen durfte. Ich wünschte mir wieder eine Spontangeburt.

„Alles kann, nichts muss" war mein Motto. Die Wehen begannen, wurden stärker, wurden unaushaltbar schmerzhaft. Meine tolle Hebamme, die bei mir war und blieb, sagte mir bald, wir müssten in die Klinik – keine Hausgeburt. Ich zog mich im Morgengrauen in mein Zimmer zurück und überlegte. Ich hatte nur noch selten schrecklich schmerzhafte Wehen. Aber ich hatte eine Intuition: Das Kind kommt auf dem normalen Weg nicht aus mir raus. Eine Geburt kann auch eine Sectio sein. In Tränen aufgelöst rief ich morgens um vier meine Schwester an. Wir weinten zusammen, denn sie hatte eine ganz ähnliche erste Geburt wie ich gehabt und wir hatten viel darüber gesprochen, wie es diesmal wohl werde. Sie bestärkte mich darin, auf mein Gefühl zu vertrauen.

Wir fuhren. Ohne Not wurde ich von meiner Hebamme auf die Sectio vorbereitet: rasiert, katheterisiert, desinfiziert, ich war kein Notfall. Natürlich war alles kein Spaziergang, aber es war – wie gehofft – eine Heilung. Auch jeden Schritt der OP so bewusst zu erleben, bedeutete Heilung. Und vor allem bedeutete Heilung für mich, eine vertraute Begleitung an meiner Seite zu haben. Mein Mann und meine Hebamme waren bei mir. Ohne sie hätte ich das nicht geschafft.

Mein Rat an alle Gebärenden: Holt euch Hilfe, nehmt jemanden mit, sagt, was ihr braucht. Und unterstützt die Hausgeburtshebammen, bevor dieser Berufsstand ausstirbt, nur, weil die Versicherung zu teuer wird!

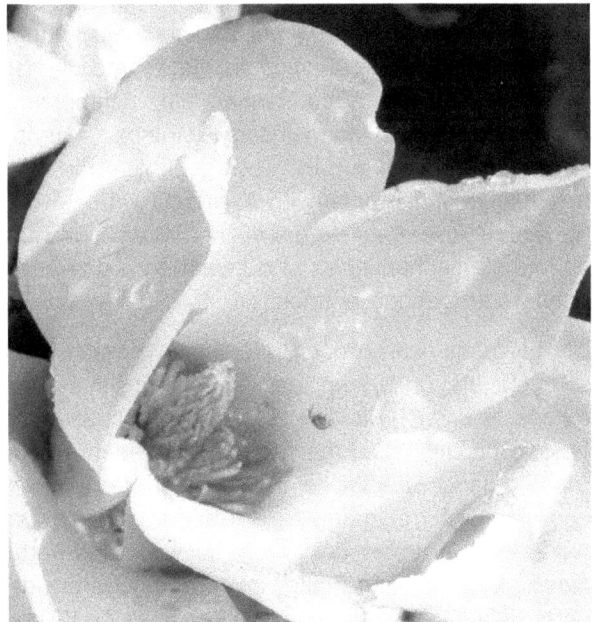

„Dieses Gefühl, es geschafft zu haben, vermischt mit diesem unglaublichen Glücksgefühl, ist unbeschreiblich, unvergesslich und unvergleichlich."

1. Kind   (* vor 4 Jahren), Tochter, Kaiserschnitt wegen Beckenendlage, SSW 38
2. Kind   (* vor 1 Jahr), Tochter, Spontangeburt, SSW 40

Als ich 2007 mit meiner Tochter schwanger wurde, freute ich mich zusammen mit meinem Mann sehr auf unser erstes Kind. Vor der Entbindung hatte ich großen Respekt und auch Angst, machte mir aber anfangs wenig Gedanken. Doch schon recht bald zeigte sich bei jedem Arztbesuch auf dem Ultraschall das gleiche Bild. Mein Baby saß in meinem Bauch. Meine Hebamme riet mir wegen meiner vorzeitigen Wehen von Wendemethoden ab, und so saß meine Tochter auch weiterhin.

Die Entscheidung für den Kaiserschnitt fiel meinem Mann und mir nicht allzu schwer. Auch wenn meine Geburtsklinik durchaus bekannt für spontane Steißgeburten ist, hatte ich letzten Endes wahrscheinlich doch zu viel Angst. Zum vereinbarten Termin kam es dann aber nicht, weil in der 38. Woche plötzlich die Wehen einsetzten.

Nach einer Nacht im Krankenhaus wurde meine Tochter am nächsten Morgen ohne Wehen – diese hatten wieder aufgehört – per Kaiserschnitt geholt. Die Geburt verlief problemlos, ich hatte große Angst vor der spinalen Betäubung, aber keine Schmerzen, und so konnte mein Mann unsere Kleine bald in Empfang nehmen, während ich noch genäht wurde. Die anschließenden Stunden im Kreißsaal waren wunderschön: Unser Baby lag auf meinem Bauch, und ich konnte sie kennenlernen und genießen – das alles noch weitestgehend schmerzfrei.

Die Folgetage waren dann allerdings für mich sehr schmerzhaft. Dazu kam, dass mein Kreislauf nicht mitspielte und ich die ersten Tage ausschließlich im Bett verbrachte. Dies machte mich bald sehr unzufrieden, da ich das Wickeln und Tragen der Kleinen ausschließlich meinem Mann überlassen musste. Außerdem war unser Baby recht schwach und hatte Schwierigkeiten beim Trinken an der Brust. Bereits da hatte ich zum ersten Mal das Gefühl, dass die Kleine

vielleicht noch gar nicht dazu bereit gewesen war, auf die Welt zu kommen.

Die ersten Wochen mit dem Baby waren sehr aufregend und schön, ich dachte wenig über die Geburt nach. Erst nach rund fünf Monaten begannen meine Gedanken wieder um die Geburt und die damit verbundene Entscheidung zu kreisen. Wahrscheinlich, weil meine Kaiserschnittnarbe schlecht heilte und ich noch täglich Schmerzen hatte. Nach einer osteopathischen Behandlung ging es mir nur etwas besser. Ich stellte mir immer wieder die Frage, ob ich es vielleicht doch geschafft hätte, mein Kind auf natürlichem Weg zur Welt zu bringen. Zeitgleich wuchs in mir der Wunsch nach einer Spontangeburt.

Meine zweite Schwangerschaft war dann von Anfang an mit Gedanken über die Geburt behaftet. Ich interessierte mich sehr für Erfahrungsberichte von Müttern, bei denen nach einem Kaiserschnitt die folgende Geburt spontan verlief, las im Internet, und jeder Arztbesuch endete mit der Frage: „Wie liegt das Kind?"

Meine zweite Tochter entschied sich in der 29. Woche für die „richtige" Geburtslage. Einer spontanen Geburt stand offensichtlich also nichts im Weg. Ich hatte auch diesmal Angst vor der Geburt, aber ich merkte auch, dass ich mir unbedingt eine „normale" Geburt wünschte.

Beim Vorstellen in der Geburtsklinik wurde mir wieder ein Kaiserschnitt angeboten. Neu war mir, dass nach einer Sectio ohne besondere Indikation auf Wunsch auch eine zweite durchgeführt wird. Diese Option schied für mich aus. Trotzdem machten mir die Ärzte bewusst, dass man nach einem Kaiserschnitt nicht mehr ganz so risikolos entbinden könne wie ohne. Es bestünde immer die Gefahr einer Ruptur, man müsse besser überwacht werden. Mein Hebammenteam aber machte mir Mut. Ich ging zur geburtsvorbereitenden Akupunktur, massierte meinen Bauch mit verschiedenen, angeblich wehenfördernden Ölen und trank Himbeerblättertee, um mich vorzubereiten.

Die Tage vor dem errechneten Geburtstermin waren viel aufregender als bei meiner ersten Tochter, da ich ja nicht wusste, wann es losgehen würde und es keinen genauen „Plan" gab. Das sah ich sehr positiv, denn diesmal durfte das Kind selbst entscheiden, wann es auf die Welt kommen wollte.

Als es dann losging, war ich froh. Die Warterei, vermischt mit der Aufregung und dem mittlerweile unbequemen dicken Bauch, hatte sehr an meinen Nerven gezerrt. Nachdem ich am Abend vor der Geburt ca. sechs Stunden lang ein leichtes Ziehen im Bauch hatte – wie schon die drei Abende zuvor –, zwischenzeitlich in der Badewanne lag und auf dem Gymnastikball saß, begannen gegen Mitternacht die Wehen. Sie kamen innerhalb weniger Minuten sehr stark und in kurzen Abständen.

Weil mich die Intensität der Wehen überrollte und wieder meine Angst vor einer Ruptur aufkam, fuhren wir schnell in die Klinik. Ich dachte, dass bei meinen heftigen Wehen die Geburt schon weit fortgeschritten sein müsste. Meine Hebamme aber enttäuschte mich diesbezüglich, als sie beim ersten Abtasten feststellte, dass mein Muttermund geschlossen sei und ich mich auf eine längere Geburt einstellen sollte. Diese Nachricht entmutigte mich sehr, da ich glaubte, diese heftigen Schmerzen nicht allzu lang aushalten zu können.

Da ich aufgrund der vorangegangenen Sectio permanent mit dem CTG überwacht wurde, fühlte ich mich teilweise recht eingeschränkt. Der Arzt, der regelmäßig nach dem Rechten sah, stellte immer wieder fest, dass die Geburt sehr schleppend voranging, und erklärte mir noch einmal, dass ich, wenn ich wollte, jederzeit einen Kaiserschnitt haben könnte. Außerdem ermutigte er mich zu einer PDA, welche ich im Vorfeld für mich aufgrund der Risiken völlig ausgeschlossen hatte.

Während dieser Zeit hatte ich das Gefühl, dass das mit der spontanen Geburt wohl nicht klappen würde. Ich schwankte sehr zwischen der großen Enttäuschung, es wieder nicht geschafft zu haben, und der Erleichterung, durch den Kaiserschnitt endlich den schier unerträglichen Wehenschmerz beenden zu können. Nach Beratungen mit dem Arzt, meiner Hebamme und meinem Mann entschied ich mich dann doch zu einer PDA.

Eine letzte Muttermundsuntersuchung brachte allerdings die entscheidende Wende. Mein Muttermund öffnete sich innerhalb weniger Minuten von drei auf neun Zentimeter, und die Presswehen gingen los. Meine Hebamme rief nur noch: „Eine PDA brauchen Sie nicht mehr, Ihr Kind kommt!" Die Presswehen waren noch heftiger, aber die Hebamme strahlte plötzlich so viel Zuversicht aus und gab mir dadurch das Gefühl, dass es wirklich nicht mehr allzu lange dauern würde. Der Moment, als ich den Kopf meiner Tochter zwischen meinen Beinen sah, wird für mich unvergesslich bleiben und auch an das Gefühl der letzten Wehe, durch die sie ganz herausgepresst wurde, werde ich mich noch lange erinnern. Dieses Gefühl, es geschafft zu haben, vermischt mit diesem unglaublichen Glücksgefühl, ist unbeschreiblich, unvergesslich und unvergleichlich.

Der Geburtstag meiner zweiten Tochter gehört zu den schönsten Tagen in meinem Leben. Obwohl ich aufgrund einer sehr starken Geburtsverletzung große Schmerzen hatte, war es kein Vergleich zu den Schmerzen nach dem Kaiserschnitt. Ich konnte mein Baby besser genießen, weil ich nicht ans Bett gefesselt war, mich frei bewegen und mein Kind auf den Arm nehmen konnte. Und dazu hatte ich das Gefühl, etwas wirklich Großartiges geschafft zu haben.

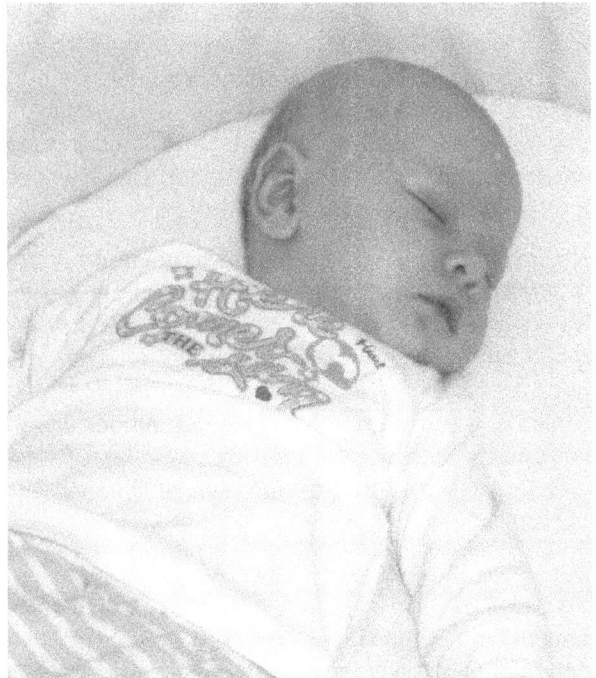

„Ich bin sehr froh, dass wir uns nicht für einen geplanten Kaiserschnitt entschieden haben."

1. Kind   (* vor 6 Jahren), Sohn, Kaiserschnitt wegen Geburtsstillstand, SSW 41
2. Kind   (* vor 3 Jahren), Sohn, Kaiserschnitt nach Wehenbeginn wegen querverengtem Becken (Diagnose nach erster Geburt), SSW 39

Als mein erstes Kind vor sechs Jahren geboren wurde, besuchte ich vorher einen Geburtsvorbereitungskurs. Auf das Geburtsereignis hat mich das wenig vorbereitet, zumindest aber konnte ich viele andere Fragen für mich klären.

So wollte ich gerne eine ambulante Geburt, damit ich schnell wieder zu Hause sein konnte, und suchte mir eine Beleghebamme, die mich im Kreißsaal betreuen sollte, damit ich nicht von fremden Personen umgeben sein würde. Meine Hebamme sollte mich beim Einsetzen der Wehen auch bereits zu Hause betreuen. Über einen eventuellen Kaiserschnitt machte ich mir keine größeren Gedanken.

Am Abend vor der Geburt platzte die Fruchtblase. Unsere Hebamme riet uns, erst mal zu schlafen und Kräfte zu sammeln. Kurz darauf setzten aber so heftige Wehen ein, sodass nicht mehr an Schlafen zu denken war. Da wir uns entschieden hatten, nicht sofort in die Klinik zu fahren, verbrachten mein Mann, die Hebamme und ich die ersten Stunden noch in unserer Wohnung. Ich ging in die Wanne, versuchte die Wehen richtig zu veratmen und der Muttermund verstrich Stück für Stück. Fünf Stunden später war es an der Zeit, ins Krankenhaus zu fahren.

Nachdem wir uns im Kreißsaal eingerichtet hatten, wollte ich gerne in die Geburtswanne, da die Wehen im warmen Wasser erträglicher waren. Der Muttermund öffnete sich weiter, und ich hatte einige Wehen mit deutlichem Pressdrang. Am frühen Morgen schien alles positiv, die Herztöne des Kindes waren gut und der Muttermund eröffnet. Dann wurden die Wehen schwächer und es kam schließlich zum Geburtsstillstand.

Das erste Mal während dieser Geburt kamen nun weitere Personen ins Zimmer. Es folgten einige unangenehme Untersuchungen von verschiedenen Ärzten und Hebammen. Der Kopf des Kindes war

noch immer nicht tief genug gerutscht. Gegen 9 Uhr wurde ein Wehentropf angehängt. Es folgten weitere Stunden mit heftigen Wehen, aber keinen weiteren Ergebnissen. Gegen 11 Uhr war ich körperlich sehr geschafft und wollte keine weiteren Untersuchungen mehr. Kurze Zeit später fiel auch die Entscheidung für den Kaiserschnitt. Beide anwesenden Hebammen rieten uns dazu. Zum Glück ging es dem Baby anscheinend prächtig.

Um 12.54 Uhr kam unser erstes Kind schließlich zur Welt. Leider konnte ich ihn nur sehr kurz sehen und war dann, so meine Erinnerung, sehr lange von meinem Baby und meinem Mann getrennt. Zum Glück lag unser Kleiner während dieser Zeit auf dem Bauch meines Mannes, was beide sehr genossen haben. Als wir im Kreißsaal alle drei endlich zusammen waren, war das Glück unfassbar. Auch die Erleichterung darüber, dass alles gut gegangen war, war riesengroß.

Nachdem wir aufs Zimmer verlegt worden waren, bekam ich Fieber und sollte ein Antibiotikum bekommen, was ich unter keinen Umständen wollte. Das Baby hatte durch die Operation schon mehr Medikamente abbekommen, als es meiner Meinung nach eigentlich sollte. Glücklicherweise konnte ich die Ärztin überzeugen, dass das Fieber sicher weggehen würde, wenn ich nur endlich etwas zu trinken bekommen würde. Das war dann auch so.

Natürlich wollte ich wissen, warum eine spontane Geburt nicht geklappt hatte. Antworten darauf bekam ich nur wenige: „Seien Sie froh, dass Sie nicht vor hundert Jahren gelebt haben, da wären Sie und das Kind gestorben" oder „Das Kind war sehr groß, Sie sind ja eher zierlich".

Ich hatte Wundheilungsstörungen, die die Kaiserschnittnarbe nur langsam verheilen ließen. Als unangenehm empfand ich das Taubheitsgefühl und die Schmerzempfindlichkeit im Narbenbereich, beides hielt ungefähr ein Jahr lang an. Es blieb auch eine kleine Enttäuschung über die Geburt, die ich mir anders vorgestellt hatte. Die Freude über unser gesundes Baby entschädigte mich aber auf vielfache Weise dafür.

Zweieinhalb Jahre später folgte die Geburt unseres zweiten Kindes. Einen Geburtsvorbereitungskurs habe ich nicht mehr besucht, aber mich stattdessen für Schwangerenyoga entschieden. Im Kurs hatte ich Zeit, mich auf das zweite Kind vorzubereiten und in meinen Körper hineinzuhören, was mir unglaublich gut tat.

Mein Arzt machte mir keine Hoffnung, dass diesmal eine Spontangeburt klappen könnte. Meine Frauenärztin war auch eher der Meinung, auf Nummer sicher zu gehen. Die Hebamme von der ersten Geburt war sich nicht sicher, ob eine Spontanentbindung unmöglich sei. Da wir das Kind aber keinem uneinschätzbaren Risiko aussetzen wollten, sollte es per Kaiserschnitt zur Welt kommen. Als ich zur Vorstellung in die Geburtsklinik kam, äußerte ich, dass ich gerne Wehen abwarten und dann erst zum Kaiserschnitt kommen würde. Der Arzt ließ sich darauf ein, wenn er auch nicht begeistert war.

Am frühen Morgen des Geburtstages, gegen 3 Uhr, wachte ich mit Wehen auf. Ich freute mich auf das Kind, das entschieden hatte, zur Welt zu kommen. Ich blieb noch ein bisschen im Bett, ging dann duschen und richtete alles fürs Krankenhaus. Gegen halb sieben weckte ich meinen Mann, und auch unser kleiner Sohn wurde wach.

Wir riefen unsere Hebamme an. Sie kam kurze Zeit später, um den Abstand der Wehen, Herztöne und Muttermundbefund zu überprüfen. Unseren kleinen Sohn durften wir bei ihrer Familie unterbringen, wo er später von Freunden abgeholt werden sollte. Gemeinsam fuhren wir ins Krankenhaus. Es gab keinen Grund zur Eile, und so durften wir uns im Kreißsaal einrichten.

Nach und nach wurden die Wehen regelmäßiger. Dieses Mal freute ich mich über die Wehen, denn ich dachte, dass unser Kind davon so viel wie möglich abbekommen sollte. Auch hatte ich das Gefühl, dass die Wehen viel erträglicher waren als beim ersten Mal. Unsere Hebamme begleitete uns die ganze Zeit und war unsere Hauptansprechpartnerin. So erlebte ich auch die OP-Vorbereitungen viel positiver und ent-

spannter. Ich hatte weniger das Gefühl ausgeliefert zu sein als bei der ersten Geburt. Während der Spinalen hatte ich Kreislaufprobleme, was sich sehr unangenehm anfühlte. Ansonsten ging alles gut und unser Zweitgeborener erblickte gesund das Licht der Welt. Die Hebamme brachte ihn sofort zu uns, sodass wir mit ihm kuscheln und ihn willkommen heißen konnten. Meine Wunde wurde versorgt, sie sollte diesmal speziell genäht werden, um Komplikationen zu vermeiden.

Währenddessen waren mein Mann und unser Baby schon im Kreißsaal. Die beiden durften die erste gemeinsame Zeit genießen, der Kleine lag auf dem Bauch seines Papas.

Als die Wunde versorgt war, durfte auch ich zu den beiden. Ich genoss es sehr, mein Kind in den Arm zu nehmen, er bekam über einen kleinen Schlauch zusätzlich ein wenig Sauerstoff in Mund- und Nasennähe, da er ein bisschen Schwierigkeiten hatte, zu atmen, was aber nach kurzer Zeit schon besser war. Er fing schnell an zu saugen.

Ich bin sehr froh, dass wir uns nicht für einen geplanten Kaiserschnitt entschieden haben, auch wenn unser Sohn am Ostermontag auf die Welt kam und das OP-Team erst zusammengetrommelt werden musste.

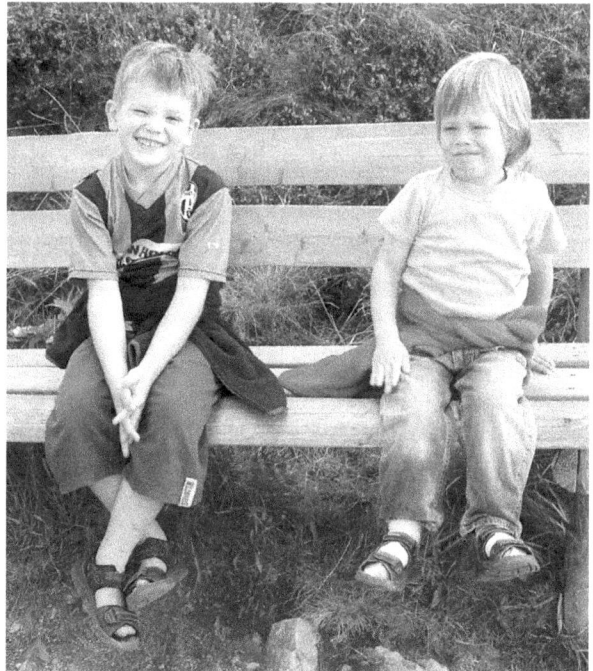

[T30]   Myriam, 35
Beruf: Goldschmiedin,
          Hausfrau und Mutter

„Wenn ich den Kaiserschnitt mit den anderen
beiden Geburten vergleiche, fällt auf, was für
ein Eingriff so ein Kaiserschnitt ist."

1. Kind   (* vor 7 Jahren), Sohn, geplanter Kaiserschnitt wegen Beckenendlage, SSW 38
2. Kind   (* vor 5 Jahren), Sohn, Spontangeburt, SSW 39
3. Kind   (* vor 1 Jahr), Tochter, Spontangeburt, SSW 39

Vor 12 Jahren hatte ich einen schweren Unfall, bei dem ich mir einen Wirbel brach. Ich musste operiert werden. Seitdem habe ich ein Implantat im Rücken, das drei Wirbel zusammenhält. Gott sei Dank bin ich seitdem schmerzfrei und völlig normal beweglich.

Vor 8 Jahren wurde ich schwanger. Ich freute mich sehr. Meine Hausärztin empfahl mir einen Gynäkologen. Der war ein netter Mann, der uns die Ultraschall-Aufnahmen erklärte und uns versicherte, dass das Baby sich gut entwickelte. Der Geburtstermin war für den 23. August ausgerechnet.

Bis auf zwei Untersuchungen lag mein Baby in Steißlage. Ich fühlte mich fit und hatte keinerlei Rückenprobleme. Gegen Ende der Schwangerschaft war mein Baby immer noch in Steißlage.

Wenn das Kind so bliebe, würde es durch einen Kaiserschnitt zur Welt gebracht, informierte uns der Gynäkologe, schon aus Prinzip. Er könne auch versuchen, das Baby zu drehen, aber das sei eine stressvolle Prozedur, wonach sich das Baby oft wieder in Steißlage drehe. Stress wollte ich meinem Kind nicht antun, dann lieber Kaiserschnitt.

Anfang August hatte ich wieder einen Kontrolltermin. Mein Baby war immer noch in Steißlage. Da zückte der Arzt seinen Kalender und gab uns einen Termin für den Kaiserschnitt: Dienstag, 10. August, früh morgens nüchtern ins Krankenhaus kommen.

Auf die Frage, ob es an einem anderen Tag auch ginge, antwortete er, dass er am Dienstag Kaiserschnitte mache, nicht an anderen Tagen, es sei denn Notsectiones natürlich.

Ich fand das merkwürdig, aber, gut. Man kann nicht alles haben, oder?

Ein Kaiserschnitt sollte es sein. Aber was, wenn eine Epiduralanästhesie nicht klappte? Was, wenn ich eine Vollnarkose haben müsste? Mein Partner und ich haben dann abgesprochen, dass er, was auch immer passierte, beim Baby bleiben würde.

Am 10. August ging ich also ins Krankenhaus. Die Hebammen waren freundlich und brachten uns zum OP-Saal. Der Anästhesist wartete schon. Er gab mir eine kleine örtliche Betäubung, aber die Epidurale klappte nicht. Erst mit dem zweiten Arzt, nach insgesamt acht Versuchen, war es so weit.

Aber ich konnte meine Beine noch bewegen, meine Zehen fühlen. Der Gynäkologe kam, man stellte den Sichtschutz auf. Mir wurde mulmig. „Ich fühle alles, guckt, ich kann meine Knie und Zehen bewegen, ich will meinen Partner bei mir haben." Endlich ließen sie ihn rein.

In dem Moment kniff mir der Arzt mit einer Pinzette in den Oberschenkel. Ich schrie auf. „Sie fühlt wirklich – bitte Vollnarkose!" Ich brach in Tränen aus. Fünf Minuten, nachdem ich „eingeschlafen" war, wurde unser Sohn geboren. Nach 38 Wochen und 2 Tagen.

Vater und Sohn wurden aufs Zimmer gebracht und Tür zu.

Zwei Stunden lang hat mein Partner keine Menschenseele gesehen. Er hatte keine Ahnung, wie es mir ging, wie es nun weitergehen sollte. Er traute sich nicht, eine Hand vom Baby loszulassen, um zu klingeln.

Nach zwei langen Stunden wurde ich aufs Zimmer gebracht und mein Partner hat mir unseren Sohn übergeben. So ein schönes Baby. Ein Engelchen!

Ich kann mit dem Kaiserschnitt leben, wirklich. Aber dass wir wie Vieh behandelt wurden, das kann ich nicht verzeihen. Warum durfte sich das Baby nicht selbst ankündigen?

Als ich vor 5 Jahren erneut schwanger wurde, ging ich die ganze Sache anders an. Diesmal ging ich zu einem anderen Arzt. Und ich habe mir eine Hebamme gesucht. Beim ersten Arztbesuch erzählte ich vom Kaiserschnitt, und dass ich gern vaginal entbinden möchte, wenn das möglich ist.

Der Arzt meinte: „Aber klar! Und selbst wenn es wieder eine Steißlage wird, ist die Wahrscheinlichkeit groß, dass das auf natürliche Art und Weise klappt. Ich gebe allen Babys eine Chance auf eine natürliche Geburt."

Und siehe da. Nach 38 Wochen und 4 Tagen hatte ich einen Blasensprung. Ich rief die Hebamme an, die mir bestätigte, dass das Baby unterwegs sei.

Leider hatte ich keine Wehen. Nach 12 Stunden musste ich ins Krankenhaus an den Wehentropf. Ich fand das nicht so schlimm. Es war wie starkes Seitenstechen. Mein Arzt kam mich kurz besuchen, so gegen Mitternacht. „Geh gleich mal ins warme Bad, wenn du möchtest", meinte er. Das warme Wasser tat gut. Die Wehen wurden Presswehen.

Auf einmal sah ich den Arzt auf dem Badewannenrand sitzen. Es war 2.30 Uhr morgens. „Ich bin so müde", sagte ich. Der Doktor lächelte: „Ich auch."

15 Minuten später fischte die Hebamme meinen zweiten Sohn aus dem Wasser und legte mir den kleinen Kerl auf die Brust. Als er zehn Stunden alt war, waren wir wieder zu Hause. So einfach kann das Gebären sein!

Vor einem Jahr wurde unsere Tochter geboren. Um 5 Uhr morgens wurde ich wach und musste auf die Toilette. Ich fühlte einen Seitenstich rechts, dachte mir aber nichts dabei. Ich schlief noch bis um 7.15 Uhr und half den Jungen, sich für den Kindergarten fertig zu machen. Ab und zu fühlte ich einen Seitenstich. Mein Partner brachte die Kinder weg, und ich legte mich noch ein bisschen hin und schlief bis 10 Uhr.

Um 11 Uhr rief ich die Hebamme an, in der Überzeugung, es sei ein falscher Alarm. Die Hebamme untersuchte mich um 12 Uhr. Fast 5 cm Muttermund-Öffnung. Heute kommt das Baby!

Die Wehen waren schwach und sehr unregelmäßig. Mit 8 cm sind wir ins Krankenhaus gefahren.

Um 5.30 Uhr bin ich ins warme Bad gestiegen, um 6.30 Uhr, nach nicht einmal zehn Minuten Presswehen, war meine Tochter in meinen Armen.

Diesmal war der Gynäkologe gar nicht da. Nur ich und mein Partner und die Hebamme, die ganz still am Badewannenrand saß und beobachtete.

„Sachte, sachte", sagte sie, „lass deinen Körper das Baby gebären, nicht zusätzlich feste drücken, ganz sachte, du machst das toll." Um Mitternacht waren wir mit dem Baby wieder zu Hause.

Ich habe mich sehr schnell vom Kaiserschnitt erholt. Aber ich hätte es lieber gehabt, dass die Geburt sich natürlich ankündigen hätte dürfen. Damals wusste ich es nicht besser. Jetzt bin ich klüger.

Der Kaiserschnitt ist ein Teil meines Lebens, eine Operationsnarbe mehr. Aber wenn ich es mit den anderen beiden Geburten vergleiche, fällt auf, was für ein Eingriff so ein Kaiserschnitt ist. Nach den natürlichen Geburten fühlte ich mich kräftiger. Meine Bauchmuskeln waren intakt geblieben.

Ich war völlig mobil. Und ich weiß, dass ich gebären kann. Das erfüllt mich mit Stolz.

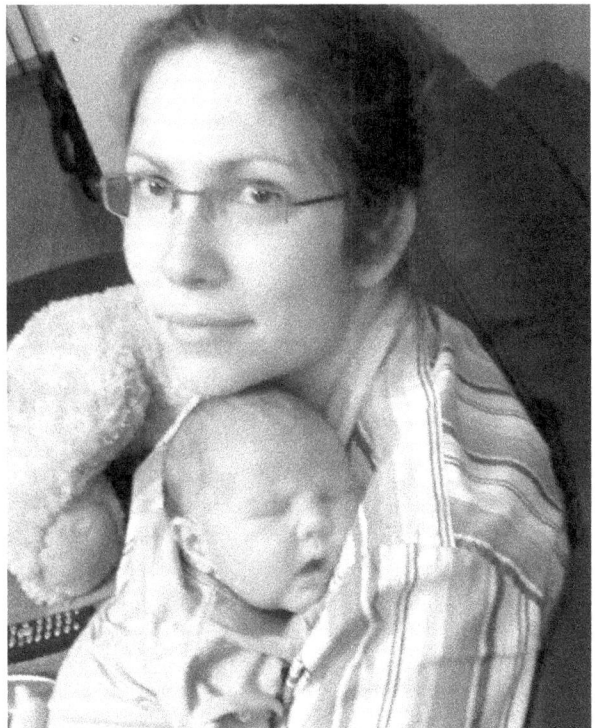

1. Kind   (* vor 12 Jahren), Tochter, Notkaiserschnitt bei Beckenendlage
           wegen pathologischem CTG in der Austreibungsphase, SSW 40
2. Kind   (* vor 9 Jahren), Tochter, Spontangeburt aus Beckenendlage, SSW 41
3. Kind   (* vor 1 Jahr), Tochter, Spontangeburt aus Beckenendlage, SSW 42

„Bist du verrückt? Das würde ich nie machen! Dein Vater war auch eine Steißgeburt, und er war ganz blau, ist fast gestorben!", hörte ich von meiner Oma, die 1950 meinen Vater als Hausgeburt aus Beckenendlage geboren hatte.

Meine Tochter lag eigentlich schon seit der ersten Lagebestimmung mit dem Popo in meinem Becken. Nach Empfehlung meiner Hebamme versuchten wir Moxibustion und verschiedene Turnübungen. Sogar homöopathische Mittel nahm ich!

Mein damaliger Gynäkologe sah nur das Risiko und gab mir früh eine Einweisung ins Krankenhaus. Doch damit wollte ich mich nicht abfinden. Eine äußere Wendung erschien mir die letzte Chance. Leider bewegte sich unsere Tochter nicht. Meine Enttäuschung war riesig. Mit zunehmenden Informationen kristallisierte sich heraus, dass für mich ein Kaiserschnitt ohne vorherigen spontanen Entbindungsversuch nicht in Frage kam, und schon gar nicht an einem vorher bestimmten Termin. Meine Tochter würde sich schon melden. Meine enge Familie unterstützte mich in meinem Vorhaben, insbesondere mein Mann.

Vier Tage vor dem errechneten Termin begannen nachts die Wehen, die nach einem heißen Bad regelmäßiger wurden. Um 3 Uhr machten wir uns auf den Weg ins Krankenhaus. Ich war wild entschlossen, dieses Kind so normal wie möglich zu bekommen. Alles ging gut voran, bei ca. 5 cm hatte ich einen Blasensprung. Die Herztöne waren gut. Bei vollständigem Muttermund hatte ich starken Pressdrang. Ich habe über eine PDA nachgedacht, aber es war es zu spät, unser Kind wollte nun auf die Welt. Nun kamen zügig mehrere Ärzte in den Kreißsaal. Als der Popo meiner Tochter schon ohne ärztliches Zutun zu sehen war, und ich in unendlich heftigen Wehen nur noch die Hälfte mitbekam, kam es zu Herztonabfällen meiner Tochter, der es im Geburtskanal zu eng wurde. Ich sollte Wehen veratmen, was mir leider nicht gelang. Dann wurde mir wiederholt ein wehenhemmendes Medikament gespritzt, um dem Kind eine Erholungsphase zu gönnen. Doch die Herztöne fielen weiterhin ab und ich hörte den Chefarzt auf das CTG starrend seinem Kollegen zuflüstern: „Notsectio". So kurz vor dem Ziel hatte ich nicht mehr mit einer Kehrtwende gerechnet.

Nun ging alles sehr schnell. Schon in diesem Augenblick erschien mir alles egal, denn meinen Teil der Arbeit hatte ich erledigt. An der Gesundheit meines Kindes habe ich nicht gezweifelt. Doch das Schlafmittel wirkte nicht. Erst als der Anästhesist einen neuen Zugang legte, schlief ich schnell ein. Später wurde mir allerdings klar: Wenn der Zugang nicht funktioniert hatte, konnte das wehenhemmende Mittel auch nicht wirken. Das ist der Knackpunkt: Ich frage mich heute noch, ob es eine spontane Entbindung hätte geben können, wenn der Zugang korrekt gelegen und das Medikament seine Wirkung hätte entfalten können. Die Enttäuschung wurde durch die Freude über unsere Tochter, die kerngesund war, in den Hintergrund gedrängt. Da ich fast alle Phasen der Geburt durchlebt hatte, erschien mir dies als eine gute Voraussetzung für eine natürliche Geburt beim nächsten Kind.

Nach ca. 2,5 Jahren sollte es soweit sein. Doch: Wieder immer nur Beckenendlage, wieder Moxen und Turnen, wieder negative äußere Wendung. Mein Frust war groß und meine Selbstzweifel auch. Diesmal stellten sowohl meine Gynäkologin als auch Bekannte eine normale Geburt in Frage. Ich trug jetzt nicht nur den Risikostempel „Beckenendlage", sondern zusätzlich „Zustand nach Sectio". Doch für mich war klar: Die Ursache für die Notsectio lag nicht bei mir, sondern beim Kind. Und Kinder sind individuell. Mein zweites Kind war eine andere Persönlichkeit. Ich wollte die normale, spontane, vaginale, natürliche Entbindung! Ich wollte mich wie eine natürliche, normale, gebärende Frau fühlen!

Diesmal begann die Geburt mit einem unverhofften Blasensprung 5 Tage nach dem errechneten Termin. Ich hatte keine Wehen, und so fuhren wir zügig ins Krankenhaus. Aber in den nächsten Stunden wurden die Kontraktionen nur wenig stärker. So bekam ich einen Wehentropf. Dann ging der Muttermund zügig auf. Das CTG war bestens. Bei 7 cm Muttermundsöffnung wurde es mir zu schmerzhaft. Also verlangte ich nach einer PDA. Ich wollte diese Geburt auskosten können. Ich saß nun lächelnd mit 9 cm Öffnung im Kreißbett. Als sich der Steiß so langsam in der Vulva zeigte, legte ich meine Beine in Beinschalen. Den beiden anwesenden Ärzten war es so am liebsten. Sollte es dieses Mal wirklich klappen? Vertrug dieses Kind die Enge im Becken besser? Stück für Stück bekam ich mit, wie der Steiß sich Platz machte und war mit voller Aufmerksamkeit bei der Geburt meines Kindes dabei. Ich war so aufgeregt und voller Vorfreude! Mein Mann konnte beobachten, wie sich der Popo langsam herausdrückte, dann eine Menge Kindspech hervorquoll, anschließend die Beinchen unserer Tochter frei nach unten fielen, während der Oberarzt unser Kind mit dem Arm stützte. Mit der nächsten Wehe und einer starken Drehung des kindlichen Körpers kam der Kopf meiner Tochter unkompliziert hinterhergeflutscht.

Ich fühlte mich, wie eine Frau sich fühlen muss, nachdem sie so Großartiges geschafft hat: überglücklich und beflügelt. Nachdem mein Mann die Nabelschnur durchschnitten hatte, was für mich das Symbol einer natürlichen Geburt darstellte, nahm ich unsere Zweitgeborene direkt an die Brust. Der Mutterkuchen war unvollständig, sodass eine Ausschabung in PDA gemacht werden musste. Durch meinen Glücksrausch ging diese „Komplikation", einschließlich der Dammschnitt-Naht, fast unbemerkt an mir vorüber. Im Moment der Geburt habe ich eine große Genugtuung erfahren. Es war wie eine Entschädigung für die Notsectio. Seit der Geburt und bis heute fühlt sich dieser persönliche Erfolg wie eine Wiedergutmachung an.

8 Jahre nach der spontanen Geburt erwartete ich unsere dritte Tochter. Würde sie unsere dritte Beckenendlage werden? Alles, was ich nicht wollte, war ein Kaiserschnitt. Nach einer Weile war mir bei dem Gedanken an eine erneute Beckenendlagengeburt richtig wohl. Ich war anscheinend dafür bestimmt, meine Kinder „andersherum" auf die Welt zu bringen. Ich hatte viel innere Ruhe, Selbstvertrauen und Zuversicht. Sie ließ ganze 11 Tage nach Termin auf sich warten. Aber dann: Im Kreißsaal angekommen, waren meine Hebamme und meine Kollegin schon da. Alle waren guter Laune, die Sonne strahlte, und ich genauso, denn in mir machte sich riesige Vorfreude breit. Der Muttermund war nach kurzer Zeit 6 bis 7 cm eröffnet.

Als die Fruchtblase platzte und grünes Fruchtwasser ablief, senkte sich der Steiß langsam ins Becken. Danach erst wurden die Wehen wie „Wehen" spürbar. In den Wehenpausen quatschten wir in unserer familiären Atmosphäre, und ich strahlte meine großen Töchter

an, die ihre Schwester ebenfalls mit ins Leben begleiteten. Nun sollte ich nach Gefühl mitschieben. „5 oder 6 Wehen vielleicht", hörte ich die Hebamme sagen. Das konnte ich kaum glauben! Für jede Presswehe ging ich in die tiefe Hocke und wurde natürlich auch laut. In den Wehenpausen stand ich mit Hilfe wieder auf. Meine Wehen waren kurz, aber kräftig, und so kam unser Baby tatsächlich bald aus mir herausgeflutscht. Ich konnte dieses Mal jede einzelne Körperrundung aus mir herausgleiten spüren. Das war ein unbeschreibliches Gefühl.

Ich konnte nicht glauben, dass ich es so schnell geschafft hatte. Schon direkt danach hätte ich unterschrieben, so eine Geburt direkt wieder mitmachen zu wollen. Dank meines Mutes in den anderen Geburten wurde ich mit einer Traumgeburt belohnt. Das war mein Sommermärchen! Unglaublich, 3 Mal Beckenendlage hintereinander.

Ich bin stolz auf mich! Bei meiner ersten Entbindung war ich 23 Jahre alt. Heute bin ich 35 Jahre und habe inzwischen ca. 5 1/2 Jahre Berufserfahrung als Ärztin in der Gynäkologie und Geburtshilfe. Auch mit der Kenntnis aller Pathologien und Komplikationen würde ich alles wieder genauso entscheiden wie damals. Ich würde immer wieder eine äußere Wendung probieren. Ich würde immer wieder versuchen, bei entsprechenden Voraussetzungen mein Kind vaginal zu entbinden. Einen elektiven (freiwilligen) Kaiserschnitt wegen eines vorangegangenen Kaiserschnittes oder wegen einer BEL (die man aus medizinischer Sicht spontan entbinden kann) würde ich immer ablehnen.

Frauen, die sich das Erlebnis unnötig entgehen lassen, ein Kind spontan zu gebären, können das Wunder der Geburt nicht in all seinen Facetten begreifen.

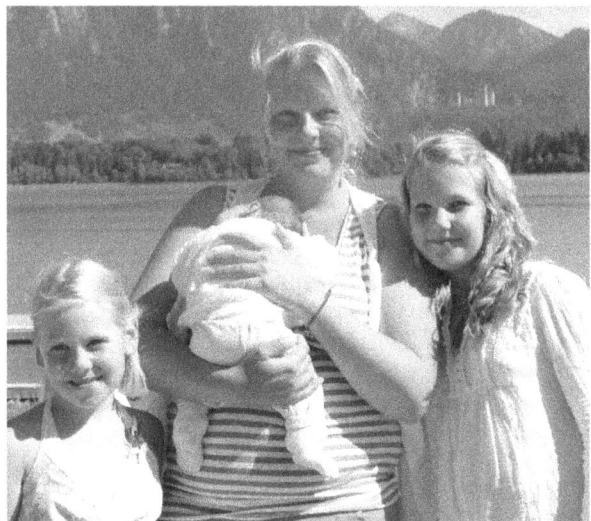

1. Kind	(* vor 8 Jahren), Tochter, Kaiserschnitt wegen erfolgloser Wehen und schlechten kindlichen Herztönen, SSW 40
2. Kind	(* vor 6 Jahren), Sohn, Kaiserschnitt 54 Stunden nach Blasensprung wegen fehlender Wehen und grünem Fruchtwasser, SSW 40
3. Kind	(* vor 3 Jahren), Tochter, Kaiserschnitt nach Blasensprung wegen fehlender Wehen trotz Einleitungsversuch, grünes Fruchtwasser, SSW 40

Die erste Geburt hatte mit leichten Wehen begonnen, die dann im Krankenhaus überwacht wurden. Nachdem sich nichts weiter tat, wurde mit Wehentropf eingeleitet, was zu unerträglichen Schmerzen bei mir führte. Schmerzmittel bekam ich keine. Mein Mann und ich waren damals noch völlig von den Vorgehensweisen der Hebammen und Ärzte überzeugt, auch die Krankenhausauswahl war beim ersten Kind allein vom Abstand zu unserem Wohnort bestimmt worden. Als die Geburt nicht voranging und die Herztöne des Babys nach jeder Wehe schlechter wurden, drängte der Arzt zum Kaiserschnitt. Unsere Tochter kam gesund und mit guten Apgar-Werten zur Welt. Mein Mann war nicht im OP dabei.

Nach dem Kaiserschnitt tat ich diesen als „Ausrutscher" ab. Ich machte mir keine weiteren Gedanken, es war mir auch nicht klar, dass ich nun zukünftig eine Risikoschwangere sein würde, da „Zustand nach Sectio" vorlag.

Bald nach der empfohlenen Wartezeit von einem Jahr wurde ich wieder schwanger. Ich hatte eine problemlose Schwangerschaft und freute mich auf eine normale Geburt. Die Geburt startete mit einem Blasensprung, doch ohne Wehen. Wir gingen in dieselbe Klinik, in der auch unsere Tochter geboren worden war. Nun wurde zwei Tage lang alles Mögliche probiert, die Geburt anzuregen – ohne Erfolg. Am dritten Tag setzten uns die Ärzte unter Druck: „Entweder, wir machen jetzt einen Kaiserschnitt, oder Sie unterschreiben, dass Sie auf eigenes Risiko noch warten." Wir mussten also wegen der Infektionsgefahr wohl oder übel zustimmen. Unser Sohn kam gesund und munter zur Welt, mein Mann war wieder nicht im OP dabei, obwohl das für so einen Fall eigentlich ausgemacht war.

Anfänglich fand ich mich mit der Situation der zwei nicht eindeutig erklärbaren Kaiserschnitte ab und beruhigte mich mit Sätzen wie: „Du hast zwei kerngesunde Kinder", „Was willst du denn, dir geht es doch blendend. Du hast eine kleine, kaum sichtbare Narbe,

deine schlanke Figur wie vor der Geburt." Diese Sätze kamen auch immer wieder von Außenstehenden und auch von meiner Familie. Selbst mein Mann konnte meine psychischen Probleme anfangs überhaupt nicht nachvollziehen. Je weiter die Geburt jedoch entfernt war, desto häufiger kamen Fragen in mir hoch, speziell diese berüchtigten „Warum?"-Fragen: „Warum ich?", „Warum bekomme ich keine richtigen Wehen?", „Warum kann ich nicht auf normalem Weg meine Kinder zur Welt bringen?" Stillen, dafür müssen ebenfalls genügend Prostaglandine – wie für die Wehen – vorliegen, konnte ich doch auch immer problemlos.

In mir reifte immer mehr der Wunsch nach einem dritten Kind. Deshalb fing ich an, systematisch alle Risikofaktoren auszuschließen, die zu einer erneuten Sectio führen könnten. Selbst eine Untersuchung im Kernspintomographen ergab, dass ich kerngesund sei und auch mein Körperbau keinerlei Hinweise auf ein erhöhtes Sectiorisiko gebe. Anfänglich war ich noch verunsichert, da viele Ärzte meinen starken Wunsch nach einer natürlichen Geburt nicht verstanden und das Risiko, mich vaginal zu entbinden, nicht eingehen wollten. Aber meine Sehnsucht nach Normalität wurde immer stärker und ich suchte mir Sicherheit, besonders im Gespräch mit Frauen, die den Weg einer vaginale Geburt nach einem oder mehreren Kaiserschnitten bereits erfolgreich gegangen waren.

Über verschiedene Medien, in Internetforen, Gesprächen mit Fachärzten und anderem mehr informierte ich mich dann während meiner Schwangerschaft über Möglichkeiten zur natürlichen (= vaginalen) Geburt nach zwei Kaiserschnitten. Die dritte Schwangerschaft verlief abgesehen von den „üblichen" Dingen komplikationslos. Ich legte dieses Mal besonderen Wert auf eine absolut entspannte und angstfreie Schwangerschaft. Ich nahm also bis auf zwei Ultraschalluntersuchungen alle Vorsorgetermine bei der Hebamme wahr und fühlte mich dort bestens betreut.

Je mehr ich Risikofaktoren ausschloss, desto mehr schwamm ich bald in einer Euphorie, dass ich es auf jeden Fall schaffen würde. Auch als der Arzt mir erklärte, dass bei einer langen Überschreitung des errechneten Geburtstermins oder wenn Probleme auftauchten, er auf alle Fälle eine Sectio machen würde, war mir das gar nicht ganz bewusst. Ich war einfach sicher und überzeugt: „Dieses Mal schaffe ich es!"

Die Geburt begann wieder mit einem Blasensprung und wieder ohne Wehen. Im Krankenhaus angekommen, legten wir mit dem uns bekannten Arzt gemeinsam das Vorgehen fest. Ich trank einen Wehencocktail, und einige Stunden später setzten die Wehen tatsächlich ein.

Leider war auch noch viele Stunden danach kein wesentlicher Geburtsfortschritt zu erkennen und meine Erschöpfung nahm zu. Auf Anraten meiner Hebamme bekam ich ein leichtes Schlafmittel, um mich zu erholen. Entweder würden am nächsten Morgen die Wehen wieder einsetzen oder ein Kaiserschnitt wäre doch angezeigt.

Als ich aufwachte, waren keine Wehen in Sicht und unter vielen Tränen meinerseits entschieden wir, unser drittes Kind erneut per Kaiserschnitt holen zu lassen. Unsere Tochter kam gesund und munter zur Welt, der Kaiserschnitt war ohne nennenswerte medizinische Besonderheiten. Bei diesem Kaiserschnitt war mein Mann endlich mit im OP und diese Operation lief durch den vorher abgesprochenen Verlauf nach unseren Vorstellungen ab.

Heute, fast ein Jahr nach der dritten Geburt, habe ich meist das Gefühl, mit diesem dritten Kaiserschnitt auch psychisch einerseits besser als mit den beiden vorangegangenen klarzukommen, andererseits insgesamt immer besser Frieden mit der gesamten Situation schließen zu können. Dennoch zeigten sich noch über ein halbes Jahr nach der Geburt Albträume, in denen mir in einem kalten, gekachelten OP-Raum im Stile der sechziger Jahre Ärzte höhnisch sagten, dass ich wohl immer noch „meiner natürlichen, vaginalen" Geburt hinterhertrauere und jetzt einfach einen Kaiserschnitt mit Vollnarkose hinnehmen müsse.

Auch heute fällt es mir oft schwer, ruhig und gelassen zu bleiben, wenn ich im Fernsehen zufällig Sendungen sehe, bei denen eine vaginale Geburt gezeigt wird. Dann habe ich das Gefühl, als ob mir etwas fehlt, als ob meine drei Geburten, als ob ich selbst nicht vollwertig sei. Einzig von Frauen mit einem ähn-

lichen Schicksal fühle ich mich dann verstanden. Ich selbst habe bis heute keine professionelle Hilfe in Anspruch genommen. Dennoch war auch ich mehrmals an dem Punkt, zu sagen, ich komme allein nicht mehr weiter. Meine größte Hilfe war oft nicht unbedingt mein Mann, sondern eher andere Betroffene. Allein schon die Verschriftlichung meines Erlebten und die Weitergabe an andere betroffene Frauen gibt mir das Gefühl, nicht umsonst „gelitten" zu haben.

Mein Mann verstand „mein Problem" wenig. Manchmal war er sogar fast etwas ärgerlich, als ob ich undankbar sei, dass es mir (körperlich) und den Kindern so gut ginge. Oder er schien ungeduldig, weil ich schon wieder mit ihm über diese Thematik reden und bis ins kleinste Detail mögliche Ursachen für die drei Kaiserschnitte diskutieren wollte.

Mit dem Schlusspunkt unter diesen Bericht konnte ich jetzt auch eine gewisse Ruhe finden, und selbst die Frage nach einem weiteren Kind könnte ich heute ohne jegliche Zweifel und Ängste positiv beantworten – auch wenn es dann nach drei Kaiserschnitten aus gesundheitlichen Gründen wohl wieder „nur" ein Kaiserschnitt sein würde.

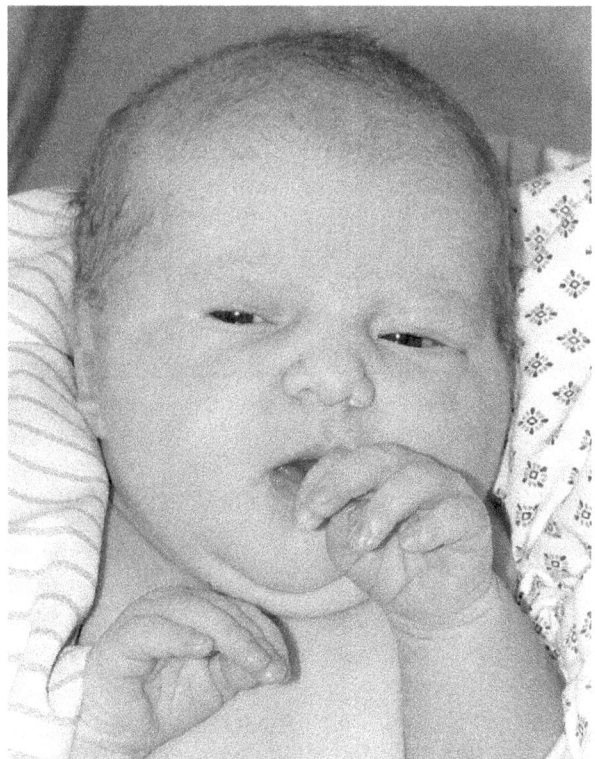

**„Wir haben zwei wunderbare, gesunde Kinder
– das ist für mich das Wichtigste.“**

1. Kind (* vor 3 Jahren), Tochter, Kaiserschnitt wegen schlechter
Herztöne unter den Anfangswehen, SSW 42
2. Kind (* vor 1 Jahr), Tochter, geplanter Kaiserschnitt wegen Querlage, SSW 39

Vor der Geburt hatte ich zunächst einmal großen Respekt – und die Hoffnung, dass alles gut ausgeht. Ein gesundes Kind, und als Mutter die Geburt gut zu überstehen – das waren meine Erwartungen und meine Hoffnung.

Bei meiner ersten Tochter haben sich die Herztöne bereits unter den Anfangswehen verschlechtert, daher habe ich die Entscheidung der Ärzte für einen Kaiserschnitt zu keiner Zeit in Frage gestellt.

Die Kaiserschnittgeburt erlebte ich dann allerdings als sehr nüchternes und steriles Ereignis. Ich selbst war zuvor noch nie operiert worden und entsprechend aufgeregt und ängstlich, was auf mich zukommt. Was dann folgte, war ziemlich unangenehm: Ich bekam Angst um das Kind, musste unter Wehen für die Anästhesie stillhalten, durfte die Kleine nach der OP nur kurz sehen und war dann erst mal ganz allein ohne Mann und Kind.

Ich wurde zur Beobachtung auf die Intensivstation geschoben, wo ich ein bis zwei Stunden allein verbrachte – nicht gerade das Erlebnis, das ich mir zur Geburt vorgestellt hatte!

Später fühlte ich mich so hilflos, dass ich mich wegen der Schmerzen ein bis zwei Tage gar nicht um meine Tochter kümmern konnte. Selbst das Im-Arm-Halten fiel schwer und war schmerzhaft. Ich habe die anderen Mütter zwar nicht um die Spontangeburt beneidet, aber darum, dass sie schon am nächsten Tag zum Frühstücksbuffet laufen konnten.

Als die Ärzte bei meiner zweiten Tochter vorschlugen, wegen einer Querlage wieder einen Kaiserschnitt zu machen, war ich natürlich enttäuscht. Wir wünschten uns eigentlich nur zwei Kinder – also würde ich eine spontane Geburt nie erleben? Die Entscheidung ist mir schwer gefallen, aber auch sie war richtig, weil sich das Kind nicht gedreht hätte.

Die Operation verlief sehr kompliziert, weil sich die Gebärmutter verkrampfte und der Arzt das Kind nicht richtig zu fassen bekam. Ich verlor viel Blut und meine Tochter musste gleich nach der Geburt ins Nebenzimmer zu einem Kinderarzt.

Dieser Moment war sicherlich einer der kritischsten in meinem bisherigen Leben. Wir haben gedacht: Oh nein, es ist etwas schief gegangen. Es dauerte nur einige Minuten, bis der Arzt uns mitteilte, dass alles ok ist, aber diese Zeit kam mir wie eine Ewigkeit vor.

Schön war, dass ich diesmal das Kind noch auf dem OP-Tisch lange im Arm halten durfte und wir auch im Beobachtungsraum die ganze Zeit zusammen waren. Da in diesem Krankenhaus eine Schmerzpumpe zur Verfügung stand, konnte ich den Schmerzpegel selbst steuern und viel besser aushalten.

Bei diesem zweiten Kaiserschnitt wurde ein T-Schnitt gemacht, daher werde ich eine Spontangeburt wohl nie mehr erleben. Aber wir haben zwei wunderbare, gesunde Kinder – das ist für mich das Wichtigste.

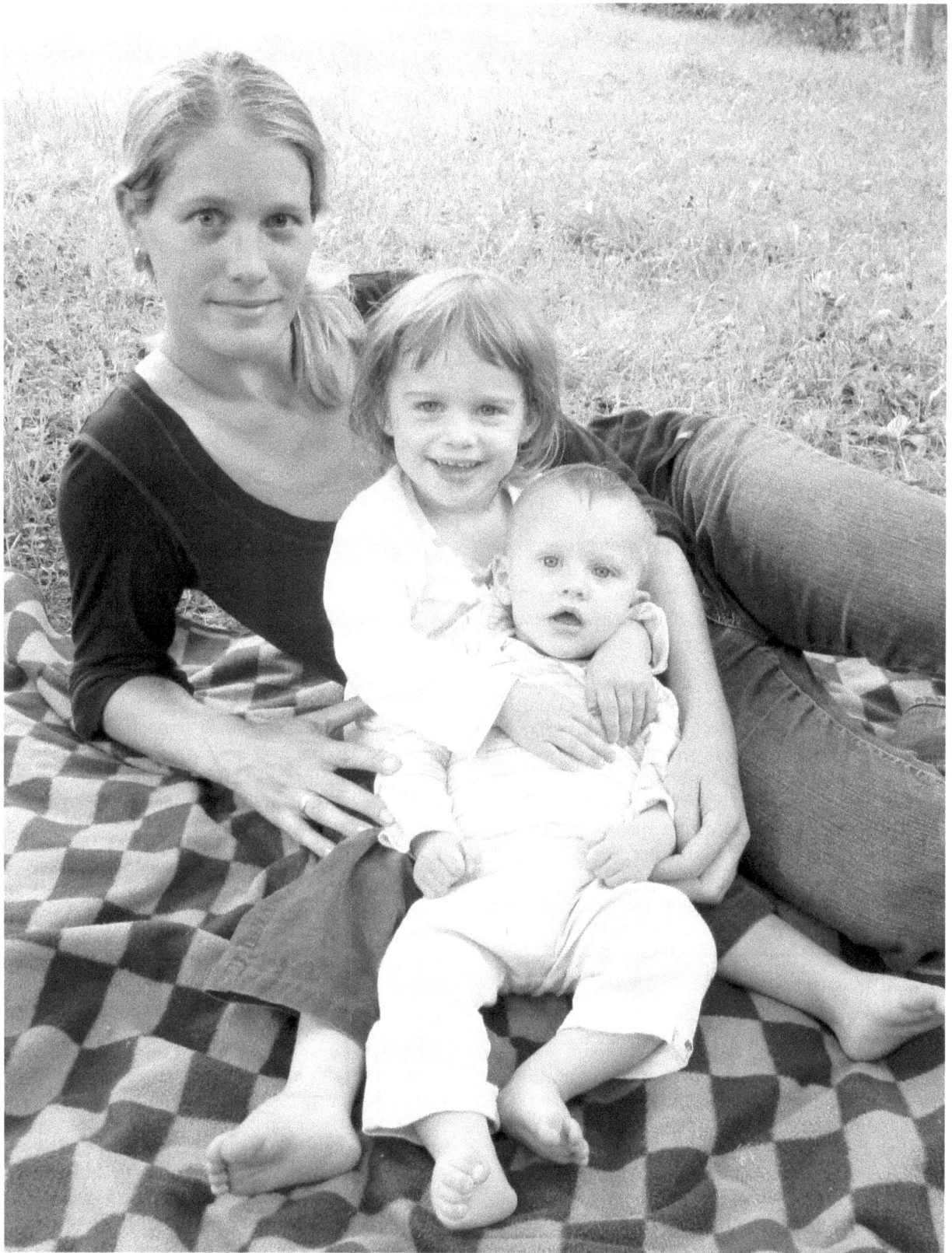

[T26] Elodie, 36
Beruf: Hausfrau und Mutter

„Ich glaube, dass die Hebamme eine entscheidende Rolle spielt: Sie muss die Eltern richtig begleiten."

1. Kind (* vor 11 Jahren), Tochter, Kaiserschnitt wegen fehlender Muttermundsöffnung, SSW 41
2. Kind (* vor 9 Jahren), Sohn, Spontangeburt, SSW 41
3. Kind (* vor 6 Jahren), Tochter, Spontangeburt, SSW 41

Ich habe 3 Kinder. Mein erstes Kind, ein Mädchen, ist ungeplant durch einen Kaiserschnitt zur Welt gekommen.

In der 30. Schwangerschaftswoche stellte der Arzt fest, dass der Gebärmutterhals kurz war. Ich sollte mich erholen, sonst würde es eine Frühgeburt werden. So verging der Rest der Schwangerschaft mit der Angst, dass das Baby möglicherweise zu früh kommen würde, und mit so wenig Aktivität wie möglich.

Meine Tochter kündigte sich dann endlich, in der 41. Schwangerschaftswoche, an! Die Wehen gingen langsam morgens um 5 Uhr los. Als sie in regelmäßigen Abständen von etwa 10 Minuten waren, fuhren mein Mann und ich ins Krankenhaus. Da der Muttermund noch zu war, fuhren wir wieder nach Hause.

Am Abend kamen wir erneut im Krankenhaus an, wo ich sofort an das CTG angeschnallt wurde, obwohl der Muttermund nur wenig geöffnet war. Die Hebamme perforierte wenig später die Fruchtblase, die Wehen wurden heftiger, aber am Muttermund tat sich nichts. Die Stunden vergingen, aber es gab keinen richtigen Fortschritt. Ich fühlte mich sehr verkrampft, erschöpft und hoffnungslos. Die Hebamme hat mich in der ganzen Zeit nicht richtig begleitet, sie kam ab und zu, tastete den Muttermund, ging wieder ins Schwesternzimmer, wo der Fernseher lief. Ich glaube, sie hat mir kein einziges Mal in die Augen geschaut.

In den frühen Morgenstunden bestand ich darauf, eine PDA zu haben. Ich kriegte sie auch, zusammen mit einem Wehenbeschleuniger. Es brachte aber wieder nichts.

Als die Ärztin ihren Dienst begann, entschied sie sich für einen Kaiserschnitt. Ich fühlte mich betrogen und enttäuscht, so viele Schmerzen und das ganze Warten umsonst. Es gab keinen richtigen Grund, warum die Entbindung nicht voranging. Manchmal denke ich, dass ich zu viel Angst hatte, manchmal auch, dass es meine Tochter im Bauch gemütlich hatte.

Beim meinem zweiten Kind war es dann klar, dass wir wieder eine natürliche Geburt versuchen würden. Wir entschieden uns für ein Krankenhaus mit einem menschlichen Hintergrund. Die Wehen gingen gegen 5 Uhr morgens los, und wir fuhren am Abend ins Krankenhaus. Aber im Gegensatz zu der ersten Geburt wurde ich richtig von der Hebamme empfangen. Sie sprach mit mir und machte mir Mut. Sie fragte mich, was ich wollte. Ich denke, dass diese Frage entscheidend war, denn hier konnte ich Wünsche haben.

Ich wollte schlafen! So führte sie uns in ein Zimmer mit Doppelbett, gab mir ein Zäpfchen zur Beruhigung, und ich konnte zwischen jeder Wehe schlafen. Die Geburt ging stetig voran, und der Muttermund ging auf. Die Hebamme sprach viel mit uns, die Atmosphäre war gut, es gab kein grelles Krankenhauslicht, keine ungemütliche Liege, keine weißen Kacheln an den Wänden. Bei der Geburt wollte ich eine PDA aus Angst vor den Schmerzen. Ich erhielt eine, die ich selber dosieren konnte. Das war sehr gut für mich, ich hatte wenig Schmerzen und konnte trotzdem die Wehen spüren. So kam unser Sohn am nächsten Morgen um 5.30 Uhr auf natürlichem Wege zur Welt.

Für unser drittes Kind gingen wir wieder ins dasselbe Krankenhaus. Wir kamen gerade, als das Personal Schichtwechsel hatte, was ein bisschen ungünstig war. Die Geburt ging sehr schnell, und es war leider keine Zeit, um eine schöne Atmosphäre zu schaffen. Die Hebamme war eher nicht so einfühlsam wie die bei der Geburt von unserem Sohn, dafür war sie sehr zupackend, was für diese schnelle Geburt passte.

Ich war nach der ersten Geburt sehr frustriert, dass unsere Tochter mittels Kaiserschnitt zur Welt gekommen ist. Nicht, weil ich keine „normale" Geburt erlebt hatte, aber wegen dieses langen Leidens, das nichts brachte. Die Geburt von meinen zwei weiteren Kindern hat mich getröstet. Ich glaube, dass die Hebamme eine entscheidende Rolle spielt: Sie muss die Eltern richtig begleiten.

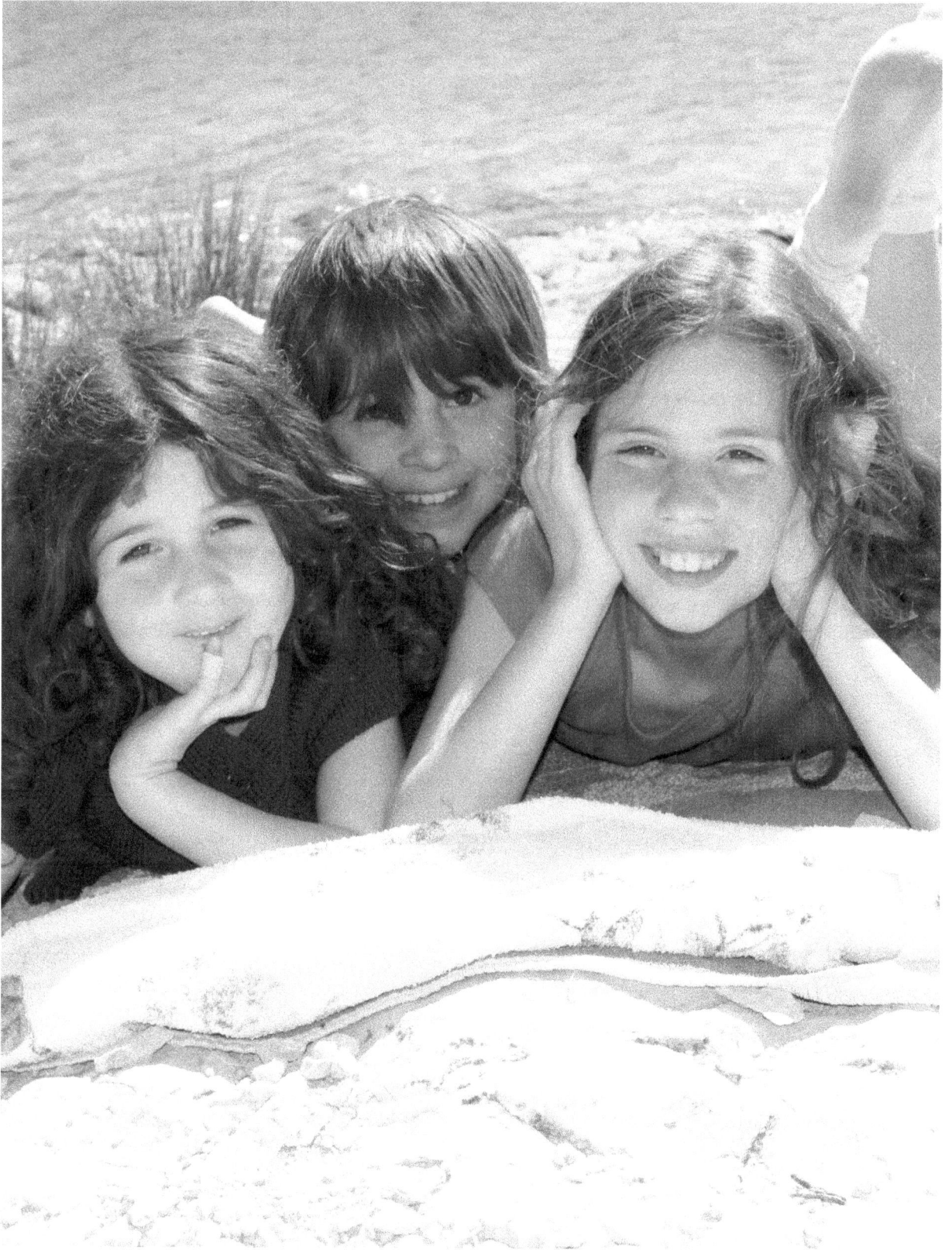

**„Steht auf meiner Stirn geschrieben:
‚Bitte, schneidet mir den Bauch auf!'?"**

1. Kind	(* vor 17 Jahren), Tochter, Kaiserschnitt wegen zu langsamer Muttermundsöffnung, SSW 40
2. Kind	(* vor 12 Jahren), Sohn, geplanter Kaiserschnitt wegen angeblich zu großem Kopfumfang des Kindes, SSW 38
3. Kind	(* vor 6 Jahren), Tochter, Spontangeburt, SSW 40
4. Kind	(* vor 4 Jahren), Sohn, Spontangeburt, SSW 40

Vor 17 Jahren stellte ich mich am Termin mit Wehen in der Klinik vor. Der Muttermund war knapp 1 cm, die Fruchtblase erhalten, mein Kind lag in Schädellage. Nach einer CTG-Kontrolle und einer Gabe Pulsatilla, was sich in den nächsten drei Stunden öfter wiederholte, schickte mich die Hebamme in die Badewanne. Das Wasser war so kalt, dass ich es dort nicht lange aushielt. Ich war so vertrauensvoll, dass ich nicht den Mut hatte, die Wassertemperatur zu korrigieren. Ich schlotterte vor Kälte, war unerfahren, unsicher und glaubte, alles was ich erlebte, müsse genau so sein. Die engmaschigen vaginalen Untersuchungen und die ständigen CTG-Kontrollen wirkten für mich normal. Die kritischen Blicke der Hebamme auf das CTG-Papier hielt ich für ein Zeichen von Erfahrung, und als sie dann ankündigte, den Arzt rufen zu wollen, weil sich erstens der Muttermund nicht weiter öffnete als zwei Finger breit und zweitens die Herztöne sich in der Wehe immer leicht verlangsamten, meinte ich, das sei kompetent.

Dass dieser kurze Verlauf von dreieinhalb Stunden in einem Kaiserschnitt gipfelte, vermittelte man mir als Rettung meines Lebens und dem des Kindes, zumal der Operateur nach der Geburt erklärte, dass ich meine Tochter nie auf normalem Wege hätte gebären können, da mein Becken zu eng sei (Maße meiner Tochter: 52cm, 3.400g, 36cm Kopfumfang). Das nagte schon an mir, aber ich war froh, dass ich ein gesundes Kind hatte. Die Apgar-Werte nach der Geburt waren bestens, es war meiner Tochter also zu keiner Zeit während der Geburt schlecht ergangen.

5 Jahre später kam mein Sohn zur Welt (56cm, 4.110g, 39cm Kopfumfang). Seine Geburt war ein geplanter Kaiserschnitt. Er war gegen Ende der Schwangerschaft schon größer als seine Schwester bei der Geburt. Das war ein ausschlaggebender Grund – für meinen damaligen Frauenarzt –, gar nicht erst über eine vaginale Entbindung zu reden. Ich bat ihn darum, dass wir wenigstens auf das Einsetzen der Wehen warten sollten. Es war mir zuwider, einen Termin festzulegen. Der Arzt ließ sich aber nicht darauf ein. Das Risiko sei

zu groß und er hätte ja schließlich die Verantwortung und überhaupt sei Mittwoch sein OP-Tag.

Als ich vor rund 6 Jahren wieder schwanger war, rief ich in einer für ihre Ausdauer und Unterstützung einer normalen Geburt bekannten Entbindungsklinik an. Ich wollte einen Termin zur Besichtigung ausmachen. Während des Telefonats kamen wir auf meine beiden Geburten zu sprechen. Ich erzählte von den Kaiserschnitten, und damit schlossen sich die Tore der Entbindungsstation für mich. Die Hebamme erklärte mir, dass mir kein Arzt die Zeit zugestehen würde, die ich für die Entbindung brauchen würde. Sie meinte weiter, dass ich wahrscheinlich wieder ein so großes Kind bekommen würde, und das ginge bei mir offensichtlich anatomisch schon nicht.

Da saß ich nun und weinte mir die Augen aus. Immer wieder fragte ich mich: Warum kann ich schwanger werden, wenn ich kein Kind gebären kann? Steht auf meiner Stirn geschrieben: „Bitte, schneidet mir den Bauch auf!"? Warum gibt mir keiner die Chance, es wenigstens zu versuchen? Was bin ich nur für eine unfähige Frau, wenn ich keine Kinder gebären kann?

Ich rief eine weitere Hebamme an. Sie war nicht ganz so hart. Sie fragte mich, ob ich schon einmal über eine Hausgeburt nachgedacht hätte. Ich verneinte, weil das für mich NIE in Frage gekommen wäre. Die Hebamme meinte aber, das wäre eine Chance für mich, und riet mir, einfach mal mit einer Hausgeburtshebamme zu sprechen. Also machte ich mich auf die Suche und fand meine Hebamme!

Mein Partner und ich gingen zu einem Erstgespräch gleich Anfang Januar zu ihr. Wir waren uns beide einig, dass wir keine Hausgeburt haben wollten. Ich erzählte der Hebamme von den Kaiserschnitten, zeigte ihr meinen Mutterpass, und wir redeten. Sie hatte sehr viel Erfahrung, gerade mit Kaiserschnittfrauen, und erklärte uns sehr viel und bestärkte mich in meinem Wunsch, dass es diesmal auch ohne OP gehen würde. Als wir wieder nach Hause fuhren, waren wir uns einig, dass wir mit ihr entbinden würden, bei ihr in der Praxis, um ein Krankenhaus in der Nähe zu haben.

Von Januar bis zur Entbindung Anfang Mai war ich zur Vorsorge nur noch bei ihr. Mein Frauenarzt nannte mein Vorhaben ‚mutig', aber er verstand es und bestärkte mich. Meine Hebamme war rundherum für mich da. Ich konnte ihr Fragen über Fragen stellen, und sie hatte immer Antworten und vor allem Erklärungen parat. Ich konnte ihr meine Ängste anvertrauen, und sie verstand mich und gab mir immer das Gefühl: „Es ist richtig, was du fühlst. Ich bin da für dich und lasse dich nicht allein." Die Vorsorgen waren sehr angenehm: keinerlei vaginale Untersuchungen, kein CTG. Einfach nur horchen und fühlen, wie es dem Wesen in mir geht. Dabei hat sie immer alle Familienmitglieder einbezogen. Wir haben uns auf jeden Vorsorgetermin gefreut!

Gegen Ende der Schwangerschaft fragte sie mich, was meine größte Angst sei. Ich hatte Angst, dass es wirklich nicht klappt. Und ich hatte Angst, dass ich meinem Kind – aus Egoismus – eventuell schaden würde. Meine Hebamme nahm mich ernst und wir sprachen noch einmal über alles. Danach konnte ich es geschehen lassen.

Meine Mutter war entsetzt über mein Vorhaben. Sie erzählte mir, dass ich verbluten würde, weil die alten Narben aufbrechen würden. Auch darüber sprach ich mit unserer Hebamme, und sie klärte mich über dieses mögliche Risiko auf. Dann kam meine Schwiegermutter mit den wüstesten Geschichten über Hausgeburten. Mein Partner schirmte mich ab, so gut er konnte. Ich danke ihm dafür, denn so richtig wohl war ihm auch nicht. Aber er überließ es mir, wenn nur unsere Hebamme dabei wäre.

Und dann kam unsere zweite Tochter. Montag nachts begannen die Wehen. Am Mittwochmorgen holte mich meine Hebamme zu sich in die Praxis. Die Wehen zehrten sehr an mir und ich gebe zu, dass ich zwischendurch so verzweifelt war vor Schmerzen, dass ich freiwillig ins Krankenhaus gegangen wäre, wäre mein Muttermund nicht abends um 18 Uhr schon 6 cm geöffnet gewesen. Gegen 21 Uhr öffnete meine Hebamme die Fruchtblase, und um 21.50 Uhr war unsere Kleine geboren (56cm, 4.320g, 39cm Kopfumfang). Die Geburt verlief wunderbar und so ganz ohne Verletzungen!

Als ich vor 4 Jahren erneut schwanger war – mit unserem zweiten Sohn –, war natürlich klar, dass wir wieder mit meiner Hebamme gebären wollten. Diesmal wollte ich aber daheimbleiben. Dank vieler lieber,

helfender Hände konnte ich einfach schwanger sein und das in vollen Zügen genießen. Zweimal ließ ich einen Ultraschall machen. Dieser Arzt fand es toll, was ich machte! Das gab mir nochmals Kraft.

Auf die Geburt freute ich mich. Und sie war unbeschreiblich! Ich bekam am frühen Abend Wehen und lag im Wohnzimmer über unserem Gymnastikball. Mein Partner massierte mich. Ich rief unsere Hebamme an, und sie machte sich auf den Weg. Kurz darauf platzte die Fruchtblase. 30 Minuten nach ihrer Ankunft war unser Sohn schon geboren (58cm, 4.700g, 39cm Kopfumfang). Was für ein Gefühl! Wir waren alle begeistert, weil wieder alles so reibungslos gegangen war! Nach dieser Geburt sagte ich zu meiner Hebamme: „Am liebsten würde ich meinem damaligen Arzt einen Brief schreiben."

Ich fühle mich auch heute noch betrogen um zwei Geburten und habe große Probleme mit meinen Narben. Lange habe ich darüber nachgedacht, ob die Bindung zu den Kindern unterschiedlich ist. Nach den OPs war die Bindung freilich schwer, jetzt ist sie nicht anders. Sie musste wachsen. Ich habe wirklich drei Tage nach der ersten Entbindung gebraucht, bis ich sagen konnte: „Das ist MEIN Kind." Aber gerade durch das Stillen konnte vieles aufblühen.

Ich wünsche jeder Frau, die einen Kaiserschnitt hatte, die Kraft, sich auf etwas anderes einlassen zu können. Sich nicht als „nicht gebärfähig" abstempeln zu lassen. Und den Mut, nach dem Raum für eine normale Geburt zu suchen.

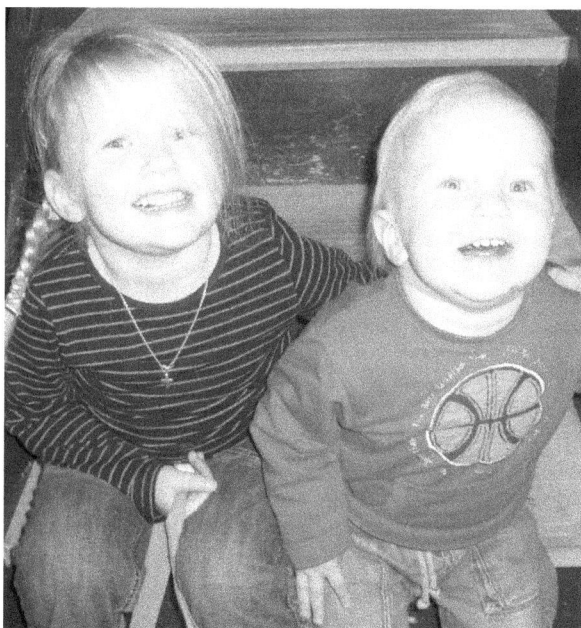

„Ich war am Leben und mein Baby war am Leben. Das war alles, was zählte."

1. Kind   (* vor 13 Jahren), Sohn, Spontangeburt, SSW 40
2. Kind   (* vor 12 Jahren), Sohn, Spontangeburt, SSW 39
3./4. Kind   (* vor 9 Jahren), Sohn und Tochter, Kaiserschnitt wegen
             Beckenendlage eines der Zwillinge, SSW 37
5. Kind   (* vor 6 Jahren), adoptiertes Kind
6. Kind   (* vor 3 Jahren), Tochter, Kaiserschnitt wegen oder bei Uterusruptur, SSW 37
7. Kind   (* vor 6 Monaten), Mädchen, Kaiserschnitt im Status nach Uterusruptur, SSW 36

Vor 9 Jahren hatte ich einen Kaiserschnitt, um meine Zwillinge sicher zur Welt zu bringen. Zuvor hatte ich bereits zwei vaginale Geburten ohne Zwischenfälle gehabt, und die Wehen machten gute Fortschritte bei den Zwillingen. Mein Muttermund war schon beinahe bei 10 cm, als meine PDA komplett abgeklungen war. Das wäre normalerweise kein Grund zur Besorgnis gewesen, aber während Baby A sich in Schädellage befand und ich bereits Pressdrang fühlte, war Baby B in Steißlage. Der Arzt entschied, mich in den OP zu verlegen, um mit spinaler Betäubung einen Kaiserschnitt vorzunehmen. Ich war nicht traurig oder enttäuscht über diese Wendung der Ereignisse. Ich war ganz einfach so aufgewühlt, da ich nun endlich meine Babys im Arm halten würde!

Sechs Jahre später, nachdem wir unser fünftes Kind adoptiert hatten, war ich begeistert, dass ich erneut schwanger war. Es war kein besonders wichtiges Ziel von mir, eine natürliche Geburt nach Kaiserschnitt zu haben. Ich wollte einfach das sicherste und interventionsärmste Geburtserlebnis. Ich verstand mich gut mit meiner Hebamme, bei der ich schon vor meiner Schwangerschaft zur Betreuung war. Obwohl sie mich bei keiner meiner vorangegangenen Geburten begleitet hatte, war sie nun vertraut mit meinem Fall. Nach einem Termin bei einem Gynäkologen und einigen Fein-Ultraschalls entschieden wir, dass ich eine gute Kandidatin für den Versuch einer natürlichen Geburt nach Kaiserschnitt sei.

Ich kam in einer regnerischen Nacht an einem Freitag im Dezember im Krankenhaus an. Fast den ganzen Tag hatte ich Wehen gehabt, und schließlich überzeugten mich meine Mutter und mein Mann, dass es wohl echte Wehen sein müssten! Aus irgendeinem Grunde wollte ich den Beginn der Wehen immer nicht wahrhaben, wohlgemerkt war der errechnete Termin auch erst in drei Wochen. Aber natürlich hatten sie recht, und die Schwestern kontrollierten mich. Mein Muttermund war tatsächlich bereits 4 bis 5 cm eröffnet. Es ging gut voran, und ich fühlte mich ziemlich wohl in Anbetracht dessen, dass ich eine PDA bekam und meine Wehen sofort weniger wurden. Meine Hebamme schlug vor, dass ich ein paar Stunden ausruhen sollte, um danach mit einem Wehentropf mit Oxytocin zu beginnen. Früh am nächsten Morgen begannen meine Wehen wieder, und meine Fruchtblase platzte. Im Lauf des Vormittags klang meine PDA ab und mein Muttermund öffnete sich langsam bis auf 7 cm. Mein Wehenschreiber und der Herztonschreiber des Babys summten und piepten auf dem Monitor neben meinem Bett.

Plötzlich fühlte ich einen scharfen, brennenden Schmerz in meinem Unterleib, und der Herztonschreiber des Babys begann zu kreischen. Meine Hebamme sprang aus dem Schaukelstuhl neben meinem Bett und rannte in den Flur. Ich hörte, wie sie nach jemandem zum Vorbereiten des OPs rief und nach dem Arzt. Als sie wieder den Raum betrat, blieb sie ganz ruhig und auch die Schwestern, die mich für die OP vorbereiteten und die Monitore genau im Blick behielten, waren sehr ruhig und beruhigten mich. Der Monitor des Babys war verstummt. Obwohl mein Herz laut klopfte und es mir erschien, als ob alles in Zeitlupe ablief, war ich in der Lage, leise zu beten. Ich sprach auch mit meiner Hebamme über den Schmerz, der zwar immer noch brennend, aber auszuhalten war.

Ich erinnere mich daran, dass mir im OP sehr kalt wurde und ich mich schläfrig fühlte. Ich war dankbar für die Schmerzlinderung durch die spinale Betäubung. Leise betete ich weiter und drückte die Hand meines Mannes. Das Personal unterhielt sich immer noch in einer lässigen Art und Weise. Ich wünschte mir, sie würden den Mund halten und ihre Arbeit tun. Ich wollte einfach meine Tochter draußen haben! Die Chirurgin begann zu schneiden und sie erwähnte, dass ich ein Zerren fühlen würde. Im Raum wurde es still, als das Zerren begann, und ich hörte einige undeutliche Verwünschungen. Meine Hebamme war auch im Raum und sie erklärte uns leise, dass da viel Narbengewebe und Verwachsungen zu durchtrennen seien. Sie streichelte meinen Arm und half mir so, nicht in Panik zu verfallen. Ich hörte die Chirurgin und die Schwestern diskutieren, ob man Hilfe holen sollte. Anscheinend war ein anderer Arzt im Haus, der ein sehr begabter Chirurg sei. Unglücklicherweise war dieser Arzt bereits in einer Operation in einem anderen Raum. Meine Hoffnung schwand in diesem Moment.

Ich glaube, dann wurde ich ohnmächtig. Das Nächste, an das ich mich erinnere, ist, dass ich in einem leeren Raum aufgewacht bin und mein Mann nach meiner Hand griff. Ich wusste sofort, dass etwas nicht stimmte, dass etwas passiert war. Ich fragte ihn, ob alles in Ordnung sei. Wo war meine Tochter? War sie gesund? Was um Himmels willen war passiert? Er nickte und sagte, dass alles in Ordnung sei. Er wollte, dass ich mich ausruhte. Er sagte, dass es ihr gut ginge und dass ich Ruhe bräuchte. Ich drängte weiter und wurde ein wenig ungehalten. Schließlich sagte er mir, dass ich eine Menge Blut verloren hätte und dass ich fast gestorben wäre. Ich sah Tränen in seinen Augen und hörte auf, nach weiteren Einzelheiten zu fragen.

Während der nächsten Stunden sickerten die verschleierten Einzelheiten über die Schwestern und meine Hebamme zu mir hindurch. Meine Gebärmutter war gerissen, und ich hatte eine gehörige Menge an Blut verloren. Ich hatte bereits eine Bluttransfusion bekommen und benötigte noch eine. Nach vielen Stunden wurde mir endlich erlaubt, das Baby zu sehen, aber ich durfte sie nicht halten. Alle hatten Angst, dass ich zu schwach sei und sie fallen lassen würde. Das war natürlich Quatsch! Meine Arme sehnten sich danach, sie zu halten. Ich konnte wirklich nicht verstehen, was das Theater sollte. Ich war am Leben und mein Baby war am Leben. Das war alles, was zählte.

Später versuchte meine Hebamme, meine Gedächtnislücken zu schließen. Die Chirurgin hatte die Gebärmutter entfernen wollen, aber zum Glück hatte meine Hebamme sie davon abgehalten. Trotzdem betonten sowohl die Hebamme als auch die Ärztin, dass eine weitere Schwangerschaft nicht anzuraten sei. Wir nahmen dies sehr ernst, und als wir daheim ankamen, vergoss ich einige Tränen beim Tragen und Stillen meiner Tochter und dem Gedanken daran, dass dies das allerletzte Mal sein sollte, dass ich ein Neugeborenes nach Hause bringen würde.

Sehr schnell gewöhnte sich unsere Familie an das jüngste Mitglied. Wir waren eine glückliche Familie von 8 Personen! Mein Mann und ich verhüten mit natürlicher Familienplanung und wir waren enthaltsam während meiner fruchtbaren Tage. Dies funktionierte gut, da mein Körper deutliche Fruchtbarkeitssignale aussendet und wir zusätzlich einen Ovulationsmonitor benutzen, um den genauen Zeitpunkt des Eisprunges zu bestimmen. In einem Monat jedoch entschieden sich mein Mann und ich, diese Zeichen und den Monitor zu ignorieren. 20 Monate waren vergangen seit der Geburt unseres Babys, ich traf eine Freundin, die ein Neugeborenes hatte, und entwickelte sofort selbst Muttergefühle! Da wir ja keine naiven Teenies sind, war es ein Schock für mich, dass ich schwanger wurde. Ich hatte mich irgendwie selber überzeugt, dass es schwierig wäre, schwanger zu werden aufgrund der Vernarbungen und da ich nur ein sehr kurzes „Fruchtbarkeitsfenster" habe.

Ich bin dankbar, dass es meiner Hebamme gelang, die Entfernung der Gebärmutter durch die Chirurgin zu verhindern, und dass uns das Geschenk eines weiteren Kindes gegeben wurde. Unsere Tochter wurde vor 6 Monaten durch einen Kaiserschnitt in der 36. SSW geboren. Wegen der vorangegangenen Uterusruptur hatten sowohl die behandelnden Ärzte als auch wir Angst vor einem erneuten Reißen der Gebärmutter und wollten deshalb nicht länger abwarten. Auch die Schwangerschaft selbst verlief nicht ohne Ängste und Unsicherheiten. Doch der gewählte Weg war für uns der richtige. Wir sind glücklich über ein gesundes Kind – und darüber, dass auch ich selbst alles gut überstanden habe.

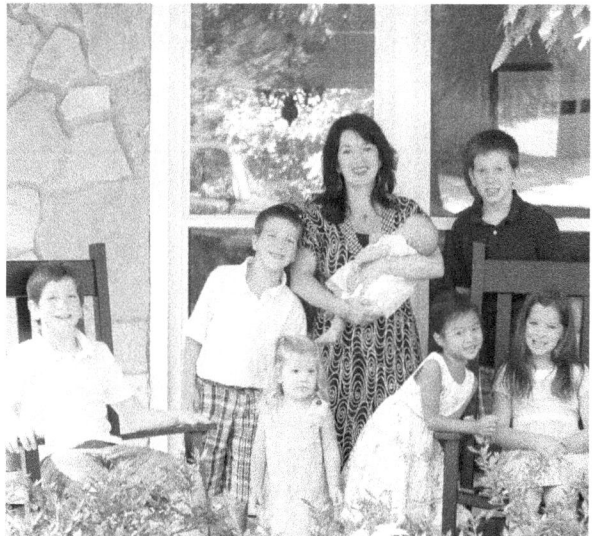

„Während des gesamten Geburtsverlaufs hatte ich nie das Gefühl bzw. die Angst, dass die Narbe reißen könnte und es somit zu einem Kaiserschnitt kommen würde."

1. Kind　　(* vor 2 Jahren), Tochter, Kaiserschnitt (T-Schnitt) wegen
　　　　　Nabelschnurvorfall bei vollständig eröffnetem Muttermund, SSW 42
2. Kind　　(* vor 1/2 Jahr), Sohn, Spontangeburt, SSW 39

Die Schwangerschaft bei der ersten Geburt verlief problemlos. Nachdem ich schon fast 2 Wochen über dem errechneten Geburtstermin war, setzten endlich die Wehen ein. Wir riefen unsere Beleghebamme an, die dann auch zu uns kam.

Nach ca. 3 Stunden Wehen gingen wir ins Krankenhaus. Auch dort lief alles seinen natürlichen Weg, allerdings öffnete sich der Muttermund sehr langsam. Nach gut 15 Stunden war er endlich vollständig geöffnet. Ca. 90 Minuten später war der Kopf unseres Kindes für unsere Hebamme und die Ärztin schon spürbar. Unsere Hebamme sagte, dass das Kind jetzt auf jeden Fall auf natürlichem Weg auf die Welt kommen würde. Aufgrund der langen Dauer der Wehen war ich schon ziemlich entkräftet.

Eine PDA wurde zwischenzeitlich in Erwägung gezogen, aber aufgrund der langen Dauer bis zur Wirkung wurde dieser Gedanke wieder verworfen. Dank der tollen Unterstützung unserer Hebamme kämpften wir weiter. Bei der nächsten Vaginaluntersuchung durch die Oberärztin diagnostizierte diese einen Nabelschnurvorfall. Dies hatte eine Not-Sectio zur Folge.

Wenige Minuten später war unsere Tochter auf der Welt. Da ihr Kopf jedoch schon sehr tief im Becken war, mussten die Ärzte einen 5 cm langen T-Schnitt anbringen, um unsere Tochter „raus" zu bekommen.

Ein richtiges Glücksgefühl und Stolz konnten zu Beginn noch gar nicht aufkommen, da die letzten Minuten vor der Geburt vor allem für meinen Partner sehr heftig waren. Das geplante und erhoffte Durchschneiden der Nabelschnur konnte nicht gemacht werden. Auch die neugeborene Tochter über eine Stunde lang auf dem Arm zu haben, während ich noch im OP-Saal versorgt wurde, war für meinen Partner kein richtig beglückendes Gefühl.

Auf der Wochenbettstation wurde uns später gesagt, dass aufgrund des T-Schnittes auch zukünftige Geburten nur durch Kaiserschnitt erfolgen sollten.

Über diese Auskunft waren wir zuerst betrübt, wir haben uns dann aber damit abgefunden. Wir wollten bei weiteren Geburten keinen „Termin-Kaiserschnitt" planen, sondern erst die Wehen abwarten. Diesem Wunsch haben die Ärzte zugestimmt. Trotz allem war der heimliche Wunsch nach einer natürlichen Geburt immer gegeben.

Im Spätsommer vor 2 Jahren wurde ich erneut schwanger. Auch diese Schwangerschaft verlief problemlos. Im Dezember nahm ich Kontakt mit unserer Hebamme auf, die für die Nachsorge zuständig sein sollte. Ich kannte sie vom Geburtsvorbereitungs- und Rückbildungskurs unserer Tochter. Dadurch kannte sie auch meine Vorgeschichte. Bei einem persönlichen Gespräch fragte sie uns, ob wir uns nicht eine unabhängige Zweitmeinung über die Möglichkeit einer natürlichen Geburt einholen wollten.

Wir suchten uns ein Krankenhaus aus, das für alternative Lösungen bekannt ist. Das Gespräch mit der dortigen Oberärztin verlief sehr erfreulich für uns, da sie mir große Hoffnungen auf eine natürliche Geburt machte. Ihre Kernaussage war in etwa: Warum sollte der T-Schnitt während der Geburt reißen, wenn er doch bis dahin die ganze Schwangerschaft „überstanden" hatte. Da uns diese Aussage überzeugte, war für uns klar, dass wir eine natürliche Geburt anstreben würden. Auch unsere Hebamme bestärkte uns in dieser Entscheidung, da sie der Meinung war, dass ich eigentlich viel lieber spontan gebären wollte.

Die Oberärztin sagte auch, falls es während der Geburt Probleme geben sollte, könnten wir immer noch einen Kaiserschnitt machen. Aus diesem Grunde hatte ich dann im März einen Untersuchungstermin im Krankenhaus, bei dem alle wichtigen Informationen und Werte für einen etwaigen Kaiserschnitt aufgenommen wurden.

In der Nacht vom 22. auf den 23. Mai setzten die Wehen ein. In den frühen Morgenstunden machten wir uns auf den Weg ins Krankenhaus. Der Muttermund öffnete sich dieses Mal deutlich schneller. Aufgrund der Schmerzen wurde kurzfristig an eine PDA gedacht, diese aber wegen mangelnder Zeit bis zur Geburt verworfen.

Und tatsächlich, nach gut einer Stunde Presswehen erblickte unser Sohn um 9.42 Uhr das Licht der Welt und wir waren stolz und glücklich. Auch der Traum meines Mannes ging somit in Erfüllung, denn durfte die Nabelschnur durchschneiden.

Während des gesamten Geburtsverlaufs hatte ich nie das Gefühl bzw. die Angst, dass die Narbe reißen könnte und es somit zu einem Kaiserschnitt kommen würde.

Im Nachhinein können wir allen werdenden Eltern nur empfehlen, es zu versuchen, ihr Kind auf natürlichem Weg auf die Welt zu bringen. Für mich als Frau war es ein viel schöneres Gefühl, das Neugeborene direkt nach der Geburt auf dem Körper zu spüren. Auch für meinen Mann war diese Geburt ein viel intensiveres und beglückenderes Erlebnis.

Wir sind unserer Hebamme noch immer sehr dankbar, da wir erst durch sie auf die Chance einer natürlichen Geburt aufmerksam gemacht wurden.

Auch bin ich der Meinung, dass durch eine positive Einstellung und feste Überzeugung sowie gute Unterstützung der Hebammen eine natürliche Geburt möglich ist.

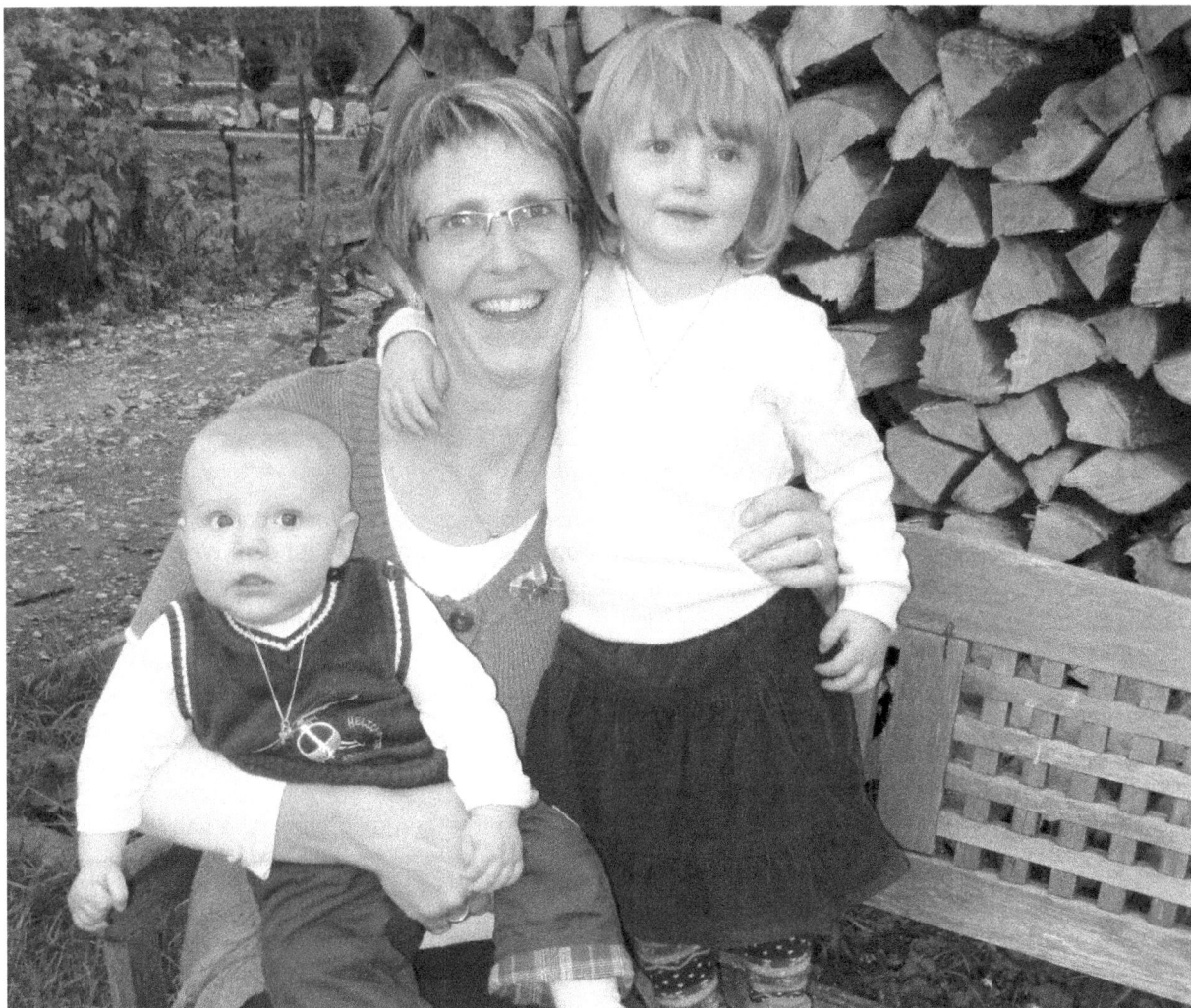

„Ich hatte bereits eine 3 cm große Ruptur an der alten Narbe und man konnte die Fruchtblase hindurchsehen."

1. Kind   (* vor 3 Jahren), Sohn, Kaiserschnitt wegen hohem Geradstand, SSW 41
2. Kind   (* vor 5 Wochen), Sohn, Notkaiserschnitt nach Uterusruptur, SSW 39

Die zweite Schwangerschaft war wie die erste: unkompliziert und schön.

Diesmal hatten wir, trotz des Kaiserschnitts 3 Jahre zuvor, eine Hausgeburt geplant. Wir hatten einen Geburtspool aufgebaut, ein Tuch aufgehängt, Musik gesammelt – alles war so perfekt. Auch hatten wir eine wundervolle Hebamme gefunden.

Die Jahre hindurch hatte ich sehr viel gelesen, und der Wunsch nach einer Hausgeburt war groß. Ich hatte eine genaue Vorstellung davon, wie ich mein Kind gebären und willkommen heißen wollte. Ich war sehr gut informiert über alle Risiken, Pro und Kontras.

Drei Tage vor dem angenommenen Termin habe ich ein Bad genommen, zum Entspannen. Ich lag seitlich in der Wanne und habe das Wasser über mich plätschern lassen.

Als ich ein Bein angezogen habe, hat es plötzlich laut geknackt, als wäre ein Knochen gebrochen – gleichzeitig war da ein scharfer Schmerz in der Bikinizone, so dass ich unweigerlich sofort an diese Stelle fassen musste. Es hat noch ein weiteres Mal geknackt, das war die Fruchtblase.

Die Sekunden unmittelbar nach dem Blasensprung waren, als bliebe die Zeit stehen. Alles war still. Ich habe mich in den Vierfüßler gebracht, das Badewasser abgelassen und die Hebamme angerufen, weil der Schleimpfropf grünlich abging und auch grünliches Fruchtwasser hinterher floss. Es war immer noch ein Schmerzgefühl in der Bikinizone vorhanden. Bisher hatte ich keine Wehen gehabt.

Kaum aufgelegt, brach ein Wehensturm über mich herein. Es gab keine Pause, nur durchgehenden Schmerz, als wollte mein Körper ganz tief in mir alles zuhalten, der Babybauch aber das Baby so schnell wie möglich herausdrücken.

Ich habe versucht, zu atmen, mich zu beruhigen und mich gefragt, ob ich einfach hysterisch bin, weil alles so schnell geht?

Dennoch war da etwas, das mich beunruhigt hat, und ich dachte, diese Wehen fühlen sich anders an als die, die ich bei meiner ersten Geburt hatte. Es war keine Welle, die langsam nach oben steigt, die ich freudig annehmen konnte. Es war vielmehr ein Krampf, wie man ihn von Wadenkrämpfen kennt. Dazu noch dieser ständige, unterschwellige Schmerz an der alten Naht, so als könne sich diese nicht richtig mitdehnen. Als würde sie gegen mich arbeiten, entgegen der Zugrichtung, die mein Körper eigentlich will.

Mir wurde bewusst, dass etwas kaputt gegangen war und ich ins Krankenhaus musste.

Bei jeder dieser unbeherrschbaren Wehen fühlte es sich an, als würde mich eine riesige Hand ausdrücken wie eine Zitrone – dazu wurde das Fruchtwasser immer grüner, immer dunkler, mit schwarzen Krümeln darin. Bei jeder Wehe floss es aus mir hinaus, und mir war klar: das wird wohl ein weiterer Kaiserschnitt.

Also habe ich meinen Mann das Auto packen lassen, und die Hebamme, die auf dem Weg zu uns war, angerufen, dass wir uns im Krankenhaus treffen würden, sollten wir schneller weg sein als sie hier bei uns war.

Sie schaffte es noch vor unserer Abfahrt zu uns und hat mich angesehen. Auch sie und mein Mann dachten zuerst, ich hätte einfach nur Angst, weil es mit der Geburt so schnell vorangeht, doch als sie die Fruchtwasserfarbe und die Schmerzen sah und mich kurz untersuchte, war auch ihr klar, dies wird leider keine Hausgeburt mehr.

Im Krankenhaus wollte ich nur noch einen Wehenstopp, ein Schmerzmittel, damit ich wieder zum Kind und mir finden konnte – ich hatte noch die Annahme, ich könnte wenigstens mit einer PDA entbunden werden, aber man hat mich aufgrund des Verdachts der Ruptur nach einer Untersuchung, die zeigen sollte, wie weit ich eröffnet und wie die Kindslage war, in Vollnarkose gelegt. Ich war auf 4 cm eröffnet.

Dann ging es sehr schnell. Ich hatte bereits eine 3 cm große Ruptur an der alten Narbe und man konnte die Fruchtblase hindurchsehen, denn es war eine nur vom Bauchfell bedeckte Ruptur.

Mein Kind war 30 Minuten nach Betreten des Krankenhauses aus mir draußen – meine Hebamme hatte das Krankenhaus schon von unterwegs aus angerufen. Ich denke, von Rupturbeginn ohne Wehen, bis wir im Krankenhaus ankamen, waren es ca. 40 Minuten, ich konnte noch laufen und schreien wie ein Löwe. Mir ging es soweit gut, doch ich war mir nicht mehr sicher, das es meinem Kind ebenso gut geht.

Im Grunde bin ich mit diesem Kaiserschnitt versöhnt, ich denke, er war notwendig für das Wohl meines Kindes. Ich bin sehr froh, dass es nicht zu einer Verlegung des Kleinen in eine Kinderklinik kam, so habe

ich nur ein paar Stunden verpasst und uns allen blieb eine längere Trennung erspart.

Trotzdem macht es mir Mühe, mich an den Gedanken zu gewöhnen, dass keines meiner Kinder das bekam, was ich mir für sie gewünscht hatte: eine Geburt in Geborgenheit und in unsere Arme. Ich konnte mein Versprechen nicht erfüllen.

Ich fühle mich durch den ersten Kaiserschnitt vor 3 Jahren, welcher für mich bis heute nicht nötig erscheint, betrogen um mein Muttersein, und ich finde, man hat meine Kinder bestohlen um ihre Geburt, ihr Verhältnis zu mir, ihrem Vater und der Welt.

Der erste Kaiserschnitt hat in meinen Augen den Grundstein für die zweite Kaiserschnitt-Geburt gelegt.

Wir haben leider, aufgrund der zwei Kaiserschnitte, diese Freude und tiefe Liebe bei beiden Geburten nicht empfinden können, die über uns kommt in den ersten Sekunden nach der Geburt. Dies wird uns für immer fehlen.

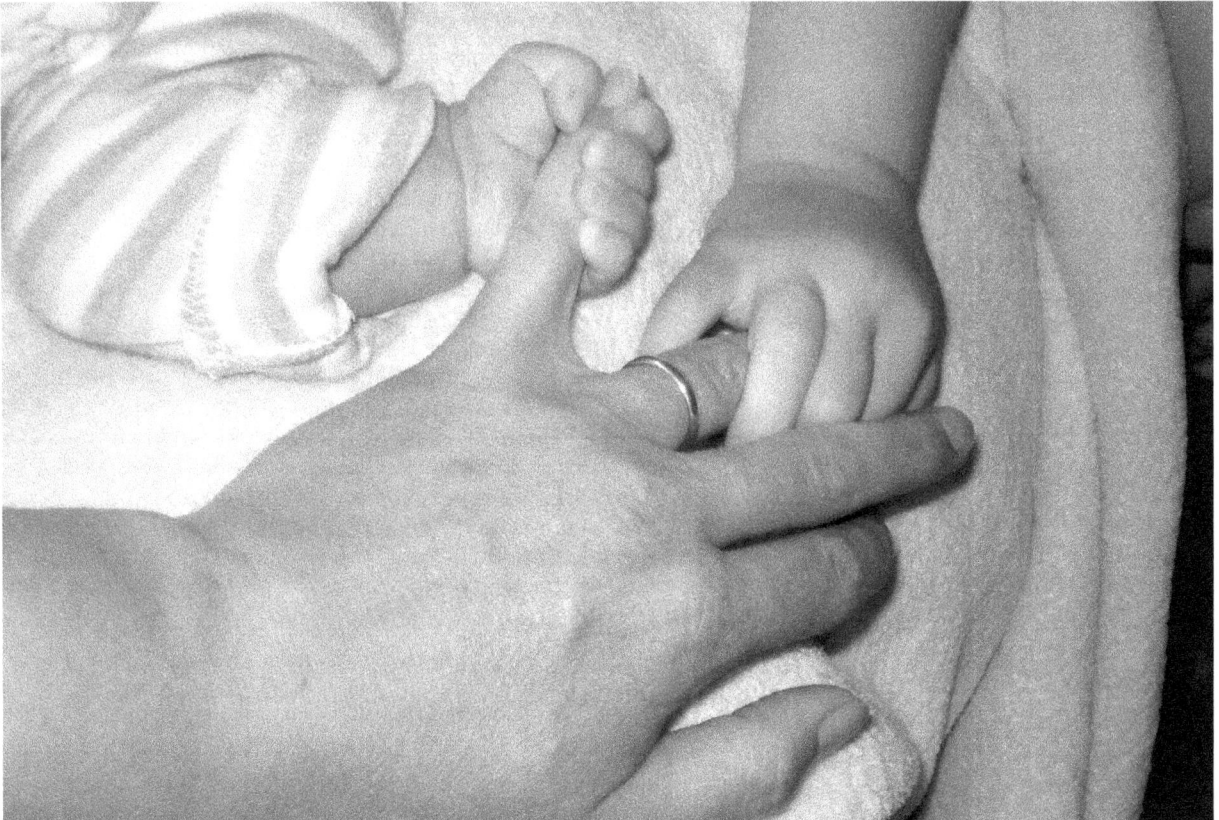

1. Kind (* vor 11 Jahren), Sohn, Kaiserschnitt wegen
Geburtsstillstand in der Eröffnungsphase, SSW 42
2. Kind (* vor 7 Jahren), Tochter, geplanter Kaiserschnitt aus
Angst vor Ruptur und „Misserfolg", SSW 40
3. Kind (* vor 1 Jahr), Tochter, Spontangeburt mit Vorliegen einer Hand, SSW 42

Vor 11 Jahren wurde unser Sohn geboren, doch ganz anders, als wir es erwartet hatten. Die Geburt endete mit einem Kaiserschnitt, weil der Kopf nicht ins Becken eintrat und sich der Muttermund nur auf 4 Zentimeter öffnete. Nach der Operation war ich seelisch und körperlich erschöpft. Mit meinem Baby konnte ich nichts anfangen; ich war viel zu schockiert von dem, was gerade mit mir geschehen war. Noch Wochen nach dieser Geburt fühlte ich mich kraftlos und traurig. Mit Haushalt und Kind war ich lange Zeit überfordert. Zum Glück konnte ich meinen Sohn nach einigen Anlaufschwierigkeiten stillen und später über diesen Weg eine innige Beziehung zu ihm aufbauen.

Der Grund für den Kaiserschnitt war letzten Endes der Verdacht auf ein Schädel-Becken-Missverhältnis bei großem Kind. Aus heutiger Sicht weiß ich, dass man mich damals zu lange allein gelassen hat. Die Sectio war dann wohl für alle Beteiligten der einfachste Ausweg.

3,5 Jahre später war ich wieder schwanger und hoffte auf eine ganz normale Geburt. Ich ließ mich abwechselnd durch die Hebammen eines Geburtshauses und meine Ärztin begleiten. Doch gegen Ende der Schwangerschaft verließ mich der Mut, und die vermeintlichen Risiken einer natürlichen Geburt nach Kaiserschnitt bei einem relativ schwer geschätzten Kind erschienen mir von Tag zu Tag mächtiger und größer. Ich traute mir die Geburt nicht nur selbst nicht mehr zu, sondern empfand sie sogar als zu risikoreich. So entschloss ich mich zu einem geplanten Kaiserschnitt.

Die Entbindung selbst verlief bilderbuchmäßig. Unsere Tochter (3.700g schwer) wurde mir nach der Geburt sofort auf die Brust gelegt und ich durfte die nächsten Stunden ausgiebig mit ihr kuscheln, was mich mit dem Kaiserschnitt vorläufig versöhnte. Ich war mir sicher, die richtige Entscheidung getroffen zu haben.

Schweren Herzens fand ich mich mit der vermeintlichen Tatsache ab, keine natürliche Geburt mehr erleben zu können, da ich ja jetzt zwei Kaiserschnitte gehabt hatte.

Doch je mehr Zeit verging, umso mehr bedrückte mich dieser Gedanke und ich begann, an der Richtigkeit meines Entschlusses zum zweiten Kaiserschnitt zu zweifeln. Mir wurde immer klarer, dass ich diese Entscheidung aus Angst getroffen hatte und dass die rationalen Gründe nur vorgeschoben waren.

In den darauffolgenden Jahren setzte ich mich gründlich mit den beiden vorangegangenen Kaiserschnitten auseinander. Ich begann, mich meinen Ängsten, welche mich zum vorherigen Kaiserschnitt geleitet hatten, zu stellen. Am Ende dieser Überlegungen stand der Entschluss, unser nächstes Kind auf natürlichem Weg zur Welt bringen zu wollen.

Knapp sechs Jahre später wurde ich erneut schwanger. Bis auf starke Übelkeit, die ich aber von den vorherigen Schwangerschaften schon kannte, verlief die Schwangerschaft problemlos. Für die ärztlichen Kontrollen suchte ich mir eine Ärztin, von der ich annahm, dass sie meinen Wunsch, eine natürliche Geburt anzustreben, verstehen würde. Eine Craniosacraltherapeutin half mir, die Schwangerschaft und das Baby bewusster wahrzunehmen und mich mit meiner Narbe und den vorhergegangenen Kaiserschnitten zu versöhnen. Auf Anraten meiner Hebamme, die gleichzeitig meine Freundin ist, massierte ich regelmäßig die Kaiserschnittnarbe und achtete dabei auf meine Gefühle und Emotionen. Meine Hebamme sollte mich eigentlich auch bei der Geburt begleiten, sie wohnte allerdings drei Autostunden von mir entfernt. Deshalb betreute mich eine ältere und sehr erfahrene Hebamme vor Ort. Eine Ärztin, die ich gut kannte und der ich hundertprozentig vertraute, bat ich um Begleitung, wenn ich zur Geburt in die Klinik kommen würde. Wie sich später herausstellte, war dies ein absoluter Glücksfall.

Außerdem achtete ich sehr auf meine Ernährung. Ich reduzierte die Kohlenhydrate, aß viel Gemüse und versuchte, einen Bogen um Süßigkeiten zu machen. Durch Wanderungen und regelmäßiges Radfahren hielt ich mich körperlich fit. Gegen Ende der Schwangerschaft stellte ich mir die Geburt immer wieder ganz genau vor und malte mir aus, wie ich mein Baby glücklich im Arm halten würde.

Der berechnete Geburtstermin war inzwischen verstrichen, doch da alle Kontrolluntersuchungen unauffällig waren und ich mich gut fühlte, wartete ich geduldig und voller Vorfreude ab. Jeden Abend hatte ich zunehmend stärkere Kontraktionen, doch gegen Morgen ließen diese jeweils wieder nach und ich konnte den versäumten Schlaf aufholen.

Eines Abends setzten die Wehen stärker als zuvor ein, und ich freute mich, dass es nun losging. Während der Wehen versuchte ich, ruhig zu atmen und mich ganz auf den Schmerz einzulassen. Einige Zeit später riefen wir die Hebamme an. In Anbetracht der Intensität meiner Wehen wollte sie gleich mit mir in die Klinik fahren und nicht auf meine Freundin warten, die ja frühestens drei Stunden später eingetroffen wäre. Dort angekommen, wurde ich sehr freundlich begrüßt und durfte mich, während ich kurzzeitig ein wehenhemmendes Mittel erhielt, etwas ausruhen. Bald setzten die Wehen jedoch wieder mit gewohnter Intensität und Heftigkeit ein.

Nach dem Schichtwechsel am Mittag kam eine ältere, zupackende und sehr erfahrene Hebamme zu mir. Sie sagte: „So, jetzt kommt bald dein Baby." Ich dachte mir nur: „Wie kann sie sich so sicher sein, dass dies hier eine normale Geburt wird?" Kurze Zeit später ergab die Untersuchung: Muttermund 8 Zentimeter! So weit war ich bei unserem Sohn nie gekommen, und nun wusste ich, es würde klappen.

Doch ganz so schnell sollte es nicht gehen. Mit vollständigem Muttermund und kurz vor dem Einsetzen der Presswehen rutschte der Kopf meiner Tochter wieder hoch, weil ich plötzlich Angst bekam vor dem, was jetzt noch bevorstand. Mit sehr viel Liebe und Zuversicht massierte die anwesende Oberärztin meinen Bauch und Rücken und half mir und dem Baby, sich zu beruhigen, sodass der Kopf in jeder Wehe wieder ein Stück tiefer treten konnte. Dass ich an diesem Punkt so enorm unterstützt wurde und die Ärztin nicht die Sectio wegen eines verzögerten Verlaufes anordnete, dafür bin ich unendlich dankbar. Auch die Hebamme, die mich in die Klinik begleitet hatte, war die ganze Zeit über an meiner Seite und machte mir Mut. Der Rest der Geburt ist ziemlich schnell erzählt: Nach einigen anstrengenden Stunden und viele Wehen später wurde gegen 20.30 Uhr unsere Tochter geboren. Sie wog 3.945 Gramm, schaute mich mit großen, wachen Augen an und sah ganz rosig aus. Ich konnte kaum glauben, dass sie nun da war, und bestaunte sie überglücklich zusammen mit meinem Mann, der mir die ganze Zeit über tapfer beigestanden hatte.

Ihre Geburt hat mich auf wunderbare Weise mit den beiden vorherigen Geburten versöhnt. Das Wichtigste für mich war bei dieser Geburt, zuverlässig und liebevoll begleitet worden zu sein. Hätte ich diese Möglichkeit bei den anderen beiden Kindern gehabt, so wären mir die beiden Kaiserschnitte ganz sicher erspart geblieben.

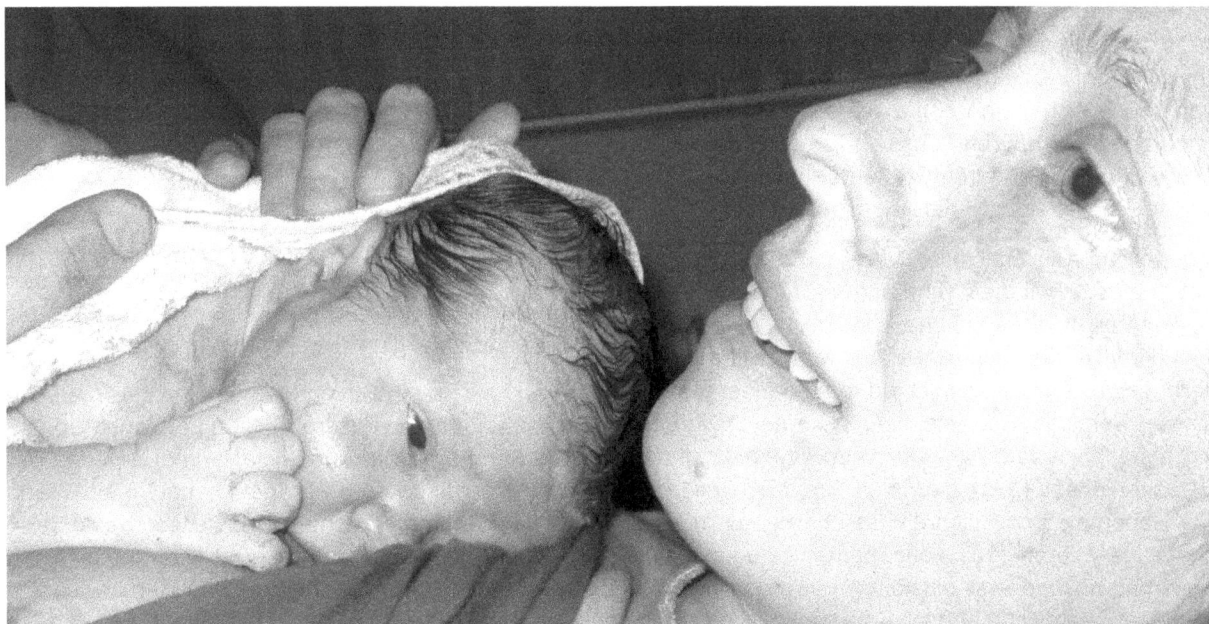

„Ich bin an meine Grenzen gegangen, nein, ich habe sie überschritten. Ich habe alles gegeben, alle Kraft, allen Willen."

1. Kind   (* vor 8 Jahren), Tochter, Kaiserschnitt nach 36 Stunden
           Wehen wegen hohem Geradstand, SSW 40
2. Kind   (* vor 2 Jahren), Sohn, Kaiserschnitt wegen Geburtsstillstand
           in der Austreibungsphase, SSW 41

In der Schwangerschaft meines zweiten Kindes war für mich sehr bald klar, dass ich eine Klinik nur im Notfall betreten möchte.

Mein erstes Kind, unsere Tochter, wollte ich damals in der Klinik ambulant gebären. Sie kam nach 36 Stunden Wehen durch einen Kaiserschnitt auf die Welt. Der Grund: hoher Geradstand. Sie drehte sich sozusagen nicht passend ins Becken. Viele Erfahrungen in der Klinik waren für mich enttäuschend und verletzend. Mein Rhythmus passte nicht zur Klinikroutine, die Fremdbestimmtheit entfernte mich von mir selbst.

Ich wollte also aus guten Gründen keine Klinikgeburt mehr und hatte regelrecht Angst davor. Eine Hausgeburt konnte ich mir jedoch auch nicht vorstellen. Es fühlte sich so banal an, als würde der passende Rahmen für ein großes Ereignis fehlen. Ich bedauerte zu diesem Zeitpunkt sehr, dass es das Geburtshaus bei uns in der Nähe nicht mehr gab.

In meiner Ambivalenz traf ich mich mit einer Hausgeburtshebamme – diese schickte mir der Himmel. Schon nach wenigen, intensiven Gesprächen mit ihr veränderte sich mein Gefühl, und schon bald war für mich ganz klar spürbar, dass es für mich keinen sichereren und schöneren Ort gab als mein Zuhause. Meine „Verwandlung" fühlte sich großartig an.

Ich war sehr zuversichtlich, dass ich gute Chancen hatte, dieses Mal mein Kind auf natürliche Weise zu bekommen. In dieser Zeit habe ich mich sehr intensiv – und im Grunde auch zum ersten Mal – mit meinem vorangegangenen Kaiserschnitt auseinandergesetzt. Dieser war für mich eine sehr traurige Erfahrung, ich habe lange darunter gelitten und ihn als eigenes Versagen erlebt. Durch die vielen Gespräche mit meiner Hebamme und durch die Beschäftigung mit einschlägiger Literatur zu dieser Thematik sind mir viele Zusammenhänge erst einsichtig geworden, die bei Klinikgeburten viel zu oft zu Kaiserschnitten führen.

Durch die intensive Begleitung meiner Hebamme (unter anderem durch die Narbenbehandlung, durch die sehr viele verschüttet geglaubte Erinnerungen lebendig wurden) war es mir möglich geworden, mich mit dem Kaiserschnitt zu versöhnen. Er war verschmerzt, und die Narbe war fortan kein Fremdkörper mehr, sondern sie gehörte zu mir.

Als der Geburtstermin näherrückte, war ich erfüllt von einem respektvollen Gefühl. Ich fühlte mich sehr kraftvoll, lief jeden Tag eine Stunde alleine durch den Wald, genoss die frische Luft und die Ruhe. Mein Sohn ließ eine Woche auf sich warten, doch schon eine Woche vor Termin hatten die Senkwehen begonnen. Ein gutes Zeichen, denn mein Kind machte sich langsam aber sicher auf den Weg, und ich durfte mich in Geduld üben!

Nach einem wunderschönen Spätsommertag ging es nachts los. Vorzeitiger Blasensprung. Gegen eins rief ich unsere Hebamme an. Ich weiß noch gut, wie sehr ich es genoss, zu duschen und es mir dann im Wohnzimmer gemütlich zu machen. Einfach zu Hause bleiben und den Dingen ihren Lauf lassen – wunderbar! Eine knappe Stunde später saßen wir alle – mein Mann, eine Hebammenschülerin, meine Hebamme und ich – im Wohnzimmer bei Kerzenschein zusammen, und die Eröffnungswehen liefen auf Hochtouren. Während ich – in der Hocke und angelehnt an meinen Mann – die Wehen veratmete, staunten meine beiden Geburtshelferinnen, da nun alles viel schneller als beim ersten Mal ging. Sie spornten mich richtig an.

Gegen halb vier rief mein Mann meine Eltern an. Sie kamen und holten unsere fünfjährige Tochter ab. Anschließend zogen wir ins Schlafzimmer um, das war das auserwählte Geburtszimmer, und mein Mann und die Hebammen richteten das Lager. Keine Stunde später war der Muttermund vollständig eröffnet, heißer Kaffee stand bereit, dessen Geruch ich gar nicht mehr ertrug, da mir oft schlecht war und ich mich übergeben musste. Ich erinnere mich an den Augenblick, als meine Hebamme sagte, sie sehe das Köpfchen, ich könne es selbst fühlen. Das war so gegen fünf Uhr. Es folgten ungefähr zwei Stunden Presswehen, und ich dachte nur noch, dass mein Kind bald da sein würde ...

Gegen kurz vor sieben nahm ich einen seltsamen Blick von der Hebamme zu ihrer Schülerin wahr und frage sie, was los sei. Sie sagt, sie wisse, dass ich nun unendlich enttäuscht und traurig sei, aber sie müsse die Hausgeburt hier abbrechen, da sich seit fast zwei Stunden nichts tue. Stillstand. Das Kind käme in der Wehe, gehe dann wieder zurück. Noch sei ich einigermaßen bei Kräften, um es in der Klinik weiterzuversuchen und so vielleicht einen Kaiserschnitt verhindern zu können. In diesem Augenblick meinte ich, aus der Welt zu fallen. Ich hatte nichts mitbekommen von dem „Hin und Her", wähnte mich kurz vor dem Ziel. Zuerst konnte und wollte ich dies einfach nicht glauben. Ich hatte Angst, und ich ahnte, was kommen würde.

Dann die Fahrt in die Klinik, dort wurde eine PDA gelegt, dann Seitenlagerung, immer noch die Hoffnung, das Kind käme noch tiefer, dann ewige Diskussionen meinerseits mit dem Oberarzt darüber, dass ich keinen Kaiserschnitt wollte.

Irgendwann ließ die Wirkung der PDA nach, nochmal Wehentropf und nochmal eine Stunde Urgewalten von Presswehen, die der Oberarzt noch ins Unvorstellbare verstärkte, indem er sich in der Wehe auf meinen Bauch schmiss und versuchte, das Kind nach unten zu schieben... Die Hebamme fühlte vaginal, dass das Kind in der Wehe kam, dann wieder zurückging – immer und immer wieder.

Der Oberarzt gab mir zu diesem Zeitpunkt noch eine Stunde. Dann war es vorbei, und er sagte, es sei genug gekämpft, sieben Stunden Presswehen, das sei übermenschlich, so eine wie ich sei ihm in seiner Laufbahn ja noch nie untergekommen, die meisten Frauen würden in meiner Situation um einen Kaiserschnitt flehen. Er jedenfalls wolle nun die Verantwortung nicht länger tragen, immerhin hätte ich ja bereits einen Kaiserschnitt hinter mir, und er müsse ja auch die Naht bedenken. Noch ginge es meinem Kind sehr gut, was auch nicht selbstverständlich sei. In diesem Augenblick fiel mir auf, dass ich über die gesamten Stunden nicht eine einzige Sekunde daran gedacht hatte, dass meine Gebärmutternaht reißen könnte

oder dass es meinem Kind schlecht ginge. Ich war so voller Vertrauen, dass nicht der kleinste Zweifel, nicht die geringste Angst Platz hatte. Für einen kurzen Moment machte mich dies sehr glücklich. Ich war völlig erschöpft und tieftraurig, willigte schließlich jedoch in den Kaiserschnitt ein.

Keiner konnte und kann mir wirklich sagen, was der Grund dafür war, dass mein Sohn nicht wirklich tiefer kam. Der Oberarzt sagte nach dem Kaiserschnitt, mein Sohn sei zu schwer und zu groß: „Wie eine Sechserschraube in einem Vierergewinde" (schreckliche Metapher). Vielleicht war es wirklich so, vielleicht auch nicht – mein Kind wog bei der Geburt 4.070g. Aber mir fehlt der Glaube. Letztlich bleibt es ein Mysterium.

Ich bin an meine Grenzen gegangen, nein, ich habe sie überschritten. Ich habe alles gegeben, alle Kraft, allen Willen. Ich habe das gebraucht, ich wollte nichts unversucht lassen, wollte alles Mögliche ausschöpfen. Das war sehr wichtig für mich.

Sollte noch ein drittes Kind zu uns kommen – ich würde es wieder genauso versuchen. Prinzip Hoffnung!

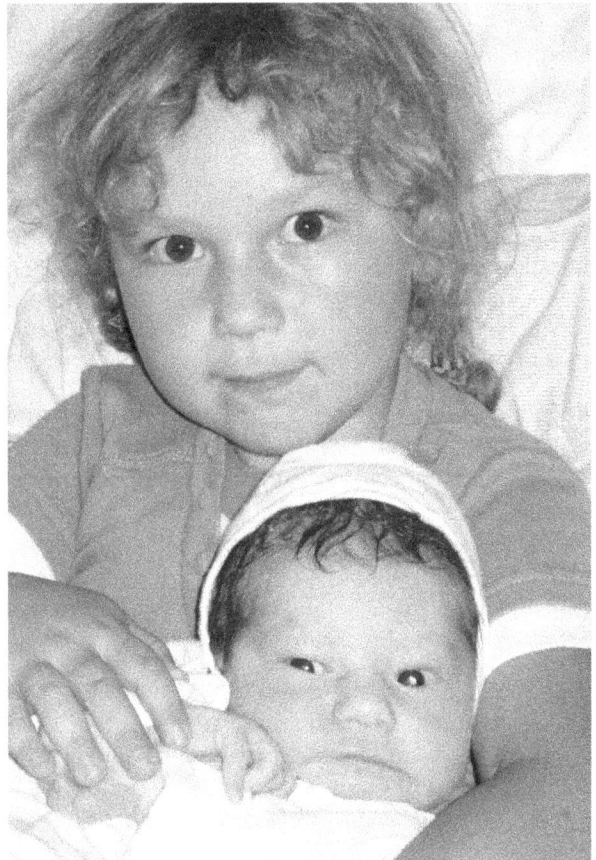

„Durch die Aufarbeitung des Kaiserschnitt-Traumas werde ich so richtig ‚reif' und ‚frei' für eine neue, dritte Schwangerschaft."

1. Kind   (* vor 9 Jahren), Sohn, Kaiserschnitt wegen relativem
             Schädel-Becken-Missverhältnis / Weheninsuffizienz, SSW 38
2. Kind   (* vor 6 Jahren), Tochter, Kaiserschnitt wegen relativem Schädel-Becken-
             Missverhältnis, Verdacht auf Amnioninfektionssyndrom, SSW 38
3. Kind   (* vor 2 Jahren), Tochter, Spontangeburt, SSW 41

14 Tage vor dem Entbindungstermin bekomme ich um Mitternacht einen vorzeitigen Blasensprung. Wir fahren daraufhin in das Klinikum. Nach dem üblichen Procedere werde ich zunächst einmal in Ruhe gelassen. Um 6 Uhr morgens setzen dann plötzlich richtige Wehen ein. Nach einigem Hin und Her verfrachtet mich der Oberarzt in den Kreißsaal. Dort bekomme ich einen Einlauf. So etwas Grauenhaftes habe ich noch nie erlebt. Nach dieser Aktion bin ich nicht nur fix und fertig, mir ist auch schwindlig und schlecht. Die Anästhesistin kommt und legt mir eine PDA. Nun tritt der Oberarzt wieder in Erscheinung und macht mir eine Gel-Einlage. Kurz darauf wird zusätzlich ein Oxytocin-Tropf angehängt. Um 12 Uhr mittags eröffnet mir der Oberarzt, dass ich eine Weheninsuffizienz habe. Mein Mann und ich lassen uns überrumpeln. Die Geburt wird abgebrochen, und der Kleine per Kaiserschnitt geholt.

Bei der Abschlussuntersuchung erklärt mir der Oberarzt: „Ihr Becken ist anatomisch zu schmal, sodass eine natürliche Geburt zu 90 Prozent nicht möglich ist. Bei weiterem Kinderwunsch wäre eine primäre Sectio die weitaus stressfreiere Alternative für Mutter und Kind."

Ich stürze nach diesen Ereignissen in ein schweres Kaiserschnitt-Trauma. Alle Menschen, Ärzte, aber genauso Hebammen wie Privatpersonen, mit denen ich versuche, über meinen Kaiserschnitt und die damit verbundenen Schwierigkeiten zu reden, verletzen mich ständig erneut oder blocken ab, sodass ich das Ganze einfach nur verdränge, statt es wirklich zu verarbeiten.

Im Nachhinein verstehen wir unsere Einwilligung zur Sectio nicht mehr. Unseres Erachtens war der sogenannte Geburtsstillstand hausgemacht, weil die Wehenmittel einschließlich PDA ihre Wirkung total verfehlten und den sensiblen Geburtsvorgang störten. Abgesehen davon konnte niemand zum Zeitpunkt des Geburtsabbruchs vorhersagen, dass unser Sohn sich nicht mehr nach unten senkt!

Beim zweiten Kind beginnt wieder alles 14 Tage vor dem Entbindungstermin. Die Eröffnungsphase verläuft unauffällig und dauert insgesamt 11 Stunden. Viereinhalb Stunden nach Wehenbeginn erfolgt der Blasensprung. Im Krankenhaus werde ich zu einer PDA überredet. Als mich der Chefarzt untersucht, ist mein Muttermund 9 cm geöffnet und der Kopf des Kindchens sitzt tief und fest im Beckeneingang. Der Chefarzt erklärt uns: „Das Baby kommt spontan. Alles im grünen Bereich."

Als die Eröffnungsphase abgeschlossen ist, habe ich keine Wehen mehr. Der diensthabende Oberarzt untersucht mich und stellt fest, dass das Köpfchen des Babys über dem Beckeneingang sitzt. Er möchte die Geburt abbrechen und auf Kaiserschnitt umsteigen. Ich fange an zu weinen. Die Hebamme und der Arzt verlassen den Raum. Daraufhin wird eine Wartezeit von ca. 2 Stunden eingeräumt, vielleicht rutscht das Köpfchen doch noch tiefer... In dieser Zeit beginnt bei mir ein Anstieg der Körpertemperatur. Innerlich bin ich nur noch ein totales Nervenbündel.

Ca. 1 ¾ Stunden danach setzen bei mir schlagartig starke Wehen ein. Der Arzt wird gerufen. Diese Wehen kann ich nicht beatmen. Im Nachhinein weiß ich, dass dies Presswehen waren. Der Oberarzt untersucht mich in der Wehenpause: „Der Kopf sitzt locker und leicht im Beckeneingang, das geht so nicht. Da ist alles hart, Ihr Baby kann so nicht raus." Meine Temperatur ist inzwischen auf 38,7°C angestiegen und die Herztöne des Babys bewegen sich um die 200 Schläge pro Minute, seit ich wieder Wehen habe. Mein Baby, eine Tochter, wird wieder per Kaiserschnitt auf die Welt geholt. Der Oberarzt und die Hebamme erläutern mir, dass mein Becken zu klein und zu hart bzw. bewegungsunfähig sei, um ein Baby aufzunehmen und durchzulassen. Ich aber glaube schon lange nicht mehr an das Märchen vom relativen Schädel-Becken-Missverhältnis und dem zu engen Becken, nicht erst seit meiner dritten Entbindung.

Tatsache ist: Meine zweite Schwangerschaft ist geprägt von extremster Disharmonie, Angst und Wut zwischen Mutter und Kind durch ein nicht verarbeitetes Kaiserschnitt-Trauma. Es ist somit kein Wunder, dass es zu negativen Auswirkungen beim Geburtsgeschehen kommt. Oft zieht der erste Kaiserschnitt automatisch den zweiten nach sich. Das Kaiserschnitt-Trauma wird bei mir durch die zweite Sectio nur noch schlimmer. Ich kann bei beiden Babys keine enge Mutter-Kind-Beziehung aufbauen. Meinen Erstgeborenen kann ich nicht einmal stillen. Ich ertrage teilweise nicht einmal nahen oder intensiven Körperkontakt mit meinen eigenen Kindern, es ist mir unangenehm. Mich selbst fange ich an zu verachten und zu hassen. Ich fühle mich verstümmelt durch die OPs und als Missgeburt.

Durch die Aufarbeitung des Kaiserschnitt-Traumas werde ich so richtig „reif" und „frei" für eine neue, dritte Schwangerschaft.

Meine Gynäkologin respektiert meinen Wunsch, natürlich zu entbinden. Sie macht mir keine Angst, klärt sachlich auf, nimmt nie das Wort Kaiserschnitt oder Sectio in den Mund, schlägt für mich eine entsprechende Klinik vor und macht mit dem Chefarzt einen Termin aus. Als ich sogar zwei Mal eine Einleitung ab-

lehne, steht sie hinter mir. Sie sagt z.B.: „Natürlich ist immer am besten, insbesondere wenn man zwei Operationen hinter sich hat."

Ich habe viel Angst während meiner dritten Schwangerschaft. Aber ich bin innerlich trotzdem total glücklich und ausgeglichen.

Vier Tage über dem Entbindungstermin habe ich eine Untersuchung bei meiner Frauenärztin. Mein Muttermund ist 4 Zentimeter offen, Fruchtwasser-Check negativ. Leider geht die Ärztin dann drei Wochen in den Urlaub und ich entziehe mich absichtlich den Vorsorgeuntersuchungen im Krankenhaus. Ich habe Angst, dass ich zu einer Einleitung überredet werde.

Drei Tage später geht es los. Um 2.30 Uhr in der Früh wache ich auf und bemerke ein starkes, intensives Ziehen im Kreuz. 30 Minuten später setzen plötzlich sehr starke, kurz aufeinanderfolgende Wehen ein. Wir fahren in die Klinik. Noch im Auto, kurz vor der Klinik, bekomme ich Presswehen. Ich spüre, wie das Köpfchen drückt. Wir schaffen es gerade noch rechtzeitig in den Kreißsaal. Ratzfatz ist sie dann da, unsere kleine Tochter!

Obwohl mein drittes Kind mit 4.310g das schwerste und mit seinem großen Köpfchen (37cm Kopfumfang) mit Sicherheit auch das anspruchsvollste für mein Becken ist, wird es spontan geboren, wo ich doch angeblich so ein schmales, hartes Becken habe!

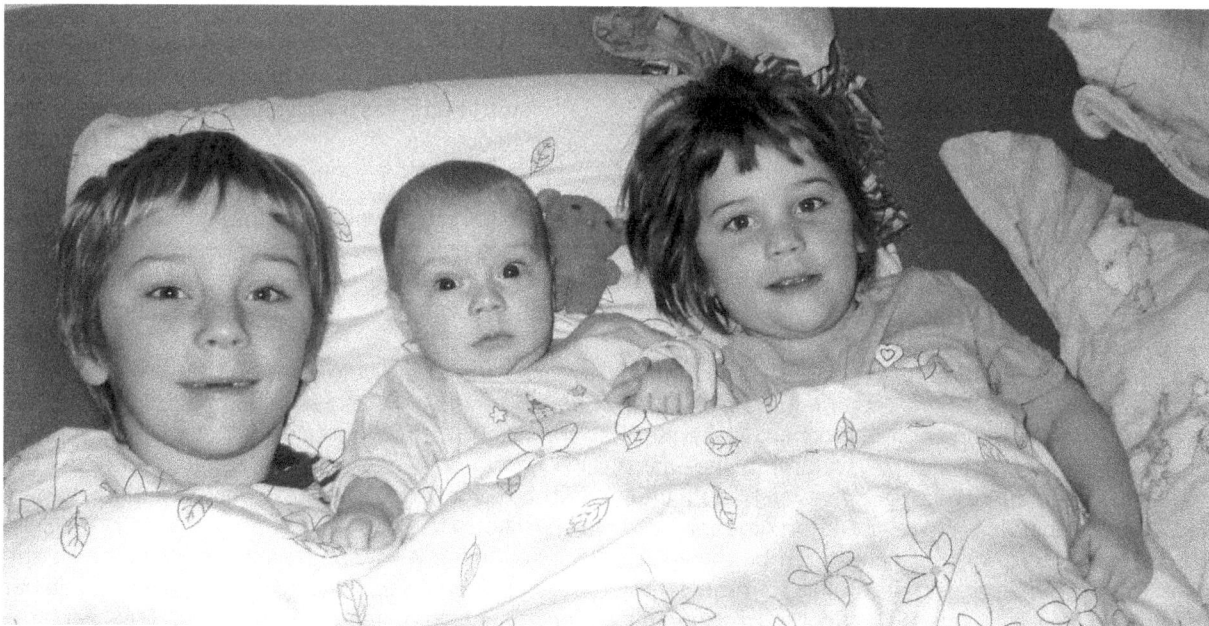

„Die Geburt hatte ich mit meinem Kind gemeinsam geschafft, den Weg waren wir beide gegangen – zusammen!"

1. Kind (* vor 11 Jahren), Tochter, geplanter Kaiserschnitt wegen Beckenendlage, SSW 38
2. Kind (* vor 7 Jahren), Tochter, Kaiserschnitt wegen Geburtsstillstand und Sternenguckerlage, SSW 41
3. Kind (* vor 4 Jahren), Tochter, Spontangeburt, SSW 41

Meine erste Tochter wurde im Jahr 2000 wegen Beckenendlage durch einen Kaiserschnitt zur Welt gebracht. Es stand nie eine äußere Wendung oder gar ein vaginaler Geburtsversuch aus Beckenendlage zur Debatte, sondern mein Frauenarzt stellte mir den Kaiserschnitt als einzigen gangbaren Weg dar, den ich dann auch ohne Diskussion, weil völlig ahnungslos, wählte.

Im Zustand nach Kaiserschnitt ging ich in die zweite Schwangerschaft und Geburt. Meine Tochter lag mit dem Kopf nach unten, ich war sorglos und hatte keine Zweifel, dass es zu einer normalen Geburt kommen würde. Mein Arzt klärte mich leider nicht darüber auf, dass er bei Zustand nach Kaiserschnitt keinesfalls eine PDA unter der Geburt machen würde, er vergaß es schlichtweg!

Fünf Tage nach dem errechneten Termin bekam ich Wehen. Alles lief gut, und ich war nach wenigen Stunden bei 8 Zentimeter Muttermundsöffnung. Ab da stockte die Geburt, per Tasten wurde durch die Hebamme festgestellt, dass mein Kind mit dem Gesicht zu meinem Bauch schaute. Eine kleine Sternenguckerin. Es ging nichts mehr weiter, die Hebamme machte jedoch auch keine Versuche, irgendetwas an der Position des Kopfes zu ändern, und auch die Stunden davor war ich eigentlich nur von meinem Mann betreut worden. Sie verständigte meinen Arzt, der kam und bald einen erneuten Kaiserschnitt anordnete. Der Anästhesist wollte nach Aussage meines Mannes Feierabend machen und drängelte.

Mir ging es nach der Operation schlecht, sowohl körperlich als auch psychisch. Ich konnte mein Baby nicht wirklich genießen, im Gegenteil, es war alles eine Last für mich in den ersten Wochen. Dieser Kaiserschnitt war das Schlimmste, was mir bisher passiert ist. Die Zeit danach war geprägt von Hadern und Verzweiflung über das verpasste Geburtserlebnis und die Tatsache, dass ich vielleicht durch bessere Vorbereitung und in einer anderen Klinik, mit fähigeren Hebammen und evtl. einer PDA, doch noch zum Ziel

gekommen wäre. Selbstvorwürfe kamen also noch hinzu. Außerdem hatte ich das Gefühl, keine richtige Mutter zu sein. Ich war neidisch auf Frauen in meinem Umfeld, die spontane Geburten hatten. Ich hatte das Gefühl, versagt zu haben, und war verzweifelt, niemals in meinem Leben eine spontane Geburt zu erleben. Der zweite Kaiserschnitt war für mich ein Inbegriff des Ausgeliefertseins, das Kind wurde aus mir herausgeschnitten, ich hatte es nicht geboren.

Bald schon fing ich an, im Internet zu stöbern. Ich wurde fündig, bestellte mir viele Bücher, vor allem englischsprachige aus den USA, wo offensichtlich die „Vaginal Birth after Caesarean"-Bewegung (VBAC) schon viel mehr im Gange war, befragte Ärzte in verschiedenen Foren, kopierte mir Studien aus Fachblättern heraus und vieles mehr. Außerdem begann ich (noch lange nicht wieder schwanger!) die Kliniken in der Region zu befragen bezüglich Spontangeburt nach zwei Kaiserschnitten.

Es kristallisierte sich eine Klinik heraus, die neben der Schulmedizin auch unter anthroposophischen Gesichtspunkten arbeitete. Später kam dann noch eine Klinik dazu, die auch den Versuch einer Spontangeburt unterstützt hätte und örtlich näher bei mir gelegen war. Diese Klinik wäre im Falle von Hauptverkehrszeit und Stau die Alternative zur erstgenannten gewesen.

Als ich dann mit meinem dritten Kind schwanger wurde, war ich zuerst nicht sehr besorgt über den bevorstehenden Geburtsverlauf. Erst mit zunehmender Schwangerschaftsdauer wurde das Thema beherrschend. Rechtzeitig besorgte ich bei meinem Arzt Überweisungen für die Kliniken und vereinbarte jeweils Termine für Gespräche. Ich hatte in beiden Kliniken sehr positive Kontakte mit den Oberärztinnen. Wir haben die Sicherheitsmaßnahmen unter der Geburt besprochen: CTG engmaschig, Braunüle (Venenverweilkatheter) von Anfang an, keine PDA möglich. Sobald in den Wehenpausen bei mir Schmerzen auftreten sollten oder der Geburtsverlauf in irgendeiner Form nicht vorangehen würde, würde die geplante

Spontangeburt abgebrochen werden. Die Klinik meiner Wahl verfügte außerdem über einen besonderen Kreißsaal, der als OP fungieren konnte.

Die Möglichkeit der intrauterinen, also in der Gebärmutter stattfindenden Druckmessung unter der Geburt wurde in beiden Kliniken nicht für sinnvoll erachtet, da dadurch die Bewegungsfreiheit der Frau stark eingeschränkt wäre. Was die Vermessung der Gebärmutternarbe durch Ultraschall betraf, so wurde mir einhellig die Auskunft erteilt, dass die so gewonnenen Messergebnisse nicht aussagekräftig seien, da es auf die Druckverhältnisse unter der Geburt ankomme. Solange die Geburt stetig voranschreite und sich somit auch die Druckverhältnisse ständig änderten, sei die Gefahr einer Uterusruptur eher gering. Das erschien mir logisch.

Parallel suchte ich nach einer Hebamme, die auch geburtsvorbereitende Akupunktur macht. Das sollte bewirken, dass der Muttermund unter der Geburt schneller aufgeht. Ich hatte mit meiner Hebamme schon einige Tage vor meinem errechneten Entbindungstermin darüber gesprochen, was sie davon halten würde, bei Terminüberschreitung einen Wehencocktail (natürlich nur in der Klinik und unter Aufsicht) zu probieren. Sie war dafür. Mit meinem heutigen Wissen zu Wirkungsweisen und möglichen Folgen würde ich diesen Weg nicht mehr gehen. Fünf Tage über Termin fuhren mein Mann und ich vormittags ins Krankenhaus. Nachdem ich dort den Rizinus-Cocktail getrunken hatte, wurde ich mit CTG überwacht und hatte auch schon eine Braunüle.

Nach ca. zwei Stunden machte es plötzlich „plopp", und Sekunden später war das Fruchtwasser draußen, schwallartig! Wir riefen die Hebamme, und sofort kamen auch die beiden Ärztinnen und das CTG wurde angelegt. Dem Baby ging es gut, ich hatte leichte Wehen und konnte noch liegen. Die Wehen wurden bald stärker, und ich wurde währenddessen nun auch laut. Bei der nächsten Untersuchung war der Muttermund schon bei 5 bis 6 Zentimetern. Ich hatte zwischendurch schon mal das Bedürfnis, zu schieben. Noch einmal eine Stunde später war der Muttermund fast ganz offen. Ich war jetzt so weit wie bei meiner zweiten Tochter. Die Ärztin sagte noch, dass ich es nun gleich über den Punkt der letzten Geburt geschafft hätte, und ich erwiderte, dass ich es auch erst dann glauben könne. Dann kam jedoch die Nachricht, dass der Muttermund zwar vollständig eröffnet, das Kind jedoch vielleicht ein Sternengucker sei. Ich verzweifelte und sah mich schon im OP.

Die Hebamme arbeitete in jeder Wehe an/in mir, und ich habe noch nie in meinem Leben so geschrien. Die beiden Ärztinnen standen im Hintergrund, aber meine Hebamme drang zu mir durch und ich machte, was sie sagte. Nach einigen weiteren Wehen durfte ich den Kopf tasten, er war ca. 2/3 draußen und ab da – erst ab da! – glaubte ich es wirklich: Ja, es wird tatsächlich eine Spontangeburt!

Ein langer Abstand folgte, und alle warteten auf die letzte Wehe. Die kam dann auch, und Sekunden später war das kleine Menschlein auf meinem Bauch. Ich konnte es nicht fassen, und doch, es ist tatsächlich so, unsere dritte Tochter ist auf normalem Wege geboren! Ich bin sicher, ohne die fähige Hebamme wäre es nicht so gelaufen. Das ist Geburtshilfe!

Die spontane Geburt war ein Stück Arbeit, ja, aber ich war danach so stolz, so dankbar, so glücklich, ich hätte die ganze Welt umarmen können, ich hätte Bäume ausreißen können. Auch wenn mein Körper sich nach der Geburt erst noch regenerieren musste, ich war so getragen von dem Gefühlshoch, dass alle Erschöpfung und noch vorhandenen Schmerzen dadurch kompensiert wurden.

Nie werde ich das Gefühl der Dankbarkeit vergessen, als ich meine Tochter aus mir herauskommen spürte und gleich darauf auf meinem Bauch hatte. Ich selbst hatte sie geboren!

Die Geburt hatte ich mit meinem Kind gemeinsam geschafft, den Weg waren wir beide gegangen – zusammen!

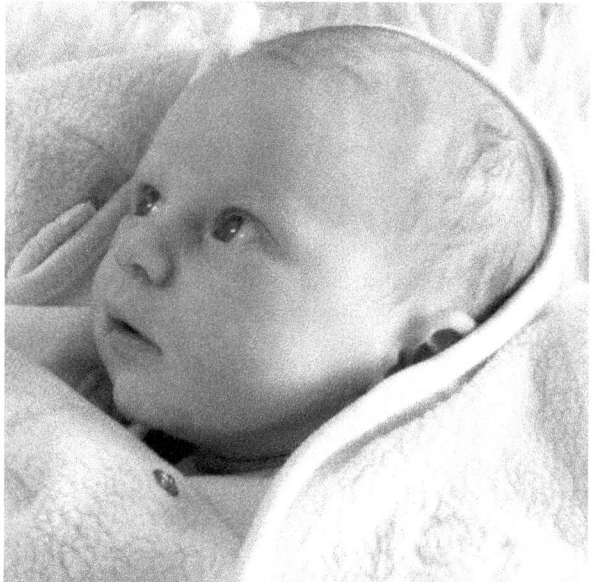

„Mein Mann ist während der dritten Schwangerschaft verstorben. Dies hier ist mein Weg zur Hausgeburt nach Kaiserschnitt, alleine, ohne ihn."

1. Kind   (* vor 6 Jahren), Tochter, Kaiserschnitt wegen Geburtsstillstand
           60 Stunden nach Blasensprung, SSW 42
2. Kind   (* vor 4 Jahren), Sohn, Spontangeburt mit Saugglocke, SSW 39
3. Kind   (* vor 2 Jahren), Tochter, Spontangeburt, SSW 40

Mein Mann ist während der dritten Schwangerschaft verstorben. Dies hier ist mein Weg zur Hausgeburt nach Kaiserschnitt, alleine, ohne ihn.

Im September vor 6 Jahren wurde meine erste Tochter 61 Stunden nach Blasensprung durch eine sekundäre Sectio geboren. Ich hatte mich bis dahin mit dieser Geburtsmethode gar nicht auseinandergesetzt, denn mir war klar, dass ich im Geburtshaus gebären wollte. Wenn es nach mir gegangen wäre, hätte ich sogar damals schon eine Hausgeburt angestrebt, doch mein Mann wollte dies auf gar keinen Fall. Drei Monate später fiel ich in ein Loch und litt sehr unter dem Trauma „Kaiserschnitt". Ich setzte mich sehr mit mir und meinem Körper auseinander, hatte schreckliche Schuld- bzw. Versagensgefühle. Ein Internetforum und eine Mail-Gruppe mit vier betroffenen Frauen halfen mir, diese Gefühle zu verarbeiten.

Als ich dann mit meinem Sohn schwanger war, kam jedoch alles wieder hoch. Ich war die ersten 17 Schwangerschaftswochen immer wieder krank, eine Infektion jagte die nächste. Erst als ich eine Hebamme gefunden hatte, die mit mir die erste Geburt aufarbeitete, ging es mir besser. Eine Hausgeburt traute ich mir nicht mehr zu, hatte ich doch zu viel über Risiken nach Sectio gelesen. Wieder strebten wir eine Geburt im Geburtshaus an, wieder landeten wir im Krankenhaus. Unser Sohn wurde zwar vaginal entbunden, jedoch mit Hilfe der Saugglocke. Ich war hierüber sehr froh, fand es aber auch schade, es auch dieses Mal nicht alleine „geschafft" zu haben.

Dann wurde ich sehr schnell ungeplant mit meinem dritten Kind schwanger, und mir war sofort klar: Dieses Mal sollte es eine Hausgeburt sein. Ich besprach meinen innigen Wunsch ausgiebig mit meinem Mann, der skeptisch blieb.

In der 16. Schwangerschaftswoche geschah das Unfassbare. Mein Mann verstarb plötzlich nach einem Schlaganfall. Wie sollte ich nun alles alleine bewältigen? Ich hatte Angst um mich, meine Kinder, das ungeborene Leben in meinem Bauch. Der Wunsch nach einer Hausgeburt verfestigte sich, und ich besprach alles mit meiner Hebamme, engen Freunden, und stellte letztendlich ein mir nahestehendes „Geburtsteam" zusammen. Uns allen war klar, dass ich beim kleinsten Risiko sofort in die Klinik gehen würde!

Kurz vor dem Endbindungstermin hatte ich immer wieder Wehen, die jedoch nicht blieben, es galt noch zu viel zu regeln.

Nachdem ich durch ein wunderbares Hilfsangebot einer guten Bekannten, die gleichzeitig meine Heilpraktikerin ist, die Kinderbetreuung sichergestellt hatte, fingen prompt wieder die Wehen an. Diese waren zwar nicht stark, kamen jedoch in einem Abstand von vier Minuten. Ich hatte das Gefühl: Ja, wir sind bereit! Baby, du darfst kommen!

Um 12 Uhr kam meine Hebamme zum CTG. Die Wehen blieben regelmäßig, und die Untersuchung zeigte, dass sich der Muttermund auf 2 Zentimeter geöffnet hatte. Auch meine Hebamme war der Meinung, die Geburt läge nicht mehr in weiter Ferne. Ich habe dann den Nachmittag bei Sonnenschein auf der Terrasse genossen, meinen Minimonstern beim Spielen zugeschaut und mich entspannt. Endlich fühlte ich mich eins mit mir und der Geburt, hatte keine Angst mehr, dass etwas Schlimmes passieren würde oder ich die Geburt nicht überleben würde.

Abends habe ich dann gemeinsam mit meiner Heilpraktikerin die Kinder ins Bett gebracht und ihnen gesagt, dass vielleicht schon am nächsten Morgen das Baby da sei. Es kam, wie ich es mir erträumt hatte: Die Kinder lagen im Bett, schliefen gut ein, und meine Wehen wurden zunehmend stärker. Ich habe das Wohnzimmer verdunkelt, irische Musik angestellt, Kerzen angezündet, und den schon seit Tagen vorbereiteten Kamin entflammt. Zwischendurch immer wieder innehalten, Wehen veratmen ... Die Stimmung im Raum war wunderschön, einfach nur: unsere Geburt. Ich hockte mich im Vierfüßlerstand über einen Pezziball, über die Sofalehne, ging umher, ließ die Gedanken schweifen. Alles war gut erträglich und richtig. Um 22 Uhr kam meine Hebamme, kurz danach ein guter Freund, der Intensivpfleger ist. So war ich auch für Notfälle gewappnet. Außerdem war ich dank meiner Heilpraktikerin hervorragend versorgt. Ich fühlte mich sicher aufgehoben, immer noch war die Stimmung einzigartig, so anders als bei den Geburten zuvor.

Der Muttermund war nun auf 3 Zentimeter eröffnet, diese Nachricht frustrierte mich: stundenlang Wehen für so ein bisschen! Ich rechnete mir aus, noch mindestens bis zum nächsten Morgen zu brauchen. Um 23 Uhr war er dann bei 4 bis 5 Zentimetern. Meine Hebamme war hocherfreut, ich weniger. Die Wehen waren doch schon so stark, es tat einfach nur weh.

Die Abstände wurden immer kürzer. Irgendwann fing ich an zu brüllen. Nix mehr mit toller Stimmung. Ich wollte einfach nur noch Pausen, bettelte um Schmerzmittel, verfluchte es, keine PDA bekommen zu können. Nur: Zu Hause gab es keine Schmerzmittel, und mich anzuziehen, um in ein Krankenhaus zu fahren – undenkbar! Jetzt kam die große Stunde meiner Heilpraktikerin: Sie gab mir einige homöopathische Mittel, die mir tatsächlich eine längere Pause (ca. 10 Minuten) verschafften, in der ich sogar eingeschlafen bin.

Dann musste ich plötzlich auf die Toilette. Plötzlich setzte der Pressdrang ein, es war ca. 23.45 Uhr. Ich realisierte gar nicht, was mit mir geschah. Zurück am Sofa konnte ich nur noch liegen, dabei hatte ich mir fest vorgenommen, aufrecht zu gebären. Wieder etwas gelernt, auch eine Geburt lässt sich nicht planen.

Immer noch nicht hatte ich realisiert, dass mein Baby kurz davor war, das Licht der Welt zu erblicken.

Dann die Stimme der Hebamme: „Die Fruchtblase ist geboren, das habe ich ja noch nie erlebt!" Mein Gedankenblitz: „Warum jetzt die Fruchtblase, bis zum Kind dauert es doch noch ewig, mein Muttermund ist doch noch gar nicht auf?" Die Hebamme kontrollierte die Herztöne des Kindes und sagte: „So, Tanja, mit der nächsten Wehe sollte die Kleine kommen." Wie, jetzt schon?

Es brannte, tat weh, und ich hatte das Gefühl, völlig auseinandergerissen zu werden. Dann war das Köpfchen da. Noch eine Wehe, und das kleine Mädchen flutschte heraus. Ich habe sie sofort auf den Bauch bekommen. Was für eine Erleichterung, was für ein schönes Baby, wir hatten es geschafft! Ich war völlig erschöpft, aber so glücklich! Die Schmerzen ließen nach, einfach unglaublich. Dann kam leider noch ein Schwall Blut, und meine Hebamme war sehr konzentriert. Sie spritzte mir sofort Oxytocin, damit die Plazenta geboren würde. Im Nachhinein erwähnte sie, eine Uterusruptur befürchtet zu haben, was sich zum Glück nicht bewahrheitete.

Die Kleine schrie schnell kräftig, sie war 50 cm groß, 3.600 g schwer und hatte einen Kopfumfang von 36 cm – ein Dickschädel!

Um ca. 4.30 Uhr gingen wir dann ins Bett, und nur zweieinhalb Stunden später durften meine Großen ihr neues Geschwisterchen willkommen heißen. Alles war so, wie ich es mir gewünscht hatte. Ich würde meine drei Kinder ohne ihren Vater und meinen Mann durchs Leben begleiten. Es würde anstrengend werden, doch ich freute mich darauf. Ich würde versuchen, so zu handeln, dass es auch in seinem Sinne wäre.

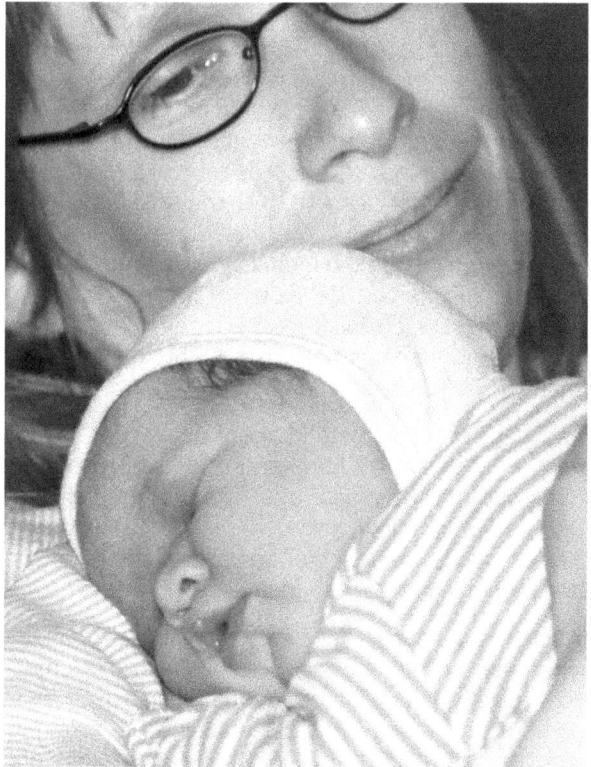

[T06] Melissa, 39
Beruf: Werbekauffrau,
Hausfrau und Mutter

„Wochenlang nach der Kaiserschnittgeburt
hatte ich immer noch nicht begriffen,
dass ich nicht mehr schwanger war."

1. Kind (* vor 10 Jahren), Tochter, Kaiserschnitt wegen Beckenendlage, SSW 40
2. Kind (* vor 2 Jahren), Sohn, Spontangeburt, SSW 40

In meiner ersten Schwangerschaft lag meine Tochter mit dem Kopf nach oben, von Anfang an. Und so blieb es auch leider bis zum Schluss. Ich ließ nichts unversucht, um das Baby in die andere Richtung zu locken! Der Geburtstermin rückte näher, und ich stellte mich in dem von mir gewählten Krankenhaus vor. Mir wurde ohne Umschweife die Frage gestellt, wann ich denn entbinden wolle, und man schlug mir einen Termin für den Kaiserschnitt vor. Die Möglichkeit, einen natürlichen Geburtsbeginn abzuwarten, wurde nicht in Betracht gezogen. Ich wurde milde belächelt mit den Argumenten, dass der Popo des Kindes bei einem Blasensprung die Nabelschnur im Becken abdrücken könne. Dann der Stress, wenn es nachts losgehe, es sei dann nur Notpersonal vorhanden, es dauere länger, bis der verantwortliche Arzt Zeit habe und, und, und...

Ich hatte mich trotzdem für einen von meiner Tochter gewählten Termin entschieden, und es verlief alles komplett problemlos. Natürlich platzte die Blase nachts um drei Uhr, ich zog mich ganz normal an und legte mich ins Auto, so waagerecht wie möglich. Nach einer perfekt gesetzten Spinalanästhesie wurde meine Tochter um 6.03 Uhr entbunden, sie wog 3.750 g und war 51 cm lang. Leider konnte sie nicht lange bei mir bleiben, denn der OP war zu kalt für sie, und so musste ich mich trotz wachem Bewusstsein durch die Spinalanästhesie nach ein paar Augenblicken von ihr verabschieden.

Das war der schlimmste Moment überhaupt. Ich lag noch mindestens 45 Minuten im OP, während mein Baby oben im Kreißsaal die ersten Blicke riskierte. Und das ohne mich. Nachdem ich ein bisschen die Nerven verlor, hatten die Ärzte ein Einsehen und brachten mich endlich zu meinem Kind.

Wochenlang nach der Kaiserschnittgeburt hatte ich immer noch nicht begriffen, dass ich nicht mehr schwanger war. Der Prozess der natürlichen Geburt, in dem man sein Kind aus sich herauspresst, fehlte einfach. Ich hatte keine natürliche Abtrennung erlebt, und

so war es mir in den ersten Monaten fast unmöglich, meine Kleine auch nur kurz aus der Hand zu geben.

Durch Selbstbeobachtung und Meditation habe ich das Gleichgewicht wieder herstellen können. Zumindest war es ein Glück gewesen, meine Tochter den Termin ihrer Geburt selbst bestimmen zu lassen. Kinder wissen am besten, wann und wie sie zur Welt kommen möchten. Wir bewerten es immer. Zu früh, zu spät, zu riskant, nicht richtig herum. Natürlich geht die Sicherheit des Kindes immer vor. Immer. Aber Vertrauen und ein bisschen Gelassenheit helfen, eine schöne und entspannte Geburt zu erleben. Oder auch, mit Hindernissen besser umzugehen.

Dann war ich wieder schwanger. Diesmal hat sich mein Kind, ein kleiner Sohn, entschieden, mit dem Kopf nach unten zu liegen, und mein Mann und ich durften auf eine natürliche Geburt hoffen. Eine Geburt ohne Getrenntsein und mit dem guten Gefühl, endlich die eigenen Grenzen testen zu dürfen.

Ich habe zur Vorbereitung auf die Geburt bei meiner Hebamme ein paar Stunden Akupunktur belegt, die ca. ab der 37. SSW durchgeführt werden. Durch diese Akupunktur stimmt sich der Körper auf die kommende Geburt ein, der Muttermund wird weicher und öffnet sich leichter. Außerdem kann die Akupunktur seelisch und körperlich entspannen und somit schmerzlindernd wirken. Da dies meine erste natürliche Geburt sein würde, war diese Vorbereitung sicherlich sinnvoll.

Unsere Klinikwahl leitete sich von positiven Erfahrungsberichten der Mütter in meiner Umgebung ab und von der Tatsache, dass dort Beleghebammen und Belegärzte arbeiteten. Die Möglichkeit, sich eine Hebamme und einen Arzt aussuchen zu können, die mich während der ganzen Geburt begleiten würden (ohne Schichtwechsel), überzeugte uns. Meine Hebamme und auch den Arzt lernten wir während eines Informationsabends in dieser Klinik kennen und vertieften in persönlichen Gesprächen das Vertrauensverhältnis.

Am 12. Dezember hatte ich einen Frauenarzt-Termin um 10 Uhr morgens. Routine-Untersuchung. Nur leider hat mein Arzt, ohne mich vorher zu fragen, den Geburtsvorgang eingeleitet, indem er mich künstlich geweitet hat. Als ich ihn fragte, warum die Untersuchung so weh tue, meinte er, dass er „dem Ganzen nur einen Schubs gibt".

So hatte ich ab 11 Uhr Schmerzen und Wehen, die unproduktiv und kraftraubend waren. Nachts wurden die Wehen dann stärker und regelmäßiger, sodass wir in die Klinik fuhren. Ich war mittlerweile müde und kaputt. Im Krankenhaus angekommen platzte auch gleich die Fruchtblase, und es ging richtig los. Gegen 2 Uhr kamen zwar die Wehen alle 2 Minuten, aber der Muttermund öffnete sich kaum und war zu dem Zeitpunkt erst auf knapp 2 cm.

Ich schickte meinen Mann zum Schlafen in ein Nebenzimmer, denn ich wollte ihn ausgeruht in der Schlussphase bei mir haben. Gegen 4 Uhr morgens war ich mit meiner Kraft am Ende, mein Mann war wieder bei mir, und ich hatte eine Wehe nach der anderen. Das war der Moment, in dem ich meine Hebamme um eine PDA gebeten habe. Dann die Erlösung – ich kann es nicht anders sagen. Ich habe anderthalb Stunden geschlafen und – oh Wunder – in der Zeit ging mein Muttermund auf 9 Zentimeter auf. Ganz ohne Schmerz.

Danach ging alles rasend schnell. Gegen 6 Uhr war dann leider doch ein Hebammen-Schichtwechsel, da die von mir ausgesuchte Hebamme genau an diesem Wochenende einen Kurs gab und mich schweren Herzens verlassen musste. Ich wollte schon „PDA-Nachschub", aber die neue Hebamme meinte, dass der Kopf sehr tief säße und der Muttermund sehr weit geöffnet sei. Wir konnten in die letzte Phase der Geburt aufbrechen. Gegen 6.30 Uhr und mit etwas Angst im Gepäck, aber dem Willen, es endlich zu Ende zu bringen, habe ich dann erfahren, was Presswehen sind.

Wunderbar! Ich durfte mitarbeiten, pressen, und den Schmerz so fast bis zur Schmerzlosigkeit verarbeiten. Der Druck im Becken und auf meine Scheide war weitaus übler als die Wehen. Mein Sohn hat super mitgearbeitet, er hat sich gewunden und regelrecht herausgearbeitet. Mein Mann war zu meiner linken Seite und stützte mich bei jeder Presswehe, meine Hebamme war an meiner rechten Seite. Und so haben wir in kurzer Zeit unseren Kleinen zur Welt gebracht. Er wog 4.400 g und war 56 cm lang. Ein kleiner großer Kerl.

Das Gefühl, als er endlich „rausflutschte", war unbeschreiblich. Diese Erleichterung, dieses wunderschöne, kleine Wesen, diese Nabelschnur, ihn endlich anfassen zu dürfen, zu sehen, wie er aus mir herauskam. Alle Schmerzen waren es wert, diesen Moment zu erleben. Ich konnte ihn die ganze Zeit im Arm halten, durfte ihn küssen und in seine Augen schauen. Unglaublich, dass diese Augen schon zurückgeschaut haben. Kurz: es war überwältigend!

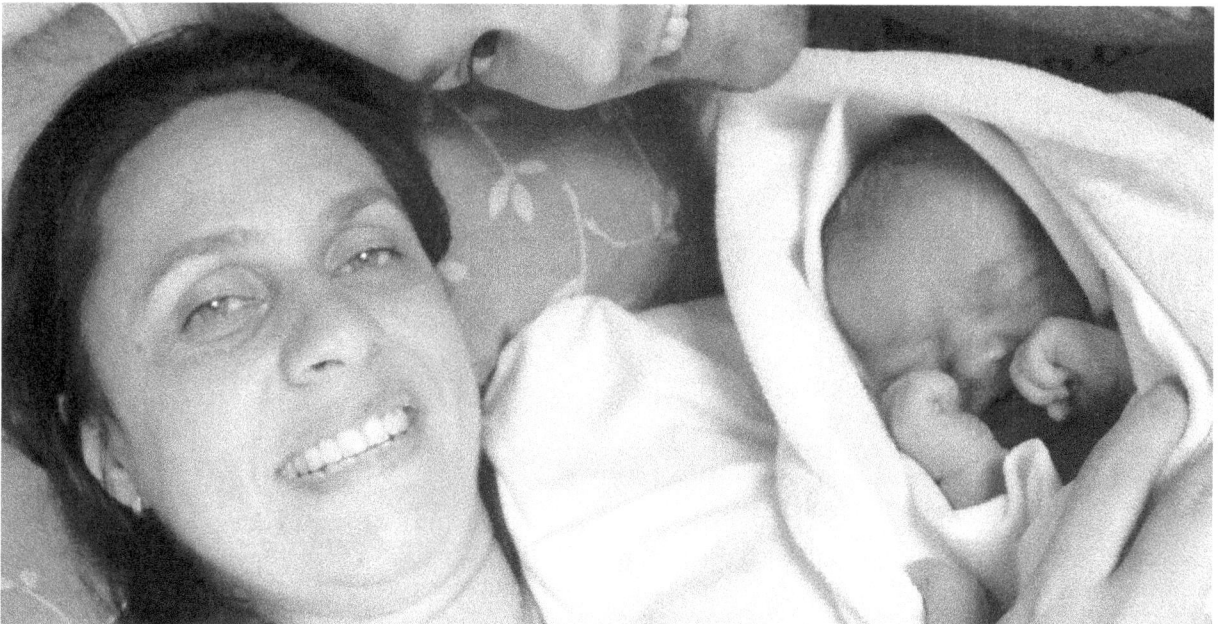

„Mein Mann und ich konnten es beide kaum fassen, dass wir eine spontane Zwillingsgeburt ohne Komplikationen hinter uns hatten."

1. Kind   (* vor 10 Jahren), Tochter, Kaiserschnitt wegen Verdacht auf Blinddarmentzündung nach vorzeitigem Blasensprung, SSW 40
2./3. Kind   (* vor 2 Jahren), Tochter und Sohn, spontane Zwillingsgeburt, SSW 38

Meine erste Schwangerschaft verlief ohne größere Komplikationen, abgesehen davon, dass ich im vierten Monat einen chronischen Infekt hatte. Das führte oft zu heftigen Hustenanfällen und ich verlor dabei unkontrolliert Urin. Am Tag des errechneten Geburtstermins hatte ich nachmittags wieder einmal einen heftigen Hustenanfall, bei dem, wie sich im Nachhinein herausstellte, die Fruchtblase geplatzt war, was ich aber wieder als Urinverlust deutete. Nachts bekam ich heftige Bauchschmerzen und Fieber, sodass wir am nächsten Morgen in die Klinik fuhren. Beim CTG stellte sich heraus, dass die Herztöne unseres Kindes nicht in Ordnung waren. Die heftigen Bauchschmerzen wurden als Verdacht auf Blinddarmentzündung gedeutet und ein Kaiserschnitt angeordnet.

Es ging alles sehr schnell. Man erklärte mir, dass wegen der wahrscheinlich zusätzlich nötigen Darmoperation eine Vollnarkose notwendig wäre. Deshalb hatte ich auch gar keine Zeit, mir Gedanken zu machen, und die Enttäuschung, keine „normale Geburt" erlebt zu haben, kam erst nach der Operation. Als ich aus der Narkose erwachte, war unsere kleine Tochter wegen einer Infektion in der Kinderklinik, und ich konnte sie aufgrund meines Zustandes erst nach zwei Tagen dort besuchen. Zusätzlich musste ich wegen der vielen Medikamente und der räumlichen Trennung meine Milch abpumpen und in der ersten Woche wegwerfen, was die Bindung zu meiner Tochter zusätzlich erschwerte. Als mein Baby endlich nach zwei Wochen aus der Kinderklinik entlassen wurde und es auch noch mit dem Stillen funktionierte, versuchten wir, so viel wie möglich an Nähe und Kuschelstunden nachzuholen.

Aber es brauchte Jahre, um mit der Enttäuschung des Kaiserschnittes und dann noch das Kind in die Kinderklinik abgeben zu müssen, einigermaßen fertigzuwerden. Im Hinterkopf war immer der Gedanke: Sollte ich je noch einmal ein Kind bekommen, dann setze ich alles daran, eine normale Geburt zu haben.

Nach sieben Jahren hat es dann funktioniert und ich war wieder schwanger! Die Freude war riesengroß, aber der Schreck dann auch umso größer, als die Frauenärztin in der 9. Schwangerschaftswoche feststellte, dass ich Zwillinge bekommen würde. Aufgrund meines Alters (37 Jahre) und wegen der Zwillinge wurde ich als Risikoschwangere eingestuft und es wurde mir zu umfangreicher pränataler Diagnostik geraten. Ich entschied mich aber nur für eine Ultraschallfeindiagnostik. Diese Untersuchung war unauffällig. Auch im Übrigen verlief die Schwangerschaft super, und ich fühlte mich rundum wohl.

In der 30. Woche stellte ich mich zum ersten Mal in der Frauenklinik zur Kontrolle vor. Alles war bestens. Nach der Untersuchung fragte mich die betreuende Oberärztin, ob ich mir schon Gedanken über die Art der Entbindung gemacht hätte, und ich teilte ihr gleich mit, dass mein großer Wunsch eine Spontangeburt sei. Die Ärztin sah darin kein Problem, vorausgesetzt, die beiden Kinder würden sich weiter so gleichmäßig entwickeln. Zusätzlich müsste das vorausgehende Kind in Schädellage liegen.

Als ich in der 39. Woche zur Kontrolle ins Krankenhaus kam, stellten die Ärzte fest, dass die Kinder mittlerweile ein geschätztes Gewicht von je ca. 2.600 g hätten und es an der Zeit sei, die Geburt einzuleiten. Der Platz würde knapp werden, und man wüsste nicht, wie lange die Versorgung der Plazenta noch optimal wäre. Leider meinte der Oberarzt, ich solle es mir nochmals gut überlegen, ob ich wirklich eine spontane Geburt möchte, Zwillingsgeburten wären immer mit einem erhöhten Risiko verbunden. Aber ich wollte mich nicht mehr davon abbringen lassen, ich hatte zuvor so viel positiven Zuspruch erhalten. Besonders auch die Hebamme hatte mich immer bestärkt.

Wir beschlossen, dass ich gleich in der Klinik bleiben sollte, und so bekam ich um die Mittagszeit einen Rizinus-Wehencocktail. Am frühen Abend, bei der CTG-Kontrolle, waren die Wehen schon ziemlich regelmäßig. Gegen 21 Uhr wurde ich untersucht. Dabei ging das erste Mal etwas Fruchtwasser ab, und es wurde festgestellt, dass der Muttermund sich auch schon einige Zentimeter geöffnet hatte. Da ich einen starken Bewegungsdrang hatte, durfte ich nochmals für 1,5

Stunden laufen. Um 23.30 Uhr wurde ich wieder untersucht, und dann beschloss die Hebamme, mich an den Wehentropf zu hängen. Etwa 2 Stunden später waren die Wehen dann so heftig, dass ich um eine PDA bat. So konnte ich mit Hilfe einer Wellness-CD ausspannen und neue Kräfte tanken.

Als mich die Hebamme gegen 4 Uhr untersuchte, war der Muttermund vollständig geöffnet, und man konnte schon das Köpfchen des ersten Kindes tasten, was die Hebamme mich sogar spüren ließ. Sie war selbst überrascht, dass alles so rasch gegangen war, und hatte jetzt alle Hände voll zu tun, schnell den übrigen Geburtshelfern und Kinderärzten, die bei einer Zwillingsgeburt routinemäßig anwesend waren, Bescheid zu geben. Ich war darüber vorher schon informiert und ließ mich nicht aus der Ruhe bringen. Ich vertraute einfach ganz meiner Hebamme.

Nach wenigen Presswehen war um 5.17 Uhr unser erster Zwilling, ein kleines Mädchen, mit stolzen 2.810 g auf der Welt. Sie war gleich sehr munter, und mein Mann durfte die Nabelschnur durchtrennen. Ihr Anblick und die Gewissheit, dass sie gesund war und nicht in die Kinderklinik musste, gaben mir richtig viel neue Energie. Mein Mann bekam unsere Tochter in den Arm gelegt, und mit der zweiten Hand stand er mir weiter bei.

Das zweite Kind musste nun von einer Ärztin im Bauch festgehalten werden, denn es hatte viel Platz und es bestand die Gefahr, dass es sich querdreht und dann nicht einfach „hinterherrutschen" könnte. Nach einer kurzen Ultraschallkontrolle der Lage wurde auch das andere Kind auf seinen Weg gelassen, und zügig kam nach ein paar Presswehen um 5.37 Uhr unser Sohn mit dem Popo voraus zur Welt. Auch er war gleich fit und brachte stolze 2.870 g auf die Waage, sodass wir auch ihn in unsere Arme schließen durften.

Danach war ich erst einmal geschafft, aber total glücklich. Nachdem noch ein kleiner Dammschnitt genäht worden war und die Kinder gebadet und angezogen waren, wurden wir mit ihnen allein im Kreißsaal gelassen und durften unser vollkommenes Glück genießen. Mein Mann und ich konnten es beide kaum fassen, dass wir eine spontane Zwillingsgeburt ohne Komplikationen hinter uns hatten.

Als ich einige Stunden später nochmals mit der bei der Geburt anwesenden Oberärztin sprach, bekundete sie mir ihre Begeisterung, mal wieder bei einer „normalen Zwillingsgeburt" dabei gewesen zu sein. Meine Hebamme, die mich zu Hause betreute, gestand mir dann, dass sie bis zuletzt daran gezweifelt hatte, dass es zu einer spontanen Geburt kommen würde. Sie dachte, die Ärzte in der Klinik würden bestimmt noch einen Grund für einen Kaiserschnitt finden. Aber umso mehr freute sie sich mit mir, dass es auch noch Ärzte gab, die nicht nur die Risiken sahen, sondern auch die Möglichkeiten.

Nach dem Kaiserschnitt hatte ich immer einen Stich gespürt, dass an einer so wichtigen Station meines Lebens etwas nicht so gelaufen war, wie ich es gerne gehabt hätte. Immer, wenn andere von Geburten sprachen, war ich traurig und wusste nicht einmal, wie sich eine Wehe anfühlt. Wenn ich dagegen heute an die Geburt unserer Zwillinge zurückdenke, überkommt mich ein solches Glücksgefühl, das alles geschafft zu haben. Man hat nach solch einer Geburt ein ganz anderes Selbstbewusstsein und ist stolz auf seinen Körper.

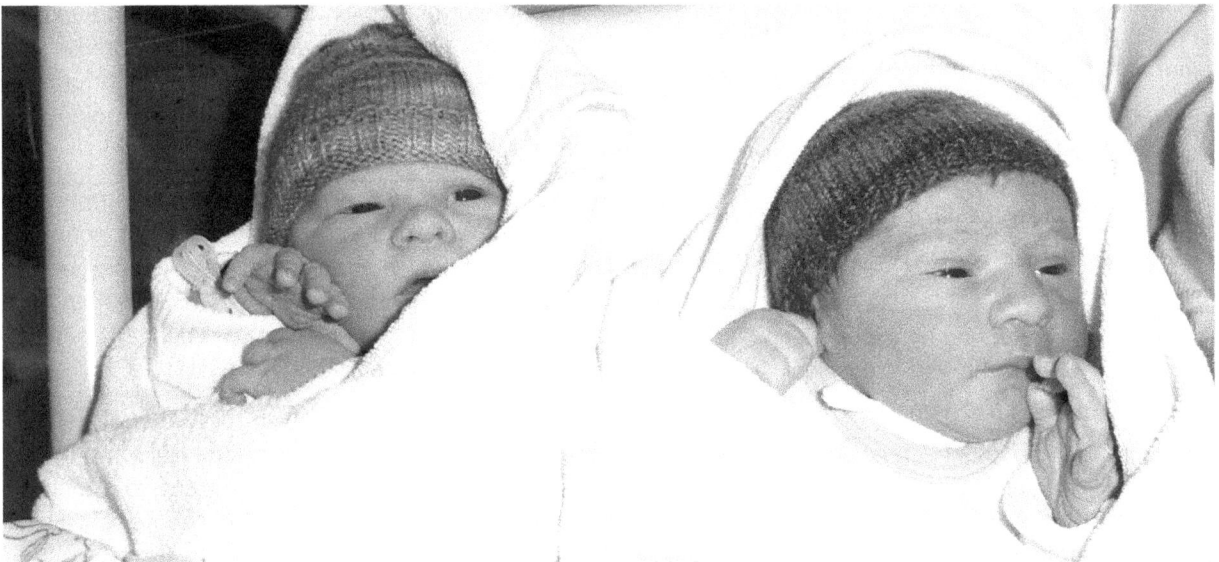

1. Kind   (* vor 19 Jahren), Tochter, geplanter Kaiserschnitt wegen Beckenendlage, SSW 39
2. Kind   (* vor 18 Jahren), Sohn, geplanter Kaiserschnitt aufgrund von Angst auf Seiten der Ärzte, SSW 39
3. Kind   (* vor 16 Jahren), Tochter, geplanter Kaiserschnitt auf Anraten der Ärzte, SSW 36
4. Kind   (* vor 11 Jahren), Sohn, geplanter Kaiserschnitt wegen vorangegangenen Kaiserschnitten, SSW 39
5. Kind   (* vor 7 Jahren), Tochter, geplanter Kaiserschnitt, SSW 40
6. Kind   (* vor 4 Jahren), Tochter, Spontangeburt, SSW 41

Mein Name ist Petra. Ich lebe in der Schweiz und hatte insgesamt fünf Kaiserschnitte.

Mein sechstes Kind kam vor 4 Jahren auf natürliche Weise in einem Geburtshaus in Deutschland in der Hocke auf die Welt.

Als ich merkte, dass ich abermals schwanger war, fühlte ich eine unerklärliche „Angst" oder „Gefahr" in mir. Ich war mir sicher, wenn ich noch eine sechste Sectio hätte, würde ich dabei das Leben verlieren!

Tief in mir wusste ich, dass dieses Kind natürlich auf die Welt kommen wollte.

Viele, viele Nächte habe ich wachgelegen vor Angst und wegen all der „gutgemeinten" Ratschläge und Äußerungen der Ärzte, Hebammen und Bekannten. Ich dachte an die vergangenen Schwangerschaften und all die erlebten Sectiones zurück. Aber auch vor einer natürlichen Geburt hatte ich große Angst.

Acht Monate lang bin ich bei keiner Untersuchung, keinem Ultraschall und keinem Arzt gewesen, sondern beschäftigte mich damit, wie es mir und meinem Kind wirklich ging. Ich las Bücher über natürliche Geburten, Meeresgeburten und Hebammen, die noch altes Wissen hatten.

Ich zog mich zurück und befasste mich auch mit unerklärlichen Heilungen von Menschen, die von der Medizin als hoffnungslos abgestempelt wurden.

Ich wollte und konnte all den negativen Stimmen um mich herum keinen Anker mehr geben. Ich befasste mich in dieser Zeit mit Mantras – das sind kurze, formelhafte Wortfolgen, die sprechend, flüsternd oder singend immer wieder rezitiert werden. Auch lernte ich, zu verstehen, dass mein Partner seine eigenen Glaubenssätze und Erfahrungen zur Geburt hatte, die für mich und für eine natürliche Geburt nicht hilfreich waren.

Auch den in den vergangenen Schwangerschaften so oft gehörten Glaubenssatz der Ärzte und Hebammen, dass ich nicht normal gebären könne, weil die Gebärmutter reißen würde, galt es loszulassen. Deshalb konzentrierte ich mich auf das scheinbar Unmögliche: eine natürliche Geburt ohne Spital!

Meine innere Kraft und Stärke gründeten sich auf dem folgenden Erlebnis: Vor sechs Jahren hatte mein fünftes Kind im Alter von knapp zwei Jahren einen schweren Unfall in unserer Käserei. Sie hatte Salpetersäure getrunken. Ich bin mit diesem Kind aus der Not heraus einen unkonventionellen Weg der Heilung gegangen. So glaubte ich daran, dass auch für mich eine natürliche Geburt möglich sein und meine strapazierte Gebärmutter das aushalten würde!

Durch das Buch von Fréderick Leboyer „Atmen-Singen-Gebären", das ich im achten Monat gefunden habe, kam ich in Kontakt mit zwei seiner besten Schülerinnen, die Hebammen waren. Sie haben mich Singen, Tönen, Atmen und Tai Chi-Übungen nach Fréderick Leboyer gelehrt.

Mein Plan war eigentlich, mich zur Geburt dieses Kindes ganz allein auf eine Almhütte zurückzuziehen, mit nichts weiter als Handwerkszeug, als meinem Willen, meiner Kraft und den von Leboyer entwickelten Techniken.

Doch diese beiden wunderbaren Hebammen verstanden meine riesige Angst vor einer sechsten Sectio und meine beinahe ebenso große Angst vor einer natürlichen Geburt. Aber sie verstanden auch meinen großen Wunsch und meinen Willen, dieses Kind auf natürliche Weise zur Welt zu bringen. Meine Hebammen reichten mir ihre Hände zur Unterstützung einer natürlichen Geburt.

So haben wir zu dritt beschlossen, dass ich am Geburtstermin mit dem Zug nach Deutschland ins Geburtshaus zu einer meiner Hebammen fahren würde. Die andere Hebamme würde dann dazukommen.

Wenn etwas nicht gut gewesen wäre, hätte ich den Zug nicht bestiegen.

Am Tag der Geburt telefonierte ich mit meiner Hebamme. Da es mir und dem Baby gut ging, entschied sie: Jetzt kannst du dich auf den Weg machen.

Nach längerer Zugfahrt war ich im Geburtshaus angekommen. Dort konnte ich das Tai Chi, Singen, Tönen und Atmen noch vertiefen. Zu diesem Zeitpunkt wusste ich nicht, dass nun noch 14 anstrengende, intensive Tage bis zur Geburt meiner kleinen Tochter vor mir lagen. Ich hatte noch eine Menge mit mir selbst auszumachen und aufzuarbeiten, und meine Hebamme begleitete mich auf diesem meinem Weg.

Dann konnte die Geburt beginnen.

Während der Wehen habe ich mit meiner Hebamme die ganze Zeit getönt. Zwischendurch tauchte immer wieder ein befremdliches Gefühl auf. Es war, als würde sich mein Körper an das Setzen der Spinalanästhesie bei den anderen Kaiserschnitten erinnern. In der Mitte der Geburt habe ich sicherlich eine Stunde geschlafen, um neue Kräfte zu sammeln.

Meine Tochter kam mit 3.100 g und 49 cm groß im Geburtshaus gesund und natürlich, in der Hocke, auf die Welt. Ohne Medikamente, ohne Dammschnitt, ohne Ultraschall und ohne Wehenschreiber!

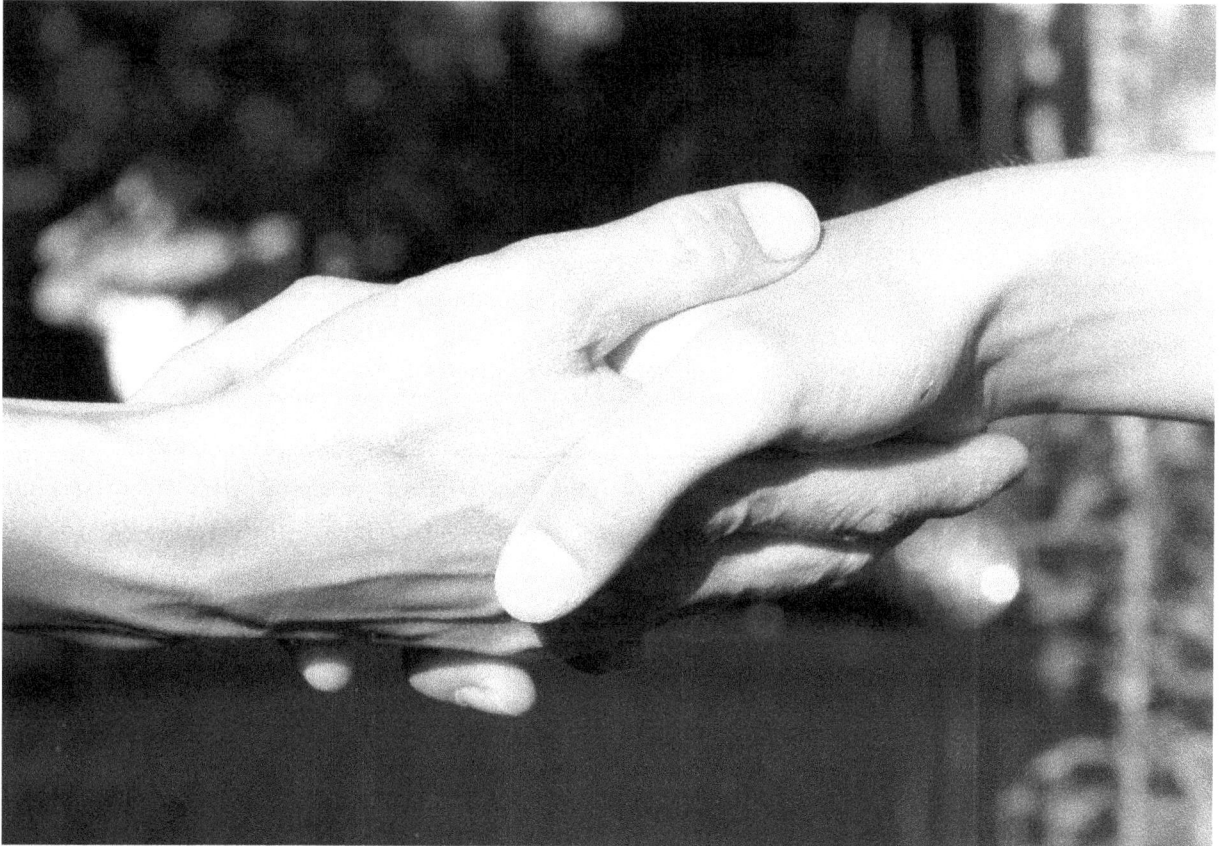

„In dem Moment, wo ich die Dinge entgegen den von den Ärzten bereits geplanten Schritten selber in die Hand genommen habe, war ich sicher, die richtige Entscheidung getroffen zu haben."

1. Kind (* vor 10 Jahren), Tochter, Kaiserschnitt, da das Kind nicht in den Geburtskanal kam, SSW 40

2. Kind (* vor 8 Jahren), Tochter, Spontangeburt mit Zange, SSW 40

Um den Hintergrund der zweiten, spontanen Geburt zu verstehen, will ich zunächst kurz von der ersten Geburt berichten.

Diese verlief eigentlich ganz normal. Es war eine problemlose Schwangerschaft, und die Geburt war weder zu früh, noch war ich überfällig. Zwar war meine Tochter ein großes Kind (56 cm, 4.070 g), doch gab es keine Anzeichen, dass eine natürliche Geburt nicht möglich sein sollte.

Nach dem Legen der PDA und nach Wehen von ca. 5 Stunden wurde dann kindlicher Stress anhand des Herzrhythmus festgestellt: Meine Tochter senkte sich nicht in den Geburtskanal ab.

Mein Frauenarzt, der mich gemeinsam mit der Hebamme während der gesamten Schwangerschaft betreut hatte, schlug mir eine Kaiserschnittgeburt vor.

Ich war sofort einverstanden, denn ich hatte damals mehr Sorge, dass etwas schiefgehen würde, als Ehrgeiz, mein Kind unter langen Wehen natürlich auf die Welt zu bringen.

Die Geburt verlief glatt. Mein Mann war während der OP an meiner Seite. Ich konnte schon am nächsten Tag aufstehen und hatte keine besonderen Schmerzen. Die Verheilung war unproblematisch, und auch in den Monaten danach war ich kaum frustriert, nicht natürlich entbunden zu haben.

Es gab also eigentlich keinen Grund, bei meiner zweiten Schwangerschaft eine natürliche Geburt vorzuziehen.

Als ich dann erneut schwanger war, habe ich zunächst auch nie darüber nachgedacht, ob ich eine natürliche zweite Geburt oder einen erneuten Kaiserschnitt wollte. Mein Frauenarzt – derselbe, der mich beim ersten Mal entbunden hatte – erklärte mir, dass es aufgrund der Art, wie er den Schnitt genäht habe,

zwar möglich sei, natürlich zu gebären, dies aber von der konkreten Situation abhinge.

Ich habe es also auf mich zukommen lassen.

Ganz wie bei meiner ersten Tochter verlief auch der Beginn der zweiten Geburt ohne Probleme. Ich hatte, bevor wir in die Klinik fuhren, allerdings schon fast zwei Tage lang regelmäßige Wehen und war daher sehr müde, als ich zur letzten Kontrolle fuhr.

Meine Hebamme schlug mir vor, die Geburt mit natürlichen Mitteln einzuleiten. Was sie mir genau gab, weiß ich nicht mehr, aber die Wehen waren dann doch so stark, dass ich mir eine PDA legen ließ.

Und in dem Moment, als die Dinge ihren Lauf nahmen, war für mich auf einmal klar, dass ich dieses Mal eine natürliche Geburt wollte. Ich habe meine Hebamme gefragt, ob sie mich bei dieser Entscheidung unterstützen wollte, und sie sagte, sie wolle es versuchen.

Der Anästhesist kam dann etwas enttäuscht in den Saal und sagte mir, dass er doch schon alles für meinen Kaiserschnitt vorbereitet hätte.

Diese kurzfristige Änderung des Ablaufs hat auch meinen Arzt sichtlich irritiert. Offenbar war die Entscheidung, dass auch meine zweite Geburt ein Kaiserschnitt werden würde, bereits betroffen worden – und zwar ohne mich.

Ob der Reaktion der Ärzte fühlte ich mich zunächst etwas verunsichert. Mit der Unterstützung meiner Hebamme ist es mir aber gelungen, die Entscheidung für eine natürliche Geburt durchzusetzen.

Kurz bevor meine Tochter gekommen ist, war ich mir nicht mehr sicher, ob ich eine natürliche Geburt wirklich aushalten würde – die PDA war mittlerweile zurückgegangen, und ich spürte eigentlich alles. Für eine neue PDA war es dann aber zu spät.

Mein Arzt hatte kurz vor dem vollständigen Austritt des Babys dann doch Sorge, dass die Naht des Kaiserschnitts nicht halten würde, und hat eine Zange zur Hilfe genommen, um die Kleine zu holen.

Nach der Geburt hat er die Gebärmutter ausgetastet, um zu prüfen, ob sie nicht gerissen sei. Alles hatte gehalten und die Geburt war problemlos verlaufen.

In dem Moment, wo ich die Entscheidung zu einer natürlichen Geburt getroffen habe und ich die Dinge entgegen den von den Ärzten bereits geplanten Schritten selber in die Hand genommen habe, war ich sicher, die richtige Entscheidung getroffen zu haben.

Das war ein großartiger Moment!

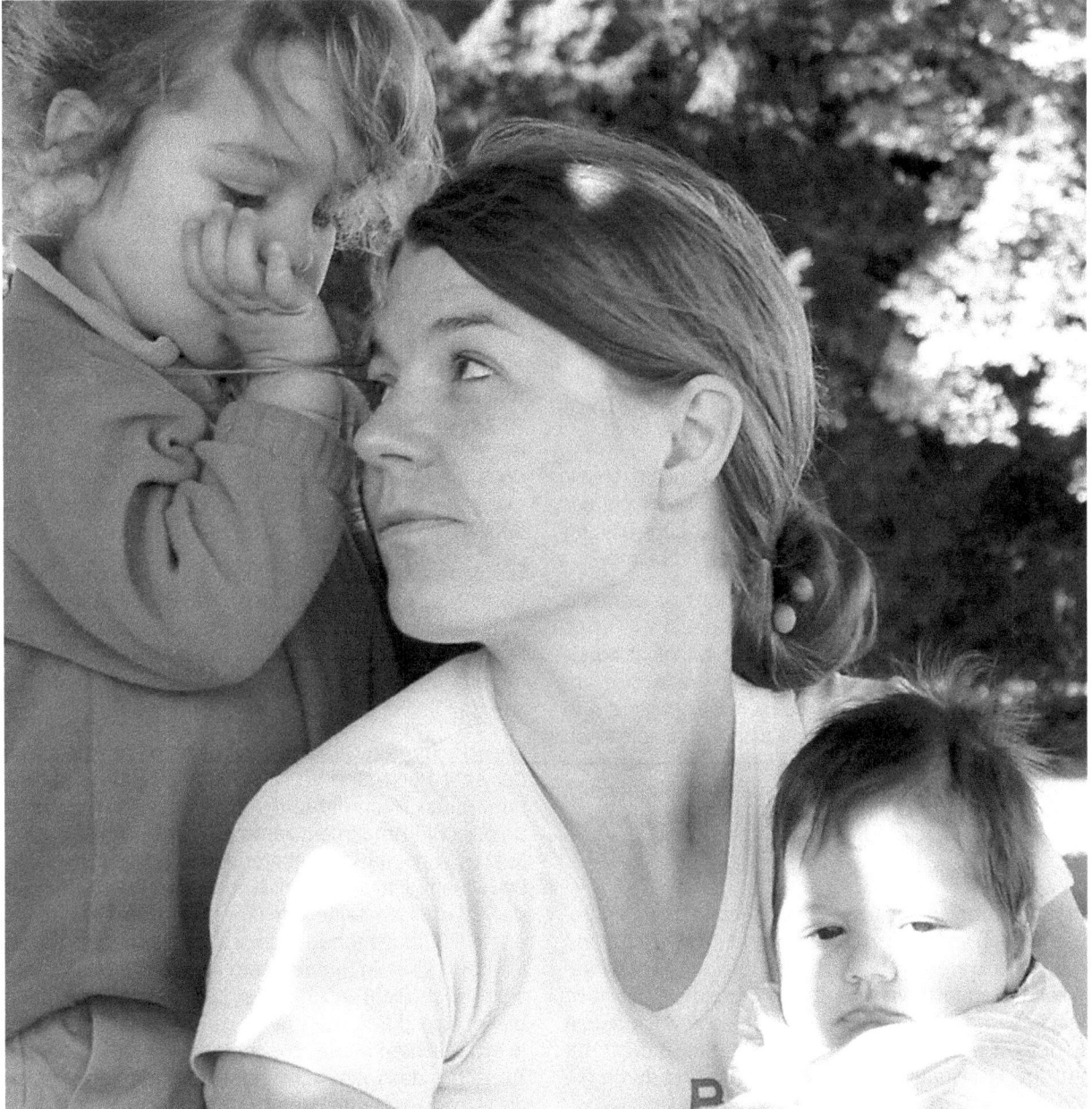

„Ein ‚schönes' Erlebnis war diese natürliche Geburt sicher nicht, aber ein absolut einzigartiges, das ich nicht missen möchte."

Mein erstes Kind kam wegen einer Beckenendlage durch einen geplanten Kaiserschnitt zur Welt. Noch bis zuletzt und voll im Arbeitsleben stehend, fand ich dies zum damaligen Zeitpunkt ganz praktisch, weil sich alles gut planen ließ. Den Versuch einer äußeren Wendung besprach ich zwar im Krankenhaus, lehnte ihn aber aufgrund der damit verbundenen Risiken ab.

Der Kaiserschnitt verlief für mich problemlos, allerdings zeigte das CTG während des Kaiserschnittes wohl pathologische Auffälligkeiten, so dass alles sehr schnell ging und mein Mann gar nicht mehr dazugeholt werden konnte. Nach dem Kaiserschnitt hatte mein Sohn „respiratorische Anpassungsstörungen", also Probleme mit dem Atmen, und musste erst mal ins Kinderkrankenhaus. Ich bekam ihn vor dem Abtransport nur ganz kurz zu sehen und lag in der Folge 1,5 Tage ohne Kind auf der Wochenstation.

Das Gefühl, Mutter geworden zu sein, hatte ich noch gar nicht. Nachdem mein Sohn dann aber wieder bei mir war, stellte sich doch schnell eine enge Bindung ein und es gab auch keine weiteren körperlichen Probleme.

Im Nachhinein sah ich den Kaiserschnitt zunehmend kritisch: Was meinen Sohn anging, bekam ich das Gefühl, dass er zum „Ausstieg" noch gar nicht bereit gewesen war, denn der Kaiserschnitt hatte, wie üblich, ca. 10 Tage vor dem errechneten Geburtstermin stattgefunden. Es schien mir, als ob „die Seele noch nicht ganz in den Körper eingezogen war". Auch heute noch ist mein Sohn in unbekannten Situationen sehr zurückhaltend und öffnet sich anderen Menschen kaum. Vielleicht eine Folge des ungewollten Herausgerissenwerdens?

Was mich anging, war zwar der Kaiserschnitt unproblematisch verlaufen, die betreuende Hebamme und die Ärzte waren freundlich und mir zugewandt gewesen. Dennoch war das ganze Procedere natürlich klinisch und einer Geburt unangemessen. Ich selbst konnte ja nicht das Geringste tun, sondern mich nur auf das „Kaiserschnittfließband legen und durch die Operation fahren lassen".

Es störte mich in Nachhinein außerdem, dass mir manche Informationen nicht gegeben worden waren, welche die Kaiserschnittgeburt oder die Vorgänge danach betrafen.

Bei der zweiten Schwangerschaft, knapp ein Jahr später, wollte ich nach Möglichkeit einen anderen Weg gehen: Mit einer Hausgeburt wollte ich das Geschehen so weit wie möglich selbst in der Hand haben und auch meinem Kind näher sein.

So meldete ich mich bei einer Hebammenpraxis in unserer Stadt an. Die Hebammen dort übernahmen die Schwangerschaftsvorsorge und begleiteten auch Hausgeburten. Sie hatten keine Bedenken, nach dem früheren Kaiserschnitt eine Hausgeburt durchzuführen, und auch die Frauenärztin, die einen Teil der Vorsorge übernahm, war nicht ablehnend. Auch wenn ich selbst keine Angst vor Komplikationen hatte, bot doch die Tatsache, dass das nächste Krankenhaus mit geburtshilflicher Abteilung nur 10 Autominuten entfernt war, eine zusätzliche Sicherheit.

Die Schwangerschaft verlief weitgehend problemlos. Es wurde lediglich klar, dass das Baby recht klein sein würde. Gegen Ende der Schwangerschaft stieg jedoch mein Blutdruck deutlich an, und die Hebamme ordnete eine tägliche Kontrolle der Werte an. Sie sah das Risiko einer Gestose / Eklampsie.

Am errechneten Geburtstermin waren die Werte wieder sehr hoch, und so schickte mich die Hebamme am späten Nachmittag ins Krankenhaus. Ich wurde an ein Blutdruckmessgerät angeschlossen, das in kurzen, regelmäßigen Abständen den Blutdruck maß. Dazu kam ich an einen Wehenschreiber. Aufgrund der Ergebnisse teilte mir eine Ärztin kurz mit, dass ans Nachhausegehen nicht zu denken wäre. So lag ich dann eben in irgendeinem Nebenraum der Kreißsäle. Nach nicht allzu langer Zeit platzte die Fruchtblase, und die Wehen nahmen zu – allerdings noch in erträglichem Maße. Zunehmend lästig war aber die Tatsache, dass ich nicht aufstehen konnte und sich die Armmanschette stetig unangenehm aufpumpte.

Bei einer der seltenen Visiten einer diensthabenden Klinikhebamme wurde ich dann endlich auf meine Bitte hin davon befreit und konnte machen, was ich wollte: mich am Bettgestell festhaltend und im Stehen die nun deutlich stärker werdenden Wehen aushalten. Wie viel Zeit verging, bis ich anfing, die Schmerzen herauszuschreien, weiß ich nicht mehr. Auch für die Zeit, die dann unter lautem Schreien verging, habe ich kein Gefühl mehr – mein Mann meint, es werden ein bis zwei Stunden gewesen sein. In Erinnerung ist mir geblieben, dass eine der Hebammen bei einer Stippvisite fragte, ob ich so laut schreien müsse, und wo es denn wehtue.

Zu dem Zeitpunkt, als die Schmerzen nahezu unerträglich wurden und ich zu der Überzeugung kam, demnächst in meine Einzelteile zu zerfallen, muss wohl eine Hebamme untersucht haben, wie weit der Muttermund geöffnet war. An mein Ohr drang lediglich ein entscheidendes Wort: „Vollständig".

Ich wurde in den Kreißsaal gebracht und hatte nur noch den einen Gedanken: „Raus mit dem Kind, dann ist es vorbei!" Die folgenden Presswehen empfand ich als wenig schmerzhaft und legte alle Kraft hinein, um die Geburt schnell zu beenden.

Nach fünf oder sechs Wehen war meine Tochter geboren. Sie war, wie erwartet, sehr klein, hatte aber während der Austreibung eine Hand neben dem Kopf, und so bescherte sie mir einen Dammriss III. Grades, das heißt, nicht nur der Damm, sondern auch die Scheidenwand riss. Die anwesende Assistenzärztin wollte zunächst versuchen, den Riss mit örtlicher Betäubung zu nähen. Ein hinzugezogener, übellauniger Oberarzt erklärte diesen Versuch für völlig abwegig, und so wurde ich unter Vollnarkose genäht. Die ganze Geburt hatte „nur" 5 oder 6 Stunden gedauert, mich aber an die Grenze des Erträglichen gebracht.

Von meiner Tochter ist mir als erstes Bild eine kleines, nasses, braunrotes Kerlchen in Erinnerung, das zwischen meinen Beinen liegt. Sie wurde von der Hebamme gleich gewaschen, angezogen und anschließend meinem Mann übergeben. Vor der Narkose war für mich nur wenig Zeit, sie bei mir zu haben und sie in Augenschein zu nehmen.

Nachdem ich wieder aufgewacht war, war mein Baby dafür dauernd bei mir, und schon am zweiten Tag nach der Geburt zog es mich nach Hause. Die Kinderkrankenschwestern hatten zwar Bedenken, weil die Kleine nur rund 2,5 kg wog. Ich war mir aber sicher, dass sie vollkommen fit war. Auch der Kinderarzt war zuversichtlich. Im Übrigen kam natürlich meine Vorsorgehebamme zur Nachbetreuung.

Im Nachhinein war es aufgrund der erheblichen Geburtsverletzung mit starkem Blutverlust und der erforderlichen Narkose gut, dass die Geburt im Krankenhaus erfolgte. Andererseits wäre es interessant, zu wissen, ob bei einer guten Begleitung der Geburt durch meine Vorsorgehebamme die Verletzungen vielleicht gar nicht aufgetreten wären. Vielleicht hätte ich auch die Schmerzen während der Wehen mit Begleitung besser aushalten können.

Ein „schönes" Erlebnis war diese natürliche Geburt sicher nicht, aber ein absolut einzigartiges, das ich nicht missen möchte. Meine Tochter war – anders als mein Sohn – geburtsbereit und von Anfang an sehr „präsent". Die Betreuung während der Geburt hätte sicherlich besser sein können, aber letztendlich entspricht das Ich-kann-auch-alleine-klarkommen auch meiner sonstigen, eher praktischen Lebenseinstellung. Ich trauere auch der nicht erfolgten Hausgeburt nicht hinterher.

Das „Kaiserschnitterlebnis" ist für mich durchaus verzichtbar, obwohl die Betreuung besser war als bei der spontanen Geburt. Ich halte die Entscheidung für den Kaiserschnitt aber auch heute noch für die richtige Wahl. Allerdings würde ich heute wahrscheinlich ein Krankenhaus suchen, das die Operation viel näher am errechneten Geburtstermin oder sogar mit Einsetzen der natürlichen Geburt durchführt.

Sowohl Kaiserschnitt als auch Geburtsverletzung sind problemlos verheilt, letztere ist aber bis heute deutlicher und unangenehmer spürbar.

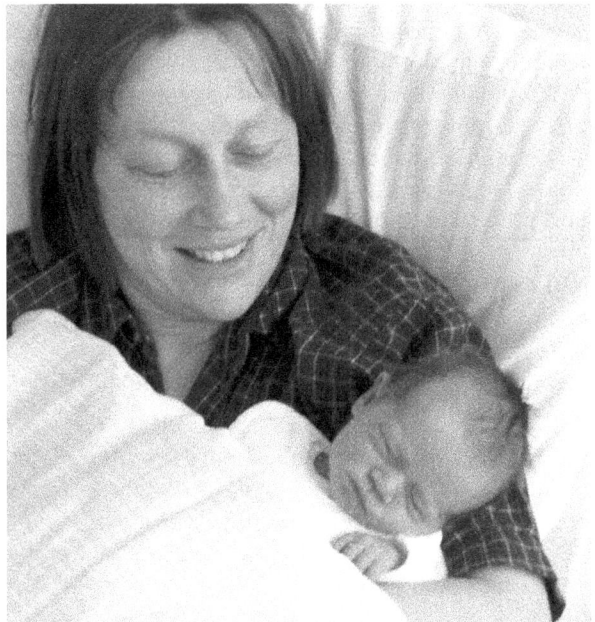

[T09]   Anne, 51
Beruf: Landschaftsarchitektin

„Während der Geburt stellten sich die begleitenden Hebammen sehr gut auf meine Wünsche und Bedürfnisse ein."

1. Kind   (* vor 13 Jahren), Tochter, Kaiserschnitt wegen schlechter
           Herztöne bei Geburtsversuch aus Beckenendlage, SSW 39
2. Kind   (* vor 9 Jahren), Tochter, Spontangeburt, SSW 41

Als ich das erste Mal schwanger wurde, lebte ich gerade in Ecuador. Mir war von Anfang an ständig übel, und zuerst dachte ich, ich hätte mal wieder Parasiten, wie es dort häufiger vorkommt.

Nach einigen Wochen ging ich auf Empfehlung einer deutschen Ärztin zu einem Gynäkologen, der in Deutschland studiert und gearbeitet hatte. Er diagnostizierte bei mir eine akute Toxoplasmose. Auf meine Nachfrage, was das bedeute – mir war diese Infektion bis dahin unbekannt – antwortete er, dass das Baby mit einer Wahrscheinlichkeit von 50% schwere Gehirn- oder Augenschäden haben würde.

Ich war schockiert. Die erwähnte Ärztin nahm Einsicht in die Untersuchungsdaten und konnte mich ein bisschen beruhigen, denn ihrer Meinung nach war die Toxoplasmose im Abklingen oder bereits überwunden. Trotzdem war die Unruhe in mir groß. Glücklicherweise hatten wir ohnehin einen Heimaturlaub geplant. Über eine Freundin, eine Hebamme, ließ ich schon im Vorfeld die wichtigsten Informationen an meine Gynäkologin in Deutschland weitergeben, mir einen Termin bei ihr und vorsichtshalber auch bei der Pränataldiagnostik der Universitätsklinik reservieren. Meine Gynäkologin würde ich als eher vorsichtig und schulmedizinisch geprägt bezeichnen. In dieser Situation war es mir sehr angenehm, dass sie sorgfältig und ruhig alle Untersuchungen noch einmal durchführte, die Toxoplasmose wieder festgestellt wurde und man zwar tendenziell, aber nicht sicher davon ausgehen konnte, dass sie nicht mehr zu einer Schädigung führen könne. Es folgten Telefonate zwischen meiner Ärztin und der Uniklinik, der Tropenmedizin etc., alles innerhalb kurzer Zeit.

Schließlich entschied ich mich, dem Rat meiner Ärztin zu folgen und eine pränataldiagnostische Untersuchung – in dem Fall eine Fruchtwasseruntersuchung – durchführen zu lassen. Ein gewisses Risiko war mit dem Eingriff zwar verbunden, aber ich hatte das Gefühl, dass es insgesamt der bessere Weg sein würde.

Alles ging gut und es gab keine Toxoplasmen. Ich war sehr erleichtert und verbrachte noch ein paar Monate in Ecuador. Ungefähr 10 Wochen vor dem errechneten Geburtstermin wollte ich für die Geburt nach Deutschland reisen.

In der letzten Phase der Schwangerschaft konnte ich entspannen, musste mich nur um mich kümmern und genoss dies auch, abgesehen von der Übelkeit, die nicht wich. Da alle Haus- und sonstigen Mittel nicht halfen, riet mir meine Hebamme, es mit traditioneller chinesischer Medizin (TCM) zu versuchen. Das brachte etwas Linderung, unterstützt durch Ernährungsumstellung auf die 5-Elemente-Küche.

Zum Schluss wollte sich das Baby nicht umdrehen. Wir versuchten es mit Moxa-Behandlungen, Entspannungstechniken wie Wasser-Shiatsu und Yoga, waren aber erfolglos. Der „Sitzstreik", wie ich es nannte, hielt an.

Zuerst war ich enttäuscht bis entsetzt, zur Geburt ins Krankenhaus gehen zu müssen, da ich selbstverständlich von einer Hausgeburt ausgegangen war, doch wenigstens gab es die Möglichkeit, auch mit einem Baby in Beckenendlage eine spontane Geburt zu versuchen.

Ich nahm Kontakt mit einem Krankenhaus auf, dessen Leiter der Geburtshilfe in seiner Zeit als Entwicklungshelfer in Afrika gelernt hatte, Babys in Beckenendlage spontan zur Welt zu bringen. Allein die Tatsache, dass ich erst dann kommen könnte, wenn die Geburt von selbst begonnen hätte, und nicht nach Operationsplan, sprach für dieses Krankenhaus. Aber vor allem die freundliche Begleitung, die ausführliche Information und auch der Hinweis, dass es trotzdem zu einer Kaiserschnittentbindung kommen könne, wenn der Verlauf gegen eine Spontangeburt spreche, also keine Schönfärberei, überzeugten mich.

Als es dann so weit war – nach einem Blasensprung fuhren wir in die Klinik –, versuchte ich ca. 20 Stunden lang spontan. Schließlich wurden die Herztöne des Babys so schlecht, dass es doch durch einen Kaiserschnitt geholt werden musste. Als meine Tochter da war, war ich sehr glücklich über das gesunde Kind. Alles andere war plötzlich unbedeutend.

Knapp drei Jahre später wurde ich wieder schwanger, wieder mit Übelkeit bis zur Entbindung, wieder mit wohlmeinenden, aber absolut nicht hilfreichen Kommentaren diesbezüglich, manchmal auch bezüglich meines Alters, das für mich selbst kein Problem darstellte, denn ich fühlte mich nicht zu alt. Ohne besondere Härten und sonstige ungewöhnliche Herausforderungen erlebte ich diese Schwangerschaft, aber mit Kleinkind, das mich beanspruchte.

Einige Wochen vor dem Geburtstermin bekam ich häufig leichte Wehen, und meine Ärztin verordnete mir eine Haushaltshilfe. Das genoss ich sehr, denn endlich hatte ich öfter mal ein paar Stunden für mich. Dieses Mal brauchte ich glücklicherweise keine besondere medizinische Begleitung, alles verlief unauffällig. Trotzdem wollte sich auch dieses Kind nicht drehen. Wieder versuchte ich es mit den bereits erwähnten Behandlungen. Schließlich fand ich mich damit ab, dass entweder mein Becken eine solch ungewöhnliche Form hat, dass sich kein Babykopf hineinbegeben möchte, oder meine Kinder bereits im Sitzstreik zur Welt kommen wollten. Wieder nahm ich Kontakt zum Krankenhaus auf, um meine Beckenendlagengeburt vorzubereiten.

Gut drei Wochen vor der Geburt wachte ich nachts auf, weil das Baby im Bauch zu kämpfen schien: Es bäumte sich auf, trat und boxte ungewöhnlich stark um sich, bis nach einiger Zeit wieder Ruhe eintrat. Ich hatte einen Verdacht, der bei der nächsten Untersuchung bestätigt wurde: Das Kind hatte sich unter unglaublichem Kraftaufwand umgedreht. Nun dachte ich, die Geburt könne im inzwischen entstandenen Geburtshaus des Krankenhauses stattfinden, doch wurde mir aufgrund meiner Vorgeschichte davon abgeraten. Da ich aber beim ersten Mal gute Erfahrungen gemacht hatte, war es für mich nicht tragisch, wieder im Krankenhaus zu entbinden. Schon in den letzten Wochen der Schwangerschaft ließ ich mich dort begleiten. Auch, als das Baby ein wenig auf sich warten ließ, obwohl alle Zeichen auf eine bevorstehende Geburt hinwiesen, blieb die Ruhe erhalten.

Als es dann endlich so weit war, hatte es die Kleine sehr eilig und war für meine Wahrnehmung recht schnell, nach nur 4 Stunden, da. Leider gab es einige größere Risse, die genäht werden mussten, das war der unangenehmste und schmerzhafteste Teil der Geburt. Während der Geburt stellten sich die begleitenden Hebammen sehr gut auf meine Wünsche und Bedürfnisse ein. Insgesamt war ich sehr froh über den Verlauf und über das gesunde Baby.

Im Nachhinein – meine ältere Tochter ist jetzt 13 Jahre, die jüngere 9 Jahre alt – bringe ich den unterschiedlichen Geburtsverlauf auch mit der Persönlichkeit der Kinder in Verbindung. Zwar liegt der Unterschied während der Schwangerschaften auf der Hand. Entsprechend zögerlich habe ich eine Verbindung zu dem ersten Baby aufgebaut. Aber ich weiß inzwischen, dass wir eine sehr innige Bindung haben, und dass die ungünstigen Startbedingungen kein Hindernis für das heutige Zusammenleben darstellen.

Ich glaube inzwischen, dass die Persönlichkeit der Menschen, die wir zu uns einladen, eine große Rolle spielt. Meine ältere Tochter sperrt sich auch heute noch gegen Einflüsse, Hindernisse und Herausforderungen, die ihr nicht behagen, tritt in „Sitzstreik" und lehnt sich mit viel Energieeinsatz dagegen auf, auch wenn sie weiß, dass sie die Bedingungen nicht ändern kann. Es scheint fast, dass sie sich die Widerstände sucht, um sich daran zu reiben und zu wachsen.

Die jüngere Tochter dagegen verfolgt ihre Ziele, indem sie Einwände nonchalant umgeht, sich nimmt, was sie dafür braucht, und vieles nicht ernsthaft als Hindernis wahrnimmt.

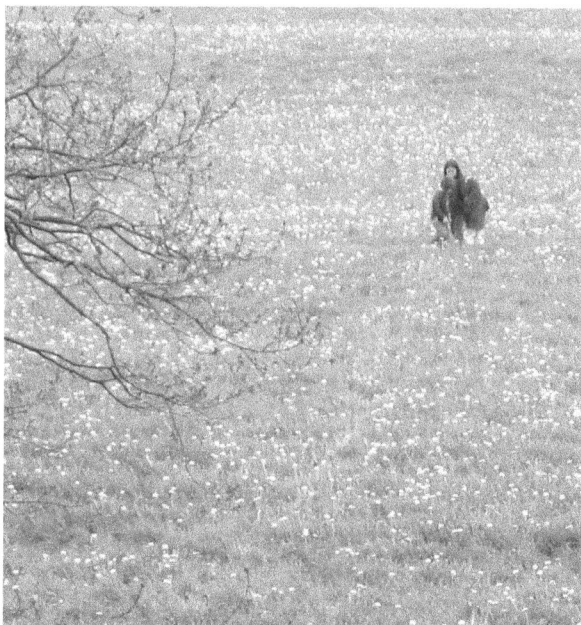

Platz für Gedanken:

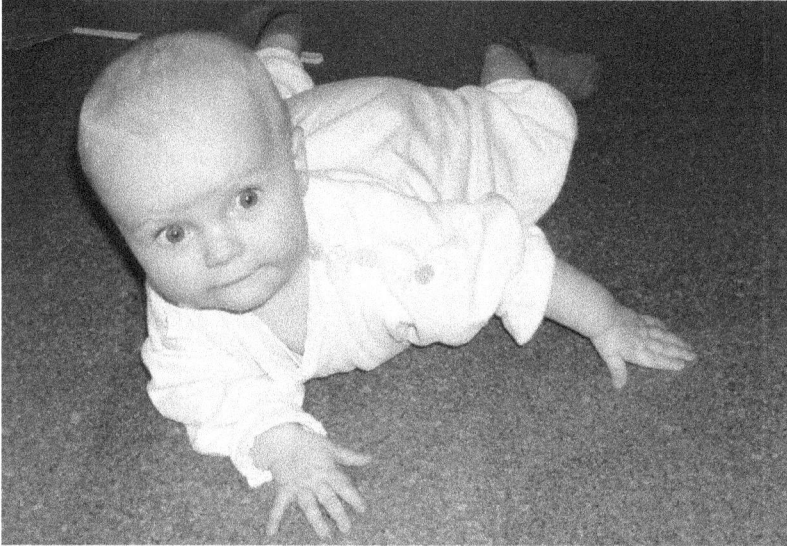

Der Weg zur natürlichen Geburt
nach Kaiserschnitt(en)

Wie geht es mir?

Verarbeitung der vorangegangenen Geburt(en)

Eine Schnittentbindung wird von jeder Frau unterschiedlich erlebt. Sie kann die gewählte „Wunschgeburt" bedeuten, ein zutiefst verletzendes Ereignis darstellen oder als ein notwendiger geburtshilflicher Eingriff angesehen werden, um Gesundheit oder Leben von Mutter und Kind zu bewahren.

Verdrängte Emotionen und Ängste

Die aktive Auseinandersetzung mit der Schnittentbindung oder einer belastenden Geburtserfahrung beginnt oft erst einige Zeit nach dem Ereignis oder gar erst in der folgenden Schwangerschaft. Direkt nach der Geburt kann zunächst ein Gefühl des inneren Betäubtseins im Vordergrund stehen. Viele Frauen versuchen, die verletzenden Erlebnisse oder Eingriffe als für die Geburt eines gesunden Kindes unvermeidlich zu akzeptieren. Vielleicht wurde auch Ihnen wiederholt bedeutet, dass Sie sich nicht über die Geburt beklagen sollten? Oder dass die Hauptsache ein gesundes Kind sei? Einige Mütter trauen sich aus diesen Gründen nicht einmal, mit engen Freunden oder Angehörigen über ihre Gefühle zu sprechen.

Häufig kommen die verdrängten Ängste und Sorgen erst mit der folgenden Schwangerschaft wieder zum Vorschein. Doch um den Weg zu einer vaginalen Geburt nach einem Kaiserschnitt zu ebnen und nicht ein zweites Mal buchstäblich „ins offene Messer" zu laufen, ist es von enormer Wichtigkeit, sich mit der vorangegangenen Geburt (oder den Geburten) zu beschäftigen. Ein häufiger Grund für einen wiederholten Kaiserschnitt ohne zwingende medizinische Indikation sind oft Ängste der Mutter aufgrund unverarbeiteter zurückliegender Geburtserfahrungen. (Oblasser 2007)

Welche Möglichkeiten gibt es, eine belastende Geburtserfahrung zu verarbeiten?

Häufig ist zur Verarbeitung schwierig verlaufener Geburten keine langwierige Therapie notwendig. Die einfühlsame Begleitung durch die passende Hebamme in der nächsten Schwangerschaft kann schon ausreichen. Doch manchmal ist auch eine längere, bereits vor einer erneuten Schwangerschaft beginnende Begleitung durch eine Fachperson, die sich mit der Verarbeitung von seelischen Geburtsverletzungen auskennt, anzuraten.

Geburtsbericht, Partogramm, Geburtsjournal

Der erste, wichtige Schritt, wenn die Geburt noch nicht allzu lange zurück liegt, kann ein Gespräch mit dem begleitenden Arzt oder der Hebamme sein. Es gilt herauszufinden, was, wann, wie und warum geschehen ist.

Sie sollten sich dazu auch den Geburtsbericht aushändigen lassen. Vor allem das sogenannte Partogramm oder das Geburtsjournal (eine schriftliche Dokumentation des Geburtsverlaufes und aller Eingriffe und Interventionen während und kurz nach der Geburt) kann von Interesse sein und auch Diskrepanzen zwischen Ihrer persönlichen und der ärztlichen Wahrnehmung des Geschehenen offenbaren.

Der eigene Geburtsbericht

Vielen Frauen hilft es bei der Verarbeitung, einen eigenen Geburtsbericht zu schreiben. Dieser kann ruhig ausführlich sein und alle Phasen der Geburt umfassen:

- Was ist während der Geburt mit mir passiert?
- Wie habe ich mich gefühlt?
- Haben mich mein Partner und meine Hebamme ausreichend unterstützt oder fühlte ich mich allein gelassen?
- Ist über meinen Kopf hinweg entschieden worden?
- Sind kränkende oder beängstigende Bemerkungen von Seiten der Ärzte oder der Hebamme gefallen?
- Habe ich womöglich Gewalt erlebt?
- Wie habe ich mich nach der Geburt gefühlt?
- Konnte ich eine Beziehung zu meinem Kind aufbauen oder habe ich mein Kind nach der Geburt nicht sehen wollen / können?
- Was hat mich geängstigt, gestresst?
- Welche schönen Momente gab es?
- Was hätte ich mir anders gewünscht?
- Wie hat mein Partner die Geburt erlebt?

Der Geburtsbericht kann dabei helfen, sich über den Ablauf der Geburt sowie die ursprünglichen und jetzigen Gedanken und Ängste klar zu werden. Sie können diesen Bericht, wenn Sie möchten, auch einer Freundin, dem Partner, Ihrer Hebamme oder dem ärztlichen Geburtshelfer zum Lesen geben.

Mein eigener Geburtsbericht

Mein ___ . Kind: _____

Erinnerungen an meine Geburt am ___ . ___ . _____ um ___ : ___ Uhr

Geplanter Ort der Geburt: _____

Tatsächlicher Ort der Geburt: _____

Hebamme: _____ Arzt: _____

Kontakt mit anderen Betroffenen

Gespräche mit ebenfalls betroffenen Frauen können wichtig und heilsam sein, denn als Kaiserschnittmutter hört man häufig die Erzählungen von Freunden und Bekannten, die offenbar so wunderschöne und leichte Geburten hatten. Dann machen sich möglicherweise Gefühle wie Traurigkeit, Wut oder Neid bemerkbar oder Ärger und Zweifel beginnen am Selbstwertgefühl zu nagen.

Deshalb kann der Austausch mit Frauen, die Ähnliches erlebt haben, sehr hilfreich sein, um die verletzende Geburtserfahrung zu verarbeiten. Man kann sich dabei auch über verschiedene Bewältigungsstrategien informieren oder einfach spüren, dass man nicht die Einzige ist, die sich vielleicht nach der Geburt eines Kindes zutiefst verletzt und traurig fühlt.

An vielen, zumindest größeren Orten bieten Therapeuten oder Hebammen inzwischen Kaiserschnittgruppen an. Wer es jedoch anonymer mag, dem seien die vielen Internetforen zum Thema ans Herz gelegt.

✱ Doch ist hier Vorsicht geboten, denn gerade in unmoderierten Foren herrscht manchmal ein rauer Ton, und die Informationen, die dort angeboten werden, stammen meistens von Laien und unterliegen höchst individuellen Vorstellungen, die sich nicht verallgemeinern lassen.

Die Auseinandersetzung mit der Kaiserschnittnarbe

Die Kaiserschnittnarbe ist für viele Frauen ein heikler Bereich. Es kann sein, dass sie von außen „schön" verheilt ist und nur noch ein zarter weißer Strich an die Operation erinnert. Es kommt aber auch vor, dass die Narbe (noch) gerötet oder fest und wulstig zu tasten ist und dieser Zustand auch über Jahre weitgehend unverändert bleibt.

Bei vielen Frauen bleibt die Sensibilität der umliegenden Hautgebiete nachhaltig gestört, und es kommt vor, dass der Narben-Bereich als nicht zum Körper gehörig erlebt wird. Wieder andere Narben reagieren auf Wetterumschwünge oder schmerzen bei Berührung. Manche Frauen fassen die Kaiserschnittnarbe nicht gerne an, und einige können deren Berührung absolut nicht ertragen – auch nicht durch den Partner.

Die Beschäftigung mit der Kaiserschnittnarbe ist deshalb ein wichtiges Thema in der Verarbeitung der Schnittentbindung. Erfahrene Hebammen geben Frauen dabei Anleitung und Begleitung. Zumeist geht es darum, sich der Narbe anzunähern, sie zu betasten und vorsichtig (z.B. mit Ölen oder speziellen Narbengels) zu massieren.

Vielleicht empfinden Sie dabei am Anfang nicht viel. Es kann sein, dass erst nach mehrmaligen Wiederholungen verdrängte Emotionen an die Oberfläche kommen.

✱ Erst, wenn die Narbe als zum Körper zugehörig wahrgenommen wird, und wenn sie nicht mehr ein Ort verdrängter Erinnerungen ist, können sie und der zugehörige Kaiserschnitt angenommen und integriert werden. So wird der Weg zu einer natürlichen Geburt weiter gebahnt.

Methoden wie die Craniosacrale Therapie, die Akupunktmassage nach Penzel oder die Fußreflexzonentherapie können ebenfalls wertvolle Dienste leisten. Diese Behandlungen werden allerdings zumindest von den gesetzlichen Krankenkassen nicht übernommen. Deshalb ist es ratsam, sich vor dem Behandlungsbeginn über die jeweiligen Kosten zu informieren.

Generell gilt, dass der äußere Zustand der Kaiserschnittnarbe nicht mit der inneren Verfassung ihrer Trägerin übereinstimmen muss: So kann eine „hässliche" Narbe als nicht störend empfunden werden, während die Trägerin einer kaum sichtbaren, sehr dünnen Narbenlinie diese als große Belastung empfindet (Oblasser 2007).

Aussagen wie: „Du hast aber eine schöne Narbe, was stört dich denn daran?" können sehr verletzend wirken und sind daher verzichtbar.

Der Blick nach vorn

Frauen, die verletzende Geburten erfahren haben, betonen häufig, dass sie sich durch eine möglichst komplikationsfreie und selbstbestimmte Folgegeburt mit den zurückliegenden Erlebnissen versöhnen konnten.

Kaiserschnitt-Ursachen erfragen

Vorab ist es für die Vorbereitung auf die nächste Geburt empfehlenswert, sich über die Ursachen des letzten Kaiserschnittes Gedanken zu machen:

- Welche Abläufe haben zu meinem Kaiserschnitt geführt?
- Warum kam es zum Kaiserschnitt?

- Hatte ich beim letzten Mal große Angst vor der Geburt?

- Was ist im Krankenhaus oder zu Hause passiert?

- Habe ich mich in der Umgebung damals wohl und sicher gefühlt?

- Welches Verhältnis hatte ich zu meiner Hebamme, war sie die Richtige für mich?

- Was wünsche ich mir für die nächste Geburt?

Familiäre, persönliche und äußere Gebär-Erwartungen beleuchten

Außerdem ist es sinnvoll, sich mit den folgenden Themen zu beschäftigen:

- Glaubenssätze in der Familie: Gibt es in der Familie sogenannte Glaubenssätze wie z.B. „Unsere Kinder waren alle Dickschädel, deshalb hatte schon die Oma Kaiserschnitte und die Mutter und ich auch." Diese Glaubenssätze kann man im Rahmen der Verarbeitung der Geburt, wenn sie erkannt wurden, teilweise auflösen, indem man positive Sätze wie z.B. „Mein Körper ist dazu geschaffen, Kinder zu gebären!" formuliert.

- Familiäre Gebärerfahrungen: Wie haben Großmütter, Mutter und/oder Schwester geboren? Waren die Geburten zäh und lang? Wie ist deren generelle Einstellung zu Geburt? Wurden Geburten als schmerzhaft und verdrängenswert betrachtet, als etwas, über das man nicht spricht? Oder wurden Geburten als freudvolles und schönes Ereignis erlebt?

- Traumatische Geburtserlebnisse und positive Bilder: Sollten eher negative Geburts-Einstellungen, vielleicht auf Grund traumatischer Geburtserlebnisse von Familienmitgliedern, überwiegen, so kann es hilfreich sein, dem positive Bilder von Geburten oder positive Erfahrungsberichte entgegen zu setzen. Auch Hypnose und Visualisierungsmethoden wie das Hypnobirthing können gute Dienste leisten.

- Schmerz und Schmerzbewältigung: Wie ist die Einstellung zum Schmerz in meiner Familie? Werden bei Schmerzen rasch Schmerzmittel eingenommen oder wird mit Schmerzen natürlich umgegangen? Schmerzen müssen nicht in jedem Falle verdrängt oder bekämpft werden, sondern dürfen als ein hilfreiches Signal des Körpers wahrgenommen werden.

- Den Geburtsschmerz erfahren: Welche Einstellung habe ich zum Geburtsschmerz? Ist dies für mich ein Schmerz, den ich als unnötig ansehe, eventuell so wie starke Zahnschmerzen, oder kann ich diesen Schmerz als physiologisch annehmen? Kenne ich Schmerzbewältigungsstrategien? Normalerweise zeigen uns Schmerzen an, dass mit unserem Körper etwas „nicht stimmt" oder eine Verletzung stattgefunden hat. Schmerzen sind deshalb für uns vor allem negativ besetzt. Geburtsschmerzen sind jedoch im Gegensatz zu anderen Schmerzen kein Hinweis auf eine Erkrankung oder Verletzung. Jeder Mensch hat seinen eigenen Weg, mit Schmerzen umzugehen. Vielleicht ist es in diesem Zusammenhang interessant, einmal andere Frauen, die geboren haben, danach zu fragen, wie sie mit den Geburtsschmerzen zurecht gekommen sind und welche Strategien sie nutzten.

- Mein Partner und die Geburt: Hatte mein Partner vor oder während der Geburt Angst? Angst oder Unsicherheit beim Partner kann sich auf die Geburt auswirken. Vielleicht können Sie Ihren Partner danach fragen, ob er während der letzten Geburt Angst um Sie und das Baby hatte. Dies zu thematisieren ist sehr wichtig, denn gerade verdrängte Ängste können in einer Extremsituation, wie es eine Geburt sein kann, wieder auftauchen und sich auch auf Sie selbst übertragen.

Die Beantwortung all dieser Fragen kann hilfreich sein, um Mechanismen aufzuspüren, die dazu geführt haben, dass die Geburt in eine Richtung gelaufen ist, die schlussendlich in einem Kaiserschnitt mündete.

Was will ich wirklich?

Der Weg der persönlichen Entscheidungsfindung

Es gibt gute Gründe dafür, sich nach einem Kaiserschnitt beim nächsten Kind für eine vaginale Geburt zu entscheiden. So treffen auf viele Frauen eine oder mehrere der folgenden Aussagen zu:

- Sie wünschen sich für sich und Ihr Kind eine „gute" Geburtserfahrung.

- Sie waren unzufrieden mit dem Verlauf der vorausgegangenen Geburt(en).

- Sie empfinden Verlust- oder Versagensgefühle.

- Sie empfanden die Kaiserschnittgeburt(en) als traumatisch.

- Sie fühlen sich nicht als vollwertige Frau und Mutter.

- Sie empfinden Neid, wenn Sie von (problemlosen) spontanen Geburten hören.

- Sie möchten auch eine spontane Geburt erleben.

- Sie möchten selbstbestimmt und gut vorbereitet in die nächste Geburt gehen.

Wenn Sie sich beim nächsten Kind eine natürliche Geburt wünschen, so sollten Sie sich eingehend mit diesem Ziel auseinandersetzen. Sie werden Ihren ganz persönlichen Weg zur Geburt für das Kind und für sich selbst finden.

Vielleicht plagt Sie die Sorge, dass Sie sich und das Kind aus purem „Egoismus" einer unnötigen Gefahr aussetzen werden? Möglicherweise kommt Ihnen der Gedanke, dass ein Kaiserschnitt doch der sicherere und einfachere Weg wäre?

✱ Setzen Sie sich mit eventuell vorhandenen **Ängsten** auseinander und nehmen Sie diese an. Es ist ganz normal, vor einer Geburt Respekt zu haben. Das Verdrängen kann dazu führen, dass sich diese Ängste unverhofft während der Geburt bemerkbar machen. Lesen Sie vielleicht noch einmal das Kapitel zu den möglichen Komplikationen und Gefahren der vaginalen Geburt nach Sectio und vergleichen Sie die Vor- und Nachteile beider Geburtsmodi auch unter dem Gesichtspunkt Ihrer ganz persönlichen Vorgeschichte.

Gehen Sie nach Ihrem Gefühl! Lassen Sie sich nicht beirren, auch nicht von Freunden oder Verwandten. Versuchen Sie stattdessen, mit anderen **Frauen**, die nach Kaiserschnitt spontan geboren haben oder gerade wie Sie auf dem Weg dorthin sind, in Kontakt zu kommen. Das Internet bietet hier eine Fülle von Möglichkeiten des Austauschs. Doch auch in Ihrem persönlichen Umfeld finden sich vielleicht wertvolle Erfahrungen.

Suchen Sie sich frühzeitig eine **Hebamme**, die Sie versteht und auf Ihrem Weg unterstützen möchte. Richten Sie sich bei der Wahl der Hebamme nach Ihrer Intuition.

Vielleicht möchten Sie sich zusätzlich einer **Doula** anvertrauen? Dies ist eine erfahrene Fachfrau, die selbst geboren hat und Frauen bei ihren Geburten positiv und ganzheitlich unterstützt.

Suchen Sie sich zur Schwangerschaftsbegleitung eine **Ärztin** oder einen **Arzt**, von dem Sie Unterstützung und keine Verunsicherung erfahren. Ist dies bei Ihrem bisherigen Gynäkologen nicht der Fall, wechseln Sie gegebenenfalls den Arzt. Lassen Sie sich rechtzeitig Überweisungen für Vorgespräche in verschiedenen Kliniken geben, falls Sie eine Klinikgeburt planen. Dies ist auch schon in den frühen Wochen der Schwangerschaft möglich.

Der eigene **Partner** spielt eine wichtige Rolle. Auch wenn es für Männer oft schwierig ist, sich in die Erlebnis- und Gefühlswelt einer (gebärenden) Frau hineinzuversetzen, darf Ihr Partner ruhig wissen, welche Gefühle mit der Kaiserschnittgeburt und der Zeit danach verbunden waren und sind. Es ist ideal, wenn Ihr Partner Ihren Wunsch nach einer natürlichen Geburt respektiert und Sie im besten Fall aktiv unterstützt.

✱ Falls Ihrem Partner eine vaginale Geburt zu gefährlich erscheint oder er Sie aus anderen Gründen nicht auf Ihrem Weg unterstützen kann, ist es in diesem Falle besser, das ehrlich miteinander zu besprechen. So können Sie sich gegebenenfalls frühzeitig eine andere Begleitung suchen.

Diesen Weg ohne den Partner zu gehen, wird nicht immer einfach sein. Deshalb ist es wichtig, sich vor der Geburt ein Netzwerk zu schaffen, das Sie trotzdem trägt.

Der Weg zu einer vaginalen Geburt nach Kaiserschnitt mag im ersten Moment schwieriger erscheinen als eine erneute Bauchoperation. Häufig werden Ängste geschürt, und auch im Familien- und Freundeskreis wird Ihr Wunsch unter Umständen kritisch gesehen werden. Doch wenn Sie sich einmal für eine natürliche Geburt entschieden haben, gehen Sie ruhig unbeirrt voran.

Nicht jede Person aus Ihrem Umfeld muss im Detail über Ihr Vorhaben informiert werden und subjektive Meinungen dazu kundtun. Es reicht, wenn der Partner und enge Bezugspersonen hinter Ihnen stehen. Sollte dies nicht der Fall sein, können Sie geeignete externe Unterstützer für Ihr Vorhaben finden.

Es ist von Vorteil, wenn Sie Ihren eigenen, selbst bestimmten Weg zur Geburt Ihres Kindes suchen, unabhängig von den Meinungen und eventuellen Vorurteilen außenstehender Personen. Wenn Sie dieser Weg am Ende wider Erwarten zu einem erneuten Kaiserschnitt führt, können Sie sicher sein, dass Sie alles, was in Ihrer Macht stand, dafür getan haben, Ihr Baby auf natürliche Weise zu gebären.

Sie werden sich später nicht den Vorwurf machen, die Erfüllung Ihres Wunsches vorschnell aufgegeben zu haben. Auch die umfassendste Vorbereitung bietet keine Garantie für den gewünschten Geburtsverlauf.

Doch sie kann die grundlegenden Voraussetzungen für eine selbstbestimmte Geburt verbessern und somit ein gutes Gelingen deutlich wahrscheinlicher werden lassen!

Fragen an mich selbst

Wie sehr wünsche ich mir eine natürliche Geburt?

Welche Unterstützer stehen mir im Vorfeld zur Seite?

Wer könnte mich zur Geburt begleiten?

Schritt für Schritt gebären

Spontangeburt nach Kaiserschnitt – worauf kommt es an?

Die bewusste Entscheidung für eine vaginale Geburt ist der erste, wichtige Schritt auf dem Weg, der nun vor Ihnen liegt.

Selbstvertrauen statt Risikodenken

Darüber hinaus ist es notwendig, zu erkennen, dass bei einem „Zustand nach Kaiserschnitt" die nachfolgende Geburt einer besonderen Vorbereitung bedarf. Diese bezieht sich einerseits auf Sie selbst, denn Sie dürfen Ihren eigenen Fähigkeiten und Ihrem Körper (wieder) das Vertrauen schenken, ein Kind zu gebären. Andererseits kann sich die Vorbereitung auch auf das System beziehen, in dem Geburten heute stattfinden, denn es gab im Laufe der Zeit einen Wandel: weg von der Geburtshilfe, hin zur Geburtsmedizin.

Sich ein tragfähiges Netzwerk aufzubauen, in dem die Geburtshilfe wieder im Mittelpunkt steht, könnte daher eines Ihrer Ziele sein.

✱ Das risikoorientierte Denken in der modernen Geburtsmedizin macht es Frauen heute schwerer denn je, sich ungestört den physiologischen Abläufen einer Geburt hinzugeben. Aus diesem Grund gibt es einige Punkte zu beachten, auf die wir in den folgenden Kapiteln näher eingehen werden.

Vorbereitung auf eine selbstbestimmte Geburt

Ist eine weitere Schwangerschaft geplant, lohnt es sich, frühzeitig Informationen zum Thema „Geburt nach Kaiserschnitt" einzuholen. Ideal ist es, damit bereits vor einer erneuten Schwangerschaft oder in der Frühphase derselben zu beginnen. So können rechtzeitig die Weichen für eine selbstbestimmte Geburt gestellt werden.

Die Vorbereitung kann (muss aber nicht) die folgenden Bereiche umfassen:

- Organisatorische Vorbereitung (Anfordern der alten Krankenakte, die Suche nach einem passenden Geburtshelfer (Arzt/Hebamme), die Wahl des Geburtsortes, ggf. Erstellen eines Geburtsplans)
- Körperliche Vorbereitung (Übungen zur Wahrnehmung des eigenen Körpers, Ernährung, Behand-

lung der Narbe, Erhalt bzw. Aufbau der körperlichen Fitness und Ausdauer)
- Mentale Vorbereitung (Verarbeitung der vorangegangenen Geburt(en), Auseinandersetzung mit dem Geburtsschmerz, Erlernen von Entspannungsmethoden, Vertrauen in die eigenen Fähigkeiten erwerben, in Kontakt zum Kind treten)

✱ Neben diesen direkt beeinflussbaren Faktoren gibt es auch solche, auf die Sie nicht einwirken können, wie z.B. die Lage der Plazenta, die Lage des Kindes oder den Zeitpunkt des Wehenbeginns. Selbst bei optimaler Vorbereitung kann niemand den Verlauf der Geburt vorhersagen. Aus diesem Grund ist Offenheit für das, was kommt, eine wichtige Voraussetzung.

Organisatorische Vorbereitung und Planung der Geburt

Anfordern der alten OP-Berichte und Akten

Es ist sehr wichtig, sich den Geburtsbericht und den OP-Bericht der vorangegangenen Geburt(en) zu beschaffen. Die Berichte können Sie entweder über den behandelnden (Frauen)Arzt erhalten oder direkt in der Klinik (Sekretariat oder Station) anfordern. Sie werden meistens problemlos in kopierter Form ausgehändigt. Wenn es Schwierigkeiten gibt, sollten Sie nicht locker lassen, denn Sie haben ein Anrecht auf Einsicht in die Krankenakte, maximal kann man Ihnen die Kopierkosten oder eine Schutzgebühr in Rechnung stellen.

Die Berichte enthalten – hoffentlich – die folgenden wichtigen Informationen:

OP-Bericht (aus dem OP, vom Operateur erstellt)

- Diagnose
- Grund/Indikation für Kaiserschnitt(e)
- Art der Anästhesie
- Art der Operation (klassischer Kaiserschnitt, Kaiserschnitt nach Misgav-Ladach)
- Schnittführung an Bauch und Uterus (evtl. erweiterte Schnittführung in Form eines T-Schnittes), Hinweis auf erfolgte (ungeplante) Risse
- Naht und Nahtmaterial am Uterus
- evtl. festgestellte Besonderheiten (Becken, etc.)

Geburtsbericht (aus dem Kreißsaal, von der Hebamme erstellt)

- Geburtsverlauf
- Indikationen für Kaiserschnitt(e)

- Eingriffe während der Geburt (Wehentropf, PDA, etc.)
- CTG-Protokoll

Krankenakte

- allgemeine Daten des Krankenhausaufenthaltes von Mutter und Kind, z.B. bezüglich Heilungsverlauf, Schmerzmittelgebrauch, Ernährung des Kindes und Ähnlichem
- als ergänzende Quelle zum OP-Bericht und zum Geburtsbericht möglich, aber nicht zwingend notwendig, um die wichtigsten Informationen zu erlangen

Schwangerschaftsbegleitung durch Arzt und Hebamme

Die Vorsorgeuntersuchungen in der Schwangerschaft können in Deutschland und der Schweiz entweder nur durch die Hebamme, wechselweise mit dem Frauenarzt oder nur durch den Frauenarzt erfolgen. In Österreich gilt derzeit (Stand: 2011) noch eine andere Regelung, aber unabhängig davon haben auch österreichische Schwangere das Recht auf durchgehende Hebammenbetreuung.

Die Schwangerschafts(mit)begleitung durch eine Hebamme ist nicht nur nach einem Kaiserschnitt zu empfehlen, denn:

* Eine Hebamme ist eine mehrjährig ausgebildete Spezialistin für Schwangerschaft, Geburt und Wochenbett und betrachtet diese Vorgänge als gesund und physiologisch. Sie stärkt und unterstützt die Kompetenzen der Frau. Die Schwangerschafts(mit)begleitung durch eine Hebamme ist eine gute Alternative zur durchgängigen ärztlichen Betreuung. und kann eine echte Bereicherung für Mutter und Kind darstellen. Im Vergleich zur Arztbetreuung hat eine Hebamme oftmals die Möglichkeit, individueller auf die Schwangere einzugehen und sich deutlich mehr Zeit zu nehmen.

Da Hebammen während der Schwangerschaft keine Ultraschallkontrollen durchführen, müssten diese bei Bedarf von einem Frauenarzt übernommen werden.

Auf den Internetseiten der Hebammenverbände können Sie sich darüber informieren, welche Hebammen in Ihrer Nähe praktizieren. Fast alle Hebammen bieten eine Begleitung von Schwangerschaft und Wochenbett an, und viele haben darüber hinaus spezielle Zusatzqualifikationen. Manche Hebammen arbeiten außerdem als Beleghebamme in einem Belegkrankenhaus, in einem Geburtshaus oder begleiten Hausgeburten. Einige Hebammen haben sich zu Hebammenpraxen zusammengeschlossen und führen dort Geburtsvorbereitungskurse oder Rückbildungsgymnastik durch.

* Auch im Wochenbett ist die Hebamme eine geeignete Ansprechpartnerin. Die gesetzlichen Krankenkassen zahlen in der Regel eine gewisse Anzahl von Hebammenbesuchen innerhalb der ersten Monate nach der Geburt und bei Bedarf auch darüber hinaus, und sie übernehmen fallweise auch die Rufbereitschaftspauschale der Hebamme vor der Geburt. Erkundigen Sie sich rechtzeitig über die Angebote Ihrer Kasse und vergleichen Sie die Angebote – Nachfragen lohnt sich!

Die „richtige" Hebamme wählen

Unabhängig davon, wie Sie die Geburt planen, kann die Hebammenbegleitung Einfluss auf den Ausgang der Geburt haben. Deshalb ist es wichtig, für sich die „richtige" Hebamme zu finden. Zwischen Hebamme und Frau sollte die „Chemie" stimmen. Beide sollten zusammenpassen und sich mögen. Hinterfragen Sie für sich folgende Punkte, wenn Sie sich auf die Suche nach der passenden Hebamme machen:

- Kann ich mir die Geburt mit dieser Hebamme vorstellen?
- Habe ich das Gefühl, dass ich mich auf diese Hebamme verlassen kann?
- Wie ist die Haltung der Hebamme zu Schwangerschaft, Geburt und Wochenbett?
- Wie ist die Haltung der Hebamme im Umgang mit Kindern? (Soweit beurteilbar.)

Fragen Sie die Hebamme, falls sie selbst Kinder hat, ruhig nach ihren eigenen Geburts- und Stillerfahrungen. Unbewusst übertragen Menschen eigene Erfahrungen, Probleme und Konflikte auf andere Personen. Bei unkomplizierten Geburten ist dies oft nicht von Bedeutung. In anderen Fällen kann sich die Geburtserfahrung der Hebamme allerdings auch auf Ihren Geburtsverlauf auswirken.

Wichtige Fragen sind außerdem:

- Hat die Hebamme Erfahrung in der Begleitung von Geburten nach Kaiserschnitt(en)?
- Wie hoch ist die Rate an Spontangeburten nach Kaiserschnitt(en) bei dieser Hebamme?

- Kann die Hebamme mit meinen eventuell vorhandenen, operationsbedingten Ängsten umgehen?
- Wie reagiert die Hebamme auf eventuelle Komplikationen?
- Wie geht die Hebamme damit um, wenn der errechnete Geburtstermin um 7, 10, 14 oder mehr Tage überschritten worden ist?
- Würde die Hebamme im Falle einer Terminüberschreitung einen erneuten Kaiserschnitt befürworten und wenn ja, aus welchem Grund?
- Wie steht die Hebamme zu Einleitungsversuchen, bzw. würde sie der Schwangeren im Zustand nach Kaiserschnitt(en) einen Rizinuscocktail verabreichen?
- Mit welchen Kliniken arbeitet die Hebamme zusammen?
- Bleibt die Hebamme in der Klinik bei mir?
- Durch wen lässt sie sich vertreten (Urlaub, Krankheit, Anwesenheit bei anderer Geburt) bzw. arbeitet sie im „Team" mit einer anderen Hebamme?
- Hat sie eventuell – neben ihrer Arbeit als freie Hebamme – einen Arbeitsvertrag mit einer Klinik und muss sie somit zu bestimmten Uhrzeiten dort anwesend sein?
- Wie ist die Hebamme erreichbar?
- Hat sie feste Telefonzeiten für Organisatorisches, nicht Dringliches?
- Wie hoch sind die Kosten bei längerer Anfahrt, und übernimmt die Krankenkasse diese Kosten (anteilig)?
- Betreut mich die Hebamme auch nach der Geburt im Wochenbett und bei Stillfragen bzw. Fragen zum Neugeborenen?
- Wie kommt meine Familie mit dieser Hebamme zurecht? Ist meiner Familie/meinen weiteren Geburtsbegleitern die Hebamme sympathisch?

✴ Lassen Sie sich bei der Hebammensuche von Ihrer inneren Stimme leiten. Entweder, Sie haben ein gutes Gefühl, oder Sie suchen weiter. Lernen Sie ruhig mehrere Hebammen kennen, bevor Sie sich für „Ihre" Hebamme entscheiden.

Geburtsbegleitung durch eine Doula

Eine Doula ist eine Geburtsbegleiterin. Direkt übersetzt bedeutet das Wort „Dienerin der Frau". Die Doula übernimmt keine medizinischen Aufgaben, sie ist jedoch während der ganzen Geburt bzw. so lange es gewünscht wird, bei der Frau anwesend.

Bereits im Vorfeld der Geburt lernt die werdende Mutter ihre Doula kennen und kann so ein Vertrauensverhältnis aufbauen.

Eine Doula kann in ganz verschiedenen Situationen hilfreich sein:

- Ihr Partner kann oder möchte Sie nicht zur Geburt begleiten
- Sie wollen Ihren Partner lieber nicht dabeihaben, da er Sie möglicherweise verunsichern würde
- Sie wünschen sich zusätzlich zu Ihrem Partner eine Vertrauensperson
- Sie haben zum voraussichtlichen Zeitpunkt der Geburt keinen Partner

Eine Doula übernimmt, falls die Familie dies wünscht, nach Absprache auch die Betreuung älterer Kinder während der Geburt.

Geburtsorte

Eine Geburt ist grundsätzlich überall möglich. Die meisten Kinder auf unserer Erde sind wahrscheinlich außerhalb von Kliniken zur Welt gekommen. Ungezählt sind auch die Geburten in Autos oder Krankenwägen, in Zügen oder selbst in Flugzeugen. Der Natur entsprechend sind vor allem Ungestörtheit, Geschütztsein und Ruhe wichtig, damit eine Frau ihr Kind mit gutem Gefühl gebären kann.

In der Klinik gebären

Nachfolgend sind Informationen zu den unterschiedlichen Geburtsmöglichkeiten in Kliniken zusammengestellt. Dies soll Ihnen einen Überblick über die verschiedenen Möglichkeiten und deren Vor- und Nachteile geben.

Möglichkeiten klassischer Kliniken

In Europa kommen gegenwärtig sehr viele Kinder (ca. 98%) in Krankenhäusern zur Welt. Dass es auch anders geht, zeigen die Niederlande mit einer seit jeher hohen Hausgeburts-Rate, die derzeit bei etwa 30% liegt.

Wie der Name schon sagt, ist man in Krankenhäusern auf die Versorgung *kranker* Menschen spezialisiert.

Den meisten Frauen ist zwar bewusst, dass eine Geburt ein normaler, physiologischer Vorgang ist, doch auf der anderen Seite ist die Furcht davor, dass dennoch eine unvorhersehbare, schwere Komplikation eintreten könnte, sehr groß. Aus diesem Grund wünschen sich viele Frauen und Paare für die Geburt ein Umfeld, das durch Überwachungsgeräte und Interventionsmöglichkeiten ein hohes Maß an subjektiver Sicherheit vermittelt. Doch gerade wegen der vielen Interventionsmöglichkeiten in der Klinik bedarf es bei Geburten nach einem Kaiserschnitt einer guten – vor allem mentalen und personellen – Vorbereitung und Einstellung. Genaue und zuverlässige Absprachen mit ausgewählten, verantwortlichen Personen, denen Sie vertrauen, sind wichtig, um nicht als Re-Sectio-Patientin abermals auf dem OP-Tisch entbunden zu werden.

✳ Deshalb sollten die Bedürfnisse und Wünsche der Mutter in einem Vorgespräch genau erfasst werden. Es ist wichtig, dass das mündlich Besprochene nach Möglichkeit schriftlich festgehalten wird, damit später alle an der Geburt beteiligten Personen darüber informiert sind und die Verbindlichkeit der Vereinbarungen begreifen.

Ist die Begleitung einer natürlichen Geburt nach einem Kaiserschnitt den Ärzten und Hebammen in der Klinik ein echtes Anliegen, so kann diese Geburt harmonisch und meistens auch interventionsfrei ablaufen.

Im klinischen Umfeld stehen für den Fall des seltenen Auftretens von Komplikationen eine Vielzahl medizinischer Möglichkeiten zur Verfügung. So kann die Geburt z.B. operativ mittels Saugglocke oder (abermaligen) Kaiserschnitt beendet werden. Auch die Gabe von stärkeren Schmerzmitteln oder das Legen einer PDA ist unter Klinikbedingungen möglich.

Für viele Frauen ist diese Option sehr wichtig, auch wenn eine PDA nur nach genauer Abwägung aller Vor- und Nachteile anzuwenden bzw. diese nach Möglichkeit überhaupt zu vermeiden ist.

Je nach Größe und Ausstattung ist in vielen Kliniken ständig ein Kinderarzt anwesend, und das Neugeborene kann bei Problemen intensivmedizinisch versorgt werden – auch wenn dies nur in seltenen Fällen notwendig sein wird. Wer darauf Wert legt, sollte im Vorfeld erfragen, ob es in der ausgewählten Klinik eine neonatologische Abteilung gibt.

In den meisten Kliniken ist man heute bemüht, in den Kreißsälen eine fast schon gemütliche und familienfreundliche Atmosphäre zu kreieren. So sind die gekachelten und kalten Räumlichkeiten von früher vielerorts verschwunden, und medizinische Geräte werden hinter Holzvertäfelungen und anderem verborgen. Während der Wehen darf meistens gegessen und getrunken werden, und Hebammen motivieren zum Herumlaufen und sich Bewegen.

Die Ausstattung und Kundenorientierung der Kliniken haben sich also in den letzten Jahren sehr gewandelt. Inzwischen wird von vielen, vor allem privaten Häusern, sogar mit einer Wellness- und Wohlfühlatmosphäre, manchmal sogar mit einer „Hausgeburt in der Klinik" geworben, in der eine sichere, selbstbestimmte und nahezu schmerzlose Geburt möglich sein soll. Doch diese Erwartungshaltung zu wecken, könnte Sie als Gebärende in die Irre führen, denn eine Geburt war noch nie ein Wellness-Event und wird es auch nie werden.

✳ Wohnzimmerartig eingerichtete Kreißsäle dürfen nicht darüber hinwegtäuschen, dass die geburtshilflichen Interventionsraten inklusive Kaiserschnitte in den meisten Kliniken während der letzten Jahre kontinuierlich angestiegen sind, ohne dass sich dabei für gesunde Mütter und Kinder die Sicherheit der eigentlichen Geburt verbessert hätte. Der Einfluss einer unbekannten Umgebung, fremder Menschen sowie medizinischer Eingriffe auf den physiologischen Ablauf der Geburt darf keineswegs unterschätzt werden.

Vorbereitung einer klinischen Geburt

Bei der Vorbereitung auf eine Geburt in der Klinik sollte man die folgenden Überlegungen berücksichtigen:

- Es ist sehr schwierig, auch von Seiten der Ärzte, auf den Einsatz leicht verfügbarer medizinischer Maßnahmen zu verzichten.

Die Kraft der Wehen kann so gewaltig sein, dass manche Frauen davon nahezu überrollt werden. Es kostet dann viel Selbstkontrolle, um Schmerzmittel, die eine Geburt unter Umständen ungünstig beeinflussen können, nicht anzuwenden. Dies gilt sowohl für den Arzt als auch für einen selbst. An diesem Punkt sollten möglichst die zuvor getroffenen Absprachen greifen, wobei der Entscheidungsprozess natürlich den aktuellen Gegebenheiten angepasst werden muss.

- Für eine ruhige, geschützte Umgebung sorgen.

Es ist wichtig, sich für die Geburt ein Umfeld zu schaffen, das Ihre Interessen und Wünsche zuverlässig vertritt und Sie in deren Umsetzung nach Möglichkeit bestärken und unterstützen kann. Sollte die Angst vor vermeintlichen Komplikationen die Oberhand gewinnen oder die Kraft der Wehen stark zunehmen, könnten Entscheidungsfreiheit und Selbstbestimmung sonst schnell verlorengehen.

- Um eine Frau während der Wehen und der Geburt, auch und gerade nach einem vorherigen Kaiserschnitt, adäquat begleiten zu können, sollte auch im Krankenhaus eine Hebamme nur eine Gebärende gleichzeitig betreuen.

Dies ist ein wichtiger Schutzfaktor, gerade bei einer vooperierten Gebärmutter. Aufgrund der in den meisten Kliniken knappen personellen Ausstattung ist dieser bei Geburten nach Kaiserschnitt wünschenswerte Betreuungsschlüssel in manchen Kliniken leider nicht gegeben.

Dies ist auch der Tatsache geschuldet, dass Kliniken heutzutage mit Blick auf die Wirtschaftlichkeit geführt werden.

Erkundigen Sie sich daher bei der Auswahl einer möglichen Geburtsklinik über die dort stattfindenden Interventionen und Kaiserschnitt-Quoten (vor allem bei jenen Müttern, die im Zustand nach Kaiserschnitt eine natürliche Klinikgeburt angestrebt haben).

! Nicht zuletzt wollen wir darauf hinweisen, dass es im klinischen Umfeld zunehmende Probleme durch Antibiotika-resistente Keime (z.B. MRSA, ESBL) gibt. Zwar scheint dieses Problem auf Wochenstationen nicht so gravierend zu sein, gewinnt aber auch hier an Bedeutung.

Manche Mütter liegen wegen vorgeburtlicher Komplikationen auf anderen Stationen oder besuchen ihre zu früh geborenen oder kranken Babys auf der Neonatologie (Neugeborenenstation). Dadurch werden die betreffenden Keime auch in das Umfeld einer Wochenstation eingebracht.

Die Möglichkeiten, welche die klinische Geburtshilfe kranken Frauen oder Frauen mit echten Risikoschwangerschaften bietet, liegen heute auf hohem medizinischen Niveau. Sie haben dazu beigetragen, die Mütter- und Kindersterblichkeit in diesem Kollektiv während Schwangerschaft und Geburt zu senken.

Ob auch alle gesunden Mütter mit unkomplizierten Schwangerschaften von diesem System profitieren, ist vielerorts Gegenstand lebhafter Diskussionen.

Entscheidend für eine gute Geburt sind in jedem Falle:

- das Gefühl von Geborgenheit
- das Gefühl von Sicherheit
- Selbstbestimmtheit
- Kontinuität der Begleitung und
- Wahrung der Intimsphäre.

* Überlegen Sie daher rechtzeitig vor der Geburt, wie und wo Sie diese Grundbedingungen für sich persönlich am besten werden umsetzen können.

In den folgenden Kapiteln stellen wir Ihnen weitere Möglichkeiten zur Geburt vor.

Ambulante Geburt

Wenn Sie und Ihr Kind gesund sind und Sie sich dazu in der Lage fühlen, können Sie etwa zwei Stunden nach der Geburt des Babys die Klinik wieder verlassen und das Wochenbett zu Hause verbringen. Diese Geburtsart wird auch „ambulante Geburt" genannt.

Idealerweise haben Sie die ambulante Geburt bereits im Vorfeld mit Ihrer Nachsorgehebamme für zu Hause abgesprochen.

Die weiteren Untersuchungen des Babys (U2) und das Neugeborenenscreening erfolgen dann ebenfalls zu Hause.

Klinikgeburt mit Belegarzt

Bei den Geburtskliniken kann zwischen Kliniken mit Chefarztsystem und Kliniken mit Belegärzten unterschieden werden.

Im Belegarztsystem ist der zuständige Arzt, anders als bei Kliniken mit Chefarztsystem, meistens nicht vor Ort anwesend, wenn bei Ihnen die Wehen einsetzen oder es in die entscheidende Phase geht. Er muss dann von zu Hause oder aus der gynäkologischen Sprechstunde heraus in die Klinik gerufen werden.

Da die Kaiserschnittoperation die kurzfristige Planungssicherheit des Arztes erhöht, können Belegärzte manchmal extrem hohe Kaiserschnittraten aufweisen. Hier gilt: Es gibt sehr große Unterschiede und es kommt auf die Person an!

Allein der Vorteil, mit dem Arzt/der Ärztin zu entbinden, der/die einen auch durch die Schwangerschaft begleitet hat, sollte nicht über diesen potentiellen Nachteil des Belegarztsystems hinwegtäuschen.

Klinikgeburt mit Beleghebamme

In einigen Kliniken ist es möglich, sich während der Geburt durch eine Beleghebamme begleiten zu lassen. Beleghebammen arbeiten normalerweise freiberuflich und selbstständig. Sie betreuen Frauen vor, während und nach der Geburt.

Die Vorteile liegen auf der Hand:

- Zwischen Hebamme und Mutter besteht ein Vertrauensverhältnis.
- Die Hebamme kennt die Mutter seit der Schwangerschaft und meistens auch das familiäre und soziale Umfeld.
- Während der Wehen und der Geburt besteht die Möglichkeit einer ununterbrochenen 1:1-Betreuung, was insbesondere bei Geburten im Zustand nach Kaiserschnitt einen Sicherheitsfaktor darstellt.

Bei dieser Art der Begleitung erlebt die Frau während der Geburtsarbeit keinen Schichtwechsel, wie es in Kliniken mit fest angestellten Hebammenteams der Fall ist.

∗ Ein Nachteil bei der Geburtsbegleitung durch Beleghebammen Ist jedoch der Umstand, dass die Hebamme bei langen Geburtsverläufen ermüden kann. In der Klinik besteht normalerweise keine Möglichkeit für die Hebamme, sich zwischendurch auszuruhen. Außerdem sollte auch bei Geburten mit einer gezielt ausgewählten Beleghebamme die grundsätzliche Einstellung der in der Klinik tätigen Ärzte in Bezug auf die Geburtsleitung nach Kaiserschnitt(en) erfragt werden, denn die diensthabenden Ärzte sind gegenüber der Beleghebamme in der Regel weisungsbefugt.

Hebammen ohne Belegvertrag ist es normalerweise nicht erlaubt, eine Geburt in einer Klinik zu leiten. Sie können allerdings unter Umständen als Geburtsbegleiterin oder als mitgebrachte Freundin bei der Schwangeren bleiben und so eine wichtige Unterstützung bieten.

Das Beleghebammensystem kann seine Vorteile für die Gebärende vor allem dann entfalten, wenn die Hebamme ihre Kompetenz, ihr Wissen und ihre Erfahrung engagiert einsetzt und die Frau darin unterstützt, ihr eigenes Potential während der Geburt auszuschöpfen.

Erfragen Sie die Kaiserschnitt-Quote der ausgewählten Beleghebamme (vor allem bei den von ihr betreuten Müttern, die im Zustand nach Kaiserschnitt(en) eine Beleghebammengeburt angestrebt haben).

Erkundigen Sie sich außerdem nach weiteren Verpflichtungen der Hebamme (z.B. häusliche Geburtshilfe), die eventuell zu Terminkollisionen ihrer geplanten Beleggeburt führen könnten.

Klinikgeburt im Hebammenkreißsaal

Einige Kliniken bieten einen „Hebammenkreißsaal" an. Er befindet sich in direkter Nachbarschaft zu den „normalen" Kreißsälen, wird aber nur von Hebammen geführt. Die Hebammen im Hebammenkreißsaal können Schwangere bei Bedarf jedoch relativ rasch in den Krankenhausbereich verlegen und dann auch Ärzte hinzuziehen.

Kritisch an diesem System ist, dass die Verlegungsrate aus dem Hebammenkreißsaal in den „normalen" Kreißsaal recht hoch sein kann. Dadurch verändert sich die Wahrnehmung der Ärzte, die hauptsächlich schwierige oder pathologische Verläufe begleiten müssen, denn die unkomplizierten Geburten bleiben im Hebammenkreißsaal.

Überlegungen zur Auswahl der Geburtsklinik

Es ist empfehlenswert, zur Vorbereitung auf eine Geburt nach einem vorangegangenen Kaiserschnitt, eine oder mehrere Geburtskliniken kennenzulernen. Sie können jeweils einen Termin für ein Vorgespräch bei einem der dort tätigen Klinikärzte vereinbaren und so ausloten, welche Möglichkeiten Ihnen diese Klinik bieten kann und wie das Vorgehen bei der Begleitung einer Geburt nach Kaiserschnitt in der jeweiligen Klinik aussieht.

Bei dieser Gelegenheit können Sie auch Ihre Wünsche bezüglich der Geburt zur Sprache bringen.

Für das Vorgespräch und zur Klärung Ihrer Fragen benötigen Sie lediglich eine Überweisung Ihres Frauenarztes und einen Termin in der Sprechstunde der Klinik. Notieren Sie sich vorher Ihre Fragen (siehe Geburtsplan auf Seite 158) und scheuen Sie sich auch nicht, in mehrere Kliniken zu einem Vorgespräch zu gehen.

Klärende Fragen

Die folgenden Fragen können Ihnen bei der Auswahl der Klinik und/oder des Arztes als Anhaltspunkte dienen:

• Wie hoch ist die Kaiserschnittrate des betreffenden Arztes/der Klinik?

Achtung: Bei hoher Geburtenzahl kann diese Rate auf eine mütterfreundliche Geburtshilfe und eine hohe Rate natürlicher Geburten nach Kaiserschnitt(en) hinweisen. Bei niedrigen Geburtenzahlen und in Einrichtungen, die ausschließlich unkomplizierte Geburten begleiten, ist die Kaiserschnittrate allein jedoch nicht aussagekräftig genug in Bezug auf die Qualität der Begleitung von Geburten nach Kaiserschnitt(en).

• Hat der Arzt/die Klinik Erfahrung in der Leitung von Geburten aus Beckenendlage?

Ein Arzt sollte pro Jahr in der Ausbildung eine bestimmte Mindestzahl an BEL-Geburten geleitet haben und dies über einen Zeitraum von 2 bis 3 Jahren, damit er ausreichende Erfahrung besitzt (Krause 2001). Kliniken bzw. Ärzte, die BEL-Geburten anbieten, haben oft eine niedrige Kaiserschnittrate, und dies deutet auf gutes handwerkliches Können der Geburtshelfer hin, was wiederum zu guten Erfolgen im Zustand nach Kaiserschnitt führen kann.

• Kann bei einem geplanten, unausweichlichen Kaiserschnitt der Wehenbeginn abgewartet werden?

Den Wehenbeginn bei einer geplanten Sectio abzuwarten – außer, wenn medizinische Gründe dagegen sprechen – deutet auf eine Einstellung zur Geburt hin, bei der die Bedürfnisse von Mutter und Kind respektiert werden.

Der natürliche Wehenbeginn ermöglicht es dem Kind, seinen Geburtstermin selbst zu bestimmen. Dadurch verringert sich die Häufigkeit der aufgrund von Anpassungsstörungen erforderlichen Verlegung in die Neonatologie.

• Ist die Klinik ist als „Babyfreundliches Krankenhaus" zertifiziert?

Dieses Zertifikat bewertet den Umgang mit Mutter und Kind nach der Geburt und während des Aufenthaltes in der Klinik bezüglich Bonding, Stillen und der Hilfe in den ersten Tagen. Das Zertifikat sagt allerdings nichts über die Qualität der Geburtshilfe oder die Eingriffsraten während der Geburt aus. Eini-

ge dieser Kliniken haben Sectioraten von über 50%, seien Sie daher auch in den „babyfreundlichen Krankenhäusern" kritisch und hinterfragen Sie die für Sie wichtigen Details.

Weitere wichtige Fragen könnten sein:

• Hat der Arzt/die Klinik Erfahrungen mit der Begleitung von Geburten nach Kaiserschnitt?

• Wie hoch ist die Rate von natürlichen Geburten nach Kaiserschnitt?

• Unterstützt der Arzt/die Klinik auch Frauen nach zwei oder mehr Kaiserschnitten?

• Wie genau sieht das Vorgehen während einer Geburt nach Kaiserschnitt aus?

• Unter welchen Umständen würde wieder ein Kaiserschnitt erfolgen?

• Besteht, falls ein Kaiserschnitt notwendig werden sollte, die Möglichkeit des Bondings direkt im Operationssaal?

• Wie sieht das Vorgehen des Arztes/der Klinik nach Verstreichen des errechneten Geburtstermins, nach 7, 10 oder 14 Tagen aus?

• Welche Möglichkeiten zur (vorgeschriebenen) Überwachung werden angewendet (Stichwort Dauer-CTG)?

• Wird routinemäßig in die Geburt eingegriffen, z.B. mit Einleitungsmedikamenten oder einem Wehentropf?

• Wie hoch ist die Rate der durchgeführten Dammschnitte, Zangen- und Saugglockenentbindungen?

• Welche Methoden der Schmerzbekämpfung werden in der Klinik angeboten?

• Welche Ärzte sind stets vor Ort, wer muss bei Bedarf von außerhalb hinzugezogen werden?

• Welche Hebammen sind stets vor Ort und in welchem Belegungsschlüssel werden die Gebärenden betreut?

• Besteht die Möglichkeit, sich von einer Beleghebamme begleiten zu lassen?

• Kann evtl. die eigene Hebamme als Geburtsbegleiterin (Freundin) mitgebracht werden?

Außerklinische Geburtshilfe

Manche Frauen und Paare wünschen sich, nach einem Kaiserschnitt das nächste Kind im häuslichen Umfeld oder im Geburtshaus zur Welt zu bringen.

Gerade nach einem vorausgegangenen Kaiserschnitt bietet eine überwiegend interventionsfreie Geburtshilfe gute Erfolgschancen für das Gelingen einer natürlichen Geburt.

Weiterhin ist bekannt, dass die Voraussetzungen für eine schonende Geburtshilfe in der vertrauten, häuslichen Umgebung oder in einem von Hebammen betriebenen Geburtshaus meist besser sind als in vielen Kliniken (David 2008, de Jonge 2009, Janssen 2009).

* Auf der anderen Seite besteht nach einem vorausgegangenen Kaiserschnitt die Gefahr einer Uterusruptur und bei einem Plazentasitz im Narbenbereich auch eine erhöhte Blutungswahrscheinlichkeit. Diese Komplikationen treten zwar extrem selten auf, sind im Eintrittsfall aber Ereignisse, die mit schwerem Schaden für Mutter und Kind einhergehen können.

Problematisch ist, dass die Wahrscheinlichkeit für das Eintreten von Rupturen oder Plazentastörungen im Einzelfall nicht vorausgesagt werden kann.

Bei einer außerklinischen Geburt kann die Wahrscheinlichkeit für Komplikationen durch eine konsequent interventionsarme Begleitung und vorherige Abklärung des Plazentasitzes mittels Ultraschall zwar gesenkt werden, andererseits bleibt eine gewisse, latent vorhandene Gefahr stets bestehen.

Deshalb müssen Frauen und Paare abwägen, ob sie für die Vorteile, die ihnen eine außerklinische Geburt bieten kann, im seltenen Komplikationsfall eine Verzögerung medizinischer und ggf. lebensrettender Maßnahmen durch die notwendige Verlegung in eine Geburtsklinik in Kauf nehmen würden.

* Falls Sie über eine Geburt im häuslichen Umfeld oder in einem Geburtshaus nachdenken, möchten wir Sie für weitere Informationen zur Planung und Organisation einer außerklinischen Geburt auf die einschlägige Literatur verweisen.

Außerdem besprechen Sie diesen Wunsch bitte unbedingt mit Ihrem Arzt und Ihrer Hebamme.

Zur Rechtslage: Informieren Sie sich vor der Planung einer Hausgeburt bzw. einer Geburt im Geburtshaus oder in der Hebammenpraxis bei Ihrem behandelnden Arzt und Ihrer Hebamme darüber, welche Empfehlungen in Ihrem Land bei Zustand nach Kaiserschnitt Anwendung finden bzw. welche gesetzlichen Einschränkungen zu erwarten sind.

Platz für Gedanken:

Geburt im Krankenhaus (Chefarztsystem)			
Charakteristik	Vorteile	Nachteile	Wissenswert
• In einer Klinik ist der Arbeitsalltag auf Kranke ausgerichtet. Dies prägt das Bild des Personals auf einen an sich physiologischen Zustand, wie es die Geburt eines Kindes ist. • Ärzte und Hebammen nach Dienstplan arbeitend	• breites Spektrum medizinischer Möglichkeiten vorhanden • je nach Ausstattung der Klinik Kaiserschnitt in Notsituationen normalerweise jederzeit durchführbar • Anästhesie- und Reanimationsausrüstung in genügender Menge vorhanden • Neonatologen in großen Kliniken zumeist vor Ort anwesend • Gerinnungsfaktoren messbar, gerinnungsfördernde Mittel und Blutprodukte sind rasch verfügbar	• häufig Interventionen wie Einleitung, Gabe von Wehenmitteln, Eröffnung der Fruchtblase, kontinuierliche Überwachung (Dauer-CTG) • häufig keine 1:1-Betreuung durch Hebamme möglich • Anwesenheit von fremden Personen möglich, fremde Umgebung, Krankenhausatmosphäre	• Erfahrung mit vaginalen Geburten nach Kaiserschnitt meist vorhanden • Vorgehensweise / Erfolgsrate bei Spontangeburt nach Kaiserschnitt stark klinikabhängig • Vorgehensweise im Fall eines neuerlichen Kaiserschnittes stark klinikabhängig (Trennung/Zusammenführung von Mutter und Kind, Bonding, Stillunterstützung, 24-Stunden-Rooming-in)

Beleggeburt mit Hebamme in Belegklinik			
Charakteristik	Vorteile	Nachteile	Wissenswert
• Die werdende Mutter kommt mit der Hebamme, die sie schon während der Schwangerschaft begleitet hat, ins Krankenhaus zur Geburt und wird dort von ihrer Hebamme begleitet.	• medizinische Möglichkeiten eines Krankenhauses, siehe oben • vertraute Hebamme, dadurch meist weniger Stress	• Hebamme arbeitet nicht autonom • bei langen Geburtsverläufen Ermüdung der Hebamme • fremde Umgebung, Krankenhausatmosphäre • auch hier noch häufige Interventionen durch den Arzt	• Erfahrungen der Hebammen in der Begleitung von Geburten nach Kaiserschnitt unterschiedlich • Erfolgsraten von vaginalen Geburten nach Kaiserschnitt im Krankenhaus unterschiedlich

Belegarztsystem in Belegklinik			
Charakteristik	Vorteile	Nachteile	Wissenswert
• Belegärzte haben mit einer Klinik einen Vertrag abgeschlossen und können ihre eigenen Patientinnen dort betreuen. Zur Geburt kommt der Arzt, den die Frau kennt und dem sie vertraut, in die Klinik.	• medizinische Möglichkeiten eines Krankenhauses, siehe oben • Belegärzte sind grundsätzlich mindestens Facharzt, dadurch mehr Erfahrung in der Geburtshilfe als Assistenzärzte/ Ärzte in Ausbildung • autonome Entscheidungen des Belegarztes möglich (nicht weisungsgebunden gegenüber Chefarzt des klassischen Kliniksystems)	• Praxistätigkeit kollidiert untertags evtl. mit Beleggeburt, v.a. bei langwierigen Verläufen • manchmal nicht so lange vor Ort, wie es nötig wäre • ggf. Drängen auf Dammschnitt oder andere Interventionen, um die Geburt zu beschleunigen • Vertretung in der Urlaubszeit • natürliche Geburt weniger rentabel als ein Kaiserschnitt (planbar, weniger Zeitaufwand) • fremde Umgebung, Krankenhausatmosphäre	• Kaiserschnittrate erfragen (möglichst unter 20%) • weitere Fragen: Wird eine vaginale Geburt nach Kaiserschnitt unterstützt? Wie wird dabei vorgegangen? Wie hoch ist die Erfolgsrate? • Tipp: Hebammen kennenlernen, Kreißsaal besichtigen

Ambulante Geburt im Krankenhaus (Chefarztsystem)

Charakteristik	Vorteile	Nachteile	Wissenswert
• Sehr bald nach der Geburt kann die Mutter mit dem Kind das Krankenhaus verlassen, wenn beide gesund sind.	• medizinische Möglichkeiten und Ausstattung eines Krankenhauses • schnell wieder häusliche Atmosphäre und vertraute Umgebung, ungestörtes Wochenbett	• Interventionen, wie im Krankenhaus üblich • fremde Umgebung, Krankenhausatmosphäre	• siehe „Geburt im Krankenhaus"

Hebammenkreißsaal im Krankenhaus (Chefarztsystem)

Charakteristik	Vorteile	Nachteile	Wissenswert
• Frauen mit normalen Schwangerschaften, die ein gesundes Kind erwarten, können ausschließlich in Hebammenbegleitung gebären, normalerweise wird während der gesamten Geburt kein Arzt hinzugezogen.	• medizinische Möglichkeiten eines Krankenhauses, siehe „Geburt im Krankenhaus" • Hebammen arbeiten autonom, wenn keine Komplikationen auftreten • deutlich weniger Interventionen als bei ärztlich geleiteten Klinikgeburten, daher höhere Erfolgsraten bei vaginalen Geburten nach Kaiserschnitt • insgesamt niedrigere Kaiserschnittraten	• fremde Umgebung • häufig hohe Verlegungsrate in den normalen Kreißsaal • Ärzte werden von Geburten ausgeschlossen, d.h. sie haben kaum noch Erfahrungen mit normalen Geburten, sondern nur noch mit komplizierteren Verläufen (nach Verlegung in „normalen" Kreißsaal bzw. OP)	• siehe „Geburt im Krankenhaus" • Erfragen der Beurteilung eines vorangegangenen Kaiserschnitts

Geburt im Geburtshaus

Charakteristik	Vorteile	Nachteile	Wissenswert
• von Hebammen geleitete, außerklinische Einrichtung, manchmal Hinzuziehung eines Arztes • Verlegungsrate normalerweise ca. 20%	• geringe Interventionsraten • natürlicher Rhythmus der Geburt • abgestimmt auf Bedürfnisse und Wünsche der Gebärenden	• im Notfall Verlegung in Klinik notwendig, somit zeitliche Verzögerung klinischer Notfallmaßnahmen • fremde Umgebung • Geburtshaushebammen häufig im Team arbeitend (kein Aussuchen einer Einzelperson zur Geburt möglich)	• Erfahrung der Hebammen im Geburtshaus mit spontaner Geburt nach Kaiserschnitt erfragen • Entfernung zum Krankenhaus beachten, falls Notfall eintritt

Hausgeburt

Charakteristik	Vorteile	Nachteile	Wissenswert
• Geburt im häuslichen Umfeld mit 1:1-Begleitung durch eine Hebamme (manche Hebammen arbeiten auch im Team) • Verlegungsraten im Mittel bei ca. 20%, häufig darunter	• vertraute Umgebung, vertraute Personen anwesend • Hebamme und Mutter seit der Schwangerschaft miteinander bekannt • wenig bis gar keine Eingriffe in den physiologischen Verlauf der Geburt • meist hohe Zufriedenheit der Frauen mit dem Geburtserlebnis • dauerhafte Präsenz der Hebamme, 1:1-Betreuung • häusliches Keimumfeld, an das die Frau schon gewöhnt ist	• im Notfall Verlegung in Klinik notwendig, somit zeitliche Verzögerung klinischer Notfallmaßnahmen • unterschiedlich hohe Verlegungsrate im Zustand nach Kaiserschnitt(en) • Hausgeburtshebamme evtl. zum Zeitpunkt der Geburt auf Urlaub / bei anderer Geburt / erkrankt • bei langen Geburtsverläufen Ermüdung der Hebamme	• Erfahrung der Hebamme mit vaginalen Geburten nach Kaiserschnitt erfragen • Entfernung zum nächsten Krankenhaus beachten

Fragen und Antworten zur Auswahl meines Geburtsortes

Welche Begleitung wünsche ich mir bei der Geburt meines Kindes?
(z.B. Hebamme, Partner, Doula, Freundin)

_____

_____

Welche Infrastruktur hätte ich zur Geburt gerne verfügbar?

_____

_____

In welchem Umfeld fühle ich mich sicher und geborgen?

_____

_____

Welches sind die umliegenden Geburtskliniken und/oder Geburtshäuser?

_____

_____

Welche wichtigen Kriterien sollte die Klinik erfüllen?

_____

_____

Welche Hebammen arbeiten in meinem Umkreis?

_____

_____

Welche Kriterien sollte meine Hebamme erfüllen?

_____

_____

Platz für Gedanken:

Auf dem Weg zur Geburt

Vorbereitung des Geburtsumfeldes

Es gibt eine Vielzahl von Möglichkeiten, Methoden und Techniken, um sich auf seelischer und körperlicher Ebene auf die bevorstehende Geburt vorzubereiten. Wir möchten hier stellvertretend nur einige erwähnen. Zu den meisten der hier vorgestellten Methoden gibt es keine medizinischen Untersuchungen, welche die Wirksamkeit bewiesen haben. Die Erfahrung hat jedoch gezeigt, dass viele Frauen von einer guten Vorbereitung auf die Geburt profitieren.

Es ist allerdings nicht sinnvoll, nur eine Liste abzuarbeiten, sondern es geht vielmehr darum, sich aus der Vielzahl der Möglichkeiten das auszuwählen, was zu einem passt.

Geburtsvorbereitungskurse

Viele Kliniken, freiberufliche Hebammen und Geburtshäuser bieten Informationsveranstaltungen rund um die Geburt oder Geburtsvorbereitungskurse an. Diese Kurse informieren über den Ablauf der Geburt, die Möglichkeiten, den Geburtsschmerz zu bewältigen, welche Eingriffe während der Geburt (im Krankenhaus) erfolgen können, und wie man Interventionen vermeiden kann. Weiterhin werden Grundlagen zum Stillen und zur Babypflege vermittelt.

Die meisten Kurse werden als Partnerkurse angeboten oder es gibt zumindest einige Abende, an denen die Partner anwesend sind. Die genauen Inhalte und Schwerpunkte der Kurse variieren von Einrichtung zu Einrichtung und von Hebamme zu Hebamme.

Vorbereitungskurse im Zustand nach Kaiserschnitt

An einigen Orten finden auch Kurse für die Vorbereitung auf eine Geburt nach Kaiserschnitt statt oder – wenn ein Kaiserschnitt unausweichlich ist – gibt es eine spezielle Kaiserschnittgeburtsvorbereitung. Bei Bedarf können mit den Anbietern der Kurse unter Umständen Einzeltermine abgesprochen werden.

Freiberufliche Hebammen haben manchmal sehr unterschiedliche und individuelle, auf die Bedürfnisse der Mutter oder des Paares abgestimmte, Angebote. Es besteht darüber hinaus die Möglichkeit, in einem Kurs spezielle (Entspannungs-)Methoden wie z.B. bestimmte Hypnosetechniken zu erlernen.

Nebenbei werden Sie eventuell die Räumlichkeiten der Klinik oder des Geburtshauses und unter Umständen auch einen Teil des Personals kennenlernen. So ist Ihnen dieser Ort durch den Kurs schon etwas vertraut, und falls Sie sich dazu entscheiden, dort Ihr Kind zu bekommen, werden Sie nicht durch eine völlig unbekannte Umgebung abgelenkt.

Haben Sie sich dafür entschieden, an einem Vorbereitungskurs teilzunehmen, so können Sie in einem Vorgespräch mit der Hebamme herausfinden, ob diese Sie in Ihrem Wunsch nach einer vaginalen Geburt unterstützt, ermutigt und fundiert berät. Es ist ideal, wenn die Hebamme Ihnen hilft, Ihre Kräfte zu mobilisieren und Sie in Ihrem Willen bestärkt.

Worauf Sie achten sollten

Einen guten Geburtsvorbereitungskurs macht unter anderem auch aus, dass Interventionen und Eingriffe in den Ablauf der Geburt, die zum Kaiserschnitt führen können, und der Kaiserschnitt selbst nicht nur am Rande abgehandelt, sondern umfassend und ehrlich dargestellt werden.

Gerade für Frauen, die das erste Kind bekommen oder bereits einen Kaiserschnitt hatten und noch auf der Suche nach einer Geburtsklinik sind, können dies sehr wichtige Informationen sein.

* Besonders hilfreich für die Vorbereitung auf die Geburt ist es, wenn die Hebamme werdende Eltern darüber informiert, inwieweit das unterschiedliche Vorgehen in Krankenhäusern (Interventionen, Organisationsstruktur, Ausrüstung für Notfälle, usw.) Kaiserschnitte begünstigt oder zu vermeiden hilft. Auch Informationen über alternative Geburtsorte (Geburtshaus oder Hausgeburt) und deren Vor- und Nachteile können beim Vorbereitungskurs thematisiert werden – auch dann, wenn dieser in der Klinik stattfindet.

Vorbereitung des Partners

Oft gibt es im Vorbereitungskurs Paarabende, an denen der werdende Vater teilnehmen und alles Wichtige für seine Rolle als Geburtsbegleiter erfahren kann. Doch manche Männer fühlen sich wohler, wenn sie einen Kurs nur für Männer besuchen, der auch von einem Mann geleitet wird. Es hat sich gezeigt, dass sich Männer untereinander besser öffnen können und ehrlicher über ihre Ängste, Sorgen und Gefühle kommunizieren.

Die wichtigste Frage ist, nachdem es in unserer Gesellschaft inzwischen fast schon zur Norm gehört, dass der Mann seine Frau zur Geburt begleitet, ob Sie und Ihr Partner sich dies tatsächlich auch wünschen.

Nicht nur Sie, sondern auch der Mann könnte sich unter Druck gesetzt fühlen, den gesellschaftlichen Normen entsprechen zu müssen. Reden Sie deshalb im Vorfeld der Geburt sehr ehrlich miteinander über dieses Thema. Vielleicht gibt es auch andere vertraute Menschen, deren Begleitung zur Geburt Sie sich wünschen würden.

Vielleicht gehören Sie auch zu jenen Frauen, die bei der Geburt am liebsten alleine und ungestört sind, und wünschen sich deshalb auch von der Hebamme, dass sich diese sehr im Hintergrund hält.

Wenn Sie gemeinsam beschlossen haben, dass Ihr Partner bei der Geburt anwesend sein wird, ist es ideal, wenn er über die physiologischen Vorgänge einer Geburt informiert ist. Ihr Partner sollte sich im Vorfeld darüber klar werden, dass ihn eine Geburt auch als Begleitperson unter Umständen an seine Grenzen führen wird.

Vertrauen in die natürlichen Prozesse und den Körper der Frau, aber auch Abwarten- und Zulassenkönnen sind wichtige Voraussetzungen, die sich bei der Unterstützung der Frau durch den Mann positiv auf die Geburt auswirken.

Mentale Geburtsvorbereitung

Die mentale Vorbereitung auf die Geburt ist eine der wichtigen Aufgaben, die Ihnen nun bevorsteht. Gleichzeitig können wir hier nur Anregungen geben, denn ein Patentrezept gibt es leider nicht. Der Grund dafür ist, dass jede Frau eine andere persönliche (Vor-)Geschichte mitbringt und jede Frau im Zusammenhang mit dem vorhergegangenen Kaiserschnitt auch ihre ganz speziellen „Themen" hat.

Grundsätzlich geht es darum, sich selbst und den eigenen Körper besser kennenzulernen, seine Grenzen zu erkennen und diese unter Umständen langsam zu erweitern. Es geht außerdem darum zu spüren, welche Kraft der eigene Körper hat, und dass Sie sich auf Ihren Körper verlassen können.

Neben den von uns hier kurz vorgestellten Möglichkeiten können Tanz, Musik, sanfter Ausdauersport (z.B. Nordic Walking), Meditation, (Selbst)Hypnose, autogenes Training oder die Tiefenmuskelentspannung helfen, diesem Ziel näher zu kommen.

Schlussendlich muss jede Frau selbst herausfinden, welche Methoden und Möglichkeiten zu ihr passen. Deshalb empfehlen wir Ihnen, eine Hebamme aufzusuchen, die sich auf die Geburtsvorbereitung nach traumatischen Geburten oder nach Kaiserschnitt spezialisiert hat. Sie wird mit Ihnen eine auf Ihre Bedürfnisse zugeschnittene Vorbereitung entwickeln.

Kontakt zum Kind

Unabhängig davon, ob das Kind durch einen geplanten Kaiserschnitt oder eine vaginale Geburt zur Welt kommen soll: Es ist gut, wenn Sie während der Schwangerschaft mit dem Kind Kontakt aufnehmen und dabei auch die Signale des eigenen Körpers kennen und deuten lernen.

Es ist empfehlenswert, sich ganz bewusst Zeit für die Schwangerschaft zu nehmen. Sicherlich ist dies nicht immer möglich, doch einzelne Momente der Besinnung und Ruhe lassen sich meistens in den Tagesablauf einbauen.

Viele Frauen, die uns für dieses Buch von ihren Schwangerschaften und Geburten berichtet haben, betonen, dass diese Momente der Ruhe und Hinwendung zum Kind für sie in der Vorbereitung auf die Geburt sehr wichtig gewesen sind.

Eine schöne Art, sich auf die bevorstehende Geburt vorzubereiten, ist es, die Geburt vor seinem inneren Auge entstehen zu lassen. Malen Sie sich dazu möglichst genau aus, wie Sie sich die Geburt vorstellen:

- Wo könnten Sie sein, wenn die Wehen beginnen?
- Wie werden sich die Wehen anfühlen?
- Wie fühlt sich das Kind dabei an?

Stellen Sie sich vor, wie Sie sich weiter und weiter öffnen werden, um dem Kind den Raum zu geben, den es für die Geburt braucht. Hierbei kann Ihnen das Bild einer sich öffnenden Blüte oder unsere Reifungsspirale auf Seite 161 helfen.

Yoga

Yoga ist nicht nur während der Schwangerschaft, sondern auch schon davor eine sehr gute Methode, um sich mental und körperlich auf eine Geburt vorzubereiten. Neben den sogenannten Asanas (Yogastellungen) können Sie hier geistige Konzentration sowie Atem- und Entspannungsübungen erlernen. Es kommt überhaupt nicht auf sportliche Höchstleistungen an. Vielmehr geht es darum, den eigenen Körper und seine Grenzen kennenzulernen und vorsichtig darüber hinaus zu wachsen. Das wiederum wird Ihr Selbstvertrauen und Ihr Vertrauen in die Fähigkeiten des eigenen Körpers stärken.

Die Kraft der Wehen

Ein zentraler Punkt in der Geburtsvorbereitung ist die Auseinandersetzung mit den bevorstehenden Wehen und den dadurch möglicherweise ausgelösten Schmerzempfindungen.

Im folgenden Kapitel möchten wir dazu einige grundlegende Informationen vermitteln und mögliche Strategien zum Umgang mit dem Schmerz vorstellen.

Wehentätigkeit und Hormone

Die Wehentätigkeit steht unter dem Einfluss unterschiedlicher Hormone. Vor allem das wehenauslösende Oxytocin, die Stresshormone (Adrenalin und Noradrenalin) und die sogenannten Endorphine (schmerzlindernd, euphorisierend) sind in diesem Zusammenhang erwähnenswert.

✱ Diese Hormone werden jedoch nicht pausenlos vom Körper ausgeschüttet, sondern unterliegen in einem fein aufeinander abgestimmten Wechselspiel einer bestimmten Rhythmik. Stark vereinfacht kann das Wechselspiel zwischen Wehen und Hormonen folgendermaßen beschrieben werden:

Zu Beginn der Geburt treten die Wehen zumeist unregelmäßig auf, und zwischen den Wehen gibt es längere Pausen. Während der Wehe kommt es schmerzbedingt zur Ausschüttung körpereigener Stresshormone (auch Katecholamine genannt). Diese wirken sich hemmend auf die Wehe aus und sie lässt nach. Gleichzeitig lösen die Stresshormone in der Wehenpause eine erneute Produktion des Wehenhormones Oxytocin aus. Außerdem werden durch Schmerz und Stress die körpereigenen, schmerzlindernden Endorphine freigesetzt. Mit der nächsten Wehe beginnt dieser Ablauf aufs Neue.

Ist die Mutter in der Lage, sich während der Wehe auf den Schmerz konzentriert einzulassen und während der Wehenpausen loszulassen, bleibt sie im Gleichgewicht und kann so ihren eigenen Rhythmus finden.

Dazu ist es wichtig, äußeren Stress und Ablenkungen fern zu halten. Auch Bewegungsfreiheit und die Möglichkeit der Nahrungsaufnahme sowie eine ausreichende Flüssigkeitszufuhr sind wichtig.

Steigert sich die Wehentätigkeit auf diese natürliche Art und Weise, wird sich auch die Schmerztoleranz der Frau langsam erhöhen.

✱ Beide Phasen der Wehentätigkeit sind dabei von Bedeutung; Einerseits Stress und Aktivität während der Wehe, andererseits Entspannung während der Wehenpausen.

Gerät die Mutter während der Geburt etwa durch äußere Einflüsse oder Angst unter chronischen Stress, so bleiben die Stresshormonspiegel dauerhaft erhöht und die körpereigene Oxytocin-Produktion wird gehemmt. Dadurch kann sich die Geburt verzögern und/oder die Wehenschmerzen werden durch die Frau unter Umständen nicht mehr toleriert.

Man spricht dann bei gleichzeitigem Geburtsstillstand von sogenannten unproduktiven Schmerzen.

Auch künstlich ausgelöste Wehen, die auf einen wie auch immer gearteten Einleitungsversuch zurückgehen oder von außen mittels Wehentropf stimuliert werden, können durch die Gebärende schwieriger zu verarbeiten sein. Teils, weil das künstliche Oxytocin kontinuierlich zugeführt wird, und teils, weil sich dadurch nicht selten ein Wehensturm oder äußerst schmerzhafte, für die Geburt jedoch relativ kontraproduktive Dauerkontraktionen entwickeln können. Im ungünstigen Falle mündet dies in einem Kreislauf aus Angst, Anspannung und Schmerzen.

Erfahrene Hebammen können der Mutter helfen, die Wehen gut zu meistern. Besondere Bedeutung haben dabei die Wehenpausen. Sobald die Wehe nachlässt, kann (mit Hilfe der Hebamme) für eine möglichst tiefe Entspannung gesorgt werden, z.B. mittels Wärme, Massagen, angenehmer Musik und anderen wohltuenden Sinnesreizen.

Häufig kommt es durch die Entspannung zunächst zu einer (gewünschten) Abnahme der Wehentätigkeit, bevor die Wehen von selbst wieder in ihrem physiologischen Rhythmus einsetzen. (Vgl. Schmid 2005)

Hilfreiche Funktionen des Wehenschmerzes

Der Geburtsschmerz ist auf verschiedenen Ebenen für die Geburt wichtig.

Normalerweise begreifen wir den Schmerz als ein Warnsignal. Er hilft uns, den Körper vor Schaden zu bewahren, indem wir auf den Schmerz reagieren und uns z.B. von einem heißen Gegenstand reflexartig zurückziehen.

✳ Der Wehenschmerz hingegen kann uns eine wertvolle Hilfe während der Geburt sein.

Auf der körperlichen Ebene bringt er die Frau dazu, sich zu bewegen und eine für die Geburt förderliche Gebärposition einzunehmen. Diese Position kann sich – je nach Lage des Kindes, nach Situation der Mutter und nach dem Höhenstand des kindlichen Köpfchens – unterscheiden. So hilft der Geburtsschmerz der Mutter, sich und das Kind zu schützen.

Dazu ist es allerdings erforderlich, dass sich die Schwangere frei bewegen kann.

Der Wehenschmerz als Bindungsmotor

Die Wehen fördern zudem die Produktion verschiedener körpereigener Hormone. Diese spielen nicht nur für die Geburt eine entscheidende Rolle, sondern sind auch für die Beziehung zum Kind und für einen guten Stillbeginn unerlässlich. Dies sind:

• Oxytocin (Wehentätigkeit, Blutstillung nach der Geburt, Liebe, Vertrauen, Bindung)

• Adrenalin (Kraft und Aktivität)

• Endorphine (körpereigenes Schmerzmittel, Euphorie, Öffnung, Hingabe)

• Prolaktin (Mutterinstinkt, Anpassung des kindlichen Stoffwechsels an das Leben außerhalb der Gebärmutter, Milchbildung)

Durch die Ausschüttung dieser Hormone während der Wehen- und Geburtsarbeit wird die Bindung zum Kind erleichtert. Trotz der Schmerzen beschreiben Frauen, die eine unmedikalisierte Geburt erfahren haben, Gefühle wie Ekstase, Euphorie und überwältigendes Glück, und außerdem, dass sie die Geburtsschmerzen nach der Geburt sofort vergessen konnten.

✳ Auf der psychischen Ebene hilft der Wehenschmerz der Mutter, die Trennung vom Kind zu vollziehen. Die Mutter kann im Idealfall durch das teilweise Überschreiten der eigenen Grenzen eine Steigerung ihrer persönlichen Kräfte erfahren.

Die Wehen annehmen

Es ist wichtig, Wehen nicht ausschließlich als ein schmerzhaftes, gegebenenfalls sogar bedrohliches Phänomen zu begreifen. Vielleicht ist es hilfreicher, sie sich als Kräfte vorzustellen, die es uns ermöglichen, das Kind sicher aus unserem Körper heraus „wachsen" zu lassen.

Der gelassene Umgang mit einer neuen, intensiven Körpererfahrung, wie es die Wehenkraft ist, kann erlernt werden (Ausdauersport, Yoga, Atmung, Wehensingen, Autosuggestion). Etliche Frauen, die entsprechend vorbereitet durch ihre Geburt gingen, weigern sich im Nachhinein, die Empfindung, die sie während der Wehen hatten, ganz einseitig nur als „Schmerz" zu bezeichnen.

Ein Bergsteiger, der den Mount Everest bestiegen hat, würde auch nicht sehr weit kommen, wenn er nur auf die Missempfindungen achtet, die er auf dem Weg nach oben wahrnimmt und sich noch zusätzlich mit dem Gedanken quält: Und nachher muss ich den ganzen Weg zurück.

Die meisten Frauen brauchen für die Verarbeitung der Wehen ihre höchste Konzentration und eine absolut ungestörte Umgebung. Nur dann sind sie in der Lage, auf sich und ihren Körper zu achten und eine geeignete Position zu finden, um konstruktiv mit dem Schmerz umgehen zu können.

✳ Sie selbst werden während der Geburt spüren, dass die tatsächlichen Schmerzempfindungen nur eine begrenzte Zeit andauern, und dass es danach jeweils wertvolle und gänzlich schmerzfreie Erholungspausen gibt. Diese sollten wirklich zur Entspannung und zum Ausruhen genutzt werden und sind alles andere als ein „Geburtsstillstand"!

Bei längeren Verläufen kann es sogar passieren, dass Sie manchmal während der Wehenpausen einschlafen – und auch wenn dieser Schlaf nur wenige Minuten dauert, macht er notwendige Ressourcen in Ihnen frei, ohne die Sie die Geburt nicht selbstbestimmt meistern können.

Versuchen Sie während der Wehen und der Wehenpausen daher nicht, „klaren Kopf" zu bewahren, sondern geben Sie sich der Situation voll und ganz hin.

Was noch helfen kann, die Wehen zu meistern:

- Öffnungsphase auf der Toilette unterstützen (regelmäßiges Wasserlassen, Darmentleeren und „Aufmachen" an einem Ort, den wir mit schmerzfreien Ausscheidungsprozessen assoziieren)
- Ruhe (keine fremden Personen, keine Ablenkung)
- Wärme
- Massagen
- ein Bad mit selbstgewählter Temperatur
- Aromaöle
- Bachblüten
- Homöopathie
- möglichst allein bleiben in den Phasen, die Sie selbst bewältigen können (müssen), aber viel Zuspruch und Zuwendung in den vielleicht einmal vorkommenden „Verzweiflungsphasen"
- Lageänderung, Bewegung

Positive Glaubenssätze, Hypnosemethoden

Das Ersetzen negativer Glaubenssätze („Ich kann auf normalem Wege keine Kinder bekommen") durch positive Affirmationen („Mein Körper ist dafür geschaffen, zu gebären") kann ein wichtiger Schritt hin zu einer natürlichen Geburt sein. Sie können sich solche positiven Sätze selbst überlegen und diese, wann immer Sie Lust dazu haben oder daran denken, wiederholen. Ein paar Anregungen möchten wir hier geben (vgl. auch Mongan 2010):

- Ich freue mich, dass mein Baby bald geboren wird.
- Ich vertraue meinem Körper und lasse mich von ihm leiten.
- Mein Körper und mein Geist sind entspannt.
- Mein Kind wird mich leiten, das Richtige zu tun.
- Ich kann mich voll und ganz öffnen, um mein Kind zu gebären.

Erlernen von Entspannungsübungen (Wehenpausen nutzen)

Eine besondere Bedeutung beim Umgang mit den Wehen kommt den Wehenpausen zu.

* Die Wehenpausen sollten bewusst dazu genutzt werden, Kraft zu tanken und sich zu entspannen. Es ist empfehlenswert, sich schon vor der Geburt mit unterschiedlichen Entspannungsmethoden, die auch Tiefenentspannung zulassen, vertraut zu machen.

Vielleicht beherrschen Sie auch schon instinktiv die eine oder andere Entspannungs- oder Selbsthypnosemethode. Ihre Anwendung kann es Ihnen erleichtern, sich, sobald die Wehe nachgelassen hat, in eine ruhige Erholungsphase zu begeben.

Sehr weit verbreitet und erprobt ist zum Beispiel die progressive Muskelentspannung nach Edmund Jacobsen.

* Frauen, die dieses „Handwerkszeug" zur Geburt mit sich führen, berichten oft darüber, die Wehen eben nicht als ausschließlich schmerzhaft, sondern als positive Kraft wahrgenommen zu haben.

Körperliche Geburtsvorbereitung

Geburtsvorbereitende Akupunktur

Eine der bekanntesten Methoden, die inzwischen fast flächendeckend von Hebammen angeboten wird, ist die geburtsvorbereitende Akupunktur. Sie kann ab der 36. oder 37. Schwangerschaftswoche durch eine Hebamme mit der entsprechenden Ausbildung angewendet werden. Viele Hebammen haben die Erfahrung gemacht, dass Akupunktur die Geburtszeit verkürzen kann, der Muttermund sich schneller öffnet und sich der Bedarf an Schmerzmitteln bei einer Geburt in der Klinik häufig reduziert. Es gibt auch die Möglichkeit der Akupunktur während der Geburt, fragen Sie Ihre Hebamme danach.

Narbentherapie, Fußreflexzonentherapie, Craniosacraltherapie und Osteopathie

Nach einem Kaiserschnitt kann die Narbe durch einen ausgebildeten Therapeuten behandelt werden. Es gibt verschiedene Methoden, wie die Akupunktmassage nach Penzel oder die manuelle Narbentherapie nach Boeger und viele andere mehr.

Weitere Methoden, die zur Vorbereitung auf eine Geburt nach Kaiserschnitt hilfreich sein können, sind die Fußreflexzonentherapie, die Osteopathie und die craniosacrale Therapie.

Zur craniosacralen Therapie gibt es ab Seite 205 vertiefende Informationen.

Homöopathie vor und während der Geburt

Nicht zuletzt möchten wir auf die Homöopathie hinweisen, welche geburtsvorbereitend, aber auch während der Geburt eine gute Wirksamkeit entfalten kann. Homöopathische Mittel sollten nicht nach dem

Gießkannenprinzip eingesetzt werden. Die Verordnung dieser Mittel erfordert eine sorgfältige Anamnese durch eine umfassend ausgebildete Fachperson (Arzt oder Hebamme) mit jahrelanger Erfahrung.

Ernährung während der Schwangerschaft

Eine ausgewogene Ernährung in der Schwangerschaft kann sich in gewissen Grenzen auf die Größe des Kindes auswirken. Es ist nicht allzu schwer vorstellbar, dass ein sehr großes, schweres Kind die Geburt nicht gerade vereinfacht. In einer kanadischen Studie wurde gezeigt, dass diejenigen Frauen, die mehr Gewicht zulegten, als empfohlen wird, dreimal so häufig zu schwere Kinder bekamen wie jene Frauen, die entsprechend den Empfehlungen an Gewicht zulegten. Außerdem erlitten diese Frauen häufiger Komplikationen während der Geburt (Crane 2009).

Gut essen, aber in Maßen

Eine vielseitige und aus frischen Produkten zusammengestellte Ernährung trägt darüber hinaus dazu bei, gesund zu bleiben und die körperliche Fitness zu erhalten. Dies ist nicht nur für die Schwangerschaft, sondern auch für eine gute Geburt wichtig.

* Die früher verbreitete Annahme, eine werdende Mutter müsse während der Schwangerschaft „für zwei" essen, stimmt ganz und gar nicht. Richtig ist es allerdings, für eine vollwertige Ernährung zu sorgen. Fehlen wichtige Stoffe, so wird sich das Kind aus den bei Ihnen vorhandenen Reserven bedienen. Dies kann zu Mangelerscheinungen, Müdigkeit oder Schwäche während der Schwangerschaft führen. Besonders Veganerinnen sollten auf die ausreichende Zufuhr von Vitamin B12 achten. Wenn dieses wichtige Vitamin fehlt und Ihre Speicher entleert sind, dann fehlt es früher oder später auch dem Kind.

Für normalgewichtige Frauen wird eine Gewichtszunahme zwischen 11,5 und 16 Kilogramm empfohlen (Crane 2009).

Dies entspricht gemittelt etwa 200 bis 300 Kalorien pro Tag extra (z.B. ein Vollkornbrot mit Butter und Käse oder eine kleine Portion Müsli). Dadurch kann eine zu starke Gewichtszunahme von Mutter und Baby verhindert werden (Freitag-Ziegler 2009).

Reduzierte Kohlenhydrate, hoher Nährstoffgehalt

Die Kohlenhydratmenge sollte in der Schwangerschaft reduziert und hauptsächlich in komplexer Form zugeführt werden (z.B. Vollkornbrot, Kartoffeln, Gemüse, Vollkornnudeln, Vollkornreis).

Der Mehrbedarf an Kalorien ist auf das Wachstum des Kindes und der Plazenta zurückzuführen. Im Vergleich zum erhöhten Nährstoffbedarf ist der Mehrbedarf an Energie gering.

Deshalb werden Lebensmittel mit einer hohen Nährstoffdichte (hoher Nährstoffgehalt und niedriger Energiegehalt) empfohlen. Besonders geeignet sind frisches Obst und Gemüse, magere Milch und Milchprodukte sowie Vollkornprodukte.

Meiden Sie nach Möglichkeit Nahrungsmittel mit geringer Nährstoffdichte und hohem Kohlenhydratanteil wie z.B. Nudeln oder Weißbrot.

Kalzium

Kalzium: Während der Schwangerschaft ist der Kalziumbedarf um etwa 20% erhöht. Bei einem erniedrigten Kalziumangebot werden die mütterlichen Kalziumspeicher benutzt, um die Bedürfnisse des sich entwickelnden Kindes zu erfüllen. (Schneider/Husslein/Schneider 2006)

Während der Geburt ist unter anderem der mütterliche Kalziumspiegel mitbestimmend für den Beginn, die Dauer und die Intensität der Wehentätigkeit.

Neben Käse und weiteren Milchprodukten sind vor allem Sesam, Karotten, Mandeln und Nüsse gute Kalziumlieferanten.

Reichlich Flüssigkeit, wenig Süßes

Auch eine reichliche Flüssigkeitszufuhr (mindestens 2 Liter täglich, keine zuckerhaltigen Säfte) ist wichtig, da durch die Quellung der Ballaststoffe ein höheres Stuhlvolumen erreicht und die Verdauung beschleunigt wird.

Versuchen Sie, Gelüste nach Süßigkeiten möglichst im Zaum zu halten. Besonders eine hohe Zufuhr von Zucker oder anderen leicht verwertbaren Kohlenhydraten sorgt für eine übermäßige Gewichtszunahme in der Schwangerschaft und sehr große Kinder. Der Anteil an Süßigkeiten sollte 10 Prozent der gesamten Kohlenhydratzufuhr nicht überschreiten (dies entspricht etwa 40 Gramm Zucker bzw. weniger als 0,5 Liter Limonade oder Fruchtsaftgetränk pro Tag).

Die Empfehlungen gelten für Einlings- und Mehrlingsschwangerschaften.

* Bei Fragen zur richtigen Ernährung in der Schwangerschaft gibt die kompetente Hebamme Auskunft. Unter Umständen ist auch die Konsultation einer speziellen Ernährungsberatung sinnvoll.

Körperliche Fitness

Die Wahrscheinlichkeit einer verletzungsfreien Spontangeburt wird durch Ihre Fitness und die Größe des Kindes beeinflusst. So kann dosierter Sport in der Schwangerschaft die Geburt erleichtern. Forscher der Universität Campinas in São Paulo, Brasilien, haben zum Beispiel herausgefunden, dass regelmäßige Aqua-Gymnastik in der Schwangerschaft dazu führt, dass während der Geburt weniger Schmerzmittel gebraucht werden (Baciuk 2008).

Bleiben Sie in Ihrer Schwangerschaft in Bewegung (z.B. zwei- bis dreimal pro Woche intensives Gehen oder ein- bis zweimal pro Woche Schwimmen). So sorgen Sie nicht nur dafür, dass sich Ihre Gewichtszunahme in Grenzen hält, sondern tragen auch dazu bei, eine extreme Gewichtszunahme des Kindes zu vermeiden.

Die eigene Wunschgeburt planen

„Handwerkszeug" für die Geburt

Wenn Sie während dieser Geburt merken, dass sich Abläufe, die einst in einem Kaiserschnitt mündeten, nun nicht wiederholen, so kann das sehr viel Kraft und Zuversicht geben.

In dem Moment, in dem Sie über den Punkt hinausgekommen sind, an dem während einer früheren Geburt die Entscheidung zum Kaiserschnitt gefallen ist, werden Sie wahrscheinlich eine unglaubliche Erleichterung verspüren und wissen: Ja, ich werde es diesmal aus eigener Kraft schaffen!

Aus diesem Grund kann es psychologisch wichtig sein, sich nach Möglichkeit ganz bewusst ein anderes Umfeld zu schaffen. Vermeiden Sie nach Möglichkeit alle Umstände oder Interventionen, die bei der letzten Geburt im Kaiserschnitt mündeten.

Trotz einer optimalen Vorbereitung können sich bei dieser Geburt natürlich auch gewisse Dinge wiederho-

len, und Sie könnten das Gefühl haben, alles liefe in die gleiche, also ungünstige Richtung wie beim letzten Mal. Doch das muss überhaupt nicht so passieren. Jetzt ist es vor allem wichtig, innerlich bei sich und dem Kind zu bleiben und keine Panik zu bekommen.

Vertraute Gegenstände

Um weiterhin zuversichtlich zu bleiben, kann es Ihnen helfen, einige Gegenstände bei sich zu haben, die Ihre Sinne auf angenehme Weise ansprechen.

Zum Beispiel eine (entspannende) Lieblingsmusik, einen Lieblingsgeruch, einen Talisman oder anderen vertrauten Gegenstand, eine Kerze (jedoch nicht in der Klinik), eine gemütliche Wolldecke, eine schöne Muschel oder einen Stein, einen lieben Brief und vielleicht einen wohlschmeckenden Tee.

* Der Fantasie sind hier keine Grenzen gesetzt – auch nicht dem Umstand, dass Sie all das während der Geburt unter Umständen nicht zu schätzen wissen bzw. brauchen, weil ganz andere Dinge für Sie wichtig sind.

Techniken zur Selbstberuhigung

Darüber hinaus kann es Ihnen helfen, wenn Sie zuvor Techniken erlernt haben, um sich selbst zu beruhigen.

Tief verwurzelt sein

Sie können sich zum Beispiel mit beiden Beinen fest auf den Boden stellen und versuchen, ruhig und konzentriert zu atmen und ganz bei sich und Ihrem Kind zu sein.

Sich in einen angenehm entspannten Zustand versetzen

Es kann bei einer Geburt sehr hilfreich sein, wenn Sie dazu in der Lage sind, sich rasch in einen angenehmen Zustand der Entspannung versetzen zu können. Sie können bereits längere Zeit vor der Geburt damit beginnen, sich mit entsprechenden Entspannungsmethoden vertraut zu machen.

Setzen oder legen Sie sich in einem ruhigen Moment ganz entspannt hin. Stellen Sie sich einen wunderschönen, geschützten Ort vor. Einen Ort, an dem Sie sich absolut wohlfühlen, an dem Sie sicher sind und beschützt. Dieser Ort kann draußen oder in einem Gebäude sein, hell oder dunkel, mit Möbeln oder ohne – das spielt keine Rolle. Die Hauptsache ist, dass dies Ihr Refugium der Ruhe, Harmonie und Entspannung ist. Sobald Sie diesen Ort vor sich sehen, malen Sie sich ruhig alle Details, Gerüche, Farben und Geräusche aus, sodass dieser Ort lebendig für Sie wird.

Als Nächstes suchen Sie sich eine einfache Bewegung mit der Hand aus und bringen zum Beispiel Daumen, Zeige- und Mittelfinger zusammen oder legen sich die Hand auf den Oberschenkel. Die Bewegung sollte simpel sein und im Alltag nicht weiter auffallen, denn so können Sie sich unbemerkt überall an Ihren „persönlichen Wohlfühlort" versetzen.

15 Schritte zur selbstbestimmten Geburt

Die folgenden 15 Schritte zur selbstbestimmten Geburt können helfen, die eigenen Ziele auch in turbulenten Zeiten nicht aus den Augen zu verlieren.

1. Ich weiß, dass ich und nur ich allein dieses Kind bekommen werde. Die einzige Person, die mithelfen kann, ist das Kind selbst. Mein Mann, meine Freundin, meine Hebamme oder mein Arzt sind nur Begleiter.

2. Ich knüpfe mir ein tragfähiges Netzwerk an Unterstützern.

3. Ich suche mir eine erfahrene Hebamme, die zu mir passt, mich unterstützt und in meinem Vorhaben bestärkt.

4. Wenn ich während der Schwangerenvorsorge bei Hebamme oder Arzt Vorbehalte oder Unstimmigkeiten spüre, spreche ich offen mit ihnen darüber. Ich habe auch den Mut, die Begleiter zu wechseln, wenn ich mich nicht angenommen fühle.

5. Ich suche mir einen Geburtsort aus, an dem ich mich absolut sicher und ungestört fühlen kann, denn ich werde während der Wehen meine volle Konzentration benötigen.

6. Wenn ich mich zur Geburt für eine Klinik entscheide, dann werde ich dorthin gehen, wo ich vorbehaltlose Unterstützung für mein Vorhaben bekomme, auch wenn diese Klinik etwas weiter entfernt ist.

7. Ich vertraue auf die physiologischen Abläufe in meinem Körper und habe mich mit der Rupturproblematik ausführlich auseinandergesetzt.

8. Ich visualisiere die Geburt immer wieder in allen Einzelheiten.

9. Ich vertraue meinem Kind und seinen Fähigkeiten und zweifle nicht an seiner Kompetenz.

10. Mein Kind bestimmt, wann es geboren werden möchte. Ich erwarte deshalb den natürlichen Geburtsbeginn.

11. Ich bleibe während der Schwangerschaft und zu jedem Zeitpunkt der Geburt, auch wenn es zu einem Kaiserschnitt kommen sollte, in Kontakt zu meinem Kind und spreche mit ihm.

12. Ich vermeide alle medizinischen Eingriffe in den physiologischen Ablauf der Geburt so weit wie möglich.

13. Wenn während der Geburt interveniert werden soll, fragen ich oder meine Begleiter: Ist dieser Eingriff wirklich nötig? Welche Alternativen gibt es? Erst danach entscheide ich mich für eine der vorgeschlagenen Varianten.

14. Ich kann die Wehen annehmen und freue mich über die Kraft, die meinem Körper innewohnt, und die mir zeigt, dass mein Körper perfekt funktioniert.

15. Nun kann ich loslassen und darauf vertrauen, dass die Geburt einen guten Verlauf nehmen wird. Ich werde diese Geburt, ganz gleich, wie sie abläuft, so annehmen, wie sie ist.

Ich plane meine nächste Geburt

Hier fühle ich mich sicher, diese Orte sind mir vertraut:

_____

_____

_____

Diese Personen möchte ich zur Geburt um mich haben:

_____

_____

_____

So möchte ich die Zeit der Wehen am liebsten verbringen:

_____

_____

_____

_____

_____

Diese Gebärpositionen kenne ich:

_____

_____

_____

_____

Werde ich Schmerzmittel / Medikamente brauchen?

_____

_____

Wenn mein Baby bestimmen könnte: Wo würde es wohl gerne zur Welt kommen?

_____

_____

_____

Wenn ich ganz frei entscheiden könnte: Wie und wo würde mein Baby zur Welt kommen?

_____

_____

_____

So soll die erste Zeit nach der Geburt verlaufen:

_____

_____

_____

_____

_____

_____

Sollte abermals ein Kaiserschnitt nötig sein, möchte ich:

_____

_____

_____

_____

Plazenta und Verbleib der Plazenta (Fotos machen / mit nach Hause nehmen / in der Klinik lassen):

_____

Zusammenfassend einige wichtige Aspekte in Richtung der eigenen Wunschgeburt:

Organisatorische Vorbereitung

- Geburtsberichte und OP-Berichte anfordern
- Suche nach einer Hebamme
- evtl. Suche nach einer Doula oder anderen Begleitpersonen

Wahl des Geburtsortes
- Art der Klinik wählen (Chefarzt, Belegarzt, Beleghebamme, Hebammenkreißsaal)
- Geburtshaus
- Hausgeburt

Vorbereitung auf die Geburt

Vorbereitung des Umfeldes:

- Vorgespräche in Geburtsklinik (Ärzte, Hebammen kennenlernen)
- Vorbereitung des Partners/Ehemannes

Mentale Vorbereitung:
- Auseinandersetzung mit dem Geburtsschmerz und Ängsten vor der Geburt

Körperliche Vorbereitung:
- Yoga, Narbenbehandlung

Geplante Vorbereitung:
- Geburtsplan mit Wünschen und Vorstellungen erstellen (inkl. Kaiserschnitt-Variante)

Einflussfaktoren selbst bestimmen

- Fitness, Ernährung/Gewichtszunahme
- Einfluss der Umgebung auf die Geburt

Platz für Gedanken:

Die Reifungsspirale

Im Gegensatz zu den herkömmlichen Schwangerschaftskalendern und Termindrehscheiben möchten wir mit der Spiralform eine Betrachtungsweise anregen, die sich am gefühlten Zustand von Mutter und Kind, und nicht an nüchternen Daten orientiert.

Ähnlich dieser Reifungsspirale entwickelt sich eine Schwangerschaft sehr gemächlich. Auf einen Blick wird deutlich, dass es für das heranwachsende Leben keinen bestimmten Zeitpunkt gibt, an dem es geboren werden muss.

Die Reifungsspirale ist nach Schwangerschaftswochen unterteilt, beginnend mit dem ersten Tag der letzten Regelblutung.

Keine Woche ist wie die andere! Um sich den Rückblick zu erleichtern, können Sie direkt in die Reifungsspirale hineinschreiben und den selbst beobachteten Verlauf der Schwangerschaft farblich gestalten. Lassen Sie Ihrer Phantasie dabei freien Lauf!

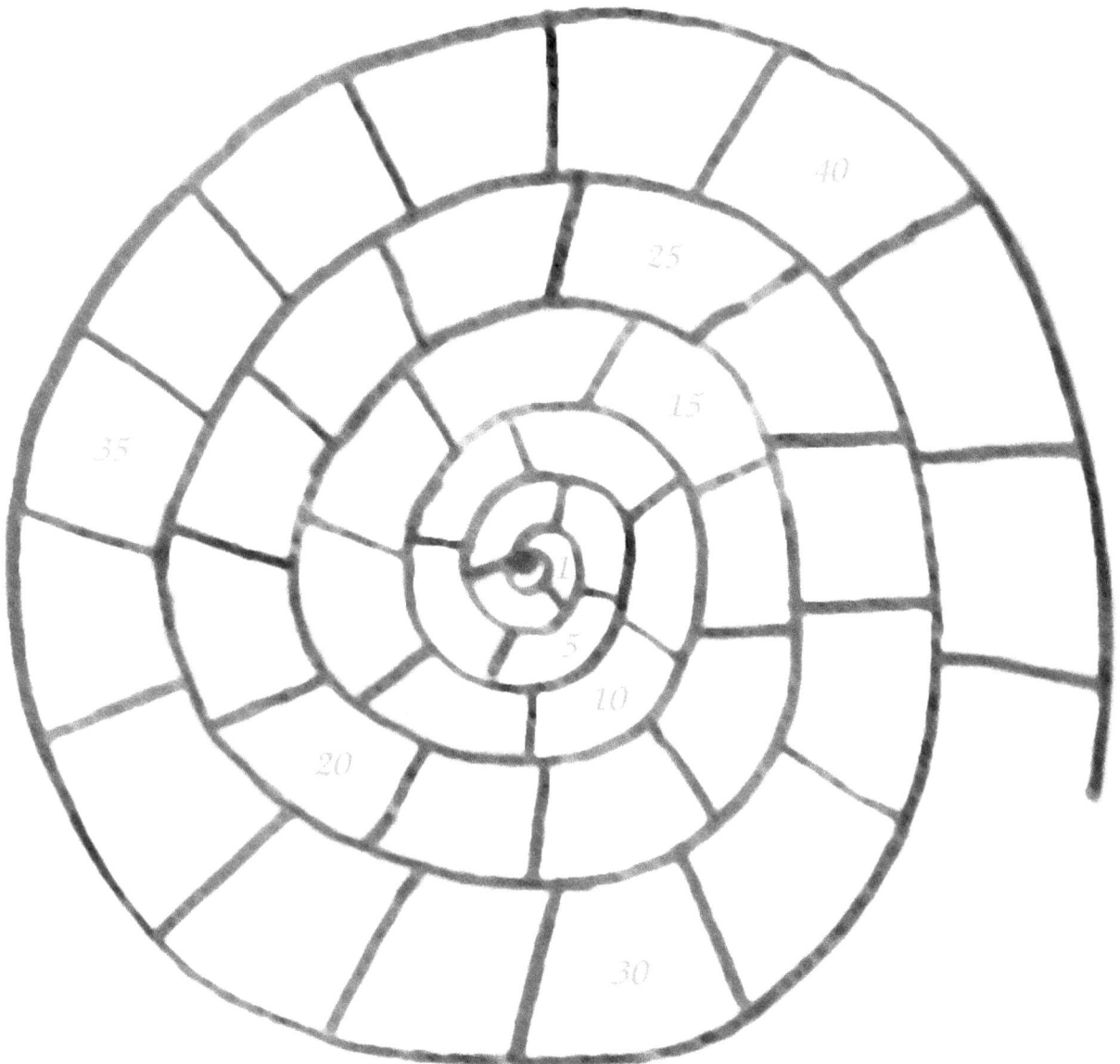

Meine Schwangerschaft

Meine letzte Regelblutung vor der Schwangerschaft begann am:

_____

Meine bisherigen Zyklen hatten ungefähr diese Länge:

_____

Daran habe ich gemerkt, dass ich wohl schwanger bin:

_____

Seit diesem Tag weiß ich sicher, dass ich schwanger bin:

_____

An diesem Tag / So habe ich die ersten Bewegungen meines Kindes in mir gespürt:

_____

Ernährung & Gelüste

Das schmeckt mir / darauf habe ich große Lust:

_____

_____

Davon wird mir übel / das mag ich gar nicht:

_____

Habe ich täglich frisches Obst und Gemüse auf meinem Speiseplan?

_____

Vermeide ich Weißmehlprodukte und Süßigkeiten (auch süße Obstsäfte, Softdrinks)? Nehme ich sonstige Kohlenhydrate (z.B. Kartoffeln, Nudeln, Brot) nur als kleine Beilage zu mir? Was esse ich stattdessen?

_____

_____

Körper & Bewegung

Meine tägliche Bewegung / mein täglicher Sport in der Schwangerschaft sieht so aus:

_____

_____

_____

_____

So war mein Körper vor der Schwangerschaft:

_____

_____

Veränderungen meines Körpers / meines Gewichts in der Schwangerschaft:

Anfangs: _____

1. Monat: _____

2. Monat: _____

3. Monat: _____

4. Monat: _____

5. Monat: _____

6. Monat: _____

7. Monat: _____

8. Monat: _____

9. Monat: _____

Ich spüre erste (Übungs-)Wehen:

_____

_____

Platz für Gedanken:

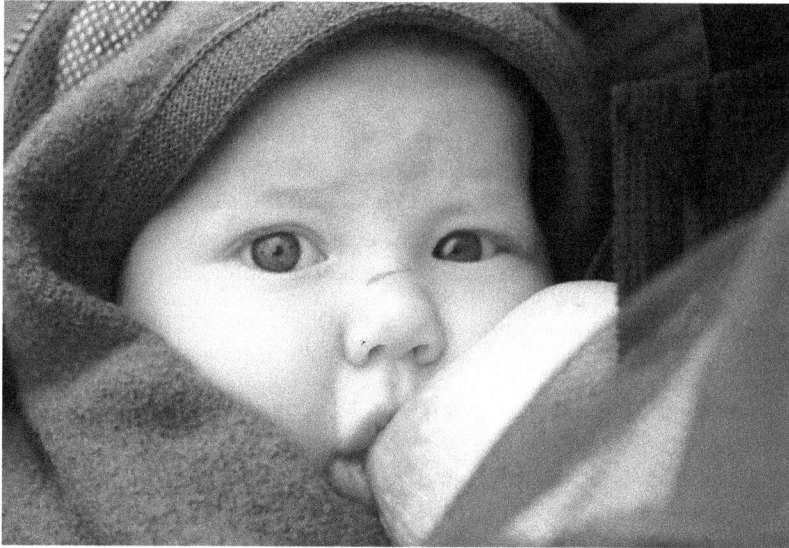

Wenn es spontan doch nicht klappt:
Wieder Kaiserschnitt, was tun?

Vorbereitung auf einen Kaiserschnitt

Auch bei guter Vorbereitung auf die natürliche Geburt besteht die Möglichkeit, dass es schlussendlich zu einer Schnittentbindung kommt.

Der alternative, operative Geburtsplan

Ohne Sie in Ihren Bestrebungen entmutigen zu wollen, sehen wir einen Sinn darin, frühzeitig einen alternativen, nämlich operativen Plan zur vaginalen Geburt zurechtzulegen, das Bestehen dieses Planes bekanntzugeben und diesen dann tatsächlich in der „hintersten geistigen Schublade" abzulegen – bzw. für den Notfall in der Krankenhausakte oder im Koffer für die Klinik ganz unten zu deponieren. Damit sorgen Sie selbst aktiv dafür, dass eine mögliche Schnittentbindung genügend vorbereitet ist.

Dieser Weg ist sinnvoller, als sich ausschließlich auf die vaginale Geburt festzulegen und keine anderen Möglichkeiten mehr zuzulassen.

✳ Sind die Wünsche und Gedanken zu einem weiteren Kaiserschnitt einmal ausgearbeitet, können Sie dieses Kapitel abschließen und nur im Falle einer operativen Beendigung der Geburt noch einmal öffnen. Sie sind danach frei, um sich ganz auf die angestrebte vaginale Geburt zu konzentrieren.

Zur Vorbereitung auf einen Kaiserschnitt können die folgenden Punkte gehören.

Krankenhaus befragen

Falls Sie sich für eine Geburt im Krankenhaus entschieden haben, stellen Sie dort Ihre Fragen hinsichtlich der Gepflogenheiten bei Schnittentbindungen. Im Vorgespräch zur geplanten natürlichen Geburt sollten Sie auch Ihre Wünsche zum Ablauf einer etwaigen Kaiserschnitt-Geburt vorbringen, jedoch deutlich klarstellen, dass dies nur der „Notfall-Plan" ist.

Erkundigen Sie sich danach, ob es im Haus einen ständig anwesenden Kinderarzt bzw. eine neonatologische Abteilung gibt, wenn dies Ihnen oder den Geburtshelfern wichtig erscheint.

Aufklärungsformulare vorbereiten

Manchen Frauen ist es lieber, wenn sie für den Notfall einen unterschriebenen Aufklärungsbogen für den Kaiserschnitt und für die Anästhesie dabei haben. So müssen sie sich nicht in einer Extremsituation – unter Wehen, Schmerzen und vielleicht mit Ängsten um das Kind – zusätzlich auch noch mit dem Unterschreiben von Formularen beschäftigen.

Es kann also sinnvoll sein, sich die entsprechenden Bögen vorab aus der Klinik oder vom Arzt zu holen, diese in Ruhe durchzulesen und sich bei Bedarf Dinge erklären zu lassen.

Diese Formulare können in der Kliniktasche bereitliegen und gegebenenfalls durch die Begleitperson bei der Geburt an das Klinikpersonal ausgehändigt werden.

Geburtsplan erstellen

Erstellen Sie eine Liste mit Ihren Wünschen und ggf. jenen Ihres Partners. So sind Sie für den Fall einer eventuellen Sectio besser vorbereitet. Dazu gehören folgende Bereiche:

- Operationstechnik (Misgav-Ladach) oder herkömmliche Technik (mit Arzt die Möglichkeiten abklären)
- Art der Betäubung/Anästhesie (Regionalanästhesie – spinal oder peridural – oder Vollnarkose)
- Anwesenheit des Partners/der von Ihnen festgelegten Begleitperson im OP
- Abläufe im OP und danach (Möglichkeit des Bondings im OP erfragen)
- ausreichende Schmerztherapie nach der OP
- Wünsche bezüglich des Stillens (keine Ersatznahrung für das Baby usw.)
- Rooming-In, Erfahrung mit Stillen nach Kaiserschnitt

✳ Sprechen Sie mit Ihrem Partner/Geburtsbegleiter die Punkte durch, ergänzen Sie den Geburtsplan durch die Wünsche der Begleitperson(en) und verstauen Sie die Unterlagen zusammen mit den Formularen in der Kliniktasche oder an einem anderen Platz, der Ihrem Partner/Geburtsbegleiter bekannt und zugänglich ist.

Ein Kaiserschnitt muss nicht traumatisch sein

Indikation überprüfen, Zweitmeinung einholen

Wenn Sie sich unsicher über die Indikationsstellung zur (geplanten) Sectio sind, sollten Sie unbedingt eine Zweitmeinung einholen. Ist die Schnittentbindung wirklich unvermeidbar?

Vielleicht sieht eine freiberufliche Hebamme noch Alternativen oder ein anderer Arzt bzw. eine andere Klinik können sich unter den gegebenen Umständen doch eine vaginale Geburt vorstellen.

Natürliche Wehen abwarten

Bei einem unvermeidlichen, geplanten Kaiserschnitt ist es fast immer besser, den natürlichen Wehenbeginn abzuwarten.

! Das derzeit leider häufig gängige Vorgehen, eine geplante Schnittentbindung in der 38. oder 39. Schwangerschaftswoche durchzuführen, wurde durch neuere Studien in Frage gestellt (De Luca 2009). Außer bei mütterlicher und/oder kindlicher Pathologie spricht nichts dagegen, die Wehen abzuwarten. Damit kann die Chance auf die Geburt eines unreifen Kindes deutlich vermindert werden.

Weitere Vorteile für das Kind sind: Es merkt, dass sich etwas verändert und kann sich auf die bevorstehende Geburt einstellen. Außerdem ermöglichen die Wehen dem Kind, sich nach der Geburt in der Welt „draußen" besser einzufinden (Effekt: weniger Atmungsprobleme, vitalere Babys).

Auch die Gebärmutter ist durch Wehen besser für die Geburt gerüstet: Das Zusammenziehen, nachdem das Baby geboren ist, funktioniert besser, wenn dem Bauchschnitt Wehen vorangegangen sind. Dadurch kann der Blutverlust gesenkt werden.

Geburtsplan im Falle eines wiederholten Kaiserschnittes

* Sowohl bei einem geplanten Kaiserschnitt als auch für den Fall, dass trotz der gewünschten natürlichen Geburt wieder ein Kaiserschnitt nötig wird, ist es hilfreich, im Vorfeld bestimmte Wünsche und Vorgehensweisen festzulegen.

Dies kann Ihnen hinterher auch die Verarbeitung des Kaiserschnittes erleichtern und ein Stück weit eine selbstbestimmte Geburt ermöglichen.

Unterstützung für die Mutter

Der Partner, eine bekannte Hebamme oder andere Vertrauenspersonen können Ihre Forderungen dann zum Ausdruck bringen, wenn Sie selbst nicht ansprechbar oder geschwächt sind. Die Absprachen im Vorfeld einer (geplanten) Sectio sollten bedacht werden. Zu einem geplanten Kaiserschnitt kann in die meisten Kliniken eine Beleghebamme oder eine Doula mitgebracht werden.

Die Vorbesprechung der Kaiserschnitt-Operation

Angewandte Nahttechnik

Erkundigen Sie sich danach, wie der Operateur normalerweise die Wunde an der Gebärmutter verschließt. Wird mit eher wenigen ausgreifenden Stichen genäht, scheinen Blutversorgung und Heilung der Uteruswunde günstiger zu verlaufen.

Lagerung während der OP

Bitten Sie, bei der Lagerung am OP-Tisch darauf zu achten, dass ein Blutstau in Ihren Beinen auf alle Fälle vermieden wird. Dieser entsteht zum Beispiel durch Druck auf die Kniekehlen (von unten durch falsch eingestellte Beinschalen) oder durch zusätzlichen Druck von oben auf die Oberschenkel.

Die Kaiserschnitt-Operation

Vor der Operation

Was passiert?

Bitten Sie um verständliche Erklärungen über das weitere Vorgehen und darüber, was als Nächstes passieren wird – auch und gerade dann, wenn der Eingriff notfallmäßig erfolgt.

Anästhesie

Vermeiden Sie nach Möglichkeit, eine Vollnarkose zu bekommen. Wann immer es sich umsetzen lässt, wird in den Kliniken versucht, den Kaiserschnitt in Spinalanästhesie durchzuführen. Bitte Sie die Anästhesieärzte darum, dass Sie zumindest einen Arm frei bewegen können, um Ihr Kind direkt nach der Geburt mit Unterstützung bei sich behalten zu können.

Während der Operation

- Was passiert gerade?
Bitten Sie ruhig auch während der Operation darum, dass man Ihnen berichtet, was im Einzelnen gerade geschieht.

- Fotos/Filmaufnahmen
Erkundigen Sie sich, ob es an der Klinik möglich/ üblich ist (evtl. durch eine Begleitperson oder die Hebamme), den ersten Kontakt zwischen Mutter und Kind nach der Geburt durch Fotos/Videoaufnahmen festzuhalten.

- Abnabelung

Bei einer Sectio erfolgt die Abnabelung durch das Operationsteam, um die Sterilität im Operationsfeld zu wahren.

- Absaugen von Nase und Rachen

Das Absaugen der Nase eines gesunden Neugeborenen ist unnötig und kann dazu führen, dass die Nasenschleimhäute anschwellen. Auch das Absaugen des Rachenraumes ist eine Manipulation, welche möglichst unterbleiben sollte. Das Saugzentrum kann irritiert werden, was spätere Stillprobleme zur Folge haben kann.

- Erstkontakt zum Kind

Bitten Sie darum, Ihr Baby nach Möglichkeit unmittelbar nach der Geburt noch im OP-Saal zu sich nehmen zu dürfen. Der erste Kontakt zum Neugeborenen sollte Haut auf Haut erfolgen. Manche Kliniken benutzen dazu so genannte Bondingbänder, die der Mutter vor einem nicht notfallmäßig erfolgenden Kaiserschnitt wie eine breite, elastische Binde über die Brust gezogen werden. Ähnlich einem Kängurubeutel kann das Baby nach dem Kaiserschnitt dadurch gewärmt und gehalten werden.

Direkt nach der Operation

- Kontakt zur Mutter

Sofern das Baby gut atmet, sollte es während der ersten Lebensstunden ununterbrochen mit der Mutter zusammenbleiben dürfen.

- Untersuchungen des Kindes

Die APGAR-Bestimmung kann auf der Brust der Mutter durchgeführt werden. Die U1 darf normalerweise zumindest bis nach dem ersten Stillen aufgeschoben werden.

Eine kinderärztliche Untersuchung ist, solange keine medizinischen Probleme bestehen, direkt nach der Geburt nicht erforderlich.

- Umgang mit dem Neugeborenen

Das Wiegen und Anziehen des Babys hat Zeit und kann später erfolgen. Viele Mütter schätzen die Tatsache, dass sie möglichst lange im Haut-zu-Haut-Kontakt mit ihrem Kind bleiben und es durch ihre eigene Körperwärme umsorgen können.

Ein Neugeborenes hat einen ganz besonderen Geruch an sich und ist auch nicht „schmutzig", denn es kommt aus einem keimfreien Umfeld und wurde monatelang von weichem Fruchtwasser umspült. Ein erstes Babybad muss daher nicht zwangsläufig in der Klinik erfolgen.

Normalerweise reicht es aus, das Baby nach der Geburt vorsichtig abzutupfen und von z.B. Blutresten zu befreien. Der besondere Duft von Neugeborenen bleibt vielen Müttern langfristig in Erinnerung und ist nicht nachzuahmen.

- Stillen

Das erste Anlegen zum Stillen kann, muss aber nicht zwingend im OP stattfinden. Wichtig ist, dass Sie und das Baby dazu bereit sind. Bitten Sie dabei Hebamme, Krankenschwester oder Stillberaterin um Unterstützung.

- Stammzellenentnahme

Eine gewünschte Stammzellenentnahme muss angekündigt werden. Insgesamt erscheint es trotz der noch nicht vollständig untersuchten Wirkungsmöglichkeiten sinnvoll, Stammzellen zu entnehmen, allerdings weniger für den potentiellen (und unwahrscheinlichen) Eigengebrauch, sondern eher als Spende für eine frei zugängliche Stammzellenbank.

- Plazenta / Nabelschnur

Falls der Wunsch besteht, kann man die Plazenta und/oder die Nabelschnur sichern. Nach der OP können Sie diese in Ruhe betrachten und, wenn gewünscht, mit nach Hause nehmen. Es besteht die Möglichkeit, aus der Plazenta bzw. der Nabelschnur Nosoden (homöopathische Mittel) sowie spezielle Erinnerungsstücke (z.B. Nabelschnur-Amulette durch Trocknung) herzustellen.

Im Anschluss an die Geburt

- Unterstützung im frühen Wochenbett

Während der ersten Tage nach einem Kaiserschnitt werden Sie vermutlich relativ viel Unterstützung benötigen – nicht nur beim Aufstehen und der Versorgung des Kindes, sondern auch beim Stillen.

Eine rasche, auf Ihre Verfassung abgestimmte, sanfte Mobilisation ist wichtig für die Regeneration und Sie werden normalerweise in jeder Klinik dazu motiviert.

Wichtig ist jetzt jedoch vor allem, eine Bindung zum Kind aufzubauen und mit dem Stillen zu beginnen. Bitten Sie vor allem beim Anlegen in den ersten Tagen um Hilfe. Sollten Sie sich wegen verabreichter Medikamente über die Stillverträglichkeit der Substanzen im Unklaren sein, befragen Sie Ihren Arzt.

Kliniken mit hohen Standards in der Wochenbett-pflege ermöglichen selbstverständlich auch Müttern, die einen Kaiserschnitt hatten, das 24-Stunden-Rooming-In, also die Möglichkeit, Ihr Kind ständig bei sich zu haben.

• Schmerztherapie

Sie sollten nach dem Kaiserschnitt keine starken Schmerzen erleiden müssen. Es sind genügend still-verträgliche Schmerzmittel verfügbar, sodass Sie sich keine Sorgen um Ihr Baby machen müssen, wenn Sie von Schmerzmitteln Gebrauch machen und stillen.

Durch eine geeignete Schmerzmedikation wird es Ihnen voraussichtlich leichter fallen, aufzustehen und sich um das Baby zu kümmern. So können Sie die ersten Tage mit Ihrem Baby (weitgehend) ohne starke Schmerzen erleben, und auch das Stillen fällt ohne deutliche Wundschmerzen leichter.

Da es gerade mit eingeschränkter Beweglichkeit Ihrerseits und inbesondere bei Kindern nach Kaiserschnitt leichter zu Anlegeproblemen und Stillschwierigkeiten kommen kann, bitten Sie das Personal um Unterstützung beim korrekten Stillen, um wunde Brustwarzen zu vermeiden.

• OP-Bericht und weitere Dokumente

Bitten Sie bei der Entlassung aus dem Krankenhaus – nachdrücklich! – um die Aushändigung eines informativen OP-Berichtes (siehe Seite 138).

Erfolgte der Kaiserschnitt ungeplant nach Geburtsbeginn, kann es z.B. im Hinblick auf weitere Schwangerschaften und Geburten wichtig sein, sich darüber hinaus den Geburtsbericht (Geburtsjournal) aus dem Kreißsaal aushändigen zu lassen.

Eventuell ergibt sich bei Fragen oder Unklarheiten zum Geburtsverlauf bzw. zum Kaiserschnittgrund selbst auch die Möglichkeit, das Gespräch mit der begleitenden Hebamme oder dem zuständigen Kreißsaalarzt zu suchen.

• Hilfe für zu Hause

Nach jeder Geburt – vor allem jedoch nach einem Kaiserschnitt – ist es wichtig, bereits im Rahmen der Geburtsvorbereitung ausreichende Unterstützung im Haushalt und für Erledigungen des Alltags zu organisieren. Insbesondere wenn Sie noch weitere kleine Kinder zu versorgen haben und Ihr Partner lediglich im Rahmen eines Urlaubes für wenige Wochen ständig an Ihrer Seite sein kann, sollte eine zuverlässige Haushaltshilfe für die erste Zeit nach der Operation organisiert werden.

Wenn diese Aufgabe niemand aus der Familie übernehmen kann, bieten die gesetzlichen Krankenversicherer (in Deutschland) die Möglichkeit einer stundenweisen Haushaltshilfe an. Diese muss allerdings vom Arzt verordnet werden.

Die notwendigen Bescheinigungen von der Krankenkasse kann man sich bei einem geplanten Eingriff auch schon vorab zusenden lassen.

• Austausch mit anderen Müttern

Entscheiden Sie sich je nach Gefühlslage, ob Sie den Austausch mit anderen Müttern zum Thema Kaiserschnitt wünschen.

Stillen nach Kaiserschnitt

Das Stillen ist für viele Kaiserschnittmütter besonders wichtig.

Hormonelle und heilende Stillfunktionen

Für die Mutter fördert das Stillen zum einen durch die Ausschüttung des Hormons Oxytocin die raschere Heilung der Gebärmutter. Zum anderen wird durch den innigen Hautkontakt die Beziehung zum Kind (Bonding durch das Stillen) gefestigt.

Das Stillhormon Prolaktin hat darüber hinaus eine antidepressive Wirkung. Bei Frauen, die nach einem Kaiserschnitt traurig über das entgangene Geburtserlebnis sind oder sich nicht als vollwertige Mutter fühlen, kann das Stillen eine heilende Wirkung haben.

* Häufig wird berichtet, Frauen nach einem Kaiserschnitt könnten nicht stillen, hätten zu wenig Milch, einen zu späten Milcheinschuss oder würden Schwierigkeiten damit haben, die Bindung zu ihrem Kind aufzubauen. Doch der Kaiserschnitt an sich ist nur für einen Bruchteil dieser möglichen Probleme verantwortlich.

Erfahren Mütter nach einem Kaiserschnitt durch das Krankenhauspersonal / die Wochenbetthebamme / freiberufliche Stillberaterinnen optimale Unterstützung, können sie ebenso stillen wie Mütter, die „normal" geboren haben.

Auch die Bindung zwischen Mutter und Kind kann durch Begleitung und Betreuung auf der Wochenbettstation entscheidend beeinflusst werden.

Somit haben die Absicht der Mutter, zu stillen, und die Unterstützung durch das Krankenhauspersonal größeren Einfluss auf den Stillerfolg als die Tatsache, dass die Mutter einen Kaiserschnitt hatte (Kearney et al. 1990, Tamminen et al. 1983).

Stillen und Mutter-Kind-Bindung: Förderung nach einer Sectio

Bonding im OP / in den ersten Lebensstunden

Das Neugeborene sollte auch nach einer Kaiserschnittgeburt, wenn keine zwingenden medizinischen Gründe dagegen sprechen, noch im Operationssaal auf Ihre Brust gelegt werden (Bonding im OP). In Deutschland ist dies bisher nur in einigen Kliniken Routine, obwohl dazu seitens des Krankenhauses kaum spezielle Maßnahmen erforderlich sind.

* Erkundigen Sie sich daher rechtzeitig in der Geburtsklinik danach, ob das Bonding im OP angeboten wird, stellen Sie – falls angebliche Hinderungsgründe genannt werden – diese infrage und wechseln Sie unter Umständen sogar die Klinik.

Ist das frühe Bonding aus zwingenden Gründen nicht möglich oder lässt es Ihr gesundheitlicher Zustand nicht zu, so kann das nackte Baby seinem Vater auf die ebenfalls nackte Brust gelegt werden (Erlandsson 2007).

Wenn Sie und das neugeborene Baby gesund sind, sollte es in seinen ersten Lebensstunden ununterbrochen bei Ihnen bleiben dürfen. Die notwendigen Untersuchungen wie z.B. die U1 können auch nahe bei der Mutter durchgeführt werden. Messen und Wiegen haben Zeit und dürfen ruhig etwas später erfolgen, denn die Längen- und Gewichtsmaße eines Neugeborenen ändern sich nicht innerhalb weniger Stunden radikal.

Wie allen anderen Müttern sollte auch Ihnen selbstverständlich das 24-Stunden-Rooming-In ermöglicht werden.

Stillen nach Regionalanästhesie / Vollnarkose

* Wenn Sie Ihr Baby durch einen Kaiserschnitt zur Welt gebracht haben, ist es besonders wichtig, Ihr Kind so schnell wie möglich nach der Geburt zu sich zu nehmen, mit ihm zu kuscheln und es zu stillen, um Ihre Milchbildung anzuregen.

Hatten Sie eine Spinal- oder Periduralanästhesie, können Sie Ihr Baby, sobald Sie sich dazu in der Lage fühlen, an die Brust legen.

Nach einer Vollnarkose kann das Baby gestillt werden, sobald Sie wach, aufmerksam und orientiert sind und nicht wieder einschlafen. Dann ist die Konzentration des Narkosemittels im Blut und damit auch in der Milch so weit abgefallen, dass Ihr Baby keinen Schaden nehmen kann.

Gewinnen von Kolostrum

Sind Sie nach der Geburt längere Zeit von Ihrem Baby getrennt, können Sie einige Zeit nach der Geburt damit beginnen, Kolostrum aus der Brust per Hand zu gewinnen. Das Abpumpen von Kolostrum ist nach Möglichkeit zu vermeiden, weil die geringen Kolostrummengen an den Wänden des Pumpgefäßes hängen bleiben und so kaum dem Baby zur Verfügung gestellt werden können. Besser ist es, die Milch über einem kleinen Becherchen oder einem Löffel mit der Hand auszudrücken. Es sind ja anfangs nur wenige Milliliter.

Diese erste und besonders nahrhafte Milch (Kolostrum) kann das Neugeborene mit einem Löffel oder einer Pipette gefüttert bekommen.

Stillpositionen für Kaiserschnittmütter

Nach einem Kaiserschnitt benötigen Sie beim Anlegen Ihres Babys etwas mehr Hilfe, denn Sie werden durch Infusionen, Blasenkatheter und die Wundschmerzen in Ihrer Beweglichkeit eingeschränkt sein.

Es gibt Stillpositionen, die besonders für Kaiserschnittmütter geeignet sind. Bitten Sie die Hebamme/Krankenschwester/Stillberaterin aktiv um Unterstützung! Vor allem ist es wichtig, dass Sie gut abgestützt liegen und die eben erst verschlossene Bauchwunde sorgsam abgedeckt bzw. aufgepolstert wird, damit die Füße oder der Körper des Babys nicht direkt darauf strampeln oder drücken können.

Besonders dann, wenn Sie sich noch nicht aufrichten können, ist die liegende Stillposition geeignet. Können Sie bereits wieder sitzen, sind Wiege- oder Rückgriff eine gute Möglichkeit zum schonenden Stillen. Um die Narbe zu entlasten, können Sie Ihre Beine etwas aufstellen und ggf. mit einer Knierolle unterstützen. Auch die Füße können dazu mit entsprechenden Kissen abgestützt werden.

Förderung der Milchmenge und Stillzeichen

Nach einem Kaiserschnitt ist es besonders wichtig, nach Bedarf zu stillen, damit die Milchbildung gut in Gang kommt. Es gilt: keine Einschränkung der Stilldauer und Häufigkeit.

Das Baby kann bereits bei den ersten Stillzeichen angelegt werden. Diese sind z.B. Unruhe, das Lecken der Lippen, Schmatzen, Saugbewegungen, das Hin- und Herdrehen des Köpfchens, als würde es etwas suchen, und das Zum-Mund-Führen der Händchen.

Weinen ist ein spätes Zeichen für Hunger, und oftmals ist es schwierig, ein weinendes Kind gut an die Brust zu bekommen.

Scheuen Sie sich nicht davor, vor allem in den ersten Tagen nach einem Kaiserschnitt um Hilfe beim Anlegen zu bitten.

Schmerzmittel und Stillen

Es gibt genügend Schmerzmittel, die stillverträglich sind. Fragen Sie das Fachpersonal gezielt danach.

Schmerzen zu ertragen kann den Stillerfolg ungünstig beeinflussen, denn durch Schmerzimpulse wird gleichzeitig die Ausschüttung der Stillhormone unterdrückt: Das heißt, dass die Milch nicht gut fließt.

* In einer Studie wurde gezeigt, dass jene Mütter, die nach geburtshilflichen Bauchoperationen eine adäquate Schmerzbekämpfung erhielten, mehr Milch hatten und ihre Kinder besser zunahmen (Hirose et al. 1996). Heldenhaftes Ertragen von Schmerzen ist zumindest für die Milchmenge kontraproduktiv.

Stillen von schläfrigen Neugeborenen

Nach einem Kaiserschnitt sind Babys manchmal schläfriger als nach einer vaginalen Geburt. Dies hängt nicht zuletzt mit der Anästhesie während der operativen Geburt zusammen.

Deshalb können Sie Ihr Neugeborenes tagsüber, wenn es nicht von selbst aufwacht, ungefähr alle zwei bis drei Stunden aufwecken und zum Stillen anlegen. Dies ist nicht nur für die mütterliche Milchbildung wichtig, sondern auch zur Anregung der Mekonium-Ausscheidung („Kindspech", erster, fast schwarzer Stuhl des Neugeborenen).

Ein Baby aus dem Tiefschlaf zu wecken, ist fast unmöglich. Günstiger ist es, das Baby dann aufzuwecken, wenn es sich im Schlaf ein bisschen bewegt oder schmatzt.

Sehr schläfrige Babys wachen leichter auf, wenn sie nackt oder nur mit einer Windel bekleidet auf Mamas Bauch kuscheln dürfen. So manch schläfriges Baby hat schon Lust zum Stillen bekommen, wenn es ein paar Tröpfchen (durch Mamas von Hand gewonnenes) Kolostrum von seinen Lippen geleckt hat.

Schnuller, Sauger, Saugverwirrung

Erhält ein Baby bereits frühzeitig einen Schnuller oder künstlichen Sauger (Flaschenfütterung), können in der Folge Saug- und Anlegeprobleme auftreten.

Im Unterschied zur Brust sind künstliche Sauger härter und erfordern eine andere Saug- und Trinktechnik. Manche Babys reagieren darauf mit einer Saugverwirrung.

Beim Gebrauch von Schnullern besteht außerdem die Möglichkeit, dass Sie die Stillzeichen Ihres Kindes übersehen und somit Mahlzeiten überspringen. Dadurch kann es in den ersten Tagen zu einer übermäßigen Gewichtsabnahme des Babys in Kombination mit mangelhafter Stimulation Ihrer Brust kommen.

Zufüttern von Muttermilch-Ersatznahrung

Normalerweise benötigen gesunde und reif geborene Kinder – auch solche, die durch Kaiserschnitt zur Welt gekommen sind – in den ersten Lebenstagen keine Zufütterung von Muttermilch-Ersatznahrung, es sei denn, aus medizinischen Gründen.

Auch bei Kindern, die zu früh oder mit Komplikationen auf die Welt kamen, muss nicht routinemäßig zugefüttert werden. Hier kann gemeinsam mit dem Kinderarzt individuell entschieden werden, ob das Baby zusätzliche Nahrung erhalten sollte.

Trennung von Mutter und Kind

* Ihr Kind wurde von Ihnen getrennt oder soll von Ihnen getrennt untergebracht werden? Hinterfragen Sie kritisch, ob eine Trennung von Ihrem Kind wirklich unumgänglich ist oder vielleicht nur aus Vorsicht geschieht.

Wenn Sie sich zu schwach für Diskussionen dieser Art fühlen oder noch nicht mobil genug sind, bitten Sie eine Vertrauensperson (Partner, Hebamme, Freundin), sich für Sie einzusetzen. Er/sie kann Sie auch im Rollstuhl zu Ihrem Kind führen.

Liegt Ihr Baby nach der Geburt auf der Frühgeborenenstation oder neonatologischen Intensivstation, so sollten Sie so bald wie möglich die Gelegenheit bekommen, Ihr Kind zu sehen und Hautkontakt zu haben.

Es ist ideal, wenn Sie spätestens sechs Stunden nach der Geburt damit beginnen, Kolostrum aus der Brust mit der Hand zu gewinnen, welches Ihrem Kind so bald wie möglich angeboten werden sollte.

Auch eine kurzfristigere Trennung von Ihrem Kind sollten Sie nach Möglichkeit vermeiden. In manchen Kliniken werden Kinder von Kaiserschnittmüttern routinemäßig mindestens nachts im Kinderzimmer untergebracht, weil „Sie sich ja alleine nicht bewegen und das Kind im Notfall nicht versorgen können".

Doch gibt es in Deutschland viele Kliniken, in denen Kaiserschnittmüttern das 24-Stunden-Rooming-In ermöglicht wird. Dies zeigt, dass es grundsätzlich möglich ist, Mutter und Kind gemeinsam zu versorgen.

Der Bonding-Prozess

Besonders nach notfallmäßigen Kaiserschnitten oder wenn es dem Baby nach der Geburt schlecht geht, kommt es häufig zu einer Trennung von Mutter und Kind. Die Bindung einer Mutter zu ihrem Kind ist jedoch ein langsamer Prozess, der schon in der Schwangerschaft beginnt und nach der Geburt fortgesetzt wird.

✱ Es gibt für das Bonding kein enges Zeitfenster. Deshalb ist es durchaus möglich, diesen ersten, innigen Moment auch zu einem späteren Zeitpunkt, wenn Mutter und Baby dazu in der Lage sind, nacherleben zu können. Dies ist insbesondere dann empfehlenswert, wenn die Geburt sehr traumatisch verlief, nach Kaiserschnittgeburten, bei denen es zur Trennung von Mutter und Kind kam, oder wenn die Mutter selbst spürt, dass sie sich mit ihrem Kind noch nicht richtig verbunden fühlt.

Auch wenn das Baby nicht ausreichend saugt, es die Brust verweigert, wenn es viel weint, unruhig ist, seine Bilirubinwerte stark erhöht sind, wenn es sehr schläfrig ist oder wenn es mit einer Behinderung geboren wurde, kann das ausgiebige nackte Kuscheln mit dem Baby sehr hilfreich sein.

Das erneute Bonding kann in ungestörter Atmosphäre, in einem ruhigen, warmen Raum stattfinden. Zuvor sollten mögliche Störfaktoren beseitigt werden: Sie sollten das Handy ausschalten, noch einmal auf die Toilette gehen und ein Glas Wasser für sich bereitstellen (lassen).

Dann können Sie sich das Baby nackt oder nur mit einer Windel bekleidet auf Ihre bloße Brust oder den Bauch legen (lassen). Sie können sich dabei in den ersten Minuten durch eine Hebamme, Stillberaterin oder Krankenschwester begleiten lassen, denn es kann passieren, dass das Baby beginnt, heftig zu weinen. Darauf sollten Sie vorbereitet sein.

Normalerweise geschehen dann ganz ähnliche Abläufe wie nach einer natürlichen Geburt: Das Baby schiebt sich, indem es sich mit den Füßen vom Bauch der Mutter abstößt, vorwärts, hebt leicht das Köpfchen und sucht mit drehenden Kopfbewegungen Ihre Brust, um dann daraus zu trinken. Sie und alle beteiligten Personen sollten in dieser Situation unbegrenzt Zeit füreinander haben.

Durch die Erneuerung des Bondings kann das Neugeborene in Ruhe ankommen, und Sie erhalten die Gelegenheit, die erste Zeit mit dem Baby nachzuholen.

✱ Das Kuscheln mit dem Baby können Sie so oft wiederholen, wie Sie möchten. Es gibt hier keine Regeln und kein „Zuviel". Die Erfahrung zeigt, dass Mütter nach dem erneuernden Bonding in der Regel selbstständiger im Umgang mit dem Baby sind, sich selbstbewusster fühlen und die Signale des Kindes besser erkennen und deuten können.

Narbe, Stillfragen, Entlassung aus der Klinik

Es ist nach einem Kaiserschnitt besonders wichtig, dass Sie nach der Entlassung aus dem Krankenhaus gut versorgt sind.

Noch während Sie sich im Krankenhaus aufhalten, sollte sichergestellt sein, dass neben der Kaiserschnittnarbe auch das Gewicht des Kindes kontrolliert wird.

Wenn es Probleme beim Stillen gibt oder das Kind mehr als 7 Prozent seines Geburtsgewichtes verloren hat, sollte eine stillerfahrene Krankenschwester oder Still- und Laktationsberaterin hinzugezogen werden.

Es sollte abgeklärt werden, ob ein Problem vorliegt, bzw. was der Grund dafür sein könnte, dass das Baby an Gewicht verliert.

* Ein Gewichtsverlust von bis zu 10 Prozent seines Geburtsgewichtes ist zwar erlaubt, ohne dass zugefüttert werden muss, aber bei Schwierigkeiten ist es sinnvoll, rechtzeitig Hilfe zuzulassen, um noch genügend Zeit zu haben, stillfördernd tätig zu werden.

Sie sollten bereits frühzeitig wissen, wer später Ihre Ansprechpartner bei auftretenden Fragen sind. Ideal ist es, wenn eine Haushaltshilfe Ihnen in der ersten Zeit nach der Geburt die Hausarbeit abnimmt, damit Sie sich weitgehend ungestresst um das neugeborene Kind kümmern können und somit auch für ausreichend Essen und Schlafzeit der Mutter gesorgt ist.

Zusammenfassung

Nach einem Kaiserschnitt kommt es häufiger als nach vaginalen Geburten zu einer längeren Trennung von Mutter und Kind. Das erste Anlegen und das Bonding erfolgen daher oft verspätet, und Neugeborene werden seltener angelegt. Außerdem setzen sich viele Mütter intensiv mit ihrem Kaiserschnitt auseinander und trauern um das Geburtserlebnis.

Wird nach einem Kaiserschnitt der frühe und direkte Hautkontakt ermöglicht und die Mutter erhält ausreichende Unterstützung beim Anlegen und Stillen des Kindes, so treten Stillprobleme nicht wesentlich häufiger auf als bei Müttern, die vaginal geboren haben.

Vielen Frauen hilft zudem ein Gespräch mit der Hebamme, um den Kaiserschnitt besser verarbeiten zu können.

Nicht der Kaiserschnitt, sondern in erster Linie die Begleitumstände sind dafür verantwortlich, wenn Stillprobleme und Bindungsschwierigkeiten bei Kaiserschnittmüttern häufiger auftreten als bei normal Gebärenden.

Platz für Gedanken:

Platz für Gedanken:

Meine Wunschgeburt

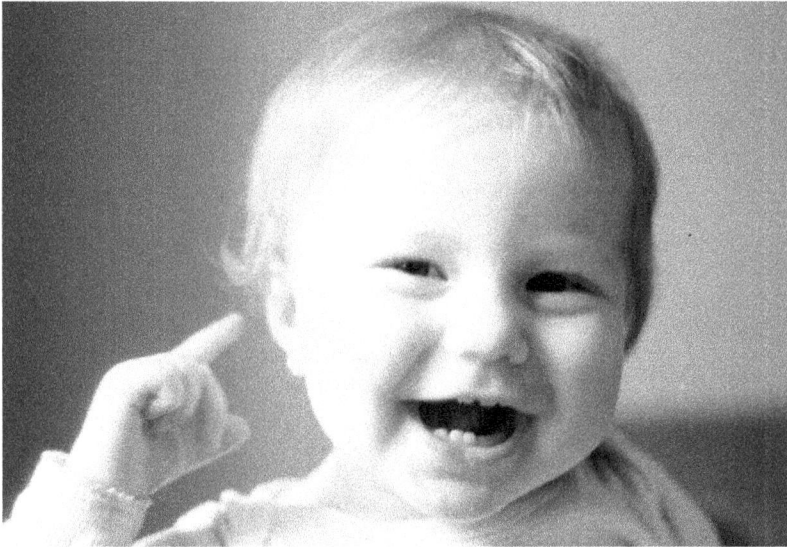

Wissenswert: Gastbeiträge
zur Geburts-Thematik

Einführung

Im folgenden Kapitel kommen ExpertInnen zu Wort, deren beruflicher Schwerpunkt unter anderem in der Begleitung und Betreuung von Geburten nach Kaiserschnitt liegt.

Die hier vorgestellten Ansichten und Wege spiegeln einen Ausschnitt der unterschiedlichen Vorgehensweisen in der Praxis wider. Sie decken sich inhaltlich nicht in allen Punkten mit der Meinung der Autorinnen dieses Buches.

! So möchten wir hier nochmals darauf hinweisen, dass wir Buch-Autorinnen ausdrücklich vor wie auch immer gearteten Einleitungsversuchen im Zustand nach Kaiserschnitt(en) warnen. Für den Inhalt der Gastbeiträge sind ausschließlich die jeweiligen GastautorInnen verantwortlich, die ihre Texte in der hier abgedruckten Form freigegeben haben.

Wenn Sie Rückfragen zu den einzelnen Texten haben, wenden Sie sich bitte direkt an den/die entsprechende(n) GastautorIn.

Wir danken allen GastautorInnen sehr herzlich für die Unterstützung, die sie unserem Projekt haben zuteilwerden lassen.

Natürliche Geburt nach Kaiserschnitt: Ein Risiko?

Christel Weiß, Mannheim

Schwangere Frauen haben verständlicherweise ein großes Interesse zu erfahren, wie hoch ihr persönliches Risiko ist, dass bei der bevorstehenden Geburt eine Komplikation eintritt, die ihre eigene Gesundheit oder die Gesundheit ihres Kindes beeinträchtigen könnte. Dies betrifft insbesondere Frauen, die nach einem oder mehreren Kaiserschnitten den Wunsch haben, auf natürlichem Wege zu gebären.

In den vergangenen Jahren wurden zahlreiche wissenschaftliche Studien durchgeführt mit dem Ziel, Ursachen für Geburtskomplikationen ausfindig zu machen und die damit verbundenen Risiken zu quantifizieren. Einerseits sind derlei Studien sowohl für die betreffenden Frauen als auch für die behandelnden Ärzte und Hebammen sehr informativ: Basierend auf den gewonnenen Erkenntnissen lassen sich Vorsorgemaßnahmen treffen, die dazu beitragen, Risiken zu minimieren. Außerdem helfen sie, eine Entscheidung für oder gegen eine bestimmte Maßnahme (z.B. für oder gegen einen Kaiserschnitt) zu treffen.

Andererseits tragen die Ergebnisse dieser Studien und deren Darstellung häufig zu Verunsicherungen bei: Begriffe wie „erhöhtes Risiko" oder „Gefahr" verbunden mit unsachgemäßen Zahlenspielchen sind Angst einflößend und daher wenig geeignet, Risiken objektiv einzuschätzen. Sie verleiten mitunter zu der irrigen Annahme, dass bei einer Frau, die einer bestimmten Risikogruppe angehört, fast zwangsläufig eine Komplikation auftritt, und suggerieren, dass man durch geschicktes Intervenieren diese Komplikation in jedem Fall verhindern kann. So einfach sind die Dinge jedoch nicht! Um dies zu verstehen lohnt es sich, die genannten Begriffe näher zu betrachten.

Ein **Risiko** bezeichnet in der klinischen Forschung die Wahrscheinlichkeit für das Eintreten eines unerwünschten Ereignisses wie beispielsweise einer Krankheit oder des Todes eines Patienten. Diese speziellen Risiken bezeichnet man als Inzidenz bzw. Mortalität. Im statistischen Sinne ist ein Risiko also eine nackte Zahl, die in der Regel in Prozent oder Promillen angegeben wird. Ein **Risikofaktor** (auch Gefährdungsfaktor genannt) ist ein Merkmal, das mit einem erhöhten Risiko assoziiert ist. Somit stellt ein Risikofaktor immer eine Ursache für eine Erkrankung dar. Personen, die mit einem Risikofaktor behaftet sind, nennt man exponiert. Diese abstrakten Begriffe sollen nun an einem konkreten Beispiel veranschaulicht werden:

Forscher der Universität Leiden in den Niederlanden haben in einer aufwändigen Studie, an der mehr als 370.000 schwangere Frauen teilgenommen haben, das Risiko für eine Uterusruptur untersucht[1]. Ein wichtiger Risikofaktor ist hierbei ein vorangegangener Kaiserschnitt bei einer früheren Geburt. Das Ergebnis dieser Studie: Von den exponierten Frauen erleidet eine von 198 eine Uterusruptur; bei den nicht exponierten Frauen ist es nur eine von 12.500. Die Risiken betragen demnach 0,505% bzw. 0,008%. Anders formuliert: Die Wahrscheinlichkeiten, dass keine Uterusruptur auftritt, liegen bei 99,495 % (für exponierte Frauen) bzw. bei 99,992% (für nicht exponierte Frauen).

Wenn man sich diese Zahlen nüchtern betrachtet, sieht man sofort: Das Risiko für eine Uterusruptur ist minimal. Auch für Frauen mit vorangegangenem Kaiserschnitt besteht kein Anlass, in Panik zu geraten!

Man kann diese Zahlen jedoch auch anders darstellen, etwa so: Bei Frauen mit vorangegangenem Kaiserschnitt ist das Risiko etwa 63-mal so hoch wie bei Frauen, die keinen Kaiserschnitt hatten. Das hört sich imponierend an! Dieses relative Risiko ist zwar formal korrekt ($0,505 : 0,008 \approx 63$), verschleiert aber die Tatsache, dass die Risiken generell extrem gering sind. Man kann auch folgendermaßen argumentieren: Das dem Risikofaktor „Kaiserschnitt" zuschreibbare Risiko beträgt (bezogen auf das Gesamtrisiko) 98%! Was bedeutet das? Das Gesamtrisiko für eine exponierte Frau in Höhe von 0,505% setzt sich additiv zusammen aus einem Anteil von 0,497% (der auf den Risikofaktor „Kaiserschnitt" zurückzuführen ist und etwa 98% des Gesamtrisikos ausmacht) und einem Anteil von 0,008% (der durch andere Ursachen bedingt ist). Mit anderen Worten: Wenn bei einer Frau mit vorangegangenem Kaiserschnitt eine Uterusruptur auftritt, dann ist dies zu 98% diesem Risikofaktor zuzuschreiben. Die Prozentangabe 98% ist nicht unbedingt einfach zu interpretieren, wirkt aber – wenn man nicht nachvollziehen kann, wie sie zustande kommt – sehr einschüchternd. Sie sagt jedenfalls nichts darüber aus, wie hoch das Risiko tatsächlich ist.

Welche Schlussfolgerungen lassen sich aus diesen Überlegungen ziehen?

- Das Risiko einer Uterusruptur ist generell gering. Von relativen Risiken sollte man sich nicht in die Irre führen lassen. In beiden Gruppen (exponierte und nicht exponierte Frauen) erleiden mehr als 99% keine Uterusruptur.
- Andererseits gilt: Theoretisch kann bei jeder Frau diese Komplikation eintreten. Auch nicht exponierte Frauen haben ein Risiko!
- Wenn eine Komplikation eintritt, trifft es die Mutter oder das Kind zu 100%! Wahrscheinlichkeiten gelten immer nur für eine Gruppe, niemals für den Einzelfall.
- Selbst wenn alle denkbaren Vorkehrungen getroffen werden – es gibt keine 100%ige Sicherheit!

Jede Geburt ist einzigartig. Sie ist von zahlreichen Faktoren abhängig. Deren Zusammenwirken ist derart komplex, dass eine präzise Vorhersage bezüglich des Geburtsverlaufs unmöglich ist. Epidemiologische Studien sind für den Fortschritt in der Geburtshilfe unerlässlich und haben zweifelsohne immens viel dazu beigetragen, Müttern und ihren Kindern das Leben zu erhalten bzw. zu schenken. Ein Pionier auf diesem Gebiet war der ungarische Gynäkologe Philipp Ignaz Semmelweis, der um die Mitte des 19. Jahrhunderts nachweisen konnte, dass das damals häufig auftretende Kindbettfieber auf mangelnde Hygiene zurückzuführen war. Durch seine Untersuchungen (und statistischen Analysen) hat er sehr vielen Müttern das Leben gerettet. Es wäre aber sehr schade und würde mit Sicherheit nicht dem Fortschritt dienen, wenn eine Geburt nur noch unter dem Aspekt von potentiellen Gefährdungsfaktoren gesehen würde, die Angst vor Komplikationen im Vordergrund stünde und dabei das „Wunder der Geburt" in den Hintergrund treten würde.

Die Gastautorin: PD Dr. Christel Weiß, Dipl.-Math., leitet die Abteilung für Biomathematik und Epidemiologie am Universitätsklinikum Mannheim, Medizinische Fakultät der Universität Heidelberg. Sie ist Autorin verschiedener Fachbücher, die im Springer-Verlag und Thieme-Verlag erschienen sind, und Mutter von zwei Töchtern.

Kontakt: christel.weiss@medma.uni-heidelberg.de

Literatur

1   Zwart JJ, Richters JM, Ory F, de Vries JI, Bloemenkamp WK, van Roosmalen J: Uterine rupture in The Netherlands: a nationwide population-based cohort study. BJOG 2009; 116(8): 1069-78.

Die Filderklinik – anthroposophische Begleitung nach Kaiserschnitt

Sabine Braun, Filderstadt

Am Gemeinschaftskrankenhaus Filderklinik arbeiten wir seit Gründung der geburtshilflichen Abteilung vor mehr als 30 Jahren in dem Bestreben, werdende Familien auf der Grundlage des anthroposophischen Menschenbildes zu begleiten. Hier soll täglich neu, trotz des großen sozialen Gefüges im Sinne des Krankenhausbetriebes, für Eltern und Kind ein Ort geschaffen werden, wo Hebammen und Ärzte als geburtshilfliches Team den sich anvertrauenden Menschen ermöglichen, einen ihnen gemäßen Weg zur Geburt ihres Kindes zu beschreiten.

Unsere sowohl menschliche als auch medizinische Begleitung orientiert sich an den persönlichen Möglichkeiten und Bedürfnissen von Mutter, Kind und Vater. Durch die Begegnung und das Gespräch aller Beteiligten, das Einbeziehen von biographischen und anamnestischen Gegebenheiten sowie bewusste Wachheit und Offenheit für die Entwicklungen des Moments und Verlaufs entsteht somit jeweils ein individueller Geburtsweg. Dieser individuelle, „natürliche" Geburtsweg kann auf schönste Weise ganz eigenständig und ohne medizinische Intervention verlaufen, er kann aber auch verschiedener Unterstützungen bis hin zum Abnehmen der eigenen Dynamik zur Erhaltung der Gesundheit von Mutter und Kind bedürfen. In diesem Fall ist auch der Kaiserschnitt eine „gute", weil für diese Mutter und ihr Kind richtige Geburt.

Bereits während seiner Geburt erlebt dieses Kind ein urmenschliches und urirdisches Prinzip: an die eigenen Grenzen der Kräfte und Fähigkeiten stoßend menschliche Hilfe zu erfahren, und nicht „steckenzubleiben".

Eine Geburtshilfe, die so wenig wie möglich, aber so präsent und präzise wie nötig eingreifend ist, braucht den menschlichen Beistand. Soviel Unterstützung äußerer Art wir heute durch die mannigfachen Untersuchungsmöglichkeiten der Medizintechnik auch haben, die konstruktive Zusammenarbeit der beteiligten Geburtshelfer (Mutter, Vater, Hebamme, Arzt) zum Wohle von Mutter und Kind ist und bleibt unersetzlich. Diesem fruchtbaren Zusammenklingen der verschiedenen Kompetenzen unter sinnvoller Einbeziehung der Geburtsmedizin widmen wir unsere Auf-

merksamkeit. Im Jahr 2008 haben wir in der Filderklinik 1.542 Geburten begleitet, insgesamt 103 Kinder kamen als Geschwisterkinder nach mindestens einer vorangegangenen Kaiserschnittgeburt zur Welt. Davon waren:

- vaginale Geburt nach Sectio: 55
- vaginale Geburt nach 2x Sectio: 2
- vaginale Geburt nach 3x Sectio: 1
- sekundäre Re-Sectio: 21
- sekundäre Re-Re-Sectio: 2
- sekundäre Re-Re-Re-Sectio: 0
- primäre Re-Sectio: 11
- primäre Re-Re-Sectio: 9
- primäre Re-Re-Re-Sectio: 2

Wichtig für uns ist es, diese geburtshilfliche Besonderheit ernst zu nehmen. Deshalb führen wir im Hinblick auf die kommende Geburt mit den Eltern in den letzten Wochen der Schwangerschaft ein Vorgespräch. Hier haben Wünsche und Bedürfnisse der Eltern, diagnostische Untersuchungen sowie Informationen über Möglichkeiten, aber auch Risiken und Grenzen ihren Raum. Dieses Gespräch außerhalb einer beginnenden Geburtssituation zu führen, erleben wir als sehr positiv und unterstützend für einen guten Geburtsverlauf.

Jede Geburt erleben wir als einzigartig und mit neuen Möglichkeiten in der Beziehung zwischen Mutter und Kind behaftet. Dies anerkennend können wir in dem Gespräch mit den Eltern nur schwerlich „harte" Fakten in Bezug auf die Wahrscheinlichkeit des Gelingens einer vaginalen Geburt nach Kaiserschnitt heranziehen.

In jedem Fall positiv für eine nachfolgende vaginale Geburt sind unserer Erfahrung nach:

- sekundärer Kaiserschnitt mit teilweiser oder sogar kompletter Muttermundseröffnung,
- kindliche Indikation zum Kaiserschnitt,
- vaginale Geburt vor oder nach dem Kaiserschnitt in der Anamnese,
- eine starke Motivation der werdenden Eltern zur vaginalen Geburt,
- ein erfahrenes und aufgeschlossenes geburtshilfliches Team sowie der zweckmäßige Einsatz der gängigen geburtsmedizinischen Verfahren.

Ausschlusskriterien für eine vaginale Geburt sind an unserer Klinik

- die gegenteilige Entscheidung der Eltern,
- das Vorliegen der Plazenta vor dem Muttermund,
- Besonderheiten in der Schnittführung an der Gebärmutter bei vorangegangenem Kaiserschnitt bzw. anderen Operationen an der Gebärmutter,
- vorangegangene Uterusruptur
- sowie ein sonographisch diagnostiziertes deutlich dünn ausgezogenes unteres Uterinsegment.

Das Vorausgehen von zwei oder drei Kaiserschnitten verringert unter Umständen die Chance auf das Gelingen einer vaginalen Geburt, schließt diese aber nicht primär aus und wird von uns auf Wunsch der Eltern unterstützt. In diesem Fall gilt es, eine besonders dichte Verlaufsbegleitung unter den Kriterien jeder vaginalen Geburt nach Kaiserschnitt zu gewährleisten.

Fällt die Entscheidung mit den Eltern aus der individuellen Vorgeschichte für einen primären Kaiserschnitt, vereinbaren wir nach Möglichkeit keinen „Geburtstermin", sondern erwarten auch in dieser Situation gern den natürlichen Geburtsbeginn, um dem Kind zu so viel Eigenständigkeit wie möglich zu verhelfen.

Für eine angestrebte vaginale Geburt nach Kaiserschnitt(en) ist ein wesentlicher positiver Faktor der spontane Geburtsbeginn. Deshalb begleiten wir auch diese werdenden Familien über engmaschige Untersuchungen bis zu 2 Wochen über den errechneten Geburtstermin. Hier können im Verlauf jederzeit Signale von Mutter und/oder Kind dazu führen, dass unser abwartendes Verhalten in Aktivität übergeht, aber die meisten Geburten finden in dieser Zeit ihren natürlichen Anfang.

Sowohl zur Geburtseinleitung als auch Geburtsunterstützung kommen medikamentös auch nach vorangegangenem Kaiserschnitt Oxytocin als auch Dinoproston (Minprostin) zum Einsatz. Zeitpunkt, Häufigkeit, Dosierung und Dauer dieser Anwendungen sind sensibel auf den Verlauf abzustimmen.

Die Anwendung von Medikamenten zur Schmerzerleichterung, ebenso das Verfahren der Periduralanästhesie, kommt wie bei jeder Geburt nach Bedarf zum Einsatz.

In der Überwachung des Geburtsverlaufes kommen

- dem Befinden der Frau,
- dem Auftreten von wehenunabhängigen Schmerzsensationen,
- dem kontinuierlichen Geburtsfortschritt (keine frustrane Wehentätigkeit),
- der Vitalitätskontrolle des Kindes
- sowie der Beobachtung der Wehendynamik und Kontraktilität der Gebärmutter besondere Aufmerksamkeit zu.

Wie jede Geburt, kann auch eine Geburt nach vorangegangenem Kaiserschnitt an nicht vorherzusehende Grenzen stoßen, die medizinisches Handeln (evtl. auch einen wiederholten Kaiserschnitt) notwendig machen. Diese Grenzen können aber auch in dem vorangegangenen Kaiserschnitt begründet liegen. Solche Komplikationen sind glücklicherweise selten, in ihrem Auftreten aber immer schwerwiegend für Mutter und Kind. In den seltenen Fällen, wo sich eine Ruptur der Gebärmutter ankündigt oder Blutungskomplikationen im Zusammenhang mit Plazentahaftungs- bzw. Plazentalösungsstörungen auftreten, ist sofortige medizinische Intervention erforderlich. Insgesamt bejahen wir aus jahrzehntelanger geburtshilflicher Erfahrung heraus die Begleitung vaginaler Geburten nach Kaiserschnitt und gehen gern mit den werdenden Familien auch diesen manchmal beschwerlicheren Weg, der besonders für die betroffenen Frauen oft etwas heilsam Gesundendes in sich bergen kann.

Wir sehen aber andererseits unsere vordergründige Verpflichtung als Geburtshelfer darin, in sorgsamer Arbeit und zurückhaltender Indikationsstellung so oft wie nötig, aber auch so selten wie möglich einen ersten Kaiserschnitt zu veranlassen. So wie eine oben beschriebene „gute" Geburt (das kann auch ein Kaiserschnitt sein) für Kind und Mutter etwas Tragendes und Stärkendes für das weitere Leben haben wird, bleibt jeder Kaiserschnitt mit der Lebensgeschichte dieser beiden unauslöschbar verbunden und hat Einfluss auf die weitere Entwicklung dieser beiden Menschen.

Die Gastautorin: Sabine Braun, Hebamme, freiberufliche Tätigkeit und Mitarbeit in der Filderklinik seit 1992; Leitende Hebamme in der Filderklinik seit 2006, Mutter von 3 Kindern.

Kontakt: sabine@hebamme-braun.de

Die Sectiorate senken:
Kein Ding der Unmöglichkeit!

Barbara Filsinger, Ludwigshafen

Um an dieses Thema heranzugehen, muss ich als Geburtshelfer zunächst einmal folgende Fragen für mich selbst beantworten:

• Weshalb möchte ich die Sectiorate senken?

Für die Frau, den Partner, das Kind, für nachfolgende Kinder, für unser Kreißsaalteam, die Hebammen, Ärzte, für mich, für die Klinik?

Aus medizinischen Erwägungen, aus emotionalen Gründen, aus Marketingaspekten?

• Von welcher aktuellen Rate gehe ich aus?

Wie hoch wird der Anteil in diesem Jahr wieder steigen, wie hoch ist die Rate in vergleichbaren Kliniken (Perinatalzentrum Level I)?

• Auf welche sinnvolle Rate möchte ich senken?

Wie allgemeingültig ist die Rate nach WHO von 15%? Kenne ich die Sectiorate in den unterschiedlichen Indikationsgruppen (z.B. Klassifikation nach Robson), gibt es hierfür sinnvolle „Zielraten"?

Nur wenn diese Fragen geklärt sind, ist es möglich, sich an die Umsetzung zu wagen. Denn die Senkung der Kaiserschnittrate darf nicht zum Selbstzweck werden, nach dem Motto: je niedriger die Zahl der Kaiserschnitte, desto besser, frauen- oder familienfreundlicher ist die geburtshilfliche Arbeit.

Auch ist die Einstellung zu diesen Fragen kein Status quo, der einen das ganze berufliche Leben begleitet, sondern abhängig von vielen Faktoren. Natürlich stehen an erster Stelle medizinische Entwicklungen, wie z.B. die Senkung der Sectiomortalität und Sectiomorbidität.

Aber auch gesellschaftliche Einflüsse und, ganz wesentlich, die individuelle Biographie mit den eigenen Erfahrungen von Schwangerschaft und Geburt spielen eine wesentliche Rolle bei der Einschätzung der „richtigen" Sectiorate. Sich dies immer wieder bewusst zu machen, ist eine ebenso wichtige Aufgabe eines jeden an einer Geburt Beteiligten, wie die Kenntnis der aktuellen medizinischen Forschungsergebnisse und die daraus resultierenden Leitlinien.

Da die Fragen, die sich stellen, so vielschichtig sind, ist es nicht verwunderlich, dass das Thema Kaiserschnitt polarisiert: Hebammen gegen Ärzte, Gynäkologen gegen Neonatologen, Geburtshelfer gegen Juristen, weibliche Geburtshelferinnen gegen männliche, niedergelassene Gynäkologen gegen Klinikärzte, Geburtshelfer mit langjähriger Berufserfahrung gegen Berufsanfänger, Geburtshelfer mit der eigenen Erfahrung einer komplikationslosen Spontangeburt gegen Geburtshelfer mit dem eigenen Erleben von Geburtskomplikationen.

Dabei geraten die werdenden Eltern oft zwischen die Fronten. Sie spüren, dass die Fachpersonen, die sie vor und während der Geburt betreuen, unterschiedlicher Meinung sind. Dies ist in einer Situation, in der Vertrauen und Zuversicht in die natürlichen Abläufe des Körpers enorm wichtig sind, fatal und verstärkt die Unsicherheit der werdenden Eltern.

Deshalb ist eine gute Gesprächskultur zwischen den betreuenden Berufsgruppen wichtig. Wir müssen lernen, unterschiedliche Meinungen ohne die Anwesenheit der werdenden Eltern fachlich zu diskutieren, damit wir dann gemeinsam die Eltern in ihrer Entscheidung stärken und begleiten können.

Damit sich werdende Mütter auf die Geburt ihres Kindes vorbereiten können, sind meiner Meinung nach einige Voraussetzungen in der Betreuung wichtig.

Das fängt bereits beim niedergelassenen Gynäkologen an. Schon in der frühen Schwangerschaft, idealerweise ab der 20. Schwangerschaftswoche, sollte er die Schwangere aktiv zu ihren Vorstellungen hinsichtlich der Geburt ansprechen. Oft erlebe ich, dass sich die werdenden Mütter scheuen, ihre Ängste und Sorgen vorzubringen, und dann kurz vor dem errechneten Entbindungstermin der Kaiserschnitt als der einzige Ausweg scheint. Gerade bei Frauen, die sehr ambivalent bezüglich des Geburtsmodus sind, bleibt aber bei einem Gespräch in der Frühschwangerschaft noch genügend Zeit, um zu informieren, zu beraten und zu stärken.

Diese Aufgabe nimmt auch die Hebamme durch die Geburtsvorbereitung wahr. Durch die Information über die Abläufe unter der Geburt sowie das Erlernen von Bewältigungshilfen wie Atmung und Entspannungstechniken wird die Sorge vor dem Unbekannten oft geringer. Allerdings sollten Ängste, die dennoch bestehen bleiben, nicht negativ bewertet werden.

Auch das Thema Kaiserschnitt darf in den Vorbereitungskursen nicht fehlen, denn immerhin ist dies der Geburtsmodus, den ca. 1/3 der Frauen bei einer Klinikgeburt erleben werden. Und in Gesprächen mit Eltern, vor allem nach sekundären Kaiserschnitten, wird sehr oft bedauert, dass vorher nicht über diesen Geburtsmodus informiert wurde. Dies erschwert die Verarbeitung eines ungeplanten Kaiserschnittes zusätzlich.

Bleiben trotz der Informationen des betreuenden Gynäkologen und der Hebamme noch Unsicherheiten und Ängste oder gibt es medizinische Besonderheiten, ist es wichtig, dass sich die werdende Mutter in der Geburtsklinik vorstellen kann. Die geschieht in der Regel in der sogenannten Geburtsplanungssprechstunde. Allerdings wird diese Möglichkeit, dass die Eltern mit dem direkt für die Geburt Mitverantwortlichen sprechen können, überwiegend nur für rein medizinische Belange genutzt. Gerade bei oft irrationalen Ängsten kann ein Gespräch über die Vor- und Nachteile von Kaiserschnitt und normaler Geburt Klarheit in der Entscheidung bringen.

Wie also kann man in der Klinik letztendlich – nach guter Vorarbeit durch die in der Schwangerschaft betreuenden Ärzte und Hebammen – die Kaiserschnittrate senken?

Medizinisch ist es gar nicht so schwer. So bieten die Leitlinien eine gute Entscheidungsgrundlage für den Geburtsmodus. Und diese sind weit weniger „sectiolastig", als die aktuellen Kaiserschnittraten vermuten lassen.

Als Beispiele seien hier nur die vaginale Geburt bei bestimmten Konstellationen von Steißlagen, Frühgeburten oder auch bei Zustand nach Kaiserschnitt angeführt.

Allerdings ist es wichtig, dass bei solchen Indikationen, in denen ein Kaiserschnitt vermieden wird, einige strukturelle Voraussetzungen in der Klinik gegeben sein müssen. Dabei geht es hauptsächlich um die Einhaltung der E-E-Zeit (Entscheidung zum Kaiserschnitt bis zur Entbindung) von unter 20 Minuten und die Anwesenheit eines Pädiaters bei Bedarf sofort im Kreißsaal. Denn nur dadurch ist es möglich, die Kaiserschnittrate zu senken, ohne dafür höhere neonatale Risiken in Kauf zu nehmen.

Durch diese Maßnahmen ist es uns in den letzten 3 Jahren gelungen, die Kaiserschnittrate von 30,5% im Jahr 2004 auf derzeit 23–25% zu senken, ohne die neonatale Morbidität und Mortalität zu erhöhen. Auch bei uns ist ein leichter Anstieg bei der Sectiorate zu verzeichnen. Dies betrifft aber hauptsächlich die Rate der primären Kaiserschnitte. Dies ließ sich bisher leider noch nicht reduzieren, da die Entscheidung zum primären Kaiserschnitt oft bereits vor dem ersten Kontakt mit der Klinik getroffen worden ist.

Das Ziel unseres Teams ist es jedoch ganz besonders, Frauen, die gerne eine normale Geburt erleben möchten, diese auch zu ermöglichen. Und dass dies in unserer Abteilung gelingt, zeigt die ausgesprochen niedrige Rate sekundärer Sectiones von 7–8% aller Geburten. Damit dies möglich ist, bedarf es der Motivation des ganzen Teams: Hebammen, die Frauen so betreuen, dass sie auch in anstrengenden Phasen der Geburt „durchhalten", Anästhesisten, die gute Regionalanästhesien machen, Assistenz- und Oberärzte, die nicht ihrer Nachtruhe wegen Geburten durch Kaiserschnitt beenden, und einen Chefarzt, der die Diskussionskultur und die Zusammenarbeit im Team fördert.

Alle Fragen, die ich zu Beginn gestellt habe, müssen im gesamten Team immer wieder, sicher oft auch kontrovers, aber stets sachlich und vor dem Hintergrund aktueller medizinischer Erkenntnisse, diskutiert werden. Dann ist das Senken der Sectiorate kein Ding der Unmöglichkeit!

Die Gastautorin: Dr. med. Barbara Filsinger ist Chefärztin der geburtshilflichen Klinik am Perinatalzentrum des St. Marien- und St. Anna-Stiftskrankenhauses in Ludwigshafen. Sie engagiert sich seit mehreren Jahren erfolgreich für eine familien- und frauenfreundliche Geburtshilfe und eine Senkung der Kaiserschnittrate. Ihr besonderes Interesse gilt der frühzeitigen Unterstützung schwangerer Frauen und junger Familien in schwierigen Situationen.

Kontakt: barbara.filsinger@st-marienkrankenhaus.de

Sabine Drietchen, Stuttgart

Die Mehrzahl der deutschen Hebammen arbeitet im Angestelltenverhältnis in Kreißsälen oder auf der Wochenstation, eventuell auch mit freiberuflichem Anteil.

Ein Teil ist vollständig freiberuflich tätig, meist mit einem mehr oder weniger großen vor- und/oder nachgeburtlichen Kursangebot, Schwangerenvorsorgen, Hilfe bei Schwangerschaftsbeschwerden, Wochenbettbetreuung und möglicherweise auch mit Geburtshilfe. Diese erfolgt dann meist in einer Hebammenpraxis bzw. im Geburtshaus. Manchmal erfolgt sie aber auch in einer Klinik, die sowohl mit angestellten Hebammen als auch mit Beleghebammen arbeitet, bzw. in einer Klinik, die ausschließlich mit Beleghebammen zusammenarbeitet – und in einer solchen Klinik arbeite ich.

Zusammen mit sieben Kolleginnen bilden wir ein Beleghebammenteam, das im Jahr ca. 1.100 Geburten begleitet. Jede von uns begleitet „ihre" Frauen durch die gesamte Dauer der Geburt. In der Regel kennen wir sie schon einige Zeit vorher aus Kursen, Gesprächen und sonstiger Schwangerschaftsbegleitung, sodass im Laufe der Zeit ein vertrauensvolles Verhältnis entstehen konnte.

Meines Erachtens ist eben dieses Verhältnis für den Verlauf einer Geburt äußerst wichtig, denn Empathie und Vertrauen sind entscheidend für den Geburtsverlauf und das persönliche Geburtserleben der Frau oder des Paares. So können im Vorfeld bereits Ängste und Bedenken oder auch Wünsche der Eltern verbalisiert, konkretisiert und auch schon angegangen werden. Sogar Vorstellungen zur Gestaltung der Geburt werden hier abgestimmt, um ins spätere Geburtsgeschehen dann auch einfließen zu dürfen. Mit diesen eigenverantwortlichen Vorbereitungen kann sich für alle Beteiligten eine Gebäratmosphäre einstellen, die einen reibungslosen, ungestörten, natürlichen Geburtsverlauf in geschütztem Rahmen ermöglicht. So wird und ist jede Geburt einzigartig!

Eine solche beziehungsgeleitete Geburtshilfe lässt den Frauen auch „ihre" Kompetenz des Gebärens.

Durch einen vorangegangenen Kaiserschnitt fühlen sich viele Frauen unfähig, normal gebären zu können. Versagens- und Schuldgefühle, Trauer über das fehlende Geburtserlebnis, das Gefühl, nicht alles probiert zu haben, die Frage, was doch noch zu einer vaginalen Geburt hätte führen können, bis hin zu dem Punkt, von Hebamme und Arzt die Zeit und Kompetenz abgesprochen bekommen zu haben, lässt Frauen zuweilen mit einer gehörigen Portion Ehrgeiz und Mut dennoch erneut eine vaginale Geburt versuchen.

Hier kann die Wahl einer geeigneten Beleghebamme eine echte Chance darstellen. In unserem Belegsystem betreut jede Hebamme ihre eigenen Frauen. Je nach Anzahl der angemeldeten Frauen ist somit in 95% der Fälle eine sogenannte 1:1-Betreuung gesichert, das heißt, pro Kreißende eine Hebamme. Wir Beleghebammen müssen uns also nicht, im Vergleich zu manch angestellter Kollegin, um vier oder mehr Frauen gleichzeitig kümmern, was meiner Meinung nach die Komponente Sicherheit im Geburtsverlauf enorm beeinflusst.

Zudem kann ein Geburtsverlauf in seiner Natürlichkeit einfach menschlich begleitet und die Gebärende gestützt werden, ohne von Apparaten, Monitoren und deren Ergebnissen „überwacht" zu sein.

Auch Zeit ist meines Erachtens ein wichtiger Faktor für jede Geburt. Weder Gebärende noch Kinder gehören durch eine Geburt gepeitscht. Jedem Bergsteiger wird eine Rast zur Erfrischung zugestanden, um mit neuer Energie weiter zum Gipfel hinaufsteigen zu können.

Warum gönnt man einer Kreißenden und dem Kind nicht auch solche Pausen im Geburtsgeschehen, sondern zerrt sie mit Wehentropf von ihrer Pausenbank und drängt sie mit gesteigertem Tempo den steilen Berg hinauf?

Jede Intervention zieht wieder Interventionen nach sich.

Dabei spielen sicher auch die Ressourcen von Mutter und Kind eine große Rolle, sowohl körperliche als auch seelische. Als Basis dient zuallererst ein gutes Vertrauensverhältnis auf allen Ebenen, nicht nur zur Hebamme, sondern auch zum Partner, sowie ein gutes Selbstvertrauen und vor allem ein guter Kontakt zum Kind.

Hiervon ausgehend kann sich jede Geburt dann unterschiedlich entfalten und entwickeln, abhängig vom Befinden der Mutter (Tag- und Nachtbefindlichkeit, Schlafbedürfnis, Kondition, Zuversicht, Einstellung zur Geburt, Geduld, Kinderwunsch u.v.m.) sowie des Kindes (Reife des Mutterkuchens, Schwangerschaftsalter, auch die Entscheidung des Kindes zur Initialisierung der Geburt).

Zu guter Letzt spielt auch die Einstellung des Belegarztes oder Gynäkologen, der die Geburt begleitet, eine große Rolle. Auch seine Geduld, sein Vertrauen in die Natur, seine geburtshilfliche Erfahrung, sein Zeitmanagement (vor allem als Belegarzt mit Sprechstunden, Operationen, Privatleben, etc.) sind hier von entscheidender Wichtigkeit.

Auch mit ihm sollten bei einem entspannten Kennenlerntermin die individuellen Vorstellungen der Geburt besprochen werden. So hat die Schwangere wiederum die Gelegenheit, ihre Bedürfnisse anzusprechen und zu deren Umsetzung beizutragen.

Auch der begleitende Arzt wird nicht zum als lästig empfundenen, bestimmenden Störfaktor der Geburt degradiert, sondern ein auserwählter, fachkompetenter, eingeladener Begleiter sein.

Das Belegsystem fordert auch Hebammen in vollem Maße. Die Unplanbarkeit einer Geburt, die damit verbundene 24h-Rufbereitschaft, Einschränkungen im Privatleben, ein hohes Maß an Organisations- und Improvisationstalent bezüglich des Tagesablaufs (Wochenbettbesuche, Kurse, Verabredungen, eigene Termine), ein enormer Arbeitsaufwand bis hin zum eigenen Rechnungswesen, ständig unterwegs zu sein sowie ein immenses eigenverantwortliches Arbeiten einschließlich aller Haftungen schreckt immer wieder viele Hebammen ab.

Meine Entscheidung für diese Art des Arbeitens habe ich aber sehr bewusst getroffen. Ich wollte nicht mehr die Kreißsaaltür öffnen, ohne zu wissen, auf wen ich mich in den nächsten Sekunden einschwingen muss.

Ich wollte nicht mehr tagtäglich innerhalb von wenigen Augenblicken auf verschiedenste geburtshilfliche Situationen, mehrere Paare, mehrere Gebärende mit mir unbekannten Ressourcen und Problemen „umswitchen" müssen.

Ich wollte mit dem Gefühl nach Hause gehen, allen Ansprüchen gerecht geworden zu sein, niemanden aus Zeitmangel zu wenig betreut zu haben, wollte Familien auch nach der Geburt weiter zur Seite stehen,

meine Arbeit mit ihnen zusammen reflektieren, über das Geburtserleben sprechen. Ich war erstaunt, wie sehr meine Arbeit und mein Einsatz plötzlich wertgeschätzt wurden.

Heute mag ich trotz allen Aufwands meine Selbstständigkeit sehr und die Freiheit, so arbeiten zu können, wie es mir gut tut – die Kreativität in meiner Arbeit zu finden und zu genießen, mir mein Pensum an Arbeit selbst zu bestimmen, mir die daran Beteiligten eigens „heranzuziehen" und auch die Anerkennung für mein Arbeiten auf mein Konto buchen zu können.

Die Gastautorin: Sabine Drietchen, geboren 1975, Hebamme seit 1999, Auslandserfahrung mit Hausgeburtshilfe in den Niederlanden, seit Jahren freiberuflich tätig in Stuttgart, derzeit Beleghebamme in Stuttgart; Mitglied in der Dresdner Akademie für individuelle Geburtsbegleitung (DafiG), zertifizierte HypnoBirthing Practionerin/Kursleiterin sowie Zusatzqualifikationen rund um das Berufsbild der Hebamme.

Kontakt: www.geburt-in-balance.de

Michael Krause, Nürnberg

Die Tatsache, dass sich in den vergangenen zwei Dekaden die Kaiserschnittfrequenz in den meisten hochentwickelten Ländern der westlichen Welt vervielfachte, zwingt uns dazu, sich mit den langfristigen medizinischen, gesundheitlichen und gesamtgesellschaftlichen Auswirkungen dieses Trends auseinanderzusetzen.

Fest steht, dass der derzeitige, sorglose Umgang mit der Indikationsstellung zur Schnittentbindung mittel- und langfristige Folgen auf die kindliche und mütterliche Morbidität und Mortalität haben wird. Insbesondere die Frage des Managements eines vaginalen Geburtsversuches im Zustand nach Sectio caesarea (VBAC = vaginal birth after cesarean) steht im Mittelpunkt des wissenschaftlichen und praktischen Interesses.

Dabei spielen im Wesentlichen zwei Fragestellungen die Hauptrolle:

1) Mit welcher Wahrscheinlichkeit kann eine Schwangere im Zustand nach Sectio mit einer komplikationsarmen vaginalen Geburt rechnen (VBAC)?
2) Mit welchen Risiken ist ein vaginaler Geburtsversuch im Zustand nach Sectio inkl. der Möglichkeit einer sekundären Re-Sectio gegenüber einer geplanten Re-Sectio assoziiert?

Die zunehmende Gefährdung der Schwangeren im Zustand nach Sectio caesarea durch Plazentationsstörungen und daraus resultierende vitale Bedrohungen veranlasste die AG Medizinrecht der Deutschen Gesellschaft für Gynäkologie und Geburtshilfe (DGGG) zu einer Stellungnahme und Empfehlung zum Management [13].

In diesem Beitrag wird eindringlich auf die Problematik der Mittel- und Langzeitfolgen eines Kaiserschnitts hingewiesen. Das betrifft insbesondere die Plazentationsstörung (Plazenta praevia) mit der potentiellen Möglichkeit einer tödlichen Verlust- und Verbrauchskoagulopathie anlässlich einer Folgeschwangerschaft bzw. -geburt. Dabei braucht der Körper alle verfügbaren Blutgerinnungsfaktoren auf, um eine Blutung zu stillen. In der Folge besteht praktisch keine Blutgerinnung mehr, und es kommt dadurch zu unkontrollierbaren bzw. unstillbaren Blutungen, z.B. aus der Gebärmutter oder der Kaiserschnittnarbe.

Es ist mühsam, sich mit den vielfältigen möglichen Komplikationen im Zustand nach Sectio caesarea intensiv zu befassen und adäquate Strategien zu entwickeln, diese Komplikationen zu beherrschen, wenn sich die Komplikationsrate durch einfache Maßnahmen vermindern bzw. vermeiden ließe.

Klar auf der Hand liegt: Es besteht das Gebot, den Erst-Kaiserschnitt zu vermeiden. Das kann auf verschiedenen Wegen geschehen:

• durch eine „harte" medizinische Indikationsstellung zum Kaiserschnitt
• politisch bzw. ökonomisch durch die Limitierung des Budgets für operative Eingriffe
• Verweigerung einer Klinikgeburt durch die Schwangere bei No-risk- oder Low-risk-Situation (außerklinische Geburtshilfe)

Dem Trend des weiteren Aufweichens und der Erweiterung der Indikationsstellung bis hin zur Sectio caesarea ohne medizinische Indikation (Caesarean section on demand/on request, auch Wunsch-Sectio/Wunschkaiserschnitt genannt) sollte unbedingt Einhalt geboten werden. Die medizinischen und volkswirtschaftlichen Auswirkungen und Folgen sind aus heutiger Sicht schwer zu beurteilen.

Der Trend zur primär operativen Geburtshilfe (Kaiserschnitt) bei einer Schwangeren mit einem Kind in Steißlage (Beckenendlage, BEL) beispielsweise wird von ärztlicher Seite seit vielen Jahren empfohlen und unterstützt. Dieses gilt aber nicht nur für Schwangere mit einer Steißlage, sondern zunehmend auch für eine Schwangere mit einem reifen Kind in Schädellage am Termin. Über die vielfältigen Ursachen dieser Entwicklung wurde an anderer Stelle ausführlich berichtet [3-5].

Dies hat dazu geführt, dass wir in der Geburtsmedizin immer öfter mit schwangeren Frauen konfrontiert werden, die einen Kaiserschnitt in der Vorgeschichte hatten.

Eine Beckenendlage ist aber auch bei Zustand nach Sectio keine Kontraindikation für einen vaginalen Entbindungsversuch. Deshalb gelten alle hier gemachten Aussagen zur Geburtsleitung bei Beckenendlage grundsätzlich auch für Frauen, die in der Vergangenheit einen Kaiserschnitt hatten, sofern keine anderen medizinischen Gründe vorliegen, welche eine Kontraindikation für eine vaginale Geburt darstellen.

Obwohl der angenommene Vorteil der operativen Entbindung hinsichtlich der kindlichen Entwicklung gegenüber einer vaginalen Entbindung bei reifen Kindern am Termin in Steißlage durch eine weltweite wissenschaftliche Studie widerlegt wurde [12], wird dennoch hauptsächlich diese Art der Entbindung ärztlicherseits empfohlen.

Die benötigte Erfahrung für die Leitung einer vaginalen Geburt aus Beckenendlage nimmt daher beim geburtshilflichen Personal (Hebammen und Ärzte) ständig weiter ab und droht gänzlich zu verschwinden. Es zeigt sich aber auch, dass sich nicht alle Geburtshelfer dem allgemeinen Kaiserschnitt-Trend anschließen. Es gibt eine Reihe von Kliniken in Deutschland, die nach wie vor – nach entsprechender Risikoselektion und Aufklärung der Schwangeren – eine vaginale Geburt bei Beckenendlage leiten [6,8].

Überraschend klar wird in den Empfehlungen der amerikanischen frauenärztlichen Fachgesellschaft (ACOG) vom Juli 2006 festgestellt, dass die Entscheidung zum Geburtsmodus bei Beckenendlage viel mehr von der Expertise des Geburtshelfers abhängt als vom vermeintlichen Risiko der Geburt. Die ärztliche Empfehlung zum Kaiserschnitt rührt von der fehlenden Erfahrung der meisten Geburtshelfer her [1]. Inhaltlich ähnliche evidenzbasierte Empfehlungen gab auch die britische frauenärztliche Fachgesellschaft (ROCG) im Dezember 2006 aus [7].

In der Vergangenheit galt es, dem traditionellen Lehrbuchwissen Genüge zu tun und sowohl die Ausbildung der manuellen Techniken am geburtshilflichen Phantom in simulierter Rückenlage durchzuführen, als auch eine vaginale Beckenendlagengeburt in Rückenlage zu absolvieren. Diese manuellen Fertigkeiten sollten auf jeden Fall weiter trainiert werden, da der Geburtshelfer im Notfall dazu in der Lage sein muss, diese Handgriffe auch anzuwenden.

„Neue" – aber eigentlich alte – Erfahrungen zeigen, dass eine vaginale Beckenendlagen-Geburt aus dem Vierfüßlerstand einige Vorteile für das Kind, die Gebärende und das geburtshilfliche Team mit sich bringt [6]. Dieses muss insofern aber nicht trainiert werden, da bei dieser Gebärposition geburtshilfliches Eingreifen nur sehr selten notwendig sein wird.

Geschichtlicher Aspekt

Die Geschichte der vertikalen Gebärhaltung (Hock- oder Sitzstellung, Vierfüßlerstand) reicht bis in prähistorische Zeiten zurück. Bereits vor mehr als 30.000 Jahren haben Frauen in vertikaler Position Kinder geboren, was sich durch bildliche und plastische Darstellungen nachweisen lässt.

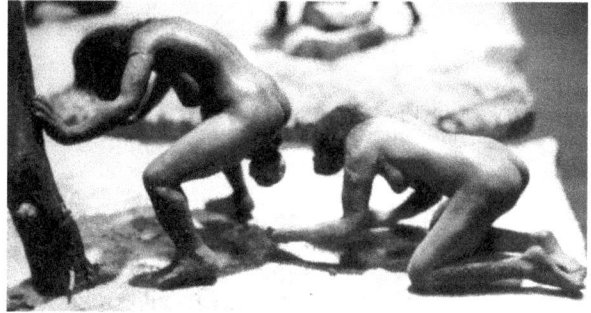

Bildquelle: Krause, M. Anthropologisches Museum, Mexico DF

Diese archaische Gebärform in aufrechter Position zieht sich wie ein roter Faden bis in die unmittelbare heutige Zeit. Aus Überlieferungen, aus Erfahrungen traditioneller Kulturen der heutigen Zeit als auch aus aktuellen wissenschaftlichen Erkenntnissen der modernen Perinatal- und Geburtsmedizin wissen wir, dass die vertikale Gebärposition eine optimale Gebärhaltung darstellt. Diese Aussage gilt generell, nicht ausschließlich für eine Schädellagengeburt, sondern auch für eine Geburt aus Beckenendlage.

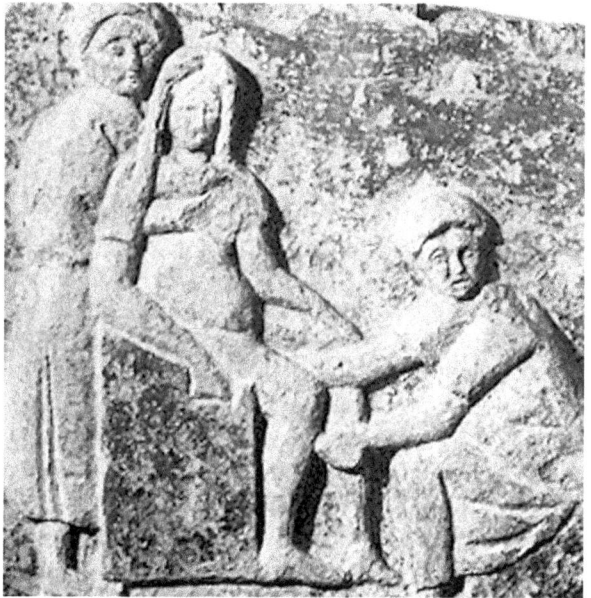

Bildquelle: Internet, unbekannt

Eine Variante der vertikalen Gebärhaltung stellt die Geburt auf dem Gebärstuhl dar. Geburten auf dem Gebärstuhl sind seit ca. 3.000 Jahren überliefert.

Aus der Antike ist bekannt, dass die Gebärende auf einem Gebärhocker oder einem dem Gebärhocker ähnlichen Stein saß. Sie wurde durch mehrere weibliche Personen bei der Geburt gestützt bzw. unterstützt. Diese Gebärposition wurde erst dann eingenommen, wenn die vollständige Eröffnung des Muttermundes erfolgt war.

Im Zusammenhang mit dem sich entwickelnden Einfluss der ärztlichen (männlichen) Geburtshilfe vor ca. 200 bis 300 Jahren wurde die vertikale Gebärhaltung zunehmend durch die horizontale verdrängt. Die Geburt im Liegen bzw. in Rückenlage ist demnach eine ärztliche Erfindung! Sie ermöglicht eine bessere Übersicht des Geburtshelfers bei der Geburt bzw. bei operativen Eingriffen, ohne dabei die Belange der Physiologie in adäquatem Maße zu berücksichtigen.

Die Einnahme der Rückenlage als Gebärhaltung führt bei der Gebärenden unweigerlich zu einer Immobilisation und zu einer Veränderung der Gebärdynamik. Im Zusammenhang damit scheint ein zunehmender Anteil an Lage- und Einstellungsanomalien zu entstehen. Das wiederum lässt die Rate an vaginal- und abdominal-operativen Entbindungen wegen eines sogenannten Geburtsstillstandes ansteigen.

Meiner Erfahrung nach führt gerade die Immobilisation der Gebärenden im Gebärbett, insbesondere beim Übergang von der Eröffnungs- in die frühe Austreibungsperiode, zu Fehl- und Einstellungsanomalien des kindlichen Kopfes oder des Steißes im mütterlichen Becken. Nicht nur aus diesem Grund sollte die Rückenlage als Gebärposition vermieden werden.

Gebärposition bei Beckenendlage

Ich gehe davon aus, dass in Zeiten vor der „ärztlichen Ära der Geburtshilfe" eine Geburt unabhängig von der kindlichen Lage nicht in Rückenlage bzw. im Liegen vonstatten ging. Der dynamische Prozess des Geburtsvorganges legt es nahe, dass das Zusammenspiel zwischen vertikaler Gebärposition, Schwerkraftwirkung, Wehentätigkeit, mütterlichem Becken und kindlichen Rotations- und Flexionsbewegungen während der Beckenpassage – im Sinne des physikalischen Gesetzes des geringsten Widerstandes – als ein optimierter Prozess aufgefasst werden kann.

Daher stellte ich mir vor einigen Jahren die folgende Frage: Wenn eine Geburt aus Schädellage im Vierfüßlerstand so häufig ohne Komplikationen möglich ist, warum sollte der Geburtshelfer bei der vaginalen Beckenendlagengeburt in Rückenlage das Kind gegen die Schwerkraft heben und um die Symphyse herum entwickeln, wenn sich das Kind bei der Geburt aus dem Vierfüßlerstand oder aus vertikaler Position „wie von selbst" entwickelt?

Ein Blick in das Archiv deutschsprachiger Publikationen zu diesem Thema ließ mich erkennen, dass sich „berühmte" deutsche Geburtshelfer des vergangenen Jahrhunderts bereits mit dieser Frage beschäftigten und sich dazu in einem wissenschaftlichen Disput äußerten. Es existiert zum Beispiel ein sehr interessanter Wissenschafts- und Meinungsstreit zur Entwicklung des Kindes aus Beckenendlage zwischen den Herren Thiessen und Bracht [2,9–11]. Ich möchte im Folgenden mehrere interessante Textpassagen aus diesen Publikationen zitieren.

„In der Entwicklung vom Vierfüßler aus, der im Stehen gebiert, den Leib erdenwärts gerichtet, haben wir über manche Zehntausende von Jahren – über den Affen, der in der Hocke niederkommt, und dem Gebärstuhl im Mittelalter – die Rückenlage aufgesucht. Die Schwerkraft, die dem Austritt der Frucht beim Vierfüßler zugute kommt, indem sie die Rotation der Frucht um die Symphyse unterstützt, stört in der Rückenlage einschneidend von dem Moment an, in dem etwa die Hälfte des kindlichen Rumpfes geboren ist, und hat dadurch der Beckenendlage ihren ungünstigen Ruf eingetragen und so viele differente Hilfeleistungen heraufbeschworen. ... Die so sinnvolle Anordnung der einzelnen Teile der Frucht wird durch dieses Moment zerstört und beschwört die Komplikationen herauf. Es grenzt ans Wunderbare, wie die Natur es verstanden hat, die für den Austritt in Beckenendlage so ungünstig vom Rumpf abgehenden – gewissermaßen wider den Strom gerichteten – Extremitätenpaare so zweckmäßig unterzubringen. Auf dem Wege der Steißlagenfrucht durch das kleine Becken ordnen sich Ober- und Unterextremitäten auf der Vorderseite des kindlichen Rumpfes dicht aneinander geführt zu einem Mosaik mit planer, glatter Oberfläche an: Beide Unterarme liegen gekreuzt quer unter dem Kinn. Den Unterarmen folgen, ihnen stufenlos anliegend, die quer gestellten Fußsohlen. Füße und Unterarme, dicht aneinandergefügt die Nische zwischen Kinn und Brust ausfüllend, decken

beim Tiefertreten der Frucht das eckige Kinn ab wie gegenüber der Scheidenwand und dem Damm. Sie schaffen dem Kinn Platz und leiten es, einem Schuhlöffel vergleichbar, über den Damm. Der Rumpf ist also mit den Extremitäten zu einer Rolle mit glatter Oberfläche geformt, die beim Tiefertreten mit ihrer Achse genau die Beckenführungslinie verfolgt, natürlich auch mit dem bereits ausgetretenen geborenen Teil der Verlängerung der Führungslinie verfolgend, die um die Symphyse kreisend sich bauchwärts wendet.

Jetzt aber ergibt sich durch die Rückenlage fraglos ein Dilemma. Der geborene Teil des Rumpfes gehorcht dem Gesetz der Schwere, verlässt die Kurve der Führungslinie und sinkt gegen das Lager herab. Hiermit wird sofort die geradezu wunderbare Harmonie der Anordnung der einzelnen Körperteile zerstört: Die auf das Kinn herabsinkende Brust presst die Arme seitlich aus der Unterkinnfurche heraus. Da beim Herabsinken des Rumpfes die starke Lordose des um die Symphyse gekrümmten Rücken verloren geht, so geht auch die Hyperextension der Beine im Knie in Streckstellung oder leichte Beuge über, so dass die Füße das Herausdrängen der Arme aus der Unterkinnnische noch fördern.

Ist aber erst ein Stein aus dem wunderbaren Mosaik, zu dem die Extremitäten zusammengefügt sind, herausgebrochen, so bricht das ganze Gefüge auseinander."

Diese wunderbare physiologische Beschreibung der vaginalen Steißlagengeburt aus dem Vierfüßlerstand zeigt uns den optimalen Gebärprozess, wie er schöner und vollkommener durch die Natur nicht kreiert werden und nicht hätte sein können.

Bleibt für mich die unerklärte Frage, warum sich unsere altvorderen ärztlichen Geburtshelfer von dieser phantastischen Eigendynamik entfernten und die wesentlich komplizierteren manuellen Techniken und Manöver entwickelten und einführten.

Diese Manipulationen können in der Tat für das Kind gefährlich werden.

Seit einigen Jahren ließ ich Beckenendlagen-Geburten im Vierfüßlerstand zu, unabhängig von der Parität der Gebärenden – vorausgesetzt, es bestand ein ungestörter und dynamischer Geburtsfortschritt. Ich versuchte, die Gebärende zu motivieren, spätestens

zur Geburt (Austreibungsperiode) den Vierfüßlerstand einzunehmen.

Dabei beobachtete ich folgende Tatsachen:

- die GeburtshelferInnen waren in der Regel ausschließlich nur „Zuschauer",

- die Geburt des Neugeborenen erfolgte in den allermeisten Fällen ohne jegliche Manipulationen am Kind oder am Damm,

- Armlösungen waren bisher in keinem Fall notwendig, ebenso keine manuelle Kopfentwicklung (Veit-Smellie), allenfalls wendete ich einen leichten Druck auf beide kindlichen Schlüsselbeine an, wenn sich der Kopf nur zögerlich über den engen Damm bewegte,

- sehr selten traten sog. pathologische fetale Herzfrequenzmuster in der Austreibungs- bzw. Pressperiode auf. Beim Vierfüßlerstand befindet sich die Nabelschnur auf dem Rumpf des Kindes, also oberhalb dessen, und wird daher nicht komprimiert. Im Gegensatz dazu befindet sich die Nabelschnur bei Rückenlage „unter" dem Kind, also hinten, sie wird durch das kindliche Gewicht komprimiert,

- lebensfrischere Neugeborene (bessere Apgar-Noten),

- kein Vena cava-Syndrom,

- selten Dammverletzungen.

Resümee

Die evolutionäre Entwicklung der menschlichen Geburt hat eine vertikale Gebärposition bzw. -haltung hervorgebracht. Dieses entspricht einem optimierten dynamischen Prozess.

Alle Abweichungen von diesem idealen Geburtsablauf beschwören vermehrt Komplikationen herauf, die dann wiederum zu ärztlichen Eingriffen führen. Dieses sollte jedoch besser vermieden werden.

Unser Ziel sollte es sein, die evolutionären Elemente des Gebärprozesses zu reaktivieren und sie in unser tägliches Handeln zu integrieren.

Das bedeutet: das Aufgeben der Geburt in Rückenlage und die vermehrte Hinwendung zur aufrechten Gebärhaltung bzw. -position. Das gilt gleichermaßen für Schädellagen- als auch Beckenendlagengeburten. Dieses setzt aber in Bezug auf die Beckenendlagenentbindung voraus, dass wir uns von den schulmedizinischen Auffassungen der Beckenendlage als Poleinstellungsanomalie trennen und akzeptieren, dass es sich bei der Beckenendlage um eine physiologische Normvariante der Längslage handelt, die ja grundsätzlich eine gebärfähige Haltung darstellt.

Mit dieser Auffassung kann der „Angst" und dem „Schrecken" vor einer vaginalen Beckenendlagenentbindung bei den Schwangeren, Gebärenden, Hebammen und Ärzten begegnet werden.

Aus meiner bisherigen Erfahrung kann ich alle GeburtshelferInnen ermuntern, die Gebärende unabhängig von der Poleinstellung des Kindes zu einer Geburt aus dem Vierfüßlerstand bzw. aus einer vertikalen Position zu motivieren.

Die hohe Kunst der Geburtshilfe liegt vor allem darin begründet, die Gebärende in ihrem physiologischen Prozess zu unterstützen und sie bei physiologischem Verlauf gewähren zu lassen. Ganz im übertragenen Sinne des altehrwürdigen Geburtshelfers Ernst Bumm, der sinngemäß bemerkte: Ein guter Geburtshelfer ist dadurch charakterisiert, dass er wenig tut. Dazu braucht er aber viel Erfahrung! Und diese sollte nicht verloren gehen.

Eine vaginale Geburt aus Steißlage sollte nicht zum Relikt des 20. Jahrhunderts werden.

Der Gastautor: Dr. med. Michael Krause, FA für Gynäkologie und Geburtshilfe, Ärztliches Qualitätsmanagement, Klinikum Nürnberg, Vorstand – Stab, Strukturentwicklung und Medizin

Kontakt: Michael.krause@klinikum-nuernberg.de

Literatur

1   ACOG Committee Opinion No. 340: Mode of Term Singleton Breech Delivery. Obstetrics & Gynecology 2006; 108 235-7

2   Bracht, E: Zur Beckenendlagen-Behandlung. Geburtsh Frauenheilk 1964, 24, 635-37

3   Krause, M: Der Term Breech Trial: Aufstieg und Fall einer internationalen, multizentrisch randomisierten, kontrollierten Studie – eine kritische Bilanz. Z Geburtsh Neonatol 2006; 210 121-5

4   Krause, M: Der Term Breech Trial: eine kritische Bilanz. Hebamme 2006; 19 236-40

5   Krause, M; Feige, A: Vier Jahre nach dem Term Breech Trial – geplante Sectio hatte keinen Vorteil. Geburtsh Frauenheilk 2005; 65: 534-6

6   Louwen, F; Reitter, A: Einfluss der Gebärhaltung auf die vaginale Steißlagengeburtshilfe bei Einlingen, Z Geburtshilfe Neonatol 2005; 209, DOI 10.1055/s-2005-923086

7   RCOG Guideline No. 20b: The Management of Breech Presentation.

8   Scheele, M: Mut zur Veränderung. Deutsche Hebammen Zeitschrift, 12/2006, S. 28-30

9   Thiessen, P: „Die kombinierte Palpation von Kind und Becken" in ihrer diagnostischen, geburtsmechanischen und prognostischen Bedeutung am Beispiel der IIb-Einstellung des Kopfes, der I. Gesichtseinstellung Kinn hinten und der Steißlage. Geburtsh Frauenheilk 1961; 21: 429-444

10   Thiessen, P: Die eigene Geburtsleitung bei Beckenendlage und ihr Gegensatz zur Schul- und Lehrauffassung. Geburtsh Frauenheilk 1964, 24, 661-82

11   Thiessen, P: Spontangeburt, Herausleiten und Manualhilfe bei der Geburt in Beckenendlage. Zbl. Gynäkol. 1952; 74 1969-75

12   Whyte, H at al. for the 2-year infant follow-up Term Breech Trial Collaborative Group: Outcomes of children at 2 years after planned cesarean birth versus planned vaginal birth for breech presentation at term: The International Randomized Term Breech Trial. Am Obstet Gynecol 2004; 191: 864-71

13   DGGG: Leitlinien und Empfehlungen: Empfehlung zur Geburtsleitung im Zustand nach Kaiserschnitt (2006), www.dggg.de/leitlinien/

Anna Rockel-Loenhoff, Unna

Eine Geburt in einem gut organisierten Großbetrieb, wie es eine Klinik ist, bringt es mit sich, dass auf eine gewisse Zeitökonomie geachtet werden muss.

In einem Notfall ist die Verfügbarkeit eines Operationssaales zu gewährleisten und die Hilfe von bis zu drei Fachärzten (Gynäkologe, Anästhesist, Pädiater). Außerhalb der Hauptarbeitszeiten sind diese in sogenannter Dienstbereitschaft und nicht unmittelbar vor Ort. Das bedeutet ein zu kalkulierendes Zeitintervall von bis zu 20 Minuten, bis die Fachkraft „am Patienten" ist.

Geburten kommen allerdings oft überraschend. Damit für jede unerwartet eintreffende Frau ein Raum zur Verfügung gestellt werden kann, sollten die Kreißsäle möglichst schnell wieder frei sein. Es gibt drei Möglichkeiten, die Belegungszeiten rational zu gestalten:

1.) Die Frauen werden im frühen Stadium der Geburt noch nicht in den Kreißsaal gelassen, sondern dürfen wieder nach Hause gehen oder bekommen ein Zimmer in der Nähe der Geburtssäle und können sich im Krankenhausbereich frei bewegen.

Diese Phase wird auch als „uneindeutiger Geburtsbeginn" bezeichnet und braucht keine intensive Überwachung.

2.) Man versucht, die Geburten mit medikamentösen Einleitungsversuchen oder mittels Wehentropf so zu beeinflussen, dass sie in die Hauptarbeitszeit fallen. Diese als Hochrisiko-Verfahren eingestuften Maßnahmen setzen auf die von außen kommende Steuer- und Kontrollierbarkeit eines Geburtsprozesses und werden entsprechend apparativ überwacht.

Zwei Nachteile ergeben sich dadurch: Auf die Sicherheit eines eindeutigen und spontanen Geburtsbeginns wird verzichtet. Ebenso wird unter der erforderlichen apparativen Kontrolle, die ein künstliches Eingreifen in den Geburtsablauf mit sich bringt, zumindest zeitweise die freie Beweglichkeit der Frau beschnitten. Das kann dazu führen, dass schmerzlindernde Medikamente eingesetzt werden müssen. Diese wiederum können den Geburtsverlauf über eine Veränderung im mütterlichen und kindlichen Stoffwechsel verlangsamen.

3.) Man definiert Geburt einerseits über die – auch zeitlich – unterschiedlichen Phasen und gibt andererseits ein Zeitschema vor (z. B. über die Öffnung des Muttermundes: „jede Stunde etwa 1 cm weiter"), das ab Aufnahme in den Kreißsaal dazu berechtigt, die Geburt zu beschleunigen oder operativ zu beenden, wenn es langsamer vorangeht. Die Geburt gilt dann als „protrahiert" (verzögert).

Eine weitere Vorgabe kann sein, dass die Geburt insgesamt nicht länger dauern sollte als 24 Stunden. Dies setzt voraus, dass der Geburtsbeginn eindeutig zu erkennen ist. Von einigen klinischen Fachleuten wird dabei bereits der Abgang von Fruchtwasser als Geburtsbeginn gewertet, auch ohne Wehentätigkeit und unabhängig davon, ob es sich um einen hohen oder „unechten" Blasensprung handelt.

Aber abgesehen davon sind auch Geburtsverläufe bekannt, bei denen zunächst regelmäßige Kontraktionen über einige Stunden auftreten, dann jedoch eine längere Pause (z. T. über Tage) resultiert, bis es „richtig" losgeht. Vielfach wird der Beginn einer Geburt ab dem Auftreten regelmäßiger Wehen im Abstand von etwa fünf Minuten festgelegt. Dies suggeriert, dass beim Auftreten eines solchen Wehenmusters die Geburt linear voranschreitet.

Doch gibt es viel zu häufig über Stunden regelmäßige Vorbereitungskontraktionen, die dann wieder aufhören. Gerade bei Mehrgebärenden sind solche regelmäßigen Vorwehen ein bekanntes Phänomen. Jedesmal glaubt die betreffende Frau, „dass es losgeht" und muss dann erfahren, wie sich die regelmäßigen „Wehen" wieder beruhigen, sobald sie den Kreißsaal aufsucht. Je öfter sich der „falsche Alarm" wiederholt, desto verführerischer wird der Gedanke, durch einen Wehentropf endlich Klarheit zu schaffen. Doch ist der Preis dafür manchmal hoch, wenn weitere Eingriffe folgen.

Der Beginn einer Geburt ist also fast immer ein künstliches Konstrukt und lässt sich oft noch nicht einmal im Nachhinein eindeutig festlegen. Deshalb wird in der klassischen Geburtshilfe, wie sie heute noch von gut ausgebildeten Hebammen zuhause (oder in der Praxis, im Geburtshaus) geleistet wird, erst beim Eintreten der Presswehen vom „Geburtsbeginn" gesprochen. Alles andere vorher gilt als Kontraktionen mit fraglicher Bedeutung (z. B. in der frühen Eröffnungsphase) oder geburtsvorbereitende Wehen (in der späten Eröffnungs- oder der Übergangsphase).

Diese Benennung ist praktisch orientiert. Die Erfahrung der Geburtshelferinnen lehrt, dass eine Austreibungsphase praktisch zwangsläufig mit der absehbaren Geburt des Kindes endet. Darüber hinaus ist die „Pressphase" selbst für Laien eindeutig zu identifizieren. Alle anderen Phasen sind schwerer einschätzbar und auch störanfälliger. „Verzögerungen" oder auch „Unterbrechungen" des Geburtsverlaufs kommen sehr häufig vor.

Die universitäre Hebammenwissenschaft beschäftigt sich seit geraumer Zeit mit den sogenannten Latenzphasen und trägt damit dem Faktum Rechnung, dass etwa 60 Prozent aller Geburten Phasen aufweisen, in denen – von außen betrachtet – nicht viel passiert. Die neue wissenschaftliche Frage ist dabei, ob Latenzphasen – also offenbar zur normalen Geburt dazugehörend – vielleicht einen Sinn haben und wann sie behandelt werden sollten. Aus der Hausgeburtshilfe weiß man, dass die objektiv messbare Länge einer Geburt offenbar nichts mit der wahrgenommenen Qualität (Auswirkungen auf die Frau und auf das Kind) zu tun hat.

Allerdings möchte man bei Frauen mit operiertem Uterus – also auch bei vorangegangener Sectio – die Belastung der Gebärmutternarbe verständlicherweise in Grenzen halten und setzt daher für den Ablauf der Geburt Zeitgrenzen. Der Stress, der durch wehenfördernde Mittel und durch mechanische Hilfe (sogenanntes Kristellern, wobei durch Druck von außen auf die Gebärmutter das Herausschieben des Kindes beschleunigt werden soll) erzeugt wird, wird meist in Kauf genommen, da offenbar kaum negative Effekte im Hinblick auf die alte Narbe zu bemerken sind.

Um eine Geburt zu fördern, gibt es physikalische, psychologische und medikamentöse Maßnahmen.

• Physikalische Maßnahmen sind:

Lagewechsel an der Luft und im Wasser, Massage, Umschläge und Wickel, Wärme, Kälte und zielgerichtete Bewegungen.

• Psychologische Interventionen sind:

gutes Zureden, Mitatmen, Wechsel der Betreuungssituation, Entfernung von Personen, die einen hohen Erwartungsdrang auf die Frau projizieren. Es kann sich förderlich auswirken, eine bestimmte Zeit die Frau mit sich allein zu lassen, zum Beispiel auf der Toilette oder während des Bades, vor allem, wenn

vorher eine angeleitete Suggestion zum Geburtsgeschehen stattgefunden hat mit Hinwendung zum Kind. Beide Betreuungsarten gehören in das Metier der Hebamme und hängen von ihrer Erfahrung und Konstitution sowie den örtlichen Gegebenheiten ab (1:1-Betreuung, Einrichtung des Kreißsaals).

• Medikamentöse Interventionen betreffen:

Akupressur, Akupunktur, Homöopathie, Wehenmittel und Schmerzmittel/Anästhesien.

Kritisch ist zu sehen: Bei der Wehenmittelgabe handelt es sich um ein synthetisch hergestelltes Hormon, das dem körpereigenen Oxytozin nachgebaut wurde. Dieses Hormon wird in vielen Zusammenhängen gefunden. Unter anderem kann es beim Liebesspiel und beim Stillen nachgewiesen werden. Es wird pulsatorisch, d. h. immer nur in kleinen Dosen im Gehirn (Hypophsenhinterlappen) gebildet und dann wieder gehemmt über eine höhere Steuerungszentrale. Es hat eine kurze Halbwertszeit von unter drei Minuten.

Viele andere Faktoren wirken mit, um die Geburt zu ermöglichen. Bei einer künstlichen Gabe mittels Tropf wird beständig eine bestimmte Menge des Oxytozins in die Blutbahn der Mutter eingegeben. Es kann passieren, dass der Körper der Frau „gegensteuert" (über die sogenannten Releasing-factors), und dass daraufhin die Menge des zugeführten Hormons immer weiter erhöht wird.

Gleichzeitig verbraucht die Gebärmutter bei jeder Kontraktion Kalzium. Ist nicht mehr genügend Kalzium in der einzelnen Muskelzelle vorhanden, kann sie sich nicht mehr genügend zusammenziehen. Das heißt für die Praxis: Zunächst müsste bei einer langsamen Geburt sichergestellt werden, dass der betroffenen Frau genügend Kalzium zur Verfügung steht. Dies lässt sich leicht dem normalen Trinkwasser zusetzen, hat keine bekannten Nebenwirkungen und kann kaum überdosiert werden.

Dann könnte ein wiederholter, niedrig dosierter Oxytozinimpuls (also keine Dauerinfusion) versucht werden. Gerade bei Frauen mit einer voroperierten Gebärmutter sollte jeder Einsatz von Wehenmittel gut überlegt werden. Leider kann niemand sehen, wie sich die Gabe von Wehenmittel auf die Narbe auswirkt, wenn sich die Gebärmutter daraufhin stärker zusammenzieht. Wenn keine Anästhesie gegeben wird, merkt die Frau unter Umständen selber, wenn ein örtlicher Reißschmerz auftritt.

Meist rühren allerdings Schmerzen im Bereich der Uterusnarbe eher von sich dehnenden Verwachsungen her. Eine zu starke Beanspruchung der Narbe ist zum Glück selten.

Von einem „Geburtsstillstand" spricht man, wenn die Geburt trotz aller beschriebenen Maßnahmen nicht weiter voranschreitet. Als Kriterium wird im Klinikbetrieb ein Zeitraum von zwei Stunden festgelegt. (Schneider et al. 2006).

Die biologische Geburt nach Kaiserschnitt

Man kann sich nach einer Kaiserschnittentbindung auch für eine Geburt in den eigenen vier Wänden oder in einem Geburtshaus entscheiden oder sich mit einer Beleghebamme in einen klinischen Gebärraum (Hebammenkreißsaal) begeben, weil die Gefahr einer Narbenruptur sehr selten ist. Sie wird in der Literatur mit etwa 1/1.000 angegeben und betrifft überwiegend Geburten aus der klinischen Routine. Das heißt, es fließen Ergebnisse ein, die auch aus narbenbelastenden Eingriffen resultieren können wie Einleitungsversuch, Wehentropf, Kristellern (s.o.), und schließen schmerzstillende Maßnahmen (PDA und starke Analgetika) mit ein, die einerseits die Wehenempfindung dämpfen, andererseits aber auch einen warnenden Schmerz.

Ein weiteres Manko ist die nicht immer mögliche Betreuung einer einzigen Frau durch eine Hebamme im klinischen Rahmen. Es könnte also sein, dass die Ergebnisse bei konsequent zurückhaltender Hebammengeburtshilfe noch günstiger sind. Hier wird eine gesicherte 1:1-Betreuung geboten und auf die oben beschriebenen Interventionen verzichtet. Die Grundsätze stammen aus der „Hoch-Zeit" der Geburtshilfe in den 50er-Jahren, als der Respekt vor einer vorangegangenen großen Bauchoperation noch groß war.

Es kann allerdings schwierig werden, eine Hebamme zu finden, die die klassischen Grundsätze kennt und nach ihnen arbeitet. Dieses Wissen wird in der modernen Hebammenausbildung leider nicht vermittelt. Interessierte Hebammen müssen es sich nach ihrem Examen in speziellen Fortbildungen erwerben.

Apropos Hebammenbetreuung: Es gibt eine neuere Untersuchung, die aussagt, dass die Geburt umso besser verläuft, je später die Hebamme anwesend ist. Das lässt sich auch mit der Erfahrung vieler Hausgeburtshebammen vereinbaren, wonach die frühe Eröffnungsphase von der Frau allein bewältigt werden sollte, bis auf das eine oder andere Telefonat.

In dieser Phase sind hauptsächlich Ruhe und Wärme angesagt. Die Frau sollte sich völlig unbeobachtet fühlen dürfen, sich nur auf sich selber konzentrieren und nicht über die Bedürfnisse einer anwesenden Hebamme (oder irgendwelcher Familienmitglieder) nachdenken, wie es fürsorgende Frauen eben oft tun.

Da es nie klar ist, wie lange eine Geburtsarbeit insgesamt dauern wird, hilft es, so lange wie möglich alle Ressourcen zu schonen. Meist beginnen die Kontraktionen in der Nacht. Selbst wenn ein richtiges Schlafen nicht mehr möglich ist, passt das Ruhen besser zum Biorhythmus. Ist das Bett definitiv nicht mehr der richtige Ort, kann vielleicht die Badewanne helfen.

Häufiges Wasserlassen unterstützt die Entspannung des Muttermundes. Später folgt dann vielleicht eine Phase, in der Ablenkung und Bewegung gut tun, um sich nicht zu sehr auf einen eventuellen „Schmerz" zu versteifen. Viele Frauen erledigen dann noch leichte Arbeiten, die ihnen angenehm sind, weil sie so Ablenkung haben oder noch eine gewisse Alltags-Normalität erfahren, trotz der besonderen Situation.

In der späten Eröffnungsphase ist es dann häufig der Mann, der die Hebamme kontaktiert, weil die Frau sich auf ihre Geburtsarbeit eingelassen hat und einfach nur bei sich und ihrer Konzentration bleiben möchte. Wenn die Hebamme zu früh eintrifft, kann es sein, dass die Frau in eine Latenzphase gerät, ähnlich der, die es beim Eintritt in den Kreißsaal häufig gibt: Die bis dahin regelmäßigen Wehen scheinen aufzuhören oder die Wehenpausen werden länger. Das liegt daran, dass die Frau darauf reagiert, dass sich gerade ihre Umgebung geändert hat.

Vielleicht ist die Hebamme sehr präsent, vielleicht bringt sie „frischen Wind" in die Situation, vielleicht strahlt sie Müdigkeit aus – gleichgültig, die Frau stellt sich auf die Situation neu ein. Das kann eine Weile dauern. Selbst bei einer Muttermundsweite von sieben Zentimetern kann es noch zu einer „Vertagung" kommen. Es wird von Zwillingsgeburten berichtet, bei denen das zweite Kind zwei Tage oder gar eine Woche später zur Welt kam. Dazwischen: eine lange Pause, in der sich die Mutter ohne Wehen um Zwilling I kümmern konnte... Es ist wohl kein Zufall, dass rein abwartende Geburtshilfe zwar manchmal skurril anmutende Verläufe hervorbringt, aber in den allermeisten Fällen gut ausgeht. Über die hochkomplexen innewohnenden Informationsprozesse bei einer Geburt ist kaum etwas bekannt. Daher ist die Zurückhaltung des Geburtshelfers eine Würdigung der Tatsache, dass es keine „modernen" Geburten gibt, sondern nur Geburten, die durch unsere technologische Sichtweise „modernisiert" und auch pathologisiert werden.

Wenn eine Latenzphase eintritt, ist es genauso denkbar, dass sich die Frau von der Schwangerschaft verabschieden muss. Es kann ebenfalls sein, dass ihr das Bekümmern, das im Mittelpunkt Stehen bei der Geburt so gut tun, dass sie unterbewusst entscheidet, in diesem Stadium zu verharren. Auch psychische Prozesse brauchen ihre Zeit.

Die objektiv messbare Zeit spielt in der klassischen Geburtshilfe also eine untergeordnete Rolle. Solange keine Alarmzeichen auftreten, haben Mutter und Kind die Zeit, die sie brauchen. Wichtige Signale sind: Blutungen, inadäquate Schmerzen für die Mutter, deutliche kindliche Stresszeichen und ein unklares Wehen- oder Pausenmuster, welches auch Auswirkung auf das Befinden und Verhalten der Mutter zeitigt.

Einer erfahrenen Hebamme gelingt es meist, wachsam und geduldig zu sein und zuversichtlich zu bleiben bei dem selbststeuernden Prozess der Geburt, der seit einigen Millionen Jahren das Überleben der Menschheit sichert.

Die besondere Stärke der Hebamme liegt in der Verbindung mit der Frau. Zwischen einer gebärenden Frau und ihrer Hebamme kann – in kurzer Zeit – eine sehr nahe Beziehung entstehen. Oft entsteht dadurch eine Synergie, die wahre Wunder zu vollbringen vermag. Durch Einfühlung in die Gebärende und auf sie zentrierte Kommunikation erhält die Hebamme mehr Information als durch die apparative Überwachung. Indem sie der Gebärenden eine Offenheit gegenüber der Situation signalisiert, macht sie es der Frau leichter, sich nicht bewertet, sondern sicher und angenommen zu fühlen.

Meist lassen sich die Wehen dann gut ertragen. Eine zuversichtliche Hebamme beeinflusst den Geburtsverlauf eher positiv als eine ängstliche, weil unsere Spiegelneuronen auch unausgesprochene Stimmungen wahrnehmen und verarbeiten. Das ist besonders wichtig, wenn die Frau der Mut zu verlassen droht. „Hebamme zu sein heißt, an die Frau zu glauben, wenn sie es selbst nicht mehr kann", lautet eine alte Grundaussage zum Wesen des Berufs.

Zusammenfassung

Zusammenfassend kann man Folgendes sagen: Bei einem Geburtstillstand muss gehandelt werden. Die Definitionen sind in der Klinik und zuhause etwas unterschiedlich. Die Klinik bevorzugt als Parameter die objektive Zeit. Die Hebammengeburtshilfe bezieht vor allem die Frau in die Entscheidung ein. Das heißt, dass schon einmal länger abgewartet wird, wie sich die Situation entwickelt, wenn die Frau das so will.

Eine Verlangsamung der Geburt kann in jeder Phase der Geburt auftreten. In der Klinik handelt man eher zeitorientiert; es besteht großes Vertrauen in die gute Heilung nach Sectio, weil Einleitungsversuche, Wehenbeschleunigung und Anästhesien gang und gäbe sind. Bei reiner Hebammengeburtshilfe wird auf die Sicherheit des eindeutigen und spontanen Geburtsbeginns gesetzt, es wird phasenorientiert gearbeitet, das heißt, hier wird auf die Folgerichtigkeit des Ablaufs geachtet, auf Medikamente verzichtet und letztlich nach dem Willen der Frau entschieden, wenn nicht medizinische Notwendigkeiten eine fachliche Entscheidung (meist: Verlegung) herbeizwingen.

Beide Betreuungsarten gelten wissenschaftlich als „sicher" („sicher": soweit dies bei bio-psycho-sozialen Prozessen möglich ist). Das heißt: Mit einiger Berechtigung kann eine Frau nach einer vorangegangenen Sectio auf den guten Ausgang einer normalen Geburt hoffen und sie planen, wie es nicht nur ihrem Verstand, sondern auch ihrem Gefühl und ihren Wünschen entspricht.

Bei einem Zustand nach Sectio ist es sinnvoll, auf anästhesierende und potenziell narbenbelastende Eingriffe zu verzichten. Fast sämtliche Verfahren zu Weheneinleitung und Wehenbeschleunigung sind nicht steuerbar. Das heißt: Niemand weiß, bei welcher Frau mit welcher Dosis Rizinus, Oxitozin, Prostaglandin (übrigens aus Tiersperma hergestellt) oder Misoprostol („Zytotec" – ein nicht für Geburtsinduktion zugelassenes Medikament) welche Wirkung eintritt.

Fälle von Plazentaablösungen und Rupturen können nicht ausgeschlossen werden mit kindlichen und mütterlichen Todesfällen als bitterste Konsequenz.

„Unter Schmerzen sollst du gebären…"

Anna Rockel-Loenhoff, Unna

Vieles in der Bibel ist falsch übersetzt worden, weil etliche Begriffe im Hebräischen die gleiche Konsonantenfolge haben und die Vokale selbst eingesetzt werden müssen. Aus der urtextlichen „Hälfte" von Adam wurde beispielsweise in der Übersetzung eine „Rippe". Aus den „Mühen", die eine menschliche Geburt schon allein aufgrund des aufrechten Gangs (im Gegensatz zum Vierfüßler) mit sich bringt, wurden „Schmerzen" oder gar „Qualen". Dieses Leid bei der Geburt und die Verbannung aus dem Paradies wurden als Strafe dafür gesehen, dass die Urmutter Eva unerlaubt vom Baum der Erkenntnis gegessen hatte.

Obwohl es schwerfallen mag, sich vorzustellen, dass ein liebender und allmächtiger Gott es nötig haben könnte, zu drastischen Strafen zu greifen – die Botschaft kam an. Zu praktisch allen Zeiten sind die Schmerzen, die es eine Frau kostet, ein Kind zu gebären, negativ gedeutet worden.

Kann man den Wehenschmerz aber auch anders als negativ deuten? Was genau verursacht die Empfindungen der Eröffnungsphase? Kann es sein, dass die zum Teil heftigen Gefühle Sinn machen? Und zu welchem Teil sind sie auch Ausdruck der Persönlichkeit der Gebärenden?

Wir nähern uns mit der Beantwortung dieser Fragen dem eigentlichen Sinn der ursprünglichen Hebammenarbeit. Der Beruf der Hebamme entstand als einer der ältesten Berufe der Welt und resultierte auf der einen Seite aus dem Bedürfnis der schwangeren Frauen, beim Gebären nicht allein zu sein. Auf der anderen Seite war es ein Bestreben von bereits geburtserfahrenen Frauen, ihre Zuversicht und ihre Erfahrung an andere weiterzugeben. Das Ansehen von Frauen, die besonders erfolgreich Geburten begleiteten, war sehr hoch. Man sprach von den „weisen Frauen", eine Bezeichnung, die in Frankreich noch existiert („sage-femme" bedeutet auf Französisch „Hebamme"). Vielleicht bezog sich der Begriff „weise" auf den Umstand, dass die traditionellen Geburtshelferinnen genau zu wissen schienen, wann „alles noch normal" war und wann eingegriffen werden musste.

Hebammen, die sich auf die Betreuung von Hausgeburten spezialisieren, arbeiten im Sinne dieser alten Tradition. Dazu gehört, dass keine Medikamente gegeben werden. Sie brauchen die möglichst unbe-

einflusste Frau, die sich ihren Wehen hingibt. Durch ihr Verhalten bekommen Hebammen Informationen darüber, wie die Geburt voranschreitet und ob alles in Ordnung ist. Denn auch das Kind arbeitet mit. Es zeigt der Mutter durch einen entsprechenden Druck auf einen Knochenabschnitt etwa, wie sie sich bewegen muss, damit es besser den Weg findet. So kann man erleben, wie eine Frau automatisch ein „Hohlkreuz" macht, wenn sich das Kind mit dem Rücken zu ihrer Wirbelsäule durch das Becken schiebt.

Auf die innere Untersuchung kann verzichtet werden, wenn alle Phasen normal durchlaufen werden. Der Wehenschmerz und die Art, wie sich die Frau dazu verhält, hat genügend Aussagekraft. Wenn Hebammen von „natürlicher" Geburt reden, ist diese Art von interventionsarmer Entbindung gemeint, die es der Frau erlaubt, in jedem Moment das zu tun, was ihr gemäß ist. Ihr Gefühl, ihr Hinspüren und ihr Bestreben, sich die Beschwerden zu erleichtern, helfen ihr dabei während jeder Wehe und in den Pausen.

Was ist „natürlich" an dem Schmerz, den Wehen bis zum vollständigen Verstreichen und Eröffnen des Muttermundes in aller Regel verursachen? Denn darum heißen Wehen so: Sie tun weh.

Das Sich-Öffnen ist ein Dehnungsschmerz der glatten Muskulatur im Gebärmutterhals (Zervix). Hier sind reichlich sensible Nervenfasern, die auch beim Orgasmus eine Rolle spielen. Sie sind es, die Empfindungen „an das Gehirn" melden.

Außerhalb der Schwangerschaft sind die Nervenfasern im gesamten Gebärmutterbereich ungefähr gleich verteilt. Weil sich in der Schwangerschaft nur die Muskelfasern des Gebärmutterkörpers vergrößern und vermehren, geraten die dort vorhandenen Nervenfasern zunehmend in den Hintergrund. Die Empfindlichkeit im Gebärmutterkörper nimmt daher ab. Die Zervix hingegen wächst nicht in dem Maße mit. Deshalb bleibt hier das Verhältnis Nervenfaser/Muskelanteil und entsprechend die Sensibilität gleich.

Über neun Monate waren die Zellen der Zervix darauf programmiert, das Ungeborene im Uterus zu halten und zu schützen. Jetzt wird eine so große Öffnung des Verschlusskanals nötig, dass ein ganzer kindlicher Kopf hindurch passt. Wenn man nur die eigene Haut etwas dehnt, wird deutlich, warum ein Dehnungsschmerz folgerichtig ist. Die Haut- und

Muskeldehnung in der Austreibungsphase ist gewaltig. Trotzdem scheinen Zuversicht und eigene Kraft neben den körpereigenen Endorphinen dafür zu sorgen, dass das Gros der Frauen sich und ihr Kind heil „über die Schwelle" bringt. Die Empfindungsbreite ist dabei enorm. Einige Frauen berichten über eine fast panische Angst zu reißen, einige andere dagegen von nahezu „orgasmischen" Gefühlen.

Bei Mehrgebärenden kann es vorkommen, dass bis zu einer Zweidrittel-Eröffnung des Muttermundes kein nennenswerter Schmerz bemerkt wird, weil die Dehnungsrezeptoren nicht anspringen. Sie haben die Eröffnung des Muttermundes schon als „normal" abgespeichert. Erst, wenn sich das letzte Drittel des Muttermundes öffnet, setzt das Schmerzempfinden wieder ein. Das lässt sich so deuten, dass die Frau einen Hinweis auf die bevorstehende Geburt bekommen soll und dann noch gut einen geschützten Ort für die anstehende Austreibungsphase aufsuchen kann.

Zum Ende der Schwangerschaft werden die hormonellen Weichen so gestellt, dass das Empfinden der Frau an diesen Vorgang mittels körpereigener Schmerzmittel angepasst wird. Offenheit für eine neue Erfahrung, für die Kraft der Wehen ohne die Idee, dass sich etwas Alarmierendes dahinter versteckt, wäre die erste Voraussetzung für eine „selbstgemeisterte" Geburt.

„Vieles an eurem Schmerz ist selbst gewählt", lauten die weisen Worte des Philosophen Khalil Gibran. Aber auch europäische Geburtshelfer wie Read, Leboyer und Lamaze haben versucht, ein anderes Verständnis und eine andere Akzeptanz für die Wehen zu wecken. Auch in Russland gab es in den 1970er Jahren die Entwicklung der „psychoprophylaktischen Methode". Allen gemeinsam ist die Idee, dass der Kreislauf „Angst – Schmerz – Verkrampfung" durchbrochen werden sollte.

Kein Wunder, denn Umgang mit Schmerz ist in der mitteleuropäischen Kultur ein reiner Fluchtreflex. Gleichgültig, was der Schmerz bedeutet – er soll weg. Dabei könnten wir ohne den Signalgeber Schmerz nicht existieren. Er warnt uns und er kann uns helfen.

Wehenschmerzen sind Signale der glatten Muskulatur. Sie helfen uns, den richtigen Ort und den richtigen Weg zu finden, sodass beide – Mutter und Kind – dabei heil bleiben. Es sind faire Schmerzen. Sie

steigern sich langsam. Sie dauern nur einige Atemzüge. Danach gibt es eine Pause zur Erholung.

Solange sich eine Frau so verhalten kann, dass die Wehen erträglich bleiben – mit oder ohne Bewegung, mit oder ohne Wärme, im Wasser und „an Land" und auch ohne den psychischen Druck, in einer ganz bestimmten Zeit irgendwelchen Beobachtern zu genügen –, führt die Wehentätigkeit die Frau und das Kind zu einem glücklichen Ausgang. Die Hingabe an diesen Akt erinnert an die Hingabe in der körperlichen Liebe. Und genau die gleichen Hormone werden dabei beteiligt und bahnen letztendlich den Weg zu einer gelingenden Bindung zum Kind und auch zum Partner.

Das emotionale Erleben, die Begrüßung des Neugeborenen sieht bei einer Frau mit PDA oft sehr viel „sachlicher" aus als bei einer unbetäubten Frau. Das hat dazu geführt, dass man versucht, die PDA zur Austreibungsphase ausklingen zu lassen, sodass die werdende Mutter den letzten wichtigen Schritt bewusst gehen kann. Nicht immer weiß man allerdings, wann die Austreibungsphase beginnt und endet.

Außerdem fragen sich Pränatalpsychologen, welche Informationen das Ungeborene erhält, wenn seine Mutter die Wehen nicht mehr merkt, im Grunde also emotional abwesend ist. Ist es eine Irritation für das Kind, die sich später wie ein Programm weiter auswirkt? Immerhin fehlt bei einem prägenden Ereignis am Anfang des extrauterinen Lebens der seelische Halt, die Verbindung zur Mutter. Manche Hebammen motivieren daher die Gebärende, sich bei jeder Kontraktion, die vom Wehenschreiber aufgezeichnet wird, ganz bewusst auf ihr Baby zu konzentrieren.

Eine Vorbereitung auf den Wehenschmerz ist sicherlich sinnvoll. Bestimmte Yogaübungen können der Frau schon vor der Geburt zeigen, wie sie den Schmerz des „Ziehens" in bestimmten Körperteilen mit ihrer Atmung kontrollieren kann. Eine bewusste Schulung in muskulärer Entspannung kann ihr helfen, die Wehenpausen gut zu nutzen. So bleibt die Wehenkraft effektiv, denn sie setzt am entspannten Muskel an, der sich immer mehr erweitert.

Autogenes Training, Entspannung nach Jacobson, ja sogar Hypnose (Sophrologie) und Autosuggestion sind erlernbar. Kontaktaufnahme zu sich selbst und dem Ungeborenen (Haptonomie) und positive Affirmationen beschwichtigen und versichern auf andere Weise, als ein Medikament das tun kann.

Ein vertrauter Partner, eine vertraute Hebamme und eine Umgebung, in der sich alle wohlfühlen und die in keinem Falle an medizinische Interventionen erinnert, sind weitere sichernde Zutaten für eine Selbstregulation der Geburt. Solange eine Frau gesund bleibt und die Schwangerschaft ausgetragen ist, hat sie die Möglichkeit, ihren persönlichen Wohlfühlort zu wählen und dazu die gesicherte 1:1-Betreuung, die ihr zusteht.

Der gute, spontane Geburtsanfang lässt dann auch auf ein gutes Ende schließen. Denn der Prozess der Geburt ist in vielen Millionen Jahren als ein hochkomplexes Informationsgeschehen entstanden, welches die chemisch unbeeinflusste Frau auch heute noch für sich nutzen kann.

Die chemisch hergestellte, moderne Gefühllosigkeit (Anästhesie) ist zwar effizient, das heißt wirksam, aber doch nicht sonderlich ökonomisch. Denn in der Hälfte der gesamten Geburtszeit braucht man sie nicht. Da sind einfach nur Wehenpausen.

Wenn allerdings der Schmerz nicht mehr sinnvoll gedeutet und genutzt werden kann, erweist sich die moderne Anästhesie als wirklich sinnvoll, weil die Frau ihn nicht mehr als wertvoll, sondern nur noch als quälend und unnötig begreift.

Die Gastautorin: Anna Rockel-Loenhoff ist Mutter von drei Kindern. Sie studierte Pädagogik, Psychologie und Medizin. Hebammenexamen 1978, seit 1981 Hausgeburtshilfe, seit 1985 Ärztin und Gutachterin. Lehrhebamme der Duisburger Hebammenschule. Mitautorin des Lehrbuchs „Hebammenkunde", Veröffentlichung von Fachartikeln. Zusammen mit Berit Fehse Übersetzerin und Herausgeberin der „Texte zur Maieutik" (WHO-Studie „Betreuung während einer normalen Geburt"). Regelmäßige Kurse für verschiedene Weiterbildungsakademien. Seminarleitung im ganzen deutschsprachigen Raum, eigene Praxis für Eltern und Kinder.

Kontakt: www.elternkindpraxis.de

Hausgeburt nach Sectio

Martina Eirich, Braunsbach

Ich war schon einige Jahre Hebamme, als sie plötzlich vor mir stand: Die Frau, die beim ersten Kind aufgrund einer Steißlage einen Kaiserschnitt bekommen hatte und einen weiteren in jedem Fall vermeiden wollte.

Vermeiden, weil sie diese Operation als extremen Eingriff in ihren Körper empfunden hatte. Vermeiden, weil sie nach dieser Operation über viele Wochen keinen Zugang zu ihrem Kind gefunden hatte. Ich hörte ihr zu. Ihre Sprachgewandtheit rührte auch von ihrer Bildung. Sie war im Grunde die Frau, die man sich als Kaiserschnittkandidatin, neudeutsch: Wunschkaiserschnittfrau, vorstellte.

„Ich bin durch diese Erfahrung weiter gekommen", durchkreuzte sie meine Unterstellung, „das gehört verboten, einer gesunden Frau ihr Kind aus dem Bauch zu schneiden, ohne zuvor probiert zu haben, ob es nicht doch geht".

Sie war traurig und ich ließ mich davon auch ein wenig anstecken. Ich hatte kurz zuvor selbst geboren – zu Hause – und sie hatte davon gehört. Ich dachte an mein Kind, das ich nach der Geburt vollkommen erschöpft und überglücklich beschnuppert, gestreichelt und problemlos gestillt hatte. Sie berichtete von ihrem Kind, das sie gleich nach der Operation streicheln durfte, an die Wange gehalten bekam und danach monatelang vergeblich versucht hatte, zu stillen. „Ich war nicht gestillt, wie sollte ich da stillen", murmelte sie.

Sie berichtete von ihrer Depression, vom fehlenden Bezug zu sich und zu ihrer Umwelt, von der immer noch vorhandenen Mauer, die auch nach Jahren zwischen ihr und ihrem Kind stünde – Craniosacraltherapie hin oder her. „Warum steht davon nie etwas in den Zeitungen? Warum höre ich nur von meiner Psychotherapeutin, dass es viele Frauen mit diesem Problem gibt?", fragte sie, und ich wusste nicht, ob sie eine Antwort von mir erwartete. Sie sprach erst ganz am Ende aus, worauf sie hinauswollte – eine Hausgeburt.

Die Themen Narben-Ruptur und Plazentastörungen waren damals marginal. Die Zeiten waren noch nicht so, dass ich mich als Hebamme deshalb vielfach absichern musste. Ich klärte sie darüber auf, wie auch über den Weg von 19 Kilometern in die nächste Klinik und eine eventuelle Verzögerung, bis medizinische Hilfe in Anspruch genommen werden könnte. Ich bestand auf einem Ultraschall, der die Plazenta im obersten Bereich der Gebärmutter und somit weit entfernt des Narbengewebes ortete, und konnte somit dieses Thema ad acta legen. Monate später unterschrieb sie mir nach erneutem Gespräch gemeinsam mit ihrem Mann das Aufklärungsformular. Die Schwangerenvorsorge hatte ich durchgeführt. Ihren Arzt, den sie nur zwei Mal zum Ultraschall aufsuchte, interessierten Geburtsmodus wie auch Geburtsort nicht. Die Schwangerschaft endete mit einer zügigen, heftigen Hausgeburt. Sie war danach vollkommen erschöpft und überglücklich – beschnupperte und streichelte ihr Kind und stillte es problemlos.

Inzwischen habe ich weit über 100 Frauen nach vorangegangenem Kaiserschnitt zu Hause begleitet. Rund 95% der von mir begleiteten Frauen bei Zustand nach Kaiserschnitt haben ihre Kinder zu Hause bekommen. Nur eine Handvoll Frauen musste ich in die Klinik verlegen. Der Befund hatte sich in keiner Klinik, egal mit welchem medizinischen Eingriff, verbessert. Alle verlegten Frauen erhielten erneut einen Kaiserschnitt.

Die oft gestellte Frage nach der maximalen Wegstrecke in das nächste Perinatalzentrum kann ich nicht mit einer Zahl beantworten, ist es doch eher die Frage nach der benötigten Fahrzeit, die beispielsweise davon abhängt, wie gut die Straße zu welcher Tages-, Nacht- und Jahreszeit zu befahren ist. Deshalb verlege ich bei sehr winterlichen Straßenverhältnissen großzügiger als zu nächtlicher Stunde mitten im Sommer.

Ich versuche, meine Arbeitsweise der Realität anzupassen. Deshalb recherchierte ich und stellte fest, dass in Bayern seit immerhin 25 Jahren keine Frau mehr an den Folgen einer Uterusruptur gestorben ist. Mehrere Gynäkologen teilten mir mit, dass vor allem stille Rupturen, also Narbenrisse ohne kindliche und mütterliche Beeinträchtigungen, die zwei Promille Uterus-Rupturen ausmachten.

Dennoch höre ich noch immer das Raunen in meinen Ohren, als ich als Zeugin vor einigen Jahren vor Gericht aussagen musste. Eine andere Hebamme hatte eine Frau betreut, die ich aufgrund meines Urlaubs nicht begleiten konnte. Diese Frau hatte beim ersten Kind wegen einer Steißlage sowie massiver kindlicher Fehlbildungen einen (unnötigen) Kaiserschnitt erhalten. Das Kind war, wie vermutet, nicht überlebensfähig und starb nach der Geburt. In dieser zweiten Schwangerschaft leitete die Kollegin bei überschrittenem errechneten Geburtstermin die Geburt mit Wehenmitteln zu Hause ein. Die Narbe der Frau riss dabei auf, das Kind starb an den Folgen des Sauerstoffmangels. Vor Gericht wurde mir die Frage gestellt, ob ich diese Frau auch bei einer Hausgeburt aufgrund des vorangegangenen Kaiserschnitts begleitet hätte.

Ich bejahte. Ein Raunen ging durch die Zuschauerbänke. Ich fügte hinzu, dass ich jedoch anders begleitet hätte und kein Wehenmittel verabreicht hätte, da Studien belegten, dass sich die Rupturrate drastisch – bis zum Neunfachen – erhöhe, wenn mit Wehenmitteln oder Prostaglandinen eingeleitet würde. Das Gleiche gilt für eine Einleitung mit dem als „Rizinuscocktail" bekannten Getränk, das von manchen als natürlich und ungefährlich betrachtet wird. Für mich gehört ein Einleitungsversuch bei vorangegangenem Kaiserschnitt nicht in die Hausgeburtshilfe.

Ist demzufolge eine Hausgeburt bei Zustand nach Kaiserschnitt gefährlich oder liegt die Gefährlichkeit in der Verabreichung von einleitenden Mitteln, egal an welchem Ort die Geburt stattfindet?

Die bislang in der außerklinischen Geburtshilfe gesammelten Daten von vielen tausend Geburten im Zustand nach Sectio (www.quag.de) brachten keinen einzigen mütterlichen Todesfall zutage. Stets reichte die Zeit – auch bei Verdacht auf Ruptur, beispielsweise aufgrund von Narbenschmerzen –, um die Klinik rechtzeitig aufzusuchen.

Bei Klinikgeburten in der gleichen Größenordnung wären wohl einige Rupturen festgestellt worden. Natürlich auch deshalb, weil viel mehr erneute Sectiones stattgefunden hätten als bei einer Hausgeburt. Dabei wären auch stille Rupturen gefunden worden, die bei natürlichen Geburten unentdeckt geblieben wären.

Einer der Hauptgründe, weshalb sich Schwangere nach ihrer Geburtsoperation für eine Hausgeburt entscheiden, ist die weitaus höhere Erfolgsquote auf eine Spontangeburt. Diese ist nirgends höher als zu Hause.

In den eigenen vier Wänden liegt die Erfolgsrate zwischen 65% und 95%, in den Kliniken kommt es nach einem Kaiserschnitt nur bei ungefähr 35% der Frauen zu einer natürlichen Geburt.

Nun geht es aber längst nicht immer und nur um die Ruptur. Als viel heikler wird von den meisten Geburtshelfern der Plazentasitz angesehen. Nach vorangegangenem Kaiserschnitt sind Einnistungsstörungen viel häufiger als nach einer Spontangeburt, und damit auch Blutungen beim Lösen der Plazenta nach der Geburt.

Für mich kommt deshalb keine Hausgeburtsbegleitung infrage, wenn die Plazenta in der Narbe oder in deren Nähe liegt, da es durch eine eventuelle Verwachsung der Plazenta in die Gebärmutterwand hinein zu schweren Blutungen kommen kann, die die Geburt in einem großen Geburtszentrum mit Blutbank zwingend erforderlich machen. Zumindest ein Ultraschall zur Feststellung des Plazentasitzes ist für mich bei der Begleitung deshalb Voraussetzung. Liegt eine vor dem Muttermund liegende Plazenta vor (Plazenta praevia), muss sowieso ein erneuter Kaiserschnitt vorgenommen werden.

Allerdings sind Kollisionen der Plazenta mit der Narbe extrem selten. Die allermeisten Frauen können deshalb nach vorangegangenem Kaiserschnitt eine Hausgeburt anstreben.

Wir besprechen zunächst den Geburtsverlauf beim ersten Kind ausführlich. Wurde der Kaiserschnitt gemacht, weil die Geburtshelfer eine Spontangeburt bei Steißlage aufgrund mangelnder Erfahrung nicht begleiten wollten, so hat die Frau eine sehr hohe Chance, dass ihr zweites Kind zu Hause zur Welt kommt, denn der Grund für den Kaiserschnitt lag in diesem Fall ja nicht bei der Frau, sondern am Fehlen von praktischer Erfahrung ihrer Ärzte. (Hebammen führen in Kliniken meines Wissens derzeit keine Beckenendlage-Geburten durch.)

Auch eine empfundene Disharmonie zwischen der früheren Hebamme und der Frau während der Geburt, die schließlich in einen Geburtsstillstand mit Kaiserschnitt mündete, löst sich bei der nächsten Geburt in der Regel in Wohlgefallen auf, wenn der Frau bewusst geworden ist, worauf sie bei ihrer Hebammenauswahl zukünftig Wert legen muss.

Wenngleich es Statistiken gibt, die Frauen nach Beckenendlage-Kaiserschnitten oder aufgrund von Kaiserschnitten wegen Zwillingen höhere Chancen auf spätere Spontangeburten einräumen als Frauen, die wegen eines hohen Geradstandes eine Schnittentbindung bekamen, kann ich das nicht per se bestätigen. Grundlegend ist die Aufarbeitung der vorangegangenen Geburt, wenn die Frau diese als traumatisch empfunden hat, und weniger eine ärztliche Prognose, die beispielsweise von einer mütterlichen Enge des Beckeneingangs spricht. Denn fast jede dieser Mütter bekam ihr Folgekind dennoch spontan zu Hause.

Über eine möglichst frühe Hebammenbegleitung, am besten gleich nach positivem Schwangerschaftstest, hat die Schwangere die Möglichkeit, ihre Hebamme über viele Monate intensiv kennen zu lernen. Sie sollte sich nicht scheuen, Unangenehmes anzusprechen und sich mit ihrer Hebamme auseinanderzusetzen. Die Frau lernt so, die Kompetenz und Zuverlässigkeit ihrer Hebamme einzuschätzen, und kann bei mangelnder Kompatibilität überlegen, ob sie sich nicht eine besser zu ihr passende Hebamme suchen möchte.

Großen Wert lege ich auf die Behandlung der Kaiserschnittnarbe, die ich beim ersten Mal gemeinsam mit der Frau/dem Paar durchführe. Wir sehen uns diese gemeinsam an, und die Schwangere lässt einen sofort spüren, ob die Narbe kein Problem, ein kleineres oder größeres Problem darstellt.

Ich beginne dann, die Narbe mit Öl oder Narbengel zunächst in eine Richtung zu verschieben, und arbeite sie dann in jede Richtung durch. Dabei fließen nicht selten Tränen und die Frauen berichten oft erstmals über Gefühle, die sie nach dem Kaiserschnitt nie auszusprechen wagten, z. B. „Weil ich doch ein gesundes Kind bekommen hatte, was sollte ich mich da über einen Bauchschnitt aufregen". Oder sie formulieren Gedanken, die ihnen nun durch die direkte Berührung mit der Narbe erstmals bewusst wurden.

Diese Behandlung ist höchst individuell. Es gibt Frauen, die keine weitere Behandlung benötigen. Andere bestehen auf weiterer Narbenbehandlung in bestimmten Abständen bis zur Geburt, weil sie diese Begleitung als „heilend", „energetisierend", oder „mich zur Mitte bringend" empfinden.

Liegen tiefgreifende Geburtraumata vor, überlegen wir gemeinsam die Zusammenarbeit mit einem passenden Therapeuten.

Insgesamt sind in der Hausgeburtsbegleitung von Frauen bei vorangegangenem Kaiserschnitt viele

Wege möglich, die sich stets höchst individuell an der jeweiligen Frau und ihrer Geschichte orientieren.

Einige begleitende Beispiele bei Frauen mit Zustand nach Sectio sind in meinem Buch „Praktisch bewährte Hebammenkniffe" genau beschrieben.

Steht nun einer Geburt in den eigenen vier Wänden nichts im Wege, besprechen wir in der Regel vier bis sechs Wochen vor Geburtstermin, welche Dinge sich die werdenden Eltern noch besorgen können. Normalerweise ist jedoch in einem durchschnittlichen mitteleuropäischen Haushalt alles für eine Hausgeburt Praktische vorhanden, und die wenigen noch fehlenden Kleinigkeiten bringe ich als Hebamme mit. Das Paar kann mich aufgrund der Bereitschaftszeit, für die ich eine Bereitschaftsgebühr berechne, drei Wochen vor bis zwei Wochen nach dem errechneten Geburtstermin jederzeit erreichen.

Schließlich erblicken durch die Entscheidung für das häusliche Umfeld nach einer mehr oder weniger langen Geburt bei mir rund 95 von 100 Kindern, deren Geschwister zuvor durch einen Bauchschnitt zur Welt kam(en), das Licht der Welt zu Hause.

Die Freude ist meist unbeschreiblich, haben die Frauen doch damit die zwei Extreme kennengelernt: Kind per Operation entbunden und Kind selbst geboren! Gerade diese Paare gehören zu den dankbarsten überhaupt, da eine Hausgeburt durch sie niemals als selbstverständlich betrachtet wird, und ich freue mich immer, ihre engagierten Beiträge über den Sinn notwendiger Kaiserschnitte wie auch die wilde, gewaltige Schönheit einer natürlichen Geburt in Leserbriefen, Foren oder Gesprächen zu verfolgen.

Ungefähr 5% der Mütter verlege ich während der Geburt. Früher – bevor ich Narbenbehandlungen durchführte – vor allem deshalb, weil die Frauen über Narbenschmerzen klagten. Heute, weil doch noch etwas die Frau oder das Kind daran hindert, auf vaginalem Wege zu gebären oder zur Welt zu kommen.

Dennoch würden fast alle von mir in die Klinik verlegten Frauen trotz ihrer inzwischen zwei Kaiserschnitte wieder eine Hausgeburt beim nächsten Kind anstreben. Die Zeit zu Hause wird als angenehm, wertvoll und sehr kostbar angesehen. Die Zeit in der Klinik, die aufgrund des durchgeführten Kaiserschnittes meist sehr begrenzt war, wird als angemessen und selbstverständlich absolut notwendig angesehen. Das Gefühl, überrannt, übergangen oder überflüssigerweise aufgeschnitten worden zu sein, ist nicht vorhanden.

So profitieren alle Seiten davon: Die Frauen sind ihren Weg gegangen. In der Regel gebären sie ihr Kind in ihrem Zuhause.

Wenn ihr Weg selten wieder in einen Kaiserschnitt münden sollte, wird dieser als notwendig empfunden. Die Kliniken haben nicht mit Frauen zu kämpfen, die von ihnen widerstrebend aufgesucht werden, sondern nur, wenn es wirklich sein muss.

Und mir als Hausgeburtshebamme macht es immer wieder große Freude, Frauen und ihre Familien ein Stück weit auf ihrem Weg zu einer guten Geburt und ihrem Kind zu begleiten. Dass dieser Weg meist zu Hause in einem gigantischen Hormonrausch und glückseligem Feuerwerk endet, ist für mich sehr schön.

Mein Ziel ist jedoch die angemessene Geburt für jede Frau: Nicht zu früh, nicht zu spät, nicht zu viel, nicht zu wenig, denn alles hat seine Zeit, seinen Platz und seine Berechtigung. Wenn wir aufmerksam und geistvoll damit umgehen, gehen alle Seiten zufrieden daraus hervor.

Die Gastautorin: Martina Eirich, Hausgeburtshebamme, Journalistin, Autorin, Lehrhebamme/Hausgeburt, vierfache Hausgeburtsmutter. Autorin u.a. von „Praktisch bewährte Hebammenkniffe" und „Luxus Privatgeburt".

Kontakt: www.hebamme-martina-eirich.de

Bärbel Basters-Hoffmann, Freiburg

Wie weit haben wir Frauen es gebracht!

Jahrtausendelang haben wir gelitten unter der Determinante unseres Geschlechtes: Schwangerschaften kamen – gewollt oder nicht –, Fehlgeburten, Totgeburten, das Wochenbett mit seinen Bedrohungen für Leben und Gesundheit. So viele Kinder, die starben. Stark mussten die Frauen sein, um selber zu überleben und um ihre Kinder aufzuziehen. Die Schwächeren haben es nicht geschafft.

Stolz könnten wir sein, die Töchter dieser Frauen zu sein, die allen Widrigkeiten, aller Not und allem Kummer zum Trotz unsere Spezies hat überleben lassen. Stolz könnten wir sein, in dem Bewusstsein, die Töchter der Stärksten, der Klügsten, der Tapfersten zu sein.

Dankbar müssten wir sein, in Lebensumständen zuhause zu sein, die uns so viel Sicherheit für Schwangerschaft, Geburt und Wochenbett garantieren, dass wir unsere Kinder in aller Regel groß werden sehen, dass wir in aller Regel alt werden dürfen.

Doch wir wären wohl keine Menschen, nicht die Sorte Mensch, die sich den Planeten untertan gemacht hat, wenn wir nun einfach dankbar und zufrieden wären. Wir wollen mehr. Mehr Sicherheit, mehr Kontrolle, mehr Planbarkeit. Wir wollen letztlich Unabhängigkeit von unserer Natur, die die Spielregeln bestimmt. Auch und ganz besonders, wenn es darum geht, wie wir unsere Kinder zur Welt bringen wollen.

In welchem Rahmen, in welchem Kontext definieren wir Selbstbestimmung? In dem Sinne, dass das Individuum Frau ganz auf sich selbst bezogen ist und dementsprechend eine Entscheidung ausschließlich unter Berücksichtigung ihrer eigenen Interessen treffen darf?

Oder in dem Sinne, dass die Frau innerhalb eines gegebenen Kontextes (die Physiologie der Geburt, die Rechte eines ungeborenen Kindes) ihre Rolle als Schwangere, als Gebärende, als Stillende in selbstbestimmter Art und Weise übernimmt und gestaltet?

Bedeutet Selbstbestimmung einfach die Tatsache einer Wahlmöglichkeit? Um wirklich wählen zu können, muss umfassende, neutrale Information vorangehen, damit die Situationen, zwischen denen Wahlmöglichkeit besteht, möglichst realistisch eingeschätzt werden können. Diese Informationen sind Laien – also werdenden Müttern und werdenden Eltern – nicht ohne weiteres verfügbar, vielleicht auch nicht immer verständlich. Sie sind also auf Beratung angewiesen. In solch eine Beratung fließen aber in aller Regel nicht nur Erfahrung und Wissen des Beraters ein, sondern auch dessen Persönlichkeit – will heißen, seine Lebensanschauungen, Werte, Vorurteile, Eitelkeiten und Eigeninteressen.

Vordergründig besteht der Luxus einer Wahl, faktisch aber die Gefahr, manipuliert und instrumentalisiert zu werden, da der Geburtshelfer ja schließlich selber auch selbstbestimmt handeln will.

Sich selbstbestimmt zu fühlen, hat sicherlich auch eng mit körperlicher Unversehrtheit und physischer Unabhängigkeit zu tun. Es ist Angst einflößend, einer Naturgewalt ausgeliefert zu sein, und beunruhigend, bedürftig zu sein, auf zugewandte (fremde) Menschen angewiesen zu sein. Die Vorstellung vom Gebären beinhaltet kaum die Idee der Herausforderung, an der Frau sich misst und wächst; der Grenzerfahrung, durch die eine Frau zur Mutter geboren wird; des einmaligen kreativen Aktes, ein Kind zu gebären und das wichtigste Band im Leben zu knüpfen.

Es erscheint selbstbestimmter, da vermeintlich berechenbarer, sich der exakten operativen Technik des Frauenarztes anzuvertrauen, als auf die Weisheit der Natur und die Potenz des Weiblichen zu vertrauen. Mehr Fremdbestimmung und Kontrolle als in der OP-Situation ist dabei kaum vorstellbar – quasi ein Gegenentwurf zu einer Geburt, die durch die Individualität von Mutter und Kind gestaltet wird.

Von Mutter und (!) Kind. Diese zwei Personen sind es nämlich, die gemeinsam einen Weg gehen durch neun Monate Schwangerschaft in symbiotischer Verbindung. Diese zwei sind es, die schließlich am Höhepunkt der Schwangerschaft in gemeinsamer gewaltiger Kraftanstrengung die physische Trennung und gleichzeitig eine neue Bindung erreichen.

Vielleicht ist die Initiierung der Geburt für das ungeborene Kind, das ja gewiss eine vollkommene Persönlichkeit und ein ganz eigener Charakter ist, der erste selbstbestimmte Akt. Die erste Chance, seine eigene Wirksamkeit zu erfahren und dadurch gestärkt zu werden. Ganz im Gegensatz zu einem Beginn, der geprägt ist durch das Erleben eines gewaltsamen

Übergriffs, der Fremdbestimmung, der eigenen Hilflosigkeit.

Die gesellschaftliche Entwicklung der vergangenen Jahrzehnte führte immer mehr zu einer Betonung der individuellen Rechte und Freiheiten. Ein jeder hat das Recht auf Selbstverwirklichung. Konsum und Besitz werden als hohe Werte erlebt. Die Werte unserer Eltern- und Großelterngeneration wie Disziplin, Verantwortung für die Gemeinschaft, den eigenen Egoismus hintanstellen, sind überholt und nicht mehr erstrebenswert.

Technischer Fortschritt gilt uns viel, wir bewerten ihn höher als den Faktor Mensch, als Menschlichkeit.

Der Verlust einer selbstverständlichen Stillkultur und eine immer interventionsreichere Geburtshilfe ist einerseits Ursache, andererseits Wirkung.

Letztlich sind wir aufgefordert, unsere Werte für uns zu definieren und dann zu entscheiden, ob wir auf Dauer zutiefst menschliche Prozesse wie Geburt und Stillen nicht unbedingt wieder in unser Selbstverständnis integrieren müssen.

Die Gastautorin: Dr. med. Bärbel Basters-Hoffmann, geb. 1962, Medizinstudium in Berlin und Freiburg, anschließend Promotion mit einem geburtshilflichen Thema. Nach der Geburt des dritten Kindes 1990 Beginn der Ausbildung zur Frauenärztin. Seit 1997 als Oberärztin mit dem Schwerpunkt Geburtshilfe am Evang. Diakoniekrankenhaus Freiburg. In den Jahren 1999 bis 2003 folgen die Geburten dreier weiterer Kinder, die Ausbildung zur Still- und Laktationsberaterin sowie die Zertifizierung des Diakoniekrankenhauses zum Baby Friendly Hospital. Schwerpunkt der Arbeit ist eine interventionsarme, selbstbestimmte, menschliche Geburtshilfe.

Kontakt: basters@diak-fr.de

Warum die Aufarbeitung einer Kaiserschnittgeburt so wichtig ist

Judith Raunig, Wien

Wie gut eine Frau mit einem Kaiserschnitt zurechtkommt, hängt von unterschiedlichen Faktoren ab. War es ein geplanter oder ungeplanter Kaiserschnitt, welche Vorstellungen und Wünsche hatte die Frau von ihrer Geburt, wie kommt sie sonst mit Krisen zurecht und was waren die ganz speziellen Umstände der Kaiserschnittgeburt?

Entscheidend ist auch, ob die Frau mitbestimmen durfte, oder ob der Kaiserschnitt über sie hinweg entschieden wurde. Hat sie sich ausgeliefert gefühlt oder hat sie das Gefühl der Kontrolle und Mitbestimmung erlebt? Wurde der Kaiserschnitt in einer Notsituation getroffen, musste alles ganz schnell gehen, oder war genug Zeit, sich auch seelisch darauf einstellen zu können?

Geplante Kaiserschnitte werden in der Regel besser verkraftet als ungeplante, Mitbestimmung hilft der Frau, das Gefühl der Kontrolle zu behalten und sich noch selbst für die Geburt verantwortlich zu fühlen.

Stark unterschätzt wird leider noch immer die Bedeutung einer liebevollen, aufmerksamen Begleitung während der Schnittentbindung, im Operationssaal und in den ersten Tagen danach. Einige liebevolle Gesten oder Worte einer Hebamme oder Ärztin können sehr tröstlich sein. Ein unsensibler Umgang wirkt doppelt verletzend, weil die Frau in dieser Situation – nackt, rasiert und möglicherweise schon am OP-Tisch fixiert – ganz ungeschützt und verletzlich ist.

Ebenso wichtig ist die Unterstützung nach der Geburt. In den ersten Tagen nach der Geburt sind die meisten Kaiserschnittmütter fast ausschließlich mit den Schmerzen und der ersten Wundheilung beschäftigt. Oft fällt es ihnen daher schwer, sich körperlich und emotional um das Neugeborene zu kümmern. Hier brauchen Frauen Unterstützung und Hilfe durch sensible Hebammen und Angehörige oder Freunde.

Der Kaiserschnitt ist ein tiefer Einschnitt in das innerste weibliche Organ. Eine Frau wird dadurch im Kern ihrer Weiblichkeit verletzt, und eine der letzten ausschließlich weiblichen Fähigkeiten – nämlich aus eigener Kraft zu gebären – wird dadurch unterbrochen. Viele Frauen erleben sich in ihrem Selbstwertgefühl getroffen, fühlen sich nach einem Kaiserschnitt nicht mehr als „ganze Frau".

Der Schnitt hinterlässt nicht nur eine körperliche Wunde, sondern kann auch eine seelische Verletzung bedeuten, die Aufmerksamkeit, Liebe und Zeit braucht, um heilen zu können.

Oft ist es die Ambivalenz der Gefühle, die so schwer zu verkraften ist. Einerseits ist man glücklich, ein gesundes Kind bekommen zu haben, erlebt Freude und Erleichterung. Andererseits spürt man aber auch Traurigkeit, Enttäuschung, Wut, Ohnmacht oder Selbstzweifel. Manche Frauen kommen nun in einen großen inneren Konflikt, erlauben sich selbst nicht, die so unterschiedlichen Gefühle anzunehmen, weil sie nicht undankbar erscheinen wollen. „Hauptsache, das Kind ist gesund!", ist ein häufiger Satz der Umgebung. Tröstend gemeint fällt er aber genau in diese offene Wunde.

Der erste Schritt zur Heilung kann sein, all diese verschiedenen Gefühle zu spüren und zu versuchen, sie zuzulassen.

Ich empfehle jeder Kaiserschnittfrau, die das Gefühl hat, nicht restlos im Reinen mit ihrer Geburt zu sein, sich eine Möglichkeit der Aufarbeitung zu suchen. Das kann eine selbst organisierte Gruppe sein, eine professionell angebotene Kaiserschnittgruppe oder eine Stunde bei einem Therapeuten oder einer Therapeutin.

Viele Frauen schieben die Gefühle zur Seite, nach dem Motto „So schlimm war es ja auch wieder nicht." oder „Ich schaffe das schon irgendwie." Dazu kommen viele neue herausfordernde Aufgaben und das Neugeborene, dessen Bedürfnisse im Mittelpunkt stehen und das die eigenen mütterlichen Wünsche in den Hintergrund drängt.

Die Gefahr dabei ist, dass die unterdrückten Gefühle zu einem späteren Zeitpunkt – vielleicht bei der nächsten Schwangerschaft – wieder hervorkommen und die Frau belasten können. Manche Frauen wünschen sich bewusst oder unbewusst kein zweites Kind mehr. Schuld- oder Versagensgefühle können das Selbstwertgefühl beeinträchtigen.

Manchmal kann auch die Partnerschaft belastet werden, wenn beide Elternteile nicht über das Erlebte und die damit verbundenen Gefühle sprechen und sie dadurch teilen. Das kann zu einer Entfremdung der beiden Partner führen. Hier ist es ganz wichtig, dass Frau und Mann, Mutter und Vater, dem jeweils anderen über ihr Geburtserlebnis erzählen und die Gefühle und die Sichtweise des anderen respektieren.

Ich habe sehr gute Erfahrungen mit Frauen in der Kleingruppe gemacht. Kaiserschnittmütter können sich gegenseitig ihre Geschichte erzählen und fühlen sich eher verstanden, weil die anderen Teilnehmerinnen Ähnliches erlebt haben. Ein geschützter Rahmen und einige Rituale können sehr hilfreich sein, ein Stück auf dem eigenen Heilungsweg voranzukommen. Der Kaiserschnitt, auch wenn er noch so ungewollt war, kann dadurch als Chance genützt werden. Denn: Ein positiv bearbeitetes Kaiserschnitterlebnis bietet wie jede andere Lebenskrise ebenfalls die Möglichkeit, gestärkt daraus hervorzutreten.

Das Erlebte kann akzeptiert und in Bezug zum restlichen Leben gesetzt werden. Die Bewertung einer Geburt als gut oder schlecht, das heißt, es als Gebärende gut oder schlecht gemacht zu haben, verliert dabei an Bedeutung. Oft kann ein Schatz in dieser besonderen Geburt gefunden werden, etwas, das die Frau von nun an immer begleitet und zu ihr dazugehört. Die schmerzhaften Gefühle lösen sich auf, die Frau erinnert sich zwar immer wieder an die operative Entbindung, die Gefühle sind jedoch nicht mehr so überschwappend. Die Frau kann sich mit dem Erlebten und sich selbst aussöhnen.

Folgende Rituale empfehle ich meinen Frauen zur Unterstützung der Heilung für zu Hause:

Baby-Baderitual

Mutter und Kind nehmen gemeinsam ein schönes Bad – zum Beispiel mit Kerzenschein und einem guten Duft. In das Wasser können Rosenöl und Bachblüten gegeben werden. Das Baby ist nackt auf der Haut der Mutter, in Ruhe und Frieden. Dann gehen beide aus dem Wasser und legen sich in ein vorgewärmtes Bett. So kann die nach einer Geburt gewünschte, ganz intime und vermisste Zeit bewusst erlebt und nachgeholt werden.

Heilungsgespräch

Die Mutter (und der Vater) erzählen dem Kind von seiner Geburt, mit allen Gefühlen und Gedanken, die dazu gehören. Man könnte dem Kind zum Beispiel erzählen, dass man sich eine andere Geburt gewünscht hatte, dass es leider anders gekommen ist usw. In diesem Zusammenhang kann man dem Kind auch die Narbe zeigen und erklären, dass es auf diesem speziellen Weg auf die Welt gekommen ist.

Narben-Ritual

Der Vater legt seine Hand auf die Narbe der Frau und dankt ihr für die Geburt. Ein Satz könnte lauten: „Ich danke dir von Herzen, dass du dich hier geöffnet hast, um unser Kind auf die Welt zu lassen."

Das Schiff

Die Eltern bauen aus Naturmaterialien gemeinsam ein kleines Schiff, das die Belastungen der Geburt tragen soll. Während des Bastelns kann noch einmal über das Erlebte gesprochen werden. Das Schiff kann zum Beispiel am ersten Geburtstag des Kaiserschnitt-Kindes einem Fluss übergeben werden.

Die Gastautorin: Judith Raunig, geboren 1979, Psychologin und Outdoortrainerin. Ich habe zwei Kinder und 2007 selbst einen Kaiserschnitt erlebt. Damals war ich „perfekt" auf meine Geburt vorbereitet – auf den Kaiserschnitt und die Folgen für Körper und Seele nicht. Nach einiger Auseinandersetzung und positiver Integration meines Kaiserschnitts konnte ich einige Schätze finden, die mir diese Geburt geschenkt hat. Ich konnte mich mit meinem Kaiserschnitt und auch mit mir selbst aussöhnen. 2009 kam meine Tochter durch eine Spontangeburt zur Welt. Nach meiner zweiten Geburt habe ich begonnen, mich hauptberuflich mit dem Thema Kaiserschnitt zu beschäftigen. Es ist mir ein großes Anliegen, Frauen mit meinen Seminaren dabei zu unterstützen, ihr Geburtserlebnis aufzuarbeiten, sie zu stärken und ihnen Mut zu machen.

Kontakt: www.nach-dem-kaiserschnitt.at

Hebammenbegleitung nach traumatischen Geburten

Barbara Trübner, Reinheim

Als Hausgeburtshebamme ist und war es immer mein großes Anliegen, Frauen eine Alternative zur Krankenhausgeburt anzubieten. In dieser Funktion begleite ich Frauen durch Schwangerschaft, Geburt und Wochenbett.

Viele alternative Heilweisen habe ich in den Jahren erlernt und gesehen und in meine Arbeitsweise übernommen.

Mein zusätzlicher Schwerpunkt liegt inzwischen bei der mentalen und körperlichen Behandlung von Frauen mit Beschwerden nach traumatisch erlebten Geburten sowie der Behandlung von Schmerzen durch Narben, die nach der Geburt bleiben. Wird bei diesen Frauen keine Ursache für ihre Schmerzen gefunden, werden sie häufig als psychosomatisch diagnostiziert. Ein direkter Zusammenhang zur Geburt wird meistens nicht gesehen.

Als erfahrene Hebamme sehe ich den Zusammenhang sofort. Handlungsweisen, die zur Geburt gehören, sind mir geläufig, und ich kann sie deuten. Außerdem bin ich auch eine Expertin für die Nöte von Babys, die ebenfalls durch eine schwierige Geburt auftreten können.

Da ich selbst Mutter von fünf Kindern bin, habe ich natürlich ganz eigene Erfahrungen gemacht. Mit einer Schwangerschaft etwa schrammte ich nach abgebrochener Hausgeburt nur knapp am Kaiserschnitt vorbei. Ich habe mehr als fünf Hebammen erlebt und dazu einige Ärzte. Vieles von dem, wovor Frauen Angst haben, ist mir in meinen Schwangerschaften und Geburten selber begegnet.

Zu meinem Glück und für meine Heilung waren auch schöne Geburten dabei. All diese Erfahrungen haben mich verständnisvoller und liebevoller werden lassen.

In meine Praxis kommen immer öfter Frauen mit unverarbeiteten Geburtserlebnissen, Schlafstörungen, Unsicherheiten oder Überängstlichkeit, wenn es um die Schwangerschaft oder das Baby geht. Ebenso häufig kommen Mütter mit Babys, die Symptome wie häufiges Schreien, Gedeihstörungen, Stillschwierigkeiten oder Schlafstörungen haben. All das führt zu einer unglücklichen Verkettung von Aktion und Reaktion, die nicht selten tiefergehende Störungen des Wohlbefindens bei Mutter und Kind nach sich ziehen.

Zunehmend sind auch Frauen nach einem vorangegangenen Kaiserschnitt dabei. In der heutigen Zeit scheint es für diese Frauen immer unwahrscheinlicher, dass sie in der Klinik überhaupt noch spontan gebären können oder dürfen. Ohne viel Worte ist der Status „Zustand nach Sectio" zu einem definierten Risiko geworden, das eine spontane Geburt nahezu unmöglich macht oder massiv erschwert.

Getarnt als „Risikominimierung" werden normal gesunde Frauen in der Schwangerschaft untersucht und jede Abweichung von einer festgelegten Norm als Risikobelastung und vermeintliche Störung einer gesunden Schwangerschaft bewertet. Diese Bewertung und die daraus resultierende Begleitung – ein durchaus wohlmeinendes Angebot mit dem Ansatz, der Frau die meistens schon vorher entfachten Ängste zu nehmen, folgt. Die Frau beugt sich der sicher nur gut gemeinten Rasterfahndung und begibt sich damit in die Mühlen einer Risikobetreuung durch den Arzt, der den Anspruch „Risikominimierung durch maximale Diagnostik" hat.

Es erscheint verständlich, dass die Frau zu diesem Zeitpunkt, an dem sie schon nicht mehr ihrem eigenen guten Gefühl vertrauen kann, den guten Draht zum Arzt, der ja nun ihr Verbündeter im Kampf um das gesunde Kind ist, nicht verlieren will. Hier endet der Weg für die Frau, eine Schwangerschaft und Geburt ohne Intervention zu erleben. Alle reden von dem Risiko für das ungeborene Kind. Und welche Mutter möchte sich dem verschließen?

Nicht übersehen darf man, dass das Vorgehen für alle nunmehr Beteiligten eine gute Planbarkeit offeriert, am besten weit vor dem vermeintlich korrekt errechneten Geburtstermin, damit nicht der natürliche Geburtsbeginn einen Strich durch diese Planung macht.

Eine Hebammenbegleitung, die die Frau wieder in den Zustand der „Guten Hoffnung" erheben könnte und einen natürlichen Verlauf empfehlen würde, ist ab diesem Zeitpunkt ausgeblendet und wird auch nicht mehr angesprochen, da unerwünscht.

Von sich aus ist die Geburt ein individueller Vorgang, und auch die Schwangerschaft wird individuell gelebt. Eine Normierung führt zwangsläufig zur Unterbrechung der bislang normal verlaufenden Schwangerschaft. Die Frau verliert dabei den Kontakt zu ihrem Körper und ihre Sicherheit zu einem ihr ohnehin noch ganz unbekannten Körpergefühl.

Darüber hinaus bleibt völlig unberücksichtigt, dass bei einem Kaiserschnitt weder die Frau noch das Kind wahrhaftig für die Geburt bereit sind. Bereit sein heißt, die Geburt steht nicht nur unmittelbar bevor, sondern sie wird von Mutter und Kind gemeinsam initiiert. Dies erfolgt durch das Ausschütten von Hormonen, die in einem wunderbaren Zusammenspiel in die Geburt, ausgelöst durch die Wehen, münden. Eine „Kaiserschnittentbindung", der jedwedes Merkmal von Geburt fehlt, die sogar von einigen Ärzten irreführenderweise als „der sanftere Weg ins Leben" bezeichnet wird, ist keine Geburt, sondern eine schwere Operation. Und dies zunehmend häufig unnötigerweise an einer völlig gesunden Frau mit einem völlig gesunden Kind. Würde man sich vergleichsweise freiwillig am Blinddarm oder an den Nieren operieren lassen ohne Befund? Wohl kaum!

Übrigens: Die Folgekosten einer derartigen Betreuung und der entsprechenden Geburtshilfe übersteigen die einer normalen Betreuung und Geburt um mehr als das Fünffache.

In meiner Arbeit mit den Frauen verstärke ich im Gespräch als Erstes das völlig in den Hintergrund getretene Wissen um die Geburt und deren Sinnhaftigkeit für Mutter und Kind. Ich sage ihnen, dass es viele Faktoren sind, die eine Geburt bewirken und natürlich verlaufen lassen. Diese Faktoren haben sich ursprünglich bewährt und würden es heute auch noch tun, wenn wir nicht in diesem rasanten Entwicklungskarussell medizinischer Wissenschaft mit einseitigen Schwerpunktsetzungen säßen.

Was sofort auffällt, ist das offensichtliche Misstrauen, das die Frauen gegenüber ihren ureigensten Fähigkeiten hegen. Verloren gegangen scheint auch die Fähigkeit, dem inneren Dialog zwischen sich und dem Kind zu lauschen. Manchmal ist die Unsicherheit sogar so groß, dass die junge Mutter die Möglichkeit für ausgeschlossen hält, ihren Instinkten und denen des Kindes vertrauen zu können.

Ich erinnere mich noch gut an mein erstes Kind, lange vor meiner Hebammenausbildung, das im ersten Lebensjahr nachts einfach nicht schlafen wollte. Heute weiß ich, dass nicht mein Kind zu unruhig war, sondern ich zu unsicher, und dass mir einfach nur eine gute Anleitung und Unterstützung fehlten.

So geht es vielen Frauen: Jeder sagt etwas anderes, alle sind sie irgendwie Fachleute. Nur zu gerne greift eine unsichere Mutter alles auf, was man ihr sagt, und probiert es aus. Doch bekanntlich verderben viele Köche den Brei.

Während des ersten Hebammen-Gesprächs bei mir kristallisiert sich schnell heraus, dass es tatsächlich noch etwas Unverarbeitetes gibt, das die Kaiserschnittmutter quält und nicht zur Ruhe kommen lässt. Im Verlauf dieser Sitzung graben wir gemeinsam die vorhandenen Kompetenzen der Frau und des Babys wieder aus und bestaunen zusammen, was beide schon alles so wissen und können.

Aber es gibt auch Frauen, die keine körperlichen Symptome zeigen. Sie sind nach einem ungeplanten Kaiserschnitt noch völlig „sprachlos". Sie spüren, dass etwas nicht stimmt. Tröstlich gemeinte Sätze wie „Es ist ja noch mal gut gegangen!" oder gar „Immerhin geht es dem Baby gut!" lassen jedes Bedürfnis nach Trauer oder der Schmerzäußerung über „etwas Verlorenes" in der Frau verstummen. Nur eine vage „Ahnung" oder Angst vor einer erneuten Schwangerschaft oder gar derartigen Geburt lässt sie nach einer Antwort suchen und bringt sie in meine Praxis.

Es ist viel, was diese Frauen zu erzählen haben. Der wichtigste Schritt zur (Er-)Lösung ist dann, dass die Frau sich auf ihr Anliegen einlässt. Ich bitte sie, es aufzuschreiben und mir zu schicken.

Hier setzt meine Arbeit der Traumabegleitung an. Bei ihrem ersten Besuch schildert die Frau das Erlebte erneut. Frauen erzählen, was sie erlebt haben, und vor allem, wie sie es erlebt haben und was sie fühlen.

Ist das Baby dabei, kann es sein, dass es deutlich reagiert. Wie eine Antenne nimmt es die Erregung der Mutter auf und drückt sie als Schreien, Wachwerden oder Unruhe aus. Das tut es übrigens auch, wenn der Vater erzählt, wie er die Geburt erlebt hat. Denn das Baby hat seine eigene Art der Geburtsverarbeitung, und wie sich immer wieder zeigt, versucht es, sich mitzuteilen. Es spricht eine eigene Sprache, und im Verlauf meiner Arbeit habe ich ein Gespür dafür entwickelt, wann das Baby mitbehandelt werden sollte.

Häufig begegnen mir auch Frauen, die die Geburt ihres Kindes einfach nicht vergessen können. Manchmal ist nicht die Geburt der Gegenstand der empfundenen Traumatisierung, sondern etwas ganz anderes in unmittelbarer Nähe dazu.

Mit dem Ergebnis meiner vielseitigen Weiterbildung in verschiedenen Techniken, z.B. der Craniosacralarbeit, ist es immer wieder eine Freude zu sehen, wie schnell und nachhaltig die Frauen und Kinder auf die Form meiner Begleitung reagieren. Da meine Traumabegleitung (Womens Care Arbeit) gekoppelt ist an Körperarbeit, nutzen die Frauen ihre Erfahrung und kommen gerne zu weiteren Sitzungen.

Störungen mit schweren Ursachen führe ich einem therapeutischen Setting zu.

Perspektivisch rate ich den Frauen, sich eine gute und lange Vorbereitungsphase für weitere Geburten einzuräumen. Es braucht eine gute Begleitung durch eine Person, die Verständnis hat, und die sich den vorhandenen Ängsten der werdenden Mutter während Schwangerschaft und Geburt stellt. Das kann durchaus von der Hebamme schon ab Schwangerschaftsbeginn geleistet werden. Wünschenswert ist eine Begleitung, die ihre eigenen Ängste und Unsicherheiten bezüglich einer derartigen Betreuung wahrnimmt und sich damit auseinandersetzt.

Wird als Nächstes eine spontane Geburt angestrebt, ist eine körperliche Entstörung und Überwachung der Kaiserschnittnarbe empfehlenswert. Dabei ist es wünschenswert, dass die begleitende Fachkraft die dafür erforderliche Technik beherrscht. Ziel ist eine interventionsfreie Schwangerschaft und Geburt, die die Kräfte und Fähigkeiten der Frau in ihrer naturgegebenen Rolle als werdende Mutter stärkt. Originäre Hebammenarbeit übrigens – weit weg von klinischer Geburtshilfe.

Die Gastautorin: Barbara Trübner, 5 Kinder, seit 1984 in der freien Hausgeburtshilfe tätig. Ausbildung in klass. Homöopathie, system. Familienstellen, Traumabegleitung, Reichscher Körperarbeit, Ortho Bionomy, biodyn. Cranio Sacral Therapie, daraus abgeleitet die Weiterentwicklung der Womens Care Arbeit, Babytherapie.

Kontakt: www.barbara-truebner.de

Schwangerschaftsbegleitung und Geburtsvorbereitung mit Craniosacraltherapie

Sonja Wode, Freiburg

In meiner Praxis habe ich häufig Gelegenheit, Schwangerschaften zu begleiten. Was mir dabei begegnet, ist oft sehr beeindruckend und spannend.

Schwangerschaften und Geburten verlaufen als natürliche Prozesse häufig problemlos, weil sich die Frauen intuitiv meist genau richtig verhalten. Es gibt jedoch Situationen und Konstellationen im Körper einer werdenden Mutter, bei denen eine gezielte therapeutische Begleitung enorm erleichternd wirkt.

Die Mutter unterstützen

Schwangerschaftsbeschwerden sind für werdende Mütter oft ein Grund, sich professionelle Hilfe zu holen. Zu diesen Beschwerden gehören Übelkeitssymptome, Rückenschmerzen bis hin zu Kreuzbeinproblemen oder Blutdruckprobleme und Wassereinlagerungen.

Als Craniosacraltherapeutin spüre ich mit meinen Händen die rhythmische Bewegung der Gehirn- und Rückenmarksflüssigkeit, die sich auf den gesamten Körper mit seinen Muskeln, Knochen und Organen überträgt. Im gesunden Körper ist dieser Rhythmus in allen Bereichen deutlich zu spüren. Wo dieser Rhythmus gestört ist, entsteht häufig Unordnung im Körper, welche in der Regel mit unterschiedlichen Symptomen und Störungen einhergeht. In meiner Arbeit lenke ich die Aufmerksamkeit der Schwangeren in den veränderten Bereich in ihrem Körper. Energie folgt dem Gedanken, und mit der gesammelten Aufmerksamkeit der Patientin wird eine Veränderung in diesem Bereich möglich.

Daher besteht meine Arbeit bei Rückenbeschwerden während der Schwangerschaft beispielsweise darin, einen Ausgleich von der Vorderseite mitsamt Bauchraum und der Rückseite, vor allem der Lendenwirbelsäule samt Kreuzbein, herzustellen. Dies wirkt sehr entlastend. Es bedarf einfacher Übungen, häufig mit besonderer Atemtechnik, damit die Schwangere diesen Ausgleich auch zwischen den Behandlungen zu Hause weiterhin fördern kann.

Zur Übelkeitssymptomatik: Magen und Gebärmutter stehen gerade in der Schwangerschaft in einer besonderen Verbindung miteinander. Mein Eindruck aus der praktischen Arbeit ist der, dass mit der Schwangerschaft eine gravierende Verlagerung des energetischen Zentrums innerhalb des Rumpfes nach unten hin, ins Becken, stattfindet.

In kleinen Portionen erlebt dies jede Frau mit ihrer Monatsblutung, auch hier gibt es jeden Monat einen energetischen Schub nach unten ins Becken. Die Begleiterscheinungen sind, dass man seinen Körper mehr spürt, dem Alltag langsamer begegnet, manchmal kommt es zu leichterer Reizbarkeit und evtl. auch zu Unterleibsschmerzen.

Durch die praktische Tätigkeit hat sich für mich folgendes Erklärungsmodell herauskristallisiert: Je besser sich eine Frau in ihrem Becken spürt und dort „zu Hause" ist, je besser die Durchblutung und je vitaler die Beckenbodenmuskulatur, desto weniger Turbulenzen treten in Form von Bauchschmerzen oder anderen Beschwerden auf.

Auch die Schwangerschaftsübelkeit scheint häufig mit dieser Verlagerung des inneren Zentrums ins Becken in Zusammenhang zu stehen. Wenn ich mit Craniosacraltherapie für einen fließenden Ausgleich zwischen Kopf und Becken sorge, tritt häufig eine kurze minimale Übelkeit auf, bis der Körper sich an diesen Ausgleich gewöhnt hat.

Selbstverständlich existieren auch andere Parameter der individuellen Lebenssituation, die mit einer Übelkeit in engem Zusammenhang stehen können.

Das Kind willkommen heißen

Auf der physischen Ebene findet ab dem Moment der Befruchtung ein zunehmender Stoffaustausch statt. Genauso intensiv ist der emotionale und seelische Kontakt. Dies mitzuerleben ist wirklich berührend.

Manche Mutter hat vom ersten Tag der Schwangerschaft an diesen innigen Kontakt, manchmal gelingt er erst mit Hilfe therapeutischer Begleitung. Ganz gleich, was die Ausgangssituation zuvor war, es ist immer ein bewegender Moment, diese Zuwendung einer Mutter zu ihrem Kind begleiten und miterleben zu dürfen. Die werdende Mutter kann diesen direkten Kontakt auch zu Hause bewusst erspüren und vertiefen.

Es ist erstaunlich, wie viel sich vom Charakter, der Persönlichkeit und von der Seelenqualität des Kindes bereits in der Schwangerschaft offenbart. Das Kind genießt den Schutz und Raum, die Ernährung und Wärme der Mutter, doch auch Austausch und Symbiose sind die Themen von Mutter und Kind in dieser Zeit.

Auf der Seelenebene kann das Geschenk eines Kindes an die Mutter beispielsweise ein innerer Frieden sein, während die Mutter dem Kind Schutz gibt. Es ist zutiefst ergreifend, diesen bewussten Erstkontakt begleiten zu dürfen.

Mögliche Bilder, die bei der Mutter im Kontakt mit ihrem Kind auftauchen, sind beispielsweise Bilder von einem einsamen Wanderer auf seinem Weg oder das Gesicht eines alten, weisen Mannes. Ein anderes Kind möchte viel Schutzraum wie ein gemütliches Zuhause, noch ein anderes Ungeborenes meldet den Wunsch an, nur da sein zu wollen, seinen Raum einnehmen zu dürfen und eher in Ruhe gelassen zu werden. Auf diese Bedürfnisse gehen viele werdende Mütter ohnehin unbewusst ein, jedoch gelingt das nicht immer gleich gut. Es gibt einfachere und schwierigere Konstellationen.

Das Wunder des Lebens, die Vielfalt von Austausch, von Nehmen und Geben wird hier auf einer ganz elementaren Ebene erfahrbar.

Die Gebärmutter vorbereiten

Ein wichtiger Schritt in der Schwangerschaftsbegleitung ist die Vorbereitung der Gebärmutter.

Es ist für das Kind wunderbar, wenn sich die Gebärmutter in allen Bereichen warm anfühlt und gut durchblutet ist. Dies kann mit Hilfe von Visualisierung und dem Spüren des Bauches und des Rückens unterstützt werden. Wenn der Atem der Mutter diese Bereiche weich durchströmt, verändert sich auch die Versorgung der inneren Organe hin zum wohligen und „gemütlichen" Empfinden.

Eine Mutter, die ihre Gebärmutter nach einigen Behandlungen gut in allen Bereichen wahrnimmt, hat ein direktes Empfinden zu ihrem Körper, ein unmittelbares Erleben. Eine solche Mutter wird sich durch einen ungewöhnlichen oder problematischen Befund von Seiten des Arztes nicht so leicht verunsichern lassen. Der Arzt kann ihr ggf. Verdachtsdiagnosen mitteilen, ohne dass sie dadurch ihr gutes Gefühl zu der Schwangerschaft verliert. Diese Frauen sind nicht einzig und allein auf die Mitteilungen ihres be-

handelnden Arztes angewiesen, sie haben auch noch das Erlebnis aus den Behandlungen, ihre eigenen unmittelbaren Erfahrungen, wie sich ihr Körper, ihre Gebärmutter und ihr Bauchraum während der Behandlungen anfühlen, wodurch das Vertrauen in den eigenen Körper gestärkt ist.

Das entschärft viele Situationen, denn die Frauen bleiben im Kontakt mit ihrem Kind, mit ihrer Schwangerschaft, sie bleiben im Fluss mit ihrem Körper, weil sie ganzheitlich mit ihrer Schwangerschaft befasst sind. Dies ist oft Balsam für den Verlauf einer Schwangerschaft und erleichtert die Geburt.

Die Gebärmutter nach Kaiserschnitt und vor neuer Geburt

Wenn schon einmal ein Kaiserschnitt stattgefunden hat, sind die mehr oder minder deutlichen Spuren oft noch lange für die Frauen zu spüren. Der Kaiserschnitt gehört sozusagen mit zur Geschichte der Gebärmutter und des Bauches, er ist ein Teil ihrer Erfahrungen.

Wenn noch Missempfindungen im Becken von der OP übrig sein sollten, so ist eine gezielte Narbenbehandlung auch nach vielen Jahren noch sinnvoll und erleichtert den Frauen das Sich-im-Becken-wieder-Wohlfühlen. Es wird wieder zu ihrer Basis, zu ihrem Zuhause. Natürlich kann man den Ursprungszustand nicht wiederherstellen, aber darum geht es auch nicht. Wichtig ist, dass sich die Frau wieder gut spürt, und dass sich Gebärmutter und Bauchraum wieder harmonisch anfühlen.

Es geht hier vor allem um eine nachträgliche Integration des erlebten Traumas Kaiserschnitt. Dieser Eingriff kann „eingeliebt" werden. Einlieben nenne ich diesen Prozess ganz bewusst, denn es geht um die Integration eines Erlebnisses, das von außen kam und sich manchmal noch lange wie ein Fremdkörper anfühlt.

Bei der Verarbeitung der Erfahrungen, die die Frau in ihrem Unterleib trägt und im Körperbewusstsein der Zellen gespeichert hat, erlebe ich in Behandlungen immer wieder einen signifikanten Moment, der eine tiefe Ruhe und inneren Frieden spürbar werden lässt. Es ist der Moment, wo die Gebärmutter nicht mehr in ihren Einzelbereichen wie vorne, hinten, oben, unterer Bereich mit Muttermund, rechts und links wahrgenommen wird. Die Vorderseite des Bauches und der Gebärmutter weiß dann um die Rückseite, und alle Bereiche spüren sich untereinander. Es ist, als würde sich das Organ als Ganzes wiederfinden, alles scheint eng miteinander verwoben, und alle Organe arbeiten harmonisch zusammen. Verletzungen und Narben treten in den Hintergrund, und spürbar ist die Harmonie und Einheit, das Ganze.

Über die Hände ist in diesen Momenten eine deutliche Wärme zu spüren, was für eine intensive lokale Mehrdurchblutung spricht. Das gesamte Becken fühlt sich homogen warm, zutiefst gelassen, aber auch sehr kraftvoll an. Auch der craniosacrale Rhythmus hat sich verlangsamt – in dieser Ruhe liegt die Kraft. Und diese Kraft ist sehr physisch spürbar. Diesen Zustand zu erfahren und Frauen somit zu ermöglichen, zu Hause daran anzuknüpfen, beinhaltet für mich den wesentlichen Anteil der Vorbereitung für die Geburt nach vorangegangenem Kaiserschnitt.

Den Geburtskanal vorbereiten

Man kann die Geburt auf der körperlichen Ebene vorbereiten, alles bereit machen für das große, schöne und vielleicht auch heftige Ereignis.

Manchmal wissen wir von vorausgegangenen Geburten, dass die Muttermunderöffnung ein Problem war. Oder die Gebärmutter ist nach vorne oder hinten gekippt und das Schambein oder das Steißbein wird zur Hürde im Geburtskanal. Bei Spätgebärenden und Vielgebärenden ist es möglich, dass die Gebärmuttermuskulatur nicht mehr automatisch so kräftig mitarbeitet. Diese Dinge kann man vorbereiten und somit erleichtern.

Sie können mit kombinierten Techniken aus der Craniosacraltherapie, Visualisierung und dem Spüren des Körpers mit dem Feedback eines Therapeuten behandelt werden. Die Mutter kann auch hier Übungen, Atemtechniken, Vorstellungshilfen und ähnliche Anregungen für zu Hause mitbekommen, bis sich beispielsweise die Übergänge von der Gebärmutter über den Muttermund in das Scheidengewölbe hinein homogen und gut durchblutet anfühlen. Jede Schwangere spürt bei genauer Anleitung ihren Körper, spürt deutlich, wie sich die Gebärmutter im Gefüge des Beckens anfühlt. Es gilt hier mit großem Respekt nichts verändern zu wollen, denn jede „Blockade", jede Restriktion hat ihre Geschichte und ihre Berechtigung. Gleichzeitig liegt die Kunst darin, dem Körper Erleichterung und Veränderungsmöglichkeiten anzubieten.

Schon durch die wohlwollende Aufmerksamkeit von Therapeut und der betreffenden Frau für eine Körperregion lösen sich die lokalen Unterschiede regelrecht auf und ordnen sich in einem neuen Gleichgewicht.

Ich habe gute Erfahrungen im Vorbereiten der Muttermunderöffnungen gemacht. Häufig fühlen sich die Übergänge von der Gebärmutter ins Scheidengewölbe und durch die Scheide nach außen extrem unterschiedlich an, insbesondere bei Frauen, deren Muttermundöffnungen bei vorausgegangenen Geburten sehr langwierig waren. Die Frauen erarbeiten sich diesen Bereich mit Hilfe von individuellen Übungen. Sie lernen ihren Körper neu kennen und bereiten damit den Weg für das Kind auf kreative und heilsame Weise. Bei einigen Müttern ging der Muttermund nach einer solchen Behandlungsserie in der folgenden Geburt auffallend problemlos auf. Doch auch wenn dies nicht der Fall ist, so scheint die Geburt anders erfahren zu werden, vermutlich durch den guten Kontakt zum Kind, durch das geschulte eigene Körpergefühl, und vielleicht auch durch die innere Gelassenheit und das Bewusstsein, dass ihr Körper gut vorbereitet ist.

Ich habe eine Mutter begleitet, deren Gebärmutter sehr nach hinten gekippt war. Dies war den Ärzten bekannt, denn während zweier vorangegangener Geburten war jeweils das Schambein das große Hindernis. Wir haben die Geburt in einer Behandlungsserie von acht Behandlungen gemeinsam vorbereitet, während derer wir viel an der wohligen Einrichtung der Gebärmutter gearbeitet haben. Dies hat sich aus dem craniosacralen Befund und der subjektiven Wahrnehmung der Gebärmutter ergeben. Die folgende Geburt verlief viel einfacher als die vorherigen, der Muttermund ging recht rasch auf, und das Köpfchen kam problemlos unter dem Schambein durch. Die Gebärmutter ist nach dieser Schwangerschaft und Geburt nicht mehr in ihre ursprüngliche, nach hinten gekippte Lage zurückgegangen, sondern sie hat sich in ihrer Lage normalisiert.

Wir können über die inhärente Intelligenz des Körpers nur staunen: Was der ungehinderte Fluss des Lebensatems mit der craniosacralen Bewegung im Körper alles richtet, ist so viel besser, als wir es bewusst bewerkstelligen könnten.

Therapeutische Begleitung

Die biodynamische Craniosacraltherapie eignet sich hervorragend, um eine Schwangerschaft zu begleiten, den Körper auf die Geburt vorzubereiten und eventuelle Schwangerschaftsbeschwerden zu behandeln.

Für die Kontaktaufnahme mit dem ungeborenen Kind gibt es Therapeuten in prä- und perinataler Körperarbeit nach Ray Castellino. Diese begleiten und unterstützen werdende Mütter und Väter in ihrer Kontaktaufnahme mit der Leibesfrucht. Die Eltern haben die Gelegenheit, eigene Themen aus ihrer Geschichte, die durch die Schwangerschaft berührt werden, zu integrieren. So schaffen sie Raum für einen liebevollen Kontakt, in dem das Ungeborene einfach so sein darf, wie es ihm entspricht, und die Eltern sich da annehmen, wo sie sind.

Craniosacraltherapie mit dem Neugeborenen

Neugeborene sprechen sehr gut auf craniosacrale Behandlungen an. Auch nach Kaiserschnitt, bei Geburtstraumen, bei Frühgeborenen oder Schreikindern kann vieles durch wenige Behandlungen entschärft und in gesunde Bahnen gelenkt werden.

Indikationen für craniosacrale Säuglingsbehandlungen sind unter anderem: schwierige Geburten wie Saugglocken-, Zangen- oder Sturzgeburt, Einsatz von Schmerzmitteln oder Periduralanästhesie unter der Geburt, Kaiserschnitt, Steißgeburt, Frühgeburt, Plazentaablösungsschwierigkeiten, verschiedene Störungen der Mutter-Kind-Beziehung, Schreikinder, Speikinder, starke Blähungen, Schiefhals und starke Überstreckung des Köpfchens mit Schreiattacken.

Die Gastautorin: Sonja Wode ist selbst Mutter zweier Kinder. Sie ist als staatlich geprüfte Masseurin seit 16 Jahren in eigener Praxis niedergelassen und leitet eine Schule für Craniosacraltherapie und Fußreflexzonentherapie in Freiburg. Sie ist ausgebildete Rückführungstherapeutin und arbeitet in ihrer Praxis mit folgenden Methoden: klassische Massage, biodynamische Craniosacraltherapie, Polarity und Fußreflexzonentherapie. Berufliche Schwerpunkte liegen im orthopädischen Bereich mit Gelenk- und Rückenproblemen (z.B. Bandscheibenvorfälle), Behandlungen für Musiker, Craniosacralbehandlungen mit Säuglingen, Kindern und Erwachsenen sowie Schwangerschaftsbegleitung.

Kontakt: www.cranioschule-wode.de

Vom Gebärstuhl bis zum Kaiserschnitt: Gebären historisch betrachtet

Bernadette Gotthardt, Salzburg

So individuell jede einzelne Geburt stets war und auch heute noch ist, gibt es doch eine Reihe von Konstanten, die im jeweiligen historischen Rahmen festzumachen sind. Eine solche Konstante war bis in die Neuzeit die Anwesenheit von vielen Frauen während einer Geburt: Eine Geburt war stets Frauensache. Weibliche Verwandte, Nachbarinnen und Mägde bildeten ein „Kollektiv helfender Frauen".[1] Dies war schon allein deshalb unumgänglich, da es wegen der weiten Wegstrecken und der schlechten Kommunikationsmöglichkeiten kaum möglich war, dass eine Hebamme in jedem Geburtsfall rechtzeitig eintraf.

Die Anwesenheit von Männern war hingegen im Normalfall nicht erwünscht. Sie wurden lediglich in gefährlichen Situationen zu Hilfe gerufen, oder wenn es beispielsweise galt, die Gebärende festzuhalten.[2] In Notfällen wandte man sich überdies an Hirten, Schäfer oder sonst in der Tierzucht Erfahrene mit der Bitte um geburtshilfliche Operationen, da man ihnen wegen der an Tieren gesammelten Erfahrungen entsprechende Kompetenzen zuschrieb.[3]

Die Geburt als Risiko

Waren die Vorgänge rund um die Schwangerschaft schon rätselhaft und schwer erklärbar für die Menschen des Spätmittelalters und der Frühen Neuzeit, so galt dies für den Akt des Gebärens in besonderem Maße. Hinzu kam, dass mit jeder Geburt ein Komplex von Gefahren verbunden war. Jede Regelwidrigkeit bei der Geburt, zum Beispiel die Kindeshaltung betreffend, war mehr oder weniger gleichbedeutend mit dem Tod. War das Becken der Gebärenden zu eng, konnte sie ebenfalls keine Hilfe erwarten und hatte kaum Überlebenschancen.[4] Man wusste nichts um den Zusammenhang von Hygiene und Kindbettfieber, es gab keine wirksamen Blutstillungsmethoden, keine Anästhesie, und die Auswirkungen des Rhesusfaktors waren nicht bekannt. Es sind sehr viele, oft grauenhafte Schilderungen von Fehlgeburten oder auch schwierigen Geburten mit teilweise verheerenden Folgen überliefert, die heutige Leserinnen und Leser erschauern lassen.[5] Von der hohen Sterblichkeit der Mütter und Kinder[6] zeugen auch unzählig vorhandene entsprechende Votivbilder.[7]

Angesichts der erwähnten Gefahren und des daraus resultierenden erhöhten Schutzbedürfnisses ist es verständlich, dass man sich jahrhundertelang an den Aberglauben klammerte. Es existierte eine Unmenge an Ritualen und Abwehrsprüchen, Segnungsformeln, Formen des Analogiezaubers, Bannzauber gegen Krankheitsdämonen, magische Anweisungen, Amulette, Talismane und vieles mehr.[8]

Hebammen im Spätmittelalter und in der Frühen Neuzeit

Der Begriff Hebamme taucht bis ins 15. Jahrhundert in den Quellen nur ganz vereinzelt auf.[9] Ab wann es neben den sich gegenseitig bei Geburten helfenden Frauen tatsächlich professionelle Hebammen gab, lässt sich nicht mehr eindeutig rekonstruieren.

Die Hebammen waren zumeist schon relativ alt. Dies hängt damit zusammen, dass aufgrund der fehlenden theoretischen Ausbildung die Erfahrung als wichtigstes Kriterium galt. Über die Mitte des 18. Jahrhunderts hinaus erfolgte die Wissensvermittlung mündlich, unter den Frauen selbst und fast ausschließlich in der Praxis.[10] Folgerichtig gehörte es auch zwingend zum Qualifikationsprofil einer Hebamme, auf eigene Geburten verweisen zu können.

Für viele Regionen ist die intensive Einbindung in die Frauengemeinschaft ein nachweisbares Charakteristikum der Hebammen.[11] Die Frauen kamen anlässlich einer Geburt zunächst in der Geburtsstube, nach erfolgreicher Geburt dann auch in der Wochenstube und schließlich bei den Tauffeierlichkeiten zusammen. Hier, sowie auch bei der Aussegnung der Wöchnerin in der Kirche nach dem sechswöchigen Kindbett, war die Hebamme stets anwesend und feierte mit.

Der Gebärstuhl

Die gängigste Geburtsstellung war jene im Sitzen, was auch aus vielen bildlichen Darstellungen von Geburtsszenen hervorgeht.[12] Die Hebammen verfügten zu diesem Zweck über einen Gebärstuhl, den sie von Geburt zu Geburt transportierten. Dieser war lange Zeit wichtigstes Handwerkszeug der Hebammen. Die Stühle wurden im Lauf der Zeit vielfach umgestaltet und mit allerlei Raffinessen verfeinert, wie etwa mit Armlehnen, Fußstützen und diversen beweglichen Teilen.

Hebammen: „Frühe Ärztinnen"?

Man kann wohl davon ausgehen, dass sich die Fähigkeiten und Kenntnisse sowie auch die Tätigkeitsbereiche der Hebammen regional und individuell unterschieden. Die Hauptaufgabe lag jedenfalls im Beistand bei der Entbindung samt Erstversorgung und Wickeln[13] des Neugeborenen. Im Falle einer unglücklich verlaufenen Geburt war die Hebamme auch für die Leichenwäsche an Mutter oder – bzw. und – Kind zuständig. Auch die Weiterführung des Haushalts in den Tagen nach der Geburt fiel in ihren Zuständigkeitsbereich.[14] Darüber hinaus ist es nicht klar und vor allem nicht generalisierend anzugeben, inwiefern weitere medizinische Aufgaben mit dem Amt der Hebamme verbunden waren.

Bei mehreren Autorinnen der Sekundärliteratur werden Hebammen sozusagen als die ersten Ärztinnen bezeichnet, die für die gesamte Frauenheilkunde samt der Bereiche Empfängnisverhütung, Überwachung der Schwangerschaft oder Schwangerschaftsabbruch zuständig gewesen seien.[15] Wenngleich die Bezeichnung „erste Ärztinnen" überzogen zu sein scheint, so ist jedenfalls davon auszugehen, dass sich die Hebammen aufgrund ihrer Erfahrungen relativ viel Wissen rund um den weiblichen Körper aneignen konnten.

Und umgekehrt liegt der Schluss nahe, dass sich Frauen mit spezifisch „weiblichen" Problemen und Sorgen an sie wandten. Die Frage, inwieweit dann tatsächlich eine Behandlung und Medikation erfolgte, wird sich nicht pauschal beantworten lassen können.

Der Übergang der praktischen Geburtshilfe in den akademisch-männlichen Bereich

Weshalb schließlich die Geburtshilfe von der „Frauensache" zur „Männersache" wurde, ist nicht in wenigen Sätzen erklärt. Es handelt sich dabei um komplexe Zusammenhänge und ein langsames, allmähliches Vordringen, mit starken regionalen Unterschieden.

Einige wichtige beeinflussende Faktoren sollen an dieser Stelle kurz zusammengefasst werden:[16] Zunächst ist die Leistung Andreas Vesals (1514-1564) anzuerkennen, nach dessen „De humani corporis fabrica" von 1543 das Erkenntnisinteresse am medizinischen, nun vor allem aber auch anatomischen Wissen zunahm. Dieses Interesse weitete sich auch auf die Geburtshilfe aus.

Studierte Mediziner, aber auch Handwerkschirurgen, brachten ab dem 16. Jahrhundert nach und nach neue wissenschaftliche Erkenntnisse ein und verlangten schließlich auch die Einbeziehung in die praktische Tätigkeit. Handwerkschirurgen[17] beschäftigten sich schon relativ früh mit der praktischen Geburtshilfe, ihre Anwesenheit war jedoch zunächst nur in Notfällen erwünscht. Dank des aufklärerischen Gedankens, demzufolge das Wissen über Unwissen und Leid triumphieren sollte, konnten sie sich jedoch im Laufe des 18. Jahrhunderts immer mehr durchsetzen.

Doch zur selben Zeit begannen die gelehrten Ärzte, in den Bereich der Geburtshilfe vorzudringen. Im ausgehenden 19. Jahrhundert hatte die akademische Medizin die Handwerkschirurgen endgültig integriert.

Die Hebammen mussten nun das anatomische Wissen von Ärzten beziehen, was eine gewisse Abhängigkeit und Hierarchisierung nach sich zog. In zunehmendem Maße wurden akademische Ärzte mit Aufsicht, Unterricht und Prüfung von Hebammen beauftragt.

Ebenfalls begünstigt wurde das Vordringen männlicher Geburtshelfer durch das Schwinden des Einflusses der Kirche: Es dauerte eine Weile, bis das Interesse der Ärzte an einer praktischen geburtshilflichen Tätigkeit überhaupt erwachte, was mit der Bedeutung der „Unreinheit" der Frau zusammenhängt, wie sie die Kirche postulierte,[18] und dem während einer Geburt zwangsläufig erfolgenden Kontakt mit Blut und Exkrementen.

Schon allein deshalb war die Tätigkeit der Geburtshilfe schlecht angesehen gewesen. Die Entbindung wurde zuweilen als „schmutzigster und gemeinster Teil der Heilkunde"[19] bezeichnet. Vor allem im 18. Jahrhundert war die Frage, ob sich praktische Geburtshilfe für Männer überhaupt „zieme", heftig umstritten.

Kritik an den Hebammen

Sobald die gelehrten Ärzte im Bereich der Geburtshilfe Fuß zu fassen begannen, sparten sie nicht mit Kritik an den Hebammen und ihrer Arbeit. Die „ungeschickten Hebammen" wurden vielfach auch für den Tod von Frau und/oder Kind verantwortlich gemacht, und man spottete über ihr Alter und ihre angebliche Dummheit. Auch die typische Atmosphäre der Geburtsstube war den Ärzten ein Dorn im

Auge, da die Anwesenheit von so vielen Frauen und ihrem „Geschwätz" lediglich behindere und zu Komplikationen führe.[20] Der Titel eines entsprechenden Pamphlets aus dem 17. Jahrhundert, „Tratsch am Wochenbett",[21] drückt dies deutlich aus: Der „Lärm" und die „aufgeregte Geschäftigkeit" wurden als unerträglich empfunden. Vielmehr wurden Ruhe und Abgeschiedenheit als wichtig erachtet. Hier prallten also völlig gegensätzliche Vorstellungen über die Geburtssituation aufeinander.

Besonders hart gingen die Gelehrten mit den abergläubischen Ritualen und Praktiken der Hebammen ins Gericht.[22] Auch Trunksucht, Zauberei und Hexerei waren gängige Vorwürfe.[23] In sogenannten Hebammenordnungen wurden deshalb im Laufe der Zeit immer höhere Ansprüche an die Hebammen gestellt, bis ihnen ab dem 18. Jahrhundert generell jedes „Medizinieren und die Verabreichung von Arzneien"[24] strikt untersagt wurde. Auch geburtshilfliche Instrumente durften sie nicht verwenden, bei Komplikationen sollten männliche Geburtshelfer zu Hilfe geholt werden.

Dies musste sich insbesondere auf die Landbevölkerung fatal ausgewirkt haben, die von der ärztlichen Grundversorgung noch lange Zeit weitgehend abgeschnitten war.

Hebammenschulen: Ausdruck der erfolgten Hierarchisierung

Die erste Hebammenschule wurde 1728 in Strassburg gegründet.[25] Diese Schulen waren meist an Entbindungsstätten gekoppelt. Der Bedarf an Unterrichtsmaterialien zog das Entstehen zahlreicher Hebammenlehrbücher[26] nach sich, die uns heute noch als Quellen dienen können.

Die Ausbildung in der Geburtshilfe erfolgte von nun an durch Ärzte, die sich insbesondere durch ihre anatomischen Erkenntnisse mittlerweile einen Wissensvorsprung – zumindest auf theoretischer Ebene – angeeignet hatten und auf diese Weise Einfluss gewinnen konnten. Die traditionelle, auf der Praxis beruhende Wissensvermittlung unter Frauen wurde somit durch einen männlich geleiteten theoretischen Unterricht ersetzt.[27]

Dies zog einen grundlegenden Wandel nach sich. Die alten Hebammen standen den theoretischen Ansätzen der wissenschaftlichen Medizin zwar noch sehr kritisch gegenüber, aber die nachkommenden, jüngeren Hebammen akzeptierten die neue Situation samt der nun entstandenen Hierarchie bereits mit Beginn ihrer Ausbildung.[28]

Auch seitens der schwangeren Frauen war die Ablehnung gegenüber den jungen, aber nach früherem Verständnis unerfahrenen Hebammen zunächst groß. Nicht nur am Land hielt sich noch lange die Überzeugung, dass eigene Geburtserfahrungen in Verbindung mit umfangreicher praktischer Tätigkeit die beste Qualifikation darstellten.[29]

Die Aufwertung der an Universitäten erworbenen Ausbildung benachteiligte von vornherein Frauen, da ihnen ein Universitätsstudium nicht möglich war. Dies hängt vor allem damit zusammen, dass die Universitäten zunächst von der Kirche dominierte Institutionen waren. Die Angehörigen gehörten dem Klerus an, was Frauen somit ausschloss.[30]

Auf diese Weise wurden die Frauen langsam aus dem Bereich der professionellen Medizin verdrängt.

„Hartes Eisen" vs. „gelinde Hand"[31]

Die Zunahme männlicher Betätigung im Bereich der praktischen Geburtshilfe zog die Entwicklung von geburtshilflichen Instrumenten nach sich, von denen neben diversen Haken und Scheren als wichtigstes die Geburtszange zu nennen ist.[32] Da den Hebammen der Gebrauch von geburtshilflichen Instrumenten durch die Hebammenordnungen untersagt war, kann die Geburtszange als Zeichen „der allgemeinen männlich-geburtshelferischen Bewaffnung mit Hilfsmitteln"[33] gesehen werden. Es ist überliefert, dass die Schwangeren Angst vor diesen Instrumenten hatten und deren Anwendung lange Zeit ablehnten,[34] was bei Betrachtung der erhaltenen bildlichen Darstellungen nur allzu verständlich ist.

Die neue Form der Entbindung

Die neue Form der Entbindung, also mit einer ausgebildeten, aber lediglich assistierenden Hebamme unter Zuziehung eines männlichen Arztes, setzte sich zuerst in den höheren Gesellschaftsschichten durch. Bei Frauen aus dem Adel und aus dem Bürgertum – und wohl auch bei ihren Ehemännern – fanden die durch Instrumente kompetenter erscheinenden Geburtshelfer schneller Anklang.[35] In der Geburtshilfe entwickelte sich somit eine Hierarchisierung nach sozialer Klasse. Nicht ausgebildete Hebammen wurden bald nur noch als „Element der Armenpflege"[36] toleriert und durften ihrer Tätigkeit lediglich unentgeltlich nachgehen.

Die Geschichte des Kaiserschnitts

Die Bezeichnung Kaiserschnitt (auch: Sectio caesarea) steht angeblich in Zusammenhang mit der Geburt des Kaisers Julius Caesar (110–44 v. Chr.). Dieser Bezug ist zwar strittig, doch erscheint das Motiv vielfach in der bildenden Kunst.[37] Zudem wies schon Plinius (23–79 n. Chr.) darauf hin, dass der erste der Caesaren nach dem aufgeschnittenen Leib seiner Mutter benannt worden sein soll.[38]

Sectio in mortua

Die Sectio in mortua, also der Kaiserschnitt an Toten, gehörte ursprünglich in den Aufgabenbereich der Hebammen. Sie hatte einzig den Zweck, das Kind entweder zu retten – was kaum gelang –, oder zumindest nottaufen zu können, und wurde de facto auch an Sterbenden vorgenommen. Die Hebammen führten die Sectio in mortua schon sehr früh durch: Bereits in Kirchenkonzilien ab dem 13. Jahrhundert lassen sich Bestimmungen zu Sectio in mortua und Nottaufe nachweisen,[39] ebenso findet man entsprechende Forderungen in Hebammenlehrbüchern.[40]

Erste Kaiserschnitte an Lebenden

Mit dem Beginn gezielt naturwissenschaftlicher Forschung im Bereich der Geburt erwachte auch das Interesse der männlichen Geburtshelfer an Kaiserschnitten. Es ist zwar ein Bericht überliefert, wonach ein Schweineschneider bereits im Jahr 1500 in der Schweiz seine Frau von einem Kind „befreite", „nachdem 13 Hebammen und etliche Barbiere sie aufgegeben hatten".[41] Mutter und Kind überlebten angeblich die Operation. Offiziell gilt allerdings der sogenannte „Wittenberger Kaiserschnitt" als erster gelungener Kaiserschnitt an einer Lebenden, über den der damals berühmte Chirurg Daniel Sennert (1572–1637) berichtete. Er wurde 1610 in Deutschland durchgeführt. Frau und Kind überlebten zunächst, doch die Mutter starb 25 Tage später aus nicht geklärten Gründen.[42]

Bis zum Beginn des 19. Jahrhunderts blieben die Erfolgsquoten beim Kaiserschnitt allgemein bei nur 50 Prozent.[43] Es darf nicht vergessen werden, dass bis dahin alle Operationen üblicherweise bei Bewusstsein durchgeführt wurden und somit unvorstellbar qualvoll waren. Die Chirurgen und Ärzte ließen sich von den vielen Misserfolgen und Tragödien jedoch nicht beirren, experimentierten unablässig weiter und hielten ihre Erfahrungen in zahlreichen Lehrbüchern fest.

1842 kam erstmals Äther als Narkosemittel zum Einsatz, das bald durch Chloroform ersetzt wurde.[44] Damit war jedoch die Gefahr der post-operativen Infektionen noch nicht gebannt. Der entscheidende Vorstoß dazu kam von Ignaz Semmelweis (1818–1865), der zunächst die Asepsis, also die Keimfreiheit aller Gegenstände an der Operationsstätte, postulierte. Ein weiterer wichtiger Schritt war die Vernichtung der Wundinfektionserreger innerhalb der Wunde (Antisepsis), die auf den Chirurgen Joseph Lister (1827–1912) zurückgeht.[45]

Erst mit der Entwicklung von entsprechenden Narkosemethoden und aseptischen und antiseptischen Verhaltensmaßregeln konnte die Sterberate nach Kaiserschnitten allmählich gesenkt werden.

Abschließende Betrachtungen und Gedanken zur gegenwärtigen Situation

Dieser Beitrag sollte zur Klärung der Frage verhelfen, wie es zu der heute bestehenden Arbeitsteilung zwischen (vorwiegend) männlichen Gynäkologen mit sozial hohem Status und weiblichen Hebammen mit niedrigerem Status kommen konnte. Vollends rekonstruierbar ist die Gesamtheit der komplexen Vorgänge, die sich über mehrere Jahrhunderte abspielten, freilich nicht mehr. Eine Reduzierung dieser Entwicklung auf einen reinen „Geschlechterkampf", wie sie manche feministische Autorinnen[46] vornehmen, greift jedenfalls zu kurz.

Wichtig erscheint es mir herauszustellen, dass der in diesem Zusammenhang häufig verwendete Begriff „Verwissenschaftlichung" eine Abwertung der Hebammentätigkeit beinhaltet, die nicht angebracht ist. Selbstverständlich ist nicht bestreitbar, dass die medizinischen Fortschritte zu einer massiven Besserung führten, und niemand kann ernsthaft eine Rückwärtsbewegung herbeiwünschen. Ebenfalls offenkundig ist aber, dass im Laufe des 20. Jahrhunderts die Geburt zu einem „klinischen Fall"[47] geworden ist. Kinder kamen in einer anonymen und sterilen Umgebung auf die Welt und wurden nach der Geburt sofort von der Mutter entfernt, um Infektions- und sonstige Gefahren zu vermeiden. Auch die Zahl der Kaiserschnittgeburten stieg enorm. Die familiäre Atmosphäre der Geburtsstuben ging vollends verloren.

Dies hängt meiner persönlichen Einschätzung nach mit der völlig unterschiedlichen Motivation zusammen, aus der heraus an die praktische Geburtshilfe herangegangen wurde: Während es bei den Frauen in erster Linie um die Solidarität ging, stand bei den männlichen Gelehrten zunächst das wissenschaftliche Erkenntnisinteresse im Vordergrund.

Derzeit scheint es in mancherlei Hinsicht eine Art Rückbesinnung zu geben: Die sterile Atmosphäre der Kreißsäle verschwindet zunehmend. Die werdenden Mütter und Väter werden schon während der Schwangerschaft eingeladen, die Entbindungsräume zu besichtigen und auf deren „Wohnzimmeratmosphäre" zu überprüfen, die in aller Munde ist. Das Krankenhausbett hat seine Rolle als häufigster Entbindungsort eingebüßt und wird häufig durch Badewannen und Gebärhocker ersetzt. Unter dem Schlagwort „Rooming-in" werden Bestrebungen zusammengefasst, die die Abschottung des Neugeborenen von den Eltern verhindern sollen: Die Kinder können rund um die Uhr bei der Mutter sein – sofern diese es wünscht.

Auch Hebammen haben sich längst in Berufsorganisationen formiert und propagieren persönlich betreute Hausgeburten, ambulante Geburten oder zumindest „natürliche Geburten", also die Eindämmung der hohen Kaiserschnittraten und den Verzicht auf Anästhesie bei Spontangeburten. Zuweilen entwickeln sich die Auseinandersetzungen zu einem regelrechten Glaubenskrieg und werden mitunter sehr heftig geführt. Es lässt sich jedenfalls erkennen, dass nach einem „goldenen Mittelweg" gesucht wird zwischen der alten Geburtsstube in familiärer Atmosphäre und den anonymen Kreißsälen der Krankenhäuser mit optimaler medizinischer Versorgung.

Die Gastautorin: Mag. Bernadette Gotthardt ist verheiratet und Mutter von zwei Töchtern. Sie studierte Germanistik und Publizistik, war an der Universität Salzburg im gendup-Zentrum für Gender Studies und Frauenförderung tätig und studiert derzeit ein individuelles Diplomstudium Geschichte-Gender Studies-Politik.

Kontakt: bernadette.gotthardt@gmx.at

Anmerkungen

1   Labouvie, Eva. Unter Schmerzen gebären. Gedanken zur weiblichen Empfindung um die Geburt. In: Jütte, Robert (Hg.). Medizin, Gesellschaft und Geschichte (MedGG). Jahrbuch des Instituts für Geschichte der Medizin der Robert Bosch Stiftung, Band 15. Stuttgart 1997, S. 79–99, hier S. 84, S. 91; vgl. auch Danninger, Gabriele. „…. dass sie auch vor den Krancken=Betten müsten das Maul halten …" Frauen zwischen „traditioneller Heiltätigkeit" und „gelehrter Medizin" um 1800 anhand Salzburger Quellen. Kulturgeschichte der namenlosen Mehrheit, Bd. 2. Wien 1998, S. 88; Gélis, Jacques. Das Geheimnis der Geburt. Rituale, Volksglauben, Überlieferung. Freiburg im Breisgau 1992, S. 157f.; Hilpert, Claudia. Wehemütter: Amtshebammen, Accoucheure und die Akademisierung der Geburtshilfe im kurfürstlichen Mainz, 1550–1800. Frankfurt am Main 2000, S. 31, S. 38; Huercamp, Claudia. Der Aufstieg der Ärzte im 19. Jahrhundert: vom gelehrten Stand zum professionellen Experten: das Beispiel Preußens. Göttingen 1985, S. 38.

2   Gélis, Geburt, wie Anm. 1, S. 161f.; Danninger, Traditionelle Heiltätigkeit, wie Anm. 1, S. 88; Flügge, Sybilla. Hebammen und heilkundige Frauen. Recht und Rechtswirklichkeit im 15. und 16. Jahrhundert. Frankfurt am Main/Basel 2000, S. 119; Zglinicki, Friedrich von. Geburt – eine Kulturgeschichte in Bildern. Braunschweig 1983, S. 7.

3   Flügge, Hebammen und heilkundige Frauen, wie Anm. 2, S. 46; S. 68; Zglinicki, Geburt, wie Anm. 2, S. 87f.

4   Zglinicki, Geburt, wie Anm. 2, S. 125.

5   Vgl. z.B. Labouvie, Unter Schmerzen gebären, wie Anm. 1, S. 85–87; entsprechende Quellen sind in erster Linie die Mirakelbücher von Wallfahrtsorten.

6   Noch im 19. Jahrhundert starb jedes vierte Kind im Säuglingsalter; vgl. Zglinicki, Geburt, wie Anm. 2, S. 7.

7   Vgl. dazu Zglinicki, Geburt, wie Anm. 2, S. 324–335, wo viele Votivbilder abgelichtet sind.

8   Labouvie, Unter Schmerzen gebären, wie Anm. 1, S. 91; Labouvie, Eva. Beistand in Kindsnöten. Hebammen und weibliche Kultur auf dem Land (1550–1910). New York 1999, S. 87, S. 90–96.

9   Flügge, Hebammen und heilkundige Frauen, wie Anm. 2, S. 41; alternative Bezeichnungen waren Bademutter, Wehemutter, Bademuhme oder Hebe-Mutter; vgl. Danninger, Traditionelle Heiltätigkeit, wie Anm. 1, S. 84; Flügge, Hebammen und heilkundige Frauen, wie Anm. 2, S. 41.

10   Danninger, Traditionelle Heiltätigkeit, wie Anm. 1, S. 85; Labouvie, Beistand in Kindsnöten, wie Anm. 8, S. 32; Gélis, Geheimnis der Geburt, wie Anm. 1, S. 164, S. 171, S. 174.

11   Hilpert, Wehemütter, wie Anm. 1, S. 85-92.

12   Zu den nachfolgenden Ausführungen zu Geburt im Sitzen und Gebärstuhl samt zahlreichen Abbildungen vgl. Zglinicki, Geburt, wie Anm. 2, S. 78; S. 105–123.

13   Hier ist nicht das heute mit diesem Begriff bezeichnete Wechseln der Windeln gemeint. Die Kinder wurden vielmehr eingewickelt, um das Strampeln zu unterbinden. Vgl. z.B. Schipperges, Heinrich. Der Garten der Gesundheit. Medizin im Mittelalter. München/Zürich 1987, S. 33; Zglinicki, Geburt, wie Anm. 2, S. 236.

14   Danninger, Traditionelle Heiltätigkeit, wie Anm. 1, S. 88; Gélis, Geheimnis der Geburt, wie Anm. 1, S. 170; Labouvie, Beistand in Kindsnöten, wie Anm. 8, S. 10, S. 66.

15   Vgl. etwa Danninger, Traditionelle Heiltätigkeit, wie Anm. 1, S. 89, S.90; Fischer-Homberger, Esther. Krankheit Frau und andere Arbeiten zur Medizingeschichte der Frau. Bern et al. 1979, S. 85; Huerkamp, Aufstieg der Ärzte, wie Anm. 1, S. 38–39.

16   Hilpert, Wehemütter, wie Anm. 1, S. 39–43.

17   Zu den Handwerkschirurgen vgl. Hilpert, Wehemütter, wie Anm. 1, S. 163–170.

18   Danninger, Traditionelle Heiltätigkeit, wie Anm. 1, S. 89; Hilpert, Wehemütter, wie Anm. 1, S. 162f., S. 169.

19   Gélis, Geburt, wie Anm. 1, S. 170; vgl. auch Zglinicki, wie Anm. 2, S. 91; Flügge, Hebammen, wie Anm. 2, S. 107; Hilpert, Wehemütter, wie Anm. 1, S. 169.

20   Labouvie, Unter Schmerzen gebären, wie Anm. 1, S. 92.

21   Gélis, Geburt, wie Anm. 1, S. 159f.

22   Beispiele für die zuweilen recht untergriffige zeitgenössische Kritik finden sich etwa bei Danninger, Traditionelle Heiltätigkeit, wie Anm. 1, S. 89; Hilpert, Wehemütter, wie Anm. 1, S. 45.

23   Hilpert, Wehemütter, wie Anm. 1, S. 49; Zglinicki, Geburt, wie Anm. 2, S. 92. Mittlerweile konnte klargestellt werden, dass die Hebammen nicht in dem Ausmaß Ziel der Hexenverfolgung waren, wie es in älterer Forschungsliteratur stets hieß. Vgl. dazu Flügge, Hebammen, wie Anm. 2, S. 8; Labouvie, Beistand in Kindsnöten, wie Anm. 8, S. 89.

24   Labouvie, Unter Schmerzen gebären, wie Anm. 1, S. 82f.; Hilpert, Wehemütter, wie Anm. 1, S. 43.

25   Hilpert, Wehemütter, wie Anm. 1, S. 43; Zglinicki, Geburt, wie Anm. 2, S. 96.

26   Hilpert, Wehemütter, wie Anm. 1, S. 143–145.

27   Huerkamp, Aufstieg der Ärzte, wie Anm. 1, S. 29.

28   Hilpert, Wehemütter, wie Anm. 1, S. 52; Labouvie, Beistand in Kindsnöten, wie Anm. 8, S. 20.

29   Barth-Scalmani, Gunda. Mikrogeschichte und Medizingeschichte am Beispiel einer städtischen Hebamme im 19. Jahrhundert. In: Horn, Sonia; Pils, Susanne (Hg.). Sozialgeschichte der Medizin – Stadtgeschichte und Medizingeschichte. Wien 1998, S. 96-113, hier S. 100; Hilpert, Wehemütter, wie Anm. 1, S. 52.

30	Flügge, Hebammen, wie Anm. 2, S. 80, S. 120.
31	Flügge, Hebammen, wie Anm. 2, S. 109.
32	Zur Geburtszange vgl. Porter, Roy. Geschröpft und zur Ader gelassen. Eine kurze Kulturgeschichte der Medizin. Frankfurt am Main 2006, S. 165; Fischer-Homberger, Krankheit Frau, wie Anm. 15, S. 21; Zglinicki, Geburt, wie Anm. 2, S. 94f.; Hilpert, Wehemütter, wie Anm. 1, S. 43.
33	Fischer-Homberger, Krankheit Frau, wie Anm. 15, S. 21.
34	Hilpert, Wehemütter, wie Anm. 1, S. 169f.
35	Zglinicki, Geburt, wie Anm. 2, S. 94; Hilpert, Wehemütter, wie Anm. 1, S. 43f.; Porter, Geschröpft, wie Anm. 32, S. 163; Eckart, Wolfgang U.; Jütte, Robert. Medizingeschichte. Eine Einführung. Wien 2007, S. 199f.
36	Flügge, Hebammen, wie Anm. 2, S. 121; Labouvie, Beistand in Kindsnöten, wie Anm. 8, S. 12.
37	Das Gegenargument lautet, es handle sich dabei um eine Ausweichdarstellung der Künstler, um die Wiedergabe einer vaginalen Geburt zu vermeiden, vgl. Zglinicki, wie Anm. 2, S. 123.
38	Lat. caesus = aufgeschnitten; vgl. Zglinicki, Geburt, wie Anm. 2, S. 123.
39	Hilpert, Wehemütter, wie Anm. 1, S. 33, S 59.
40	Zglinicki, Geburt, wie Anm. 2, S. 79.
41	Flügge, Hebammen, wie Anm. 2, S. 118.
42	Zglinicki, Geburt, wie Anm. 2, S. 135.
43	Zglinicki, Geburt, S. 138.
44	Porter, Geschröpft, wie Anm. 32, S. 169–171.
45	Zglinicki, Geburt, wie Anm. 2, S. 138f.
46	Hilpert, Wehemütter, wie Anm. 1, S. 15, S. 161.
47	Schipperges, Garten der Gesundheit, wie Anm. 13, S. 29.

Interview mit Dr. med. Angela Kuck

1. Welche Voraussetzungen bei der Mutter/dem ungeborenen Kind gibt es für einen spontanen Geburtsversuch nach einem/zwei Kaiserschnitten an Ihrer Klinik?

Viele, z.B. guter Allgemeinzustand der Mutter, keine Wundheilungsstörungen oder Komplikationen bei den vorausgegangenen Sectiones, im Ultraschall des Kindes sollten die Werte ungefähr im Normalbereich liegen.

2. Welche Kontraindikationen für einen spontanen Geburtsversuch nach Kaiserschnitt(en) gibt es an Ihrer Klinik?

Nach einem Kaiserschnitt: Mangelentwicklung des jetzigen Kindes, fetale Pathologien, Beckenendlage.

Zusätzlich bei zwei Kaiserschnitten: Intraoperative Probleme bei der Re-Sectio, z.B. tiefe Risse, Einreißen des Gebärmutterhalses, stille Ruptur im Narbengebiet.

3. Wie unterscheidet sich die Geburtsleitung bei Zustand nach Kaiserschnitt von einer „normalen" Geburt?

Vorsichtiger, Intervalle des CTG häufiger. Sehr strenge Indikation zur PDA und Oxytocin. Keine allgemeingütige Vorgehensweise. Sehr genaue Beobachtung von Mutter und Kind. Kleine Veränderungen im Wohlergehen der Mutter wahrnehmen. Eine beginnende Ruptur zeigt sich immer an Unruhe und verändertem Verhalten oder extremer Angst bei der Mutter.

4. Erfolgt eine Geburtseinleitung bei Zustand nach Kaiserschnitt? Wenn ja, wie?

Sehr zurückhaltend, eher nein. Wenn, dann nur mit Oxytocin.

5. Wann würde bei einem Entbindungsversuch bei Zustand nach Kaiserschnitt unter der Geburt wieder auf Kaiserschnitt umgestiegen?

Bei jeder auftretenden Pathologie und bei protrahiertem Verlauf oder Geburtsstillstand.

6. Gibt es bei den o.g. Punkten Unterschiede zwischen VBAC/VBA2C, also der Geburt nach 2 oder mehr Kaiserschnitten?

Für mich als Geburtshelferin gilt die gleiche Vorsicht bei Zustand nach zweimaliger oder dreimaliger Sectio. Höhergradige Spontangeburten nach Sectio habe ich noch nicht erlebt.

7. Welche Erfahrungen haben Sie mit diesem Vorgehen gemacht? Sind Komplikationen bei vaginalen Entbindungsversuchen an Ihrer Klinik aufgetreten, bzw. womit muss die Frau nach Ihrer Erfahrung rechnen?

Wir haben eine Ruptur ohne innere Blutung erlebt und mussten, nachdem das Kind vaginal geboren war und viel Flüssigkeit im Bauchraum der Mutter per Ultraschall auffiel (Fruchtwasser?), eine Bauchoperation durchführen. Wir fanden eine nicht blutende Ruptur von 5 Zentimeter Länge an der alten Sectio-Narbe. Beim dritten Kind dieser Frau wurde eine primäre Sectio vor Wehenbeginn gemacht, ohne Komplikationen und ohne Ruptur.

8. Wie sind an Ihrer Klinik die Erfolgsraten bei Zustand nach einem und bei Zustand nach zwei oder mehr Kaiserschnitten? Gibt es da überhaupt Unterschiede?

Viele gute unkomplizierte Verläufe. Häufiger sekundäre Sectio notwendig.

9. Wie gehen Sie bei geplanten Kaiserschnitten vor – Wehenbeginn abwarten oder nicht?

Bei geplantem Kaiserschnitt wählen viele Eltern die Möglichkeit, bei Geburtsbeginn, d.h. bei Wehenbeginn oder Blasensprung, die Sectio in Spinalanästhesie durchzuführen.

Die Interviewpartnerin: Dr. med. Angela Kuck ist Chefärztin der Abteilung für Gynäkologie und Geburtshilfe am anthroposophischen Paracelsus-Spital in Richterswil (Schweiz). Daneben ist sie Still- und Laktationsberaterin IBCLC. Sie setzt sich an ihrer Klinik für eine interventionsarme, familienfreundliche Geburtshilfe ein und ist nebenbei begeisterte Cellistin und Berggängerin.

Kontakt: angela.kuck@paracelsus-spital.ch

Interview mit Hebamme Gertrud Müller

1. Seit wann begleiten Sie Frauen bei der Geburt?

Ich habe 1950 das Hebammenexamen gemacht. Seitdem schaffe ich. Die ersten Jahre bis 1956 habe ich im St. Elisabethen Krankenhaus in Lörrach gearbeitet. Wir hatten damals zwischen 500 und 600 Geburten pro Jahr, und ich war allein mit einer Ordensschwester für die Frauen verantwortlich.

2. Seit wann haben Sie Hausgeburten begleitet?

Seit 1956 arbeite ich selbstständig und begleite Hausgeburten. Damals haben ja fast alle Frauen noch zu Hause geboren. Anfang der 1960er Jahre haben die Krankenkassen dann begonnen, den Frauen nach der Geburt 10 Tage Urlaub zu zahlen. Damit fing es an, dass die Frauen zur Geburt in die Klinik gingen. Die Kliniken waren auf die vielen Frauen gar nicht vorbereitet. Dies war auch der Beginn der programmierten Geburtshilfe. Wenn die Frauen am Samstag mit Wehen in die Klinik kamen, dann gab's erstmal Dolantin (Schmerzmittel, das auch wehenhemmend wirkt), und am Montag wurde dann geboren.

3. Wie begleiten Sie Ihre Frauen aktuell?

Aktuell biete ich keine Hausgeburtshilfe mehr an, aus persönlichen Gründen. Ich begleite die Frauen aber in der Schwangerschaft, berate sie, biete Hilfe bei vorzeitigen Wehen, leite Geburtsvorbereitungskurse, begleite Frauen zur Geburt in die Klinik und mache auch die Nachsorge. Früher habe ich keine Frauen in die Klinik begleitet, sondern nur Hausgeburten gemacht.

4. Was ist das Besondere an Hausgeburten?

Man kommt in der Hausgeburtshilfe zur Frau, zur Familie, in das gesamte Umfeld. Man lernt den Mann kennen und kennt die Schwangere gut. Die Frau muss zur Geburt ihre gewohnte Umgebung nicht verlassen, und nach der Geburt muss sie nirgends hinfahren. Man erlebt diese besondere Atmosphäre.

5. Ist es wichtig, ob eine Frau ihr Kind zu Hause oder in einer Klinik bekommt?

Natürlich ist die Geburt zu Hause für mich das Schönste, sonst hätte ich ja keine Hausgeburtshilfe anbieten können. Doch auch der Partner muss dazu stehen können, das ist ganz wichtig. Deshalb muss das Vorgespräch auch mit beiden Elternteilen sein. Da möchte ich die Meinung vom Partner schon hören.

6. Was ist wichtig bei der Wehen- und Geburtsarbeit? Worauf kommt es an?

Ganz wichtig ist es, dass die Frau jede Wehe annehmen kann. In der Wehenpause muss sie sich ausruhen können, um Kraft für die nächste Wehe zu sammeln. Dabei darf man die Frau nicht alleine lassen. Und eine Geburt ist Arbeit, wer arbeitet, der kann nicht ruhen. Wichtig ist dabei die Bewegung, die Lageänderung.

7. Welche Methoden, um den Schmerz für die Frau erträglich zu machen, wenden Sie an?

Den Schmerz muss die Frau annehmen. Er kommt während der Wehe zu einem Höhepunkt, aber genau in diesem Moment verlässt er einen auch wieder. Jede Frau, bei der alles normal verläuft, kann diesen Schmerz und die Geburt mit der richtigen Atmung aushalten. Etwas anderes ist es, wenn zum Beispiel der Kopf während der Wehe auf das Schambein drückt. Die Frau hat dann sehr starke Schmerzen, und die Wehen bringen keinen Geburtsfortschritt. Um den Schmerz etwas erträglicher zu machen, begleite ich die Frauen kontinuierlich. Ich wende vor allem Massagen an, Wärme, Bewegung und gebe den Frauen körperliche Nähe.

8. Was machen Sie, wenn eine Frau große Angst hat?

Dann sind Zuneigung und gutes Zureden für mich sehr wichtig. Ich sage der Frau: „Dein Kind gibt Dir die Kraft für die Geburt." Da sein, die Frau halten und massieren sind hier meine Aufgaben.

9. Heute bekommen viele Frauen einen Kaiserschnitt, weil die Geburt nicht vorangeht oder der Kopf des Kindes hoch bleibt. Frauen, die von Ihnen betreut werden, bekommen fast nie einen Kaiserschnitt. Was machen Sie denn anders?

Frauen bekommen heute so oft einen Kaiserschnitt, weil man sie allein lässt. Das ist meiner Meinung nach das größte Problem in der Geburtshilfe. Und die Angst. Nicht erst während der Geburt, sondern vorher schon. Die Frauen sind im Kopf total verdorben, wenn ich das so sagen darf. Die Frauen lesen zu viel und machen sich heutzutage viel zu viele Gedanken. Sie lassen die Schwangerschaft und die Geburt nicht mehr geschehen, sondern müssen an allem herumdoktern. Zusätzliche Angst machen ihnen das Fernsehen und die vielen Vorsorge-Untersuchungen. Die Frauen gehen so oft zum Arzt und kriegen ge-

gen Alles und Jedes ein Mittel verschrieben. Früher sind die Köpfe der Kinder besser runtergekommen, weil die Frauen bis zum Ende, bis kurz vor der Geburt gearbeitet haben. Sie haben sich weniger als heute geschont, sind auf dem Boden gehockt, haben gewischt oder die Wäsche gewaschen. Heute wird sich am Ende der Schwangerschaft zu viel geschont.

Was ich anders mache? Ich lasse die Frauen niemals allein, bleibe immer dabei. Ein hoher Kopf ist doch kein Grund für einen Kaiserschnitt. Die Köpfe kommen schon runter, wenn man bei der Frau bleibt und auch für eine Lageänderung sorgt.

10. Warum ist es aus Ihrer Sicht wichtig, immer bei der Frau zu bleiben? Kann man nicht mal für eine Weile weggehen?

Das würde ich mir sehr gut überlegen, ob ich von einer Geburt weggehe. Es ist auch eine gedankliche Unterbrechung, und das will ich nicht.

11. Was möchten Sie Frauen, die sich nach einem Kaiserschnitt eine natürliche Geburt wünschen, mit auf den Weg geben?

Keine Angst zu haben, sondern Kraft, Mut und Vertrauen in ihren Körper. Viel Zuversicht und gute Begleitung sind wichtig, dazu Willensstärke und Klarheit.

Die Interviewpartnerin: Hebamme Gertrud Müller ist mit 80 Jahren dienstälteste Hebamme Deutschlands.

Kontakt: über die Autorinnen dieses Buches

Lässt sich das Rad zurückdrehen?

Wolf Lütje, Hamburg

Stellen Sie sich folgende Zeitungsschlagzeile vor:

„50% der Menschen scheiden unnatürlich aus dem Leben!"

Ich garantiere einen wochenlangen Medienrummel. Dass wir auf gutem Wege sind, die natürliche Geburt abzuschaffen, interessiert hingegen niemand. Wie der Mensch geboren wird, erscheint unbedeutend.

Einige Fachleute bezeichnen den Kaiserschnitt sogar als „Evolutionssprung".

Dabei gibt es schon jetzt eine Fülle von unbeantworteten Fragen:

- Welche langfristigen Folgen hat die operative Entbindung für Mutter und Kind?

- Wird der Gebärapparat verkümmern?

- Welche Auswirkungen hat dies auf die Hormone, die unsere Beziehungs-, Bindungs- und Liebesfähigkeit bedingen?

Für diese Fragen gibt es derzeit kaum Forschung. Diese wird erst unterstützt werden, wenn der Kaiserschnitt ein Politikum wird.

Es ist an der Zeit, dafür zu sorgen.

Hoffnung macht, dass bisher fast jede Form geburtshilflicher Intervention relativiert bzw. widerlegt wurde.

Auch dem Kaiserschnitt „droht" dieses Schicksal.

Aber was können wir schon heute für die natürliche Geburt tun?

1. Geburtsvorbereitung von Kindheit an

2. Hebammenforschung und Hebammengeburtshilfe fördern

3. Geburtshilfliches Wissen sichern, und zwar nicht nur am Phantom

4. Überprüfung des Haftpflichtwesens und der Rechtsprechung. Dabei müssen zukünftig auch mittelbare Ursachen Berücksichtigung finden.

5. Schaffung finanzieller und organisatorischer Anreize für eine nichtoperative Geburtshilfe

Ich bin guter Hoffnung, dass der Zauber der Geburt nicht verloren gehen wird.

Ein Kind in Not zu retten ist wundervoll, aber selten nötig.

Viel häufiger muss man nur dem Wunder der Natur zusehen und sich tatenlos verzaubern lassen.

Was für ein Geschenk!

Der Gastautor: Dr. med. Wolf Lütje ist Chefarzt der Frauenklinik des Amalie Sieveking-Krankenhauses in Hamburg-Volksdorf und Vizepräsident der Deutschen Gesellschaft für Psychosomatische Frauenheilkunde und Geburtshilfe. Er ist Vater von 5 Kindern.

Kontakt: wluetje@googlemail.com

Appendix

Glossar

Das Glossar erhebt keinen Anspruch auf Vollständigkeit.

Adhäsionen: siehe *Verwachsungen*

Analgetika, Analgetikum: schmerzstillende(s) Mittel oder aber einfach Schmerzmittel

Anamnese: Die Anamnese ist die Kranken- bzw. Leidensgeschichte eines Patienten. Sie wird durch den behandelnden Arzt erhoben und basiert auf der subjektiven Schilderung durch den Patienten.

Anästhesie: Ausschaltung der Schmerzempfindung

Anpassungsstörungen nach der Geburt: Symptome einer Anpassungsstörung sind ein verlangsamter Herzschlag, verzögert einsetzende Atmung, Blässe oder Blaufärbung der Haut, reduzierter Muskeltonus und verzögerte oder fehlende Reflexe. Von einer Anpassungsstörung nach der Geburt spricht man, wenn der Apgar-Wert nach 5 Minuten weniger als 7 Punkte erreicht, bei 5 Punkten oder weniger sind lebensunterstützende Maßnahmen nötig.

Apgar-Wert/Apgar-Score: Der Apgar-Score wurde nach der amerikanischen Ärztin Virginia Apgar benannt. Mit Hilfe dieses internationalen Indexes kann der Zustand des Neugeborenen 1, 5 und 10 Minuten nach der Geburt beurteilt werden. Er umfasst die Komponenten: Herzschlag, Atmung, Muskeltonus, Reflexverhalten und Hautfarbe. Für jeden einzelnen Faktor werden 0 bis 2 Punkte vergeben. Ein gesundes Neugeborenes hat 5 Minuten nach der Geburt einen Apgar-Wert zwischen 7 und 10 Punkten. Der Apgar-Score wird durch das Schwangerschaftsalter, mütterliche Medikamente, eine Reanimation sowie Herz-Kreislauf- und neurologische Störungen beeinflusst. Der Apgar-Wert erlaubt keine Vorhersage über die spätere Entwicklung des Kindes.

Atemnotsyndrom beim Neugeborenen: Das Atemnotsyndrom ist eine nach der Geburt auftretende Lungenfunktionsstörung. Sie gehört zu den häufigsten Todesursachen bei Neugeborenen. Die Ursache ist entweder ein schwerer Sauerstoffmangel während der Geburt oder deutlich häufiger die Unreife der Lungen bei Kindern, die zu früh geboren wurden. Besonders bei Kaiserschnitten am wehenlosen Uterus ist das Atemnotsyndrom verantwortlich für die erhöhte Erkrankungs- und Sterblichkeitsrate dieser Kinder.

Atonie: siehe Uterusatonie

Äußere Wendung: Ein äußerer Wendeversuch erfolgt stets durch die Bauchdecke von außen. Dabei versucht ein erfahrener Geburtshelfer das Baby durch bestimmte Handgriffe zu einer Vorwärts- oder Rückwärtsrolle aus der Beckenendlage in die Schädellage zu animieren.

Austreibungsperiode: Dies ist die letzte Phase der Geburt zwischen der vollständigen Eröffnung des Muttermundes und der kompletten Geburt des Kindes.

Bauchgurt/Bauchband/Bauchstütze: Bauchbänder werden inzwischen von diversen Herstellern und aus unterschiedlich festen Materialien angeboten. Es gibt modische Bauchbänder, welche sich sehr gut mit der restlichen Schwangerschaftskleidung kombinieren lassen und evtl. die Anschaffung längerer Oberteile einsparen. Festere Bauchbänder dienen als Bauchstütze und können während der Schwangerschaft den Rücken wirksam entlasten.

Beckenboden: Als Beckenboden wird das bindegewebig-muskulöse Gewebe bezeichnet, welches sich zwischen Schambein, Steißbein und Sitzbeinhöckern befindet und den äußeren Abschluss des kleinen Beckens bildet. Die Muskulatur des Beckenbodens hat eine wichtige Funktion für die Körperhaltung, die Kontrolle der Harn- und Stuhlausscheidung und den Halt der inneren Organe im kleinen Becken.

Beckenbodentraining: Das gezielte Trainieren der Muskulatur des Beckenbodens heißt Beckenbodentraining. Erstes Ziel ist es, die Muskulatur des Beckenbodens zunächst einmal wahrzunehmen. Den Beckenboden zu trainieren lohnt sich auch dann, wenn zunächst keine (weitere) Schwangerschaft geplant ist. Auf jeden Fall kann einige Wochen nach der Geburt mit vorsichtigen Beckenboden- (nicht Bauchmuskel)übungen begonnen werden, am besten unter Anleitung.

Beckendeformität: Die anatomische Abweichung der Beckenform wird als Beckendeformität bezeichnet. Sie kann aufgrund von äußerer Gewalteinwirkung, z.B. durch einen Unfall, oder auch bedingt durch eine Fehlernährung der Mutter in der Kindheit (Rachitis) entstanden sein.

Beckenendlage: Die Beckenendlage (BEL) gehört zu den so genannten „Längslagen, wobei der vorangehende Teil des Kindes hier der Steiß (Po) ist. Der Kopf des Kindes liegt oben.

Bikinischnitt: Dies beschreibt die horizontale Schnittführung des Hautschnittes beim Kaiserschnitt etwas unterhalb der Schamhaargrenze. Aus dieser Schnittführung lassen sich keinerlei Rückschlüsse auf die Schnittführung an der Gebärmutter ziehen. Siehe auch *uteriner Querschnitt*

Blasenkatheter: Ein Blasenkatheter ist ein flexibler Kunststoffschlauch, der durch die Harnröhre in die Harnblase gelegt wird, seltener bei dauerhafter Verwendung durch die Bauchdecke. Er dient dazu, die Harnblase künstlich zu entleeren oder den Harn dauerhaft abzuleiten.

Blasensprung: Einreißen der Fruchtblase mit dem Geburtsbeginn oder während der Geburt. In der Folge geht das Fruchtwasser teilweise oder ganz ab. Der Blasensprung ist ein normaler Vorgang im Geburtsverlauf.

Blasensprung, vorzeitiger: Kommt es vor Beginn der Geburtswehen zum Abgang von Fruchtwasser, spricht man von einem vorzeitigen Blasensprung.

Bluttransfusion: Übertragung von Blut oder Blutbestandteilen per Infusion in die Vene eines Empfängers. Das Blut oder Blutbestandteile können von einem fremden Spender stammen oder zuvor als Eigenblutspende zur Verfügung gestellt worden sein.

Bonding: Als Bonding bezeichnet man die erste Kontaktaufnahme zwischen Mutter (Vater) und Kind sofort oder kurz nach der Geburt. Das Bonding ist wichtig zur gesunden Beziehungsanbahnung, kann jedoch unter Umständen später nachgeholt werden.

CTG: Die Bezeichnung CTG ist eine Abkürzung für Cardiotokografie (Herztonwehenschreiber). Dabei wird die Herzfrequenz des Kindes im Zusammenhang mit den Wehen aufgezeichnet.

CTG, pathologisches: Die vom Kind abgeleiteten Herztöne entsprechen nicht dem erwarteten Reaktionsmuster. Auch die Fehlinterpretation der CTG-Aufzeichnungen kann zur Einschätzung „pathologisches CTG" führen.

Dammriss: Wenn bei der Geburt eines Kindes das mütterliche Gewebe zwischen dem Scheidenausgang und dem After einreißt, so nennt man dies Dammriss. Der Dammriss wird je nach Ausmaß in vier unterschiedliche Schweregrade eingeteilt.

Dammschnitt: Die medizinischen Bezeichnung für den Dammschnitt lautet Episiotomie, abgeleitet aus dem Griechischen von Episio=Schamgegend und –tomie= Schnitt.

Diabetes mellitus/Zuckerkrankheit: Diese Stoffwechselerkrankung geht mit erhöhten Glucose-(Zucker)spiegeln im Blut einher. Die Glucose kann nicht in die Zellen aufgenommen werden, weil das verantwortliche Hormon Insulin fehlt oder eine Unempfindlichkeit vorliegt. Dadurch kommt es unter anderem zu einer Schädigung der Blutgefäßwände, wodurch die diabetischen Spätfolgen entstehen.

digital: med. mit dem Finger bzw. den Fingern

Doula: Der Begriff „Doula" stammt aus dem Altgriechischen und bedeutet unter anderem „Dienerin". Die Doula begleitet eine Frau während der Schwangerschaft, der Geburt und dem Wochenbett auf emotionaler und psychischer Ebene. Sie hat keine medizinische Ausbildung und ist auch nicht medizinisch tätig, sondern unterstützt die Frau und ggf. den Partner durch ihre eigene Erfahrung, ihre zuverlässige Anwesenheit und ihr Wissen um die Vorgänge während dieses wichtigen Lebensabschnittes. Die Doula versteht sich dabei nicht als Konkurrenz, sondern als Ergänzung zur Hebamme. Eine Doula hat eine spezielle Ausbildung durchlaufen und zumindest ein Kind geboren. Sie wird für ihre Tätigkeit von der Frau bezahlt, wobei die Krankenkassen die Kosten (derzeit) nicht übernehmen.

DRG: Diagnosis Related Groups, übersetzt „Diagnosebezogene Fallgruppen"

Einleitung, Einleitungsversuch: Versuch, den Geburtsbeginn vor Einsetzen der natürlichen Wehentätigkeit mittels unterschiedlicher Maßnahmen (mechanisch, pharmakologisch) künstlich herbeizuführen

Einstellungsanomalie: Man unterscheidet in der Geburtshilfe die Lage (Kopflage, Querlage oder Beckenendlage) und die Einstellung des Kindes zum Geburtsweg. Dabei betrachtet man, wie sich Kopf oder Steiß im Verhältnis zum mütterlichen Becken eingestellt haben. In Vorbereitung auf die Geburt nimmt das Kind normalerweise eine Position ein, die eine komplikationsfreie Geburt begünstigt oder ermöglicht. Ist dies nicht der Fall, spricht man von einer Einstellungsanomalie.

Eipollösung: auch Ablösung des Eipols oder „Stripping" genannt. Die Eipollösung wird von Hebammen und Frauenärzten häufig mit dem Wunsch, die Wehentätigkeit anzuregen, durchgeführt. Dabei wird mit dem Finger durch die Scheide in den leicht geöffneten Muttermund eingegangen, der Muttermund gedehnt und die äußere Membran der Fruchtblase von der Gebärmutterwand gelöst. Durch das Ablösen der Eihaut von der unteren Gebärmutterwand wird der paraplazentare Stoffwechsel (hier: Bildung und Resorption von Fruchtwasser) künstlich gestört. Das führt dann häufiger zu Kontraktionen, die letztendlich auch geburtswirksam werden können. Ob die Geburt dadurch verlängert wird, ist noch nicht erforscht.

elektiv: auswählend

Embolie: Gefäßverschluss durch eingeschwemmte körperfremde Substanzen (z.B. Luft) oder körpereigene Substanzen (z.B. Blutgerinnsel, Fruchtwasser, Fett).

Embryo: Als Embryo wird ein Organismus in einem frühen Wachstums- und Differenzierungsstadium bezeichnet. Beim Menschen reicht der Zeitraum, in dem das Kind seinem Entwicklungsstadium nach als Embryo bezeichnet wird, von der Befruchtung der Eizelle bis zum Beginn des dritten Schwangerschaftsmonats.

Eröffnungsphase: Die Eröffnungsphase ist der erste Abschnitt der Geburt. Diese Phase dauert vom Beginn der Wehentätigkeit, welche sich auf den Muttermund auswirkt, bis zu seiner vollständigen Öffnung.

errechneter Geburtstermin: Eine normale Schwangerschaft dauert statistisch gesehen zwischen 266 und 294 Tagen. In Wochen ausgedrückt sind dies 38 bis 42 Schwangerschaftswochen. Der sogenannte errechnete Termin ist ein rechnerischer Mittelwert.

Fallpauschale: Die Vergütung von Leistungen im Gesundheitswesen kann mit Hilfe von Fallpauschalen erfolgen. Pro Behandlungsfall ist eine bestimmte Vergütung festgelegt, unabhängig von Aufwand und Behandlungsdauer. Das Gegenteil der Fallpauschale ist die Einzelleistungsvergütung.

Fertilität: Fruchtbarkeit, Fortpflanzungsfähigkeit

fetal: den Fetus betreffend, siehe Fetus.

Fetus/Fet/Fötus: Die Ausbildung der inneren Organe des ungeborenen Kindes ist mit dem Beginn der 9. Schwangerschaftswoche (gerechnet nach der Befruchtung der Eizelle) im Wesentlichen abgeschlossen. Das ungeborene Kind wird nun seinem Entwicklungsstadium entsprechend bis zur Geburt auch als Fetus oder Fötus bezeichnet.

Fluktuation: Schwankung, Wechsel

Forensik: Die Forensik umfasst verschiedene wissenschaftliche Arbeitsgebiete. Ziel der Forensik ist es, kriminelle Handlungen systematisch zu identifizieren oder auszuschließen. Auch die Analyse und Rekonstruktion solcher Handlungen fällt unter dieses Sachgebiet.

Fruchtblase: Als Fruchtblase werden die mit Fruchtwasser gefüllten Eihäute bezeichnet. Sie umgeben das ungeborene Kind während des Wachstums in der Gebärmutter.

Fruchtwasserembolie: Unter einer Fruchtwasserembolie versteht man das Einschwemmen von Fruchtwasser über die geöffneten Plazentargefäße in den mütterlichen Blutkreislauf. Dabei handelt es sich um eine sehr seltene und gefährliche geburtshilfliche Komplikation. Unter anderem folgende Faktoren können eine Fruchtwasserembolie begünstigen: Anwendung von Kontraktionsmitteln, Sectio, Uterusruptur, vorzeitige Ablösung der Plazenta.

Frühgeburt: Wird ein Kind vor Vollendung der 37. Schwangerschaftswoche geboren, bzw. weist entsprechende Unreifezeichen auf, so spricht man von einer Frühgeburt. Die übliche Schwangerschaftsdauer liegt zwischen 38 und 42 Wochen.

Gebärmutter: Die Gebärmutter ist ein wichtiges weibliches Organ. Sie befindet sich im sogenannten kleinen Becken der Frau. Die Gebärmutter hat die Form einer auf dem Kopf stehenden Birne. Am oberen, rundlichen Teil finden sich seitliche Ausläufer, die Eileiter. Die Gebärmutter wird auch als Hohlorgan bezeichnet und besteht aus drei Muskelschichten. Innen kleidet das sogenannte Endometrium, eine Schleimhaut, die Gebärmutter aus.

Gebärmutterriss: siehe *Uterusruptur*

Geburt: siehe *Vaginalgeburt*

Geburtseinleitung: siehe *Einleitung/Einleitungsversuch*

Geburtserfahrung: Die Geburt der eigenen Kinder ist für nahezu jede Frau eine ganz besondere und unvergessliche Erfahrung. Wie die Geburt erlebt wird, hängt nicht nur davon ab, in welchem Umfeld die Geburt stattfindet, sondern ist auch abhängig von medizinischen Eingriffen in den Ablauf der Geburt, kulturellen Normen und Vorstellungen, der eigenen Erwartungshaltung, dem individuellen Schmerzerleben,

vorbestehenden Ängsten und Traumata sowie der individuellen Begleitung während und nach der Geburt.

Geburtskanal: Als Geburtskanal wird der Weg, den ein Neugeborenes während der Geburt passiert hat, bezeichnet. Der Geburtskanal umfasst den Muttermund (Ausgang der Gebärmutter) sowie die sich anschließende weibliche Scheide. Manchmal wird der Begriff auch auf das knöcherne Becken ausgedehnt.

Geburtsstillstand: Die Schulmedizin spricht von einem Geburtsstillstand, wenn eine Geburt trotz unterschiedlicher Maßnahmen zur Förderung des Geburtsfortschrittes – wie etwa Lagewechsel oder Anregung der Wehentätigkeit mittels Medikamenten – über mehr als zwei Stunden nicht weiter vorangeschritten ist. Siehe auch *Latenzphasen*

Geburtstermin: siehe *errechneter Geburtstermin*

Gel zur Geburtseinleitung: siehe *Prostaglandine*

Gestose: Veraltete Bezeichnung der *Präeklampsie*. Lange Zeit gab es nur unvollständige Vorstellungen zur Entstehung einer gefürchteten Schwangerschaftskomplikation, die mit Bluthochdruck, massiven Wassereinlagerungen und Organschäden bei Mutter und Kind einhergehen kann. Deshalb sprach man von „Schwangerschaftsvergiftung" und in den letzten Jahrzehnten von „Gestose". Da die meisten Wassereinlagerungen in der Spätschwangerschaft völlig ungefährliche hormonelle Effekte sind, wurden zahlreiche Schwangere zu Unrecht als „Gestose-Frauen" pathologisiert. Deshalb ist eine korrekte Abgrenzung zwischen dem „unkomplizierten Schwangerschaftsödem" und der „Präeklampsie" von großer Bedeutung.

Harnblase: Die Harnblase ist ein Hohlorgan und dient der Speicherung und kontrollierten Abgabe des Urins.

Hautschnitt: Bei einer Operation wird die Durchtrennung der äußeren Hautschicht als Hautschnitt bezeichnet. Der Hautschnitt beim Kaiserschnitt wird umgangssprachlich auch Bikinischnitt genannt, weil er so tief angesetzt ist, dass er unter dem Bikinislip verschwindet. Die Narbe des Hautschnittes lässt beim Kaiserschnitt keine Rückschlüsse auf die innere Schnittführung an der Gebärmutter zu. Diese Information ist nur im OP-Bericht enthalten.

Hebammen-Cocktail: siehe *Rizinus-Cocktail*

HELLP-Syndrom: Beim HELLP-Syndrom handelt es sich um eine schwerwiegende Schwangerschaftserkrankung, die mit erhöhten Blutdruckwerten einhergeht. HELLP steht dabei für die englischen Begriffe der wichtigsten Laborbefunde: **H**aemolysis (Auflösung der roten Blutkörperchen), **E**levated **L**iver enzyme levels (erhöhte Blutwerte der Leberenzyme), **L**ow **P**latelet count (Verringerte Anzahl der Blutplättchen). Das HELLP-Syndrom ist eine Variante der *Präeklampsie*.

Hoher Geradstand: Der kindliche Kopf hat sich in oder über den querovalen Beckeneingang so eingestellt, dass sein Hinterhaupt entweder zum Schambein der Mutter oder in

Richtung Kreuzbein der Mutter weist. Ein hoher Geradstand ist ein häufiger Grund für einen Geburtsstillstand in der Eröffnungsperiode. Er kann unter anderem durch ein absolutes oder relatives Missverhältnis zwischen kindlichem Kopf und mütterlichem Becken oder ungünstige äußere Bedingungen (Haltung der Frau, inadäquate Unterstützung der Gebärenden) ausgelöst werden.

Hyperemesis gravidarum: Viele Frauen leiden vor allem während der ersten Schwangerschaftswochen unter morgendlicher Übelkeit und/oder Erbrechen. Kommt es allerdings zu extremer, anhaltender Übelkeit und anhaltendem Erbrechen mit hohem Leidensdruck, Gewichtsverlust und Austrocknung, spricht man von „Hyperemesis gravidarum". Eine schwere Hyperemesis erfordert zumeist einen Krankenhausaufenthalt und die vorübergehende intravenöse Zufuhr von Flüssigkeit und Medikamenten. Zumeist bessern sich die Symptome spätestens ab der 20. Schwangerschaftswoche. Es gibt aber auch Verläufe, welche die gesamte Schwangerschaftsdauer über anhalten.

Indikation: Die medizinische Begründung für die Durchführung einer bestimmte Behandlung oder diagnostischen Maßnahme wird Indikation genannt.

Infusion: Die gleichmäßig-dauerhafte Verabreichung von Flüssigkeiten oder Medikamenten in den Körper (zumeist in die Vene) wird als Infusion bezeichnet.

Inkontinenz: Inkontinenz ist die medizinische Beschreibung für den Umstand, dass eine Person die Harn- oder Stuhlausscheidung nicht willentlich zurückhalten kann.

Intervention: Eine medizinische Behandlung kann vorbeugend oder therapeutisch erfolgen. Es besteht jedoch auch die Möglichkeit eines abwartenden Verhaltens. Jede Behandlung und jeder Eingriff, der sich vom Abwarten unterscheidet, wird als Intervention bezeichnet.

Interventionskaskade: Dieser Begriff bedeutet, dass ein vergleichsweise kleiner oder harmlos erscheinender Eingriff in einen physiologischen oder sonstigen Vorgang, unter Umständen weitere Eingriffe provoziert, die am Schluss in ein (zumeist unerwünschtes) Ereignis münden können.

Kaiserschnitt: Der Kaiserschnitt wird med. auch als Sectio caesarea (kurz: Sectio) oder Schnittentbindung bezeichnet. Die Geburt des Kindes erfolgt durch die operative Eröffnung des mütterlichen Bauchraumes und der Gebärmutter. Das Kind wird dabei vom Geburtshelfer unter Zug und Druck aus der Gebärmutter entwickelt. Während diese Art der Geburt früher ausschließlich Notfällen vorbehalten war, zeichnet sich heute eine Ausweitung der Indikationsstellungen bis hin zum sogenannten *„Wunschkaiserschnitt"* ab.

Kaiserschnittrate (Sectiorate, Sectio-Rate): Die Kaiserschnittrate bezeichnet den prozentualen Anteil der Kaiserschnittgeburten an der Gesamtzahl der Geburten eines Geburtshelfers/einer Klinik/eines Landes.

Kalzium: Kalzium ist ein im menschlichen Körper weit verbreiteter Mineralstoff. Es ist nicht nur wesentlicher Bestandteil von Knochen und Zähnen, sondern spielt auch bei der körpereigenen Übermittlung von Signalen und bei der Muskelkontraktion eine Rolle. Erst der Einstrom von Kalzium-Ionen in die Muskelzellen führt zu einer Kontraktion der Muskulatur. In der Schwangerschaft und Stillzeit ist der Kalziumbedarf erhöht.

Keloid: Das Keloid wird umgangssprachlich auch Wulstnarbe genannt und imponiert als eine glatte, erhabene, rötlich anmutende Gewebswucherung. Ursache ist ein gestörter Heilungsprozess der Haut, bei dem es zum überschießenden Wachstum von Bindegewebszellen kommt.

Kindstod, plötzlicher: auch plötzlicher Säuglingstod, SIDS oder Krippentod genannt. Dieser Begriff bezeichnet das plötzliche Versterben eines Kindes, das jünger als ein Jahr alt ist. Trotz genauer (gerichtsmedizinischer) Untersuchung, einer genauen Untersuchung der Todesumstände und nach dem Ausschluss möglicher Erkrankungen und anderer in Frage kommender Todesursachen bleibt der Tod des Kindes unerklärlich.

Kohlenhydrate/Stärke: Die menschliche Nahrung setzt sich aus Fett, Eiweiß und Kohlenhydraten zusammen. Besonders Getreidesorten, die uns als Lebensmittel dienen oder weiterverarbeitet werden, haben einen hohen Kohlenhydratanteil. Dazu gehören vor allem: Reis, Weizen, Mais, Hirse, Roggen, Hafer, Dinkel. Produkte wie Brot, Nudeln oder Kuchen enthalten viel Stärke. Aber auch Kartoffeln und Hülsenfrüchte weisen einen hohen Kohlenhydratanteil auf. Zucker und zuckerhaltige Produkte gehören selbstverständlich auch dazu.

Kolostrum: Direkt nach der Geburt steht dem Neugeborenen das Kolostrum zur Verfügung. Diese dickflüssige, gelbliche Milch enthält mehr Eiweiße und Mineralien, aber weniger Fett- und Milchzucker als die später gebildete, reife Muttermilch. Damit ist das Kolostrum genau auf die begrenzten Verdauungsmöglichkeiten des Neugeborenen abgestimmt.

Komplikation: Kommt es im Rahmen einer Erkrankung, eines Eingriffes oder einer Behandlung zu einer unerwünschten Entwicklung, welche nicht dem normalen Ablauf oder dem ursprünglichen Krankheits- oder Heilungsverlauf einspricht, so wird dies als Komplikation bezeichnet. Zumeist erfordert die Komplikation eine Therapie oder eine Veränderung der bestehenden Behandlung.

Kontraindikation: auch Gegenanzeige genannt. Eine normalerweise sinnvolle diagnostische oder therapeutische Maßnahme verbietet sich, weil die damit verbundenen Risiken den potentiellen Nutzen deutlich übersteigen würden. Dies kann z.B. durch Vorerkrankungen oder anderen Umständen, wie einer allergischen Disposition, der Fall sein.

Konzeptionstermin: Tag der Empfängnis

Kopf-Becken-Missverhältnis: siehe *Schädel-Becken-Miss-verhältnis*

Kopflage: siehe *Schädellage*

Kristellern: auch Kristeller-Handgriff oder Kristeller-Hilfe genannt. Damit wird eine Methode bezeichnet, bei der starker Druck mit beiden Händen oder mit einem Hilfsmittel (Handtuch, Betttuch) auf den oberen Teil der Gebärmutter ausgeübt wird, um in der Austreibungsphase die Geburt des Kindes zu beschleunigen. Der Handgriff wird unter Geburtshelfern und Hebammen äußerst kritisch gesehen. Der massive Druck auf den Oberbauch wird von der Gebärenden oft als sehr schmerzhaft oder beängstigend empfunden.

Längsschnitt: siehe *uteriner Querschnitt*

Lanugobehaarung: Als Lanugobehaarung bezeichnet man den Haarflaum, der die Haut des ungeborenen Kindes ab etwa der 16. Schwangerschaftswoche bedeckt. Die dazugehörigen Talgdrüsen sondern die Käseschmiere ab. Beides zusammen bildet einen wirksamen Schutz für die Haut des Ungeborenen. Zum Ende der Schwangerschaft werden die Lanugobehaarung und mit ihr ein Teil der Käseschmiere abgestoßen. Je reifer ein Kind bei der Geburt ist, umso weniger Lanugobehaarung und Käseschmiere befinden sich auf seiner Haut.

Latenzphasen: Zwischen dem Ende der Eröffnungsphase und dem Beginn der Presswehen kann es manchmal zu einer verminderten Wehentätigkeit bis hin zu einem vermeintlichen Geburtsstillstand kommen. Diese sogenannten Latenzphasen sind physiologisch und dienen dazu, dass sich Mutter und Kind erholen und Kräfte sammeln können.

Letalität: Dieser Begriff bezeichnet, wie viele erkrankte Menschen an einer bestimmten Krankheit oder wie viele operierte Menschen an einer bestimmten OP versterben. Beim Kaiserschnitt handelt es sich um die statistisch betrachtet seltenen Müttersterbefälle, welche ausschließlich den Komplikationen des operativen Eingriffes geschuldet sind.

Lungenembolie: Bei einer Lungenembolie kommt es zum Verschluss eines oder mehrerer Blutgefäße der Lunge durch einen Thrombus. Das dahinter liegende Lungengewebe wird nicht mehr durchblutet, stirbt unter Umständen ab und steht somit für den Sauerstoffaustausch nicht mehr zur Verfügung. Je nach Größe des verschlossenen Gefäßes kann es zum Ausfall eines Teils der Lunge oder auch eines ganzen Lungenflügels kommen. Das Blut, welches normalerweise vom rechten Herzen in die Lunge gepumpt wird, kann nun nicht mehr durch die Lunge zirkulieren, sondern staut sich davor, was zu einer Überlastung des rechten Herzens führen kann. Bei einer schweren Lungenembolie kommt es in der Folge nicht nur zu einem Sauerstoffmangel sondern auch zum Herzversagen. Da die Lungenembolie eine akut lebensbedrohliche Komplikation darstellt, ist ein wichtiges Ziel in der medizinischen Patientenversorgung, die Entste-hung von Thrombosen als Auslöser der Lungenembolie zu verhindern.

Medikalisierung: Der Begriff Medikalisierung beschreibt eine Veränderung der gesellschaftlichen Wahrnehmung von zuvor als normal empfundenen Lebensprozessen. Diese rücken nun in den Fokus der Medizin und werden somit einer Erforschung und Behandlung zugeführt. Ein wichtiges Beispiel ist die Geburtsmedizin.

Menstruation: Die monatliche Regelblutung einer Frau wird auch als Menstruation bezeichnet.

Misgav-Ladach-Technik: Die Misgav-Ladach-Technik ist eine Kaiserschnittoperationstechnik, welche nach dem Misgav-Ladach Krankenhaus in Jerusalem benannt wurde, in dem sie durch Geburtsmediziner entwickelt wurde. Bei dieser Technik setzt der Operator außer dem normalen Hautschnitt mit dem Skalpell in tieferen Schichten lediglich kleine Schnitte, der Rest wird mit Hilfe der Hände gedehnt. Nach dem einschichtigen Verschluss der Gebärmutter werden nur noch die bindegewebigen Schichten sowie die Haut wieder verschlossen.

Missverhältnis: siehe *Schädel-Becken-Missverhältnis*

Mortalität: Die Mortalität, auch Sterblichkeit oder Sterblichkeitsziffer genannt, ist das Verhältnis der Zahl der Todesfälle zur Gesamtzahl der berücksichtigten Personen. Man kann dies zum Beispiel auf die Gesamtbevölkerung beziehen oder aber auf eine bestimmte Altersklasse. Im Zusammenhang mit dem Kaiserschnitt ist dies die Anzahl jener Mütter, welche bei einer Kaiserschnittgeburt verstorben sind. Der Tod an sich kann aber eine ganz andere Ursache gehabt haben, z.B. kann eine schwere Erkrankung der Mutter im Vorfeld bestanden haben.

Mutterkuchen: siehe *Plazenta*

Muttermilch: Muttermilch heißt die von der weiblichen Brustdrüse produzierte Milch, die der Ernährung des neugeborenen Kindes und später dem Säugling als Nahrung dient. Muttermilch oder Frauenmilch enthält alle notwendigen Inhaltsstoffe für das Gedeihen des Kindes und ist in jeder Situation perfekt auf seine Bedürfnisse abgestimmt. Deshalb ist in den ersten 6 Monaten normalerweise keine Zufütterung, auch nicht mit Tee, nötig. Auch über diese Zeit hinaus ist Muttermilch eine äußerst wertvolle Nahrungsquelle für das Kind, neben einer geeigneten Beikost, die nun ergänzend gegeben werden kann.

Muttermund: Der Gebärmutterhals wird nach oben und unten hin vom sogenannten Muttermund begrenzt. Man unterscheidet einen inneren Muttermund, der sich am Übergang von Gebärmutterhals zum Gebärmutterinneren befindet, und den äußeren Muttermund, welcher von der Portio umgeben in die Scheide hineinragt. Bei einer Frau, die noch nie geboren hat, hat der Muttermund die Form eines runden Grübchens. Nach einer vaginalen Geburt ist er spaltförmig.

Naegele-Regel: Der wahrscheinliche Geburtstermin wird berechnet, indem man vom ersten Tag der letzten Regelblutung 3 Monate abzieht und 7 Tage und ein Jahr dazuzählt. Ist der Regelzyklus kürzer als 28 Tage, müssen die betreffenden Tage noch abgezogen werden. Ist der Zyklus länger, werden sie hinzugezählt. An diesem errechneten Termin kommen jedoch nur etwa 5% aller Kinder zur Welt. Deshalb ist die Anwendung der Naegele-Regel als Einleitungsgrund anzuzweifeln. Siehe auch *errechneter Geburtstermin*

Nahttechnik/Nahtmaterial: Unter dem Begriff Nahttechnik versteht man, auf welche Weise eine Wunde verschlossen wird. Beim Nähen kann zunächst einmal unterschiedliches Nahtmaterial zum Einsatz kommen. Im Körper wird dies zumeist resorbierbar, also „aufnehmbar", sein. Der äußere Wundverschluss erfolgt hingegen oftmals mit nichtresorbierbaren Fäden, welche in der Regel nach 8 Tagen entfernt werden müssen. Auch Klammern zum Verschluss der Haut werden häufig eingesetzt. Weiterhin unterscheidet man, ob eine Naht fortlaufend oder durch sogenannte Einzelknopfnähte erfolgt. Darüber hinaus kann die Wunde an der Gebärmutter selbst einfach oder doppelt vernäht sein. Je mehr Nähte gelegt werden, desto stärker wird die Duchblutung des Gewebes eingeschränkt. Gleichzeitig steigt die Infektionsrate mit der Zunahme des Fremdmaterials, welches in das Wundgebiet eingebracht wird.

Narbendehiszenz: Im Gegensatz zur Narbenruptur kommt es hier zu einem zumeist symptomlosen Auseinanderweichen des Narbengewebes. Eine spätere Narbendehiszenz kann durch ungenügend ausgreifendes Erfassen der Wundränder beim Nähen begünstigt werden. Weiterhin können zu viele oder zu feste Nähte die Wundheilung stören. Auch eine stattgefundene Wundinfektion könnte zu einer gestörten Wundheilung beitragen.

Narbengel/Narbensalbe: Derzeit werden Narbengele und Narbensalben verschiedener Hersteller mit teils erheblichen Preisunterschieden angeboten. Allen gemeinsam ist, dass sie die Heilung von (Kaiserschnitt-) Narben verbessern sollen. Es heißt weiterhin, dass ältere Narben durch die Behandlung geschmeidiger und weicher werden.

Narbenpflaster: Narbenpflaster sollen die Selbstheilungskräfte der Haut bei der Narbenbildung unterstützen. Sie bestehen aus medizinischem Silikon oder Polyurethan. Narbenpflaster beinhalten keine pharmazeutischen Wirkstoffe. Nach einer Anwendung von 12 Stunden täglich über einen Zeitraum von mindestens 8 Wochen versprechen die meisten Hersteller eine positive Veränderung der Narbe.

Narkose oder Vollnarkose: Hiermit ist die Allgemeinanästhesie gemeint. Dabei werden Bewusstsein und Schmerzempfindung zentral ausgeschaltet, um schmerzhafte Eingriffe oder Operationen durchzuführen.

natürliche Geburt: siehe *Vaginalgeburt*

Notkaiserschnitt (Notsectio, Not-Sectio): Ein Notkaiserschnitt wird vorgenommen, wenn das Leben von Mutter und/oder Kind in akuter Gefahr ist und diese dadurch abgewendet werden kann. Er kann primär, also vor dem Geburtsbeginn, oder sekundär, also während der Geburt, erfolgen.

OP-Bericht: Nach jeder Operation erstellt der verantwortliche Operateur einen Operationsbericht. Darin sind zumeist gleich zu Beginn in standardisierter Form das Datum der Operation, der Name des Operateurs sowie der Grund für die Operation angeführt. Im Weiteren wird der Operationsverlauf beschrieben. Etwaige Schwierigkeiten oder Komplikationen während des Eingriffes müssen benannt werden, ebenso die Art der Schnittführung und der Wundverschluss. Die Art der Naht und das Nahtmaterial müssen aufgeführt sein. (siehe *Nahttechnik*)

Oxytocin (Oxitozin): Das körpereigene Hormon Oxytocin hat eine wichtige Funktion im Geburtsprozess und beim Stillen. Es wird in Pulsen freigesetzt und löst die Wehen und den Milchspendereflex aus. Außerdem beeinflusst es das Verhalten zwischen Mutter und Kind sowie jenes zwischen den Geschlechtspartnern. Darüber hinaus wirkt es sich auch ganz allgemein auf die sozialen Interaktionen aus.

Pathologie: Die Pathologie ist die Wissenschaft von den Krankheiten. Sie beschreibt deren Entstehung und die Veränderungen an den einzelnen Organen bzw. die anatomischen Veränderungen im Rahmen einer Erkrankung. Auch ein pathologisches Institut wird oft als „Pathologie" bezeichnet.

Pathologisches CTG: siehe *CTG, pathologisches*

PDA (Periduralanästhesie): Bei einer PDA erfolgt die Schmerzausschaltung durch eine Betäubung der Nervenwurzeln, die aus dem Rückenmark austreten. Dazu wird ein Lokalanästhetikum (häufig) im Lendenwirbelbereich in der Nähe des Wirbelsäulenkanals in den sogenannten Periduralraum injiziert. Sie wird bei Operationen im Bereich der Beine, im Bauchraum oder Brustkorb angewendet. Bei Gebärenden wird eine abgeschwächte Form, die Periduralanalgesie, eingesetzt, was den Vorteil hat, dass die Frauen sich zumeist noch bewegen und herumlaufen können (Walking-PDA). Synonym ist unter anderem in der Schweiz der Begriff Epiduralanästhesie (EDA) gebräuchlich.

perinatal: Zeitraum um die Geburt herum; kurz vor, während und nach der Geburt

Plazenta/Placenta (Mutterkuchen): Die Plazenta ist ein Stoffwechselorgan, das die für den Fetus lebensnotwendige Ernährungs-, Atmungs- und Ausscheidungsfunktion übernimmt. Außerdem werden hier die für die Erhaltung der Schwangerschaft wichtigen Plazentahormone produziert. Die Plazenta haftet mit einer Seite an der Wand der Gebärmutter an und steht hier mit dem mütterlichen Blutkreislauf in Kontakt. Die andere Seite ist dem ungeborenen Kind zugewandt und mit ihm durch die Nabelschnur verbunden.

Der mütterliche und der kindliche Blutkreislauf stehen über die Plazenta miteinander in Verbindung. Es kommt zu einem teilweisen Stoffaustausch, der jedoch durch die sogenannte Plazentaschranke eingeschränkt ist.

Plazenta/Placenta accreta, increta, percreta: Eine Vorschädigung der Uteruswand (Kaiserschnitt, Ausschabung oder Operation) begünstigt das invasive Einwachsen der Plazenta in die Wand der Gebärmutter. Je nach Schweregrad spricht man von einer Placenta accreta, increta oder percreta. Nach der Geburt kann sich dadurch die Plazenta nicht ablösen und es kann zu lebensbedrohlichen Blutungen kommen. Da diese Störung häufig mit einer Placenta praevia einhergeht, sollte bei einem tiefen Plazentasitz, vor allem im Bereich der Uterusnarbe, immer eine Ultraschalluntersuchung durchgeführt werden. Zweifelsfrei lässt sich allerdings vor der Geburt meist nicht klären, ob und wie stark die Plazenta eingewachsen ist.

Plazentaanomalien: siehe *Plazentationsstörungen*

Plazentalösung: Normalerweise kommt es nach der Geburt zur Ablösung der Plazenta von der Gebärmutterwand. Erst nach der Ausstoßung der Plazenta ist die Geburt vollendet. Das erste Anlegen (Stillen) des Säuglings direkt nach der Geburt kann die Plazentalösung durch Ausschüttung von *Oxytocin* begünstigen.

Plazenta praevia/Placenta praevia: Bei der Placenta praevia handelt es sich um eine atypische Lokalisation der Plazenta im unteren Bereich der Gebärmutter. Je nach Schweregrad kann der Muttermund vollständig (Placenta praevia totalis), teilweise (Placenta praevia partialis) oder gar nicht verlegt sein. Hauptsymptom ist die schmerzlose Blutung am Ende der Schwangerschaft. Nach Kaiserschnitten tritt die Placenta praevia gehäuft auf. Sie ist mitunter mit weiteren Einnistungsstörungen, wie der Placenta accreta, increta oder percreta, vergesellschaftet.

Plazentationsstörungen: Plazentationsstörungen werden auch Einnistungstörungen der Plazenta genannt. Dabei kommt es entweder zur (teilweisen) Verlegung des Geburtskanals durch die Plazenta (Placenta praevia) oder zu einem Einwachsen von Plazentagewebe in die Gebärmutterwand.

plötzlicher Kindstod: siehe *Kindstod*

postpartal: nach der Geburt

Postpartale Depression (PPD): Die postpartale Depression bezeichnet eine depressive Störung, die im zeitlichen Zusammenhang mit der Geburt (im Laufe des ersten Lebensjahres) eines Kindes auftritt. Nach Schätzungen sind 6–22% aller Mütter davon betroffen. Die Bandbreite kann von einer leichten Traurigkeit bis hin zu schweren psychotischen Erkrankungen reichen. Oftmals gehen diese Störungen fließend ineinander über. Mütter, welche bei sich selbst Anzeichen – das können z.B. Traurigkeit, Schlaflosigkeit, Antriebslosigkeit, ständiges Grübeln, Schuldgefühle, Ängste, fehlende oder ambivalente Gefühle gegenüber dem Kind sein – bemerken, sollten sich dringend professionelle Hilfe holen. Eine postpartale Depression ist durch Psychotherapie und Medikamente, die stillverträglich ausgesucht werden sollten, behandelbar. Abstillen kann zu einer Verschlimmerung der Symptome führen.

Posttraumatische Belastungsstörung: 2–5% der Mütter, die eine traumatische Geburt erlebt haben, entwickeln innerhalb von 6 Monaten nach der Geburt eine sogenannte posttraumatische Belastungsstörung. Diese äußert sich in immer wiederkehrenden schmerzhaften inneren Bildern (Flash Backs), beängstigenden Alpträumen, Schlafstörungen, Reizbarkeit, Schreckhaftigkeit, Wutausbrüchen und einem andauernden psychischen Erregungszustand. Mütter, die dies bei sich beobachten, sollten sich unbedingt professionelle Hilfe suchen. Es handelt sich dabei nicht um eine *postpartale Depression*.

Präeklampsie: Bedeutsame Komplikation der zweiten Schwangerschaftshälfte, die ihre Wurzeln in den ersten Tagen nach der Befruchtung zu haben scheint. Durch Störungen bei der Einnistung und bei der Bildung der Plazenta kommt es zur Ausschüttung plazentarer Gewebehormone, welche die Kapillargefäße der inneren Organe verengen können. Diese Mikrozirkulationsstörungen führen zu Bluthochdruck und zu Schäden an den Organen der Schwangeren.

prophylaktisch: vorbeugend, verhütend

Prostaglandine: Prostaglandine sind körpereigene Gewebshormone, die es in unterschiedlichen Formen und mit unterschiedlichen, zum Teil gegensätzlichen Wirkungsweisen gibt: Einerseits bewirken sie eine Entzündungshemmung und Verringerung der Blutgerinnung. Andererseits tragen sie zu einer Verstärkung oder ggf. Verursachung von Entzündungen bei. Sie führen zur Verengung von Blutgefäßen, zur Verstärkung der Blutgerinnung und Verstärkung der Schmerzwahrnehmung. Sie lösen dabei im Körper die notwendigen Maßnahmen aus, um auf Wunden oder andere Verletzungen zu reagieren. Unter anderem wirken sie auch am Muttermund und können hier den Geburtsbeginn, aber bei Infektionen auch eine Frühgeburt induzieren.

Querlage: Das Kind liegt mit seiner Längsachse quer zur Gebärmutter. Dies kommt bei ca. 1% der Schwangerschaften vor, v.a. bei Mehrgebärenden, *Frühgeburten, Placenta praevia* oder bei *Beckendeformitäten*. Eine unveränderliche Querlage während der Geburt stellt eine schwere Gefahrensituation dar und macht eine Schnittentbindung erforderlich.

relatives Missverhältnis: siehe *Schädel-Becken-Missverhältnis*

Reproduktionsmedizin: Die Reproduktionsmedizin beschäftigt sich mit der natürlichen und assistierten Fortpflanzung und ihren Störungen.

Re-Sectio: Wenn eine Frau in der Vergangenheit bereits einen Kaiserschnitt hatte, heißt der zweite Kaiserschnitt in der Fachterminologie „Re-Sectio".

Re-Re-Sectio: Als „Re-Re-Sectio" wird in der medizinischen Terminologie die dritte Kaiserschnittoperation bei einer Frau bezeichnet.

Rezeptor: Ein Rezeptor ist der Empfänger auf einer spezialisierten Zelle, der Signale/Reize von außen oder dem Körperinneren aufnimmt und „übersetzt", z.B. über die Bildung von Proteinen/Botenstoffen, die in der Zelle bestimmte Vorgänge bewirken (z.B. Hormonausschüttung, Nervenreizung etc).

Rizinus-Cocktail/Rizinuscocktail: auch Hebammen-Cocktail genannt; dabei handelt es sich um ein selbst gemischtes, wegen des für viele abstoßenden Geschmackes durch Zusatzstoffe (z.B. Mandelmus, Sekt, Säfte) verfeinertes Mittel auf Basis von Rizinusöl, das zu Einleitungsversuchen der Geburt verwendet wird. Im Zustand nach Sectio ist die Wahrscheinlichkeit für eine Uterusruptur erhöht, daher ist von der Einnahme dringend abzuraten!

Rückbildungsgymnastik: siehe *Beckenbodentraining*

Ruptur: siehe *Uterusruptur*

sanfter Kaiserschnitt: siehe *Misgav-Ladach-Technik*

Schädel-Becken-Missverhältnis: Unter einem Schädel-Becken-Missverhältnis versteht man ein enges Becken bei einem normal großen kindlichen Kopf oder ein normal großes Becken bei einem zu großen kindlichen Kopf. Auch bei Anomalien der Einstellung des Kindes im *Geburtskanal* kann es zu einem Missverhältnis kommen.

Schädellage/Kopflage: Die Schädellage gehört zu den sogenannten Längslagen. Der Kopf ist dabei der vorangehende bzw. führende Teil des Kindes.

Schnittentbindung: siehe *Kaiserschnitt*

Schwangerschaftstest: Ein Schwangerschaftstest beruht auf dem Nachweis des während der Schwangerschaft gebildeten Hormons Beta-HCG.

Schwangerschaftsübelkeit: Während der ersten drei Monate der Schwangerschaft leidet die Mehrzahl der schwangeren Frauen unter Übelkeit. Dafür scheint das während der Schwangerschaft gebildete Hormon Beta-HCG verantwortlich zu sein. Dessen Konzentration fällt allerdings zwischen der 12. und 18. Schwangerschaftswoche wieder ab und damit verschwindet bei den meisten Frauen auch die Übelkeit.

Schwangerschaftsvergiftung: siehe *Gestose*

Sectio: (med.) siehe *Kaiserschnitt*

Sectio-Rate: siehe *Kaiserschnittrate*

SIDS: engl. für Sudden Infant Death Syndrome; siehe *Kindstod*, plötzlicher

Spinalanästhesie: Bei der Spinalanästhesie wird nur ein Teil des Körpers betäubt. Sie ermöglicht vor allem operative Eingriffe im Bereich der Beine und des unteren Bauchraumes. Das Betäubungsmittel wird dabei im Bereich der Lendenwirbelsäule in den sogenannten Subarachnoidalraum injiziert. Als Komplikation der Spinalanästhesie können Liquorverluste (Verluste des Hirnwassers) mit stärksten, oft unerträglichen Kopfschmerzen auftreten.

Spontangeburt: siehe *Vaginalgeburt*

Status nach / Zustand nach: Medizinische Ausdrucksweise, die bedeutet, dass eine Operation, ein medizinischer Eingriff oder eine Krankheit stattgefunden hat und jetzt als abgeschlossen betrachtet wird.

Steißlage: siehe *Beckenendlage*

Stillen: siehe *Muttermilch*

stille Uterusruptur: siehe *Uterusruptur, stille*

Stillkissen: Inzwischen gibt es eine fast unüberschaubare Vielfalt von Stillkissen unterschiedlichster Hersteller in verschiedenen Formen, Längen und Füllstoffen. Grundsätzlich zu unterscheiden sind Stillkissen mit einer Füllung aus Naturmaterialien, wie z.B. Dinkelspelz, die sehr schwer sein können, und leichteren Stillkissen mit Kunststofffüllungen. Hierzulande eher unbekannt ist das patentierte, aus Schaumstoff und einem Baumwollüberzug gefertigte „amerikanische Stillkissen", das sich die Mutter wie einen „Tresen" unter die Brüste schnallen und darauf bequem ihr Kind (bzw. sogar Zwillinge) positionieren kann. Es ist sinnvoll, sich vor der nicht ganz billigen Anschaffung eines Stillkissens vom Fachhändler beraten zu lassen. Ein Stillkissen kann schon während der Schwangerschaft als Stütze vor allem beim Schlafen gute Dienste leisten. Aber auch ganz ohne Stillkissen kann Frau eine erfüllende Stillzeit erleben.

Thrombose: Kommt es in einem Blutgefäß (meist einer Vene) zur Gerinnung des Blutes, so bildet sich ein Thrombus, umgangssprachlich auch Blutgerinnsel oder Blutpfropf genannt. Dieser kann das Gefäß ganz oder teilweise verschließen. Hat sich in einer Beinvene ein Thrombus gebildet, so besteht die Gefahr, dass Teile des Thrombus über die untere Hauptvene und die rechte Herzkammer in die Lunge geschwemmt werden. Dadurch kann es zur gefürchteten Lungenembolie kommen. Siehe *Lungenembolie*

Transfusion: siehe *Bluttransfusion*

Trauma: In der Medizin bedeutet der Begriff Trauma eine körperliche Verletzung durch Einwirkung von außen im weitesten Sinne. In der Psychologie wird eine Verletzung der seelisch-körperlichen Integrität durch ein äußeres Ereignis als Trauma bezeichnet.

traumatische Geburt: Insbesondere ungeplante Kaiserschnitte auf Grund einer mütterlichen oder kindlichen Notsituation oder andere instrumentelle Eingriffe in den Ablauf der Geburt können bei der Gebärenden massive Ängste auslösen, bzw. als Bedrohungssituationen erlebt werden. Als unmittelbare Reaktion auf das Ereignis kann eine akute Belastungsreaktion auftreten. Diese äußert sich nach anfänglicher „Betäubung" als Depression, Ärger, Verzweiflung, Überaktivität und sozialem Rückzug und ist eine normale und natürliche Reaktion auf ein traumatisches Ereignis.

T-Schnitt: siehe *uteriner Querschnitt*

U1 für Neugeborene: Die erste Untersuchung des Neugeborenen direkt nach der Geburt heißt U1 und dauert nur wenige Minuten. Dabei verschafft sich der Untersucher durch Beobachten, Abtasten und Bewegen des Babys einen ersten Eindruck von seinem Gesundheitszustand. Weiterhin wird der Reifezustand des Kindes beurteilt und beobachtet, wie aktiv das Kind ist, wie es sich bewegt und wie es reagiert. Die erste Untersuchung liefert Anhaltspunkte, ob das Neugeborene dringend medizinische Hilfe benötigt.

Urininkontinenz: siehe Inkontinenz

uteriner Querschnitt, Längsschnitt, T-Schnitt: Je nachdem, wie die Gebärmutter beim Kaiserschnitt eröffnet wurde, spricht man von einem uterinen Querschnitt, Längsschnitt oder T-Schnitt. Normalerweise wird die Gebärmutter beim Kaiserschnitt quer eröffnet. Sehr selten, z.B. bei Kaiserschnitten in den USA oder in östlichen Ländern, kann die Gebärmuttermuskulatur längs eröffnet worden sein (evtl. auch bei extremen Frühgeburten).

Uterus: siehe *Gebärmutter*

Uterusatonie: Aufgrund einer Kontraktionsschwäche der Muskulatur der Gebärmutter kann sich diese nach der Geburt nicht zusammenziehen und es kommt zu einer lebensbedrohlichen Blutung.

Uterusruptur (Gebärmutterriss): Das Einreißen der Gebärmutterwand bzw. Gebärmuttermuskulatur wird Uterusruptur genannt. Uterusrupturen nach einem vorangegangenen Kaiserschnitt oder anderen Uterusoperationen müssten streng genommen ‚Uterusnarbenrupturen' heißen. Uterusnarbenrupturen treten sehr selten auf, und wenn sie symptomatisch werden, dann eher während der Geburt als während der Schwangerschaft.

Uterusruptur, stille: Kommt es ohne klinische Anzeichen wie Schmerzen im Bereich der alten Narbe, vaginale Blutung oder plötzliches Ausbleiben der Wehen zu einer Ruptur, so spricht man von einer stillen Ruptur.

Vaginalgeburt/vaginale Geburt: Der natürliche Geburtsweg des Kindes führt durch die Vagina der Frau. Daher wird die normale Geburt im Vergleich zum *Kaiserschnitt*, wo das Kind durch die Bauchdecke entbunden wird, auch vaginale Geburt genannt.

VBAC/VBA2C: engl. Abkürzungen für Vaginal Birth After Cesarean bzw. Vaginal Birth After 2 Cesareans, deutsch: vaginale Geburt nach Kaiserschnitt bzw. vaginale Geburt nach zwei Kaiserschnitten.

Verwachsungen (umgangssprachlich für „Adhäsionen"): entzündlich bedingte, flächenhafte oder strangförmige, nach Verklebung durch Fibrin entstandene bindegewebige Verwachsungen aneinanderliegender Organabschnitte.

Vollnarkose: Eine Vollnarkose ist die vorübergehende vollständige Ausschaltung des Bewusstseins und des Schmerzempfindens. Während dieses Tiefschlafes können Menschen nicht mehr atmen und müssen daher künstlich beatmet werden. Die Verabreichung der notwendigen Medikamente bzw. Narkosemittel erfolgt entweder als Injektion über die Vene oder mit einer Maske über die Atemwege. Meistens wird eine Kombination aus beidem gewählt.

vorzeitige Plazentalösung: Geschieht die Ablösung der Plazenta ganz oder teilweise schon vor der erfolgten Geburt des Kindes, spricht man von einer vorzeitigen Plazentalösung, die für das Kind ein lebensbedrohliches Ereignis darstellt. Zur Lösung kommt es durch die Bildung einer Blutansammlung hinter der Plazenta. Die Ursache ist in vielen Fällen ungeklärt. Eine vorzeitige Ablösung der Plazenta kann unter anderem durch einen Unfall, durch Bluthochdruck, einen *vorzeitigen Blasensprung*, Uterusanomalien, eine zu kurze Nabelschnur, aber auch Mangelernährung oder Nikotin- und Drogenmissbrauch bei der Mutter verursacht werden.

vorzeitiger Blasensprung: siehe *Blasensprung, vorzeitiger*

Wehencocktail: siehe *Rizinus-Cocktail*

Wehenhemmer: sind Medikamente, die eine (zumeist vorübergehende) Aufhebung der Wehentätigkeit bewirken. Sie werden bei vorzeitiger Wehentätigkeit in der Schwangerschaft, bei übermäßiger Wehentätigkeit oder anderen Situationen während der Geburt verabreicht und sind mit teils heftigen Nebenwirkungen für die Mutter (und letztlich auch das Kind) verbunden.

Wehentropf: Verabreichung des Wehenhormons Oxytocin durch eine Infusion in die Armvene. Siehe auch *Prostaglandine*

WHO: engl. Abkürzung für World Health Organization (Weltgesundheitsorganisation)

Wochenbett: Als Wochenbett (lat. Puerperium) bezeichnet man die Zeitspanne vom Ende der Geburt bis zur Rückbildung der schwangerschaftsbedingten Veränderungen, die gewöhnlich 6 bis 8 Wochen beträgt.

Wochenbettdepression: siehe Postpartale Depression

Wunschkaiserschnitt: Kaiserschnitt ohne medizinische Indikation. Der Wunschkaiserschnitt lässt sich, trotz seiner entgegenkommenden Bezeichnung, in diversen Studien nicht als wirklicher „Wunsch" der Frauen identifizieren, sondern ist häufig der Angst vor der Geburt geschuldet. Die Bezeichnung „Wunschkaiserschnitt" ist daher irreführend. Siehe auch *Kaiserschnitt*

Zuckerkrankheit: siehe *Diabetes mellitus*

Zustand nach: siehe *Status nach*

Zustand/Status nach Kaiserschnitt(en): medizinische Bezeichnung für die Tatsache, dass eine Frau bereits einen oder mehrere Kaiserschnitte in der Vergangenheit hatte.

Adressen

Hausgeburt und Hebammen

Gesellschaft für Qualität in der außerklinischen Geburtshilfe e.V. (QUAG)
www.quag.de

Deutscher Fachverband für Hausgeburtshilfe (DFH)
www.dfh-hebammen.de

Bund freiberuflicher Hebammen Deutschlands e.V. (BFHD)
www.bfhd.de

Deutscher Hebammenverband e.V. (DHV)
www.hebammenverband.de

Österreichisches Hebammen-Gremium (ÖHG)
www.hebammen.at

Schweizerischer Hebammenverband
www.sage-femme.ch

Hebammen für Deutschland e.V.
www.hebammenfuerdeutschland.de

Geburtsallianz Österreich
www.geburtsallianz.at

Englischsprachige Internetseite zur Hausgeburt
www.homebirth.org.uk

Stillen und Tragen

La Leche Liga Deutschland e.V.
www.lalecheliga.de

La Leche Liga Österreich
www.lalecheliga.at

La Leche League Schweiz
www.stillberatung.ch

Arbeitsgemeinschaft Freier Stillgruppen (AFS)
www.afs-stillen.de

Ausbildungszentrum für Laktation und Stillen
www.stillen.de

ELACTA - Europäische Laktationsberaterinnen Alianz
www.stillen.org

Berufsverband Deutscher Laktationsberaterinnen IBCLC e.V.
www.bdl-stillen.de

Verband der Still- und Laktationsberaterinnen Österreichs IBCLC (VSLÖ)
www.stillen.at

Berufsverband Schweizerischer Stillberaterinnen IBCLC
www.stillen.ch

Eltern werden, Eltern sein

Verlag für Kindersachbücher und Gesundheitswissen
www.editionriedenburg.at

Deutsche Liga für das Kind in Familie und Gesellschaft e.V.
www.liga-kind.de

Wirbelwind – Die andere Elternzeitschrift
www.elternzeitschrift.org

Elternnetzwerk „Rabeneltern"
www.rabeneltern.org

Geburtskanal
www.geburtskanal.de

Folgeschwangerschaft nach Verlust
www.folgeschwangerschaft.de

Sternenkindmütter
www.sternenkindmuetter.de

Beratungsstellen

Gesellschaft für Geburtsvorbereitung (GfG)
www.gfg-bv.de

pro familia
www.profamilia.de

Donum Vitae e.V.
www.donumvitae.org

Lichtzeichen e.V. – Hilfe für schwangere Frauen
www.lichtzeichen.org

Probleme nach der Geburt

Nach Kaiserschnitt
www.kaiserschnitt-netzwerk.de

Selbsthilfe für Schreibabys
www.trostreich.de

Schatten & Licht - Krise nach der Geburt e.V.
www.schatten-und-licht.de

Verein Postnatale Depression Schweiz
www.postnatale-depression.ch

Hilfreiche Literatur

Deutschsprachige Werke

Eirich, M.: Praktisch bewährte Hebammenkniffe.

Eirich, M. / Oblasser, C.: Luxus Privatgeburt. Stolze Mütter über die Kunst des Gebärens in den eigenen vier Wänden. Eine fotografische Liebeserklärung an Hausgeburt und neue Weiblichkeit.

Eugster, G. / Both, D.: Stillen gesund & richtig. Gut vorbereitet ins Leben starten.

Gaskin, I.M.: Die selbstbestimmte Geburt. Handbuch für werdende Eltern mit Erfahrungsberichten.

Guóth-Gumberger, M. / Horman, E.: Stillen.

Janus, L. / Haibach, S.: Seelisches Erleben vor und während der Geburt.

Leboyer, F.: Atmen, singen, gebären.

Leboyer, F.: Geburt ohne Gewalt.

Leboyer, F.: Das Fest der Geburt.

Meissner, B.R.: Emotionale Narben aus Schwangerschaft und Geburt auflösen.

Mongan, M.F.: Hypnobirthing. Der natürliche Weg zu einer sicheren, sanften und selbstbestimmten Geburt.

Northrup, C.: Frauenkörper, Frauenweisheit. Wie Frauen ihre ursprüngliche Fähigkeit zur Selbstheilung wiederentdecken können.

Schmid, V.: Der Geburtsschmerz. Bedeutung und natürliche Methoden der Schmerzlinderung.

The Bodyshop Team: Mamatoto. Geheimnis Geburt.

Englischsprachige Werke

Churchill, H. / Savage, W.: Vaginal Birth after Cesarean.

Goer, H.: The Thinking Woman's Guide To A Better Birth.

Quellen

Anim-Somuah M, Smyth RMD, Jones L: Epidural versus non-epidural or no analgesia in labour. Cochrane Database of Systematic Reviews 2011, Issue 12, Art. No.: CD000331. DOI: 10.1002/14651858.CD000331.pub3.

AWMF Leitlinie 015/046: Plazentationsstörungen bei Status nach Sectio. Risk-Management zur Vermeidung von Müttersterbefällen. Stand 08/2008.

Baciuk, EP, Pereira RI, Cecatti JG, Braga AF, Cavalcante SC: Water aerobics in pregnancy. Cardiovascular response, labor and neonatal outcomes. Reprod Health, 2008 Nov, 21, 5, p. 10.

Bahtiyar MO, Julien S, Robinson JN, Lumey L, Zybert P, Copel JA, Lockwood CJ, Norwitz ER: Prior cesarean delivery is not associated with an increased risk of stillbirth in a subsequent pregnancy. Analysis of U.S. perinatal mortality data 1995-1997. Am J Obstet Gynecol, 2006 Nov, 195(5), p. 1373-8.

Béhague DP: Beyond the simple economics of cesarean section. Birthing: Women's resistance to social inequality. Culture, Medicine and Psychiatry, 2002, 26, p. 473-507.

Bhattacharya S, Porter M, Harrild K, Naji A, Mollison J, van Teijlingen E, Campbell DM, Hall MH, Templeton A: Absence of conception after caesarean section: voluntary or involuntary? BJOG, 2006 Mar, 113(3), p. 268-75.

BQS, Bundesgeschäftsstelle Qualitätssicherung in deutschen Krankenhäusern, Bundesauswertung 2007 für die Geburtshilfe.

Buchsbaum GM, Chin M, Glantz C, Guzick D: Prevalence of urinary incontinence and associated risk factors in a cohort of nuns. Obstet Gynecol, 2002 Aug, 100(2) p. 226-9.

Bujold E, Mehta SH, Bujold C, Gauthier RJ: Interdelivery interval and uterine rupture. Am J Obstet Gynecol, 2002 Nov, 187(5), p. 1199-202.

Bujold E, Jastrow N, Gauthier RJ, Brassard N, Francoeur D, Senikas V, Chaillet N: [Measurement of the lower uterine segment: are we ready for a clinical application?] J Obstet Gynaecol Can, 2010 Apr, 32(4), p. 339-40.

Bujold E, Gauthier RJ: Risk of uterine rupture associated with an interdelivery interval between 18 and 24 months. Obstet Gynecol, 2010 May, 115(5), p. 1003-6.

Cardwell CR, Stene LC, Joner G, Cinek O, Svensson J, Goldacre MJ, Parslow RC, Pozzilli P, Brigis G, Stoyanov D, Urbonaité B, Šipetić S, Schober E, Ionescu-Tirgoviste C, Devoti G, de Beaufort C, Buschard K, Patterson CC: Caesarean section is associated with an increased risk of childhood-onset type 1 diabetes mellitus: a meta-analysis of observational studies. Diabetologia, 2008 May, 51(5), p.726-35.

Chalmers B: WHO appropriate technology for birth revisited. Br J Obstet Gynaecol, 1992 Sep, 9(9), p. 709-10.

Clement S: Psychological aspects of caesarean section. Best Pract Res, Clin Obstet Gynaecol, 2001 Feb, 15(1), p. 109-26.

Cooper GM, McClure JH: Maternal deaths from anaesthesia. An extract from: Why Mothers Die 2000-2002. The Confidential Enquiries into Maternal Deaths in the United Kingdom. Chapter 9, Anaesthesia, Br J Anaesth, 2005 Apr, 94, p. 417-423.

Crane JM, White J, Murphy P, Burrage L, Hutchens D: The effect of gestational weight gain by body mass index on maternal and neonatal outcomes. J Obstet Gynaecol Can, 2009 Jan, 31(1), p. 28-35.

David M, Groß M, Wiemer A, Pachaly J, Vetter K: Prior cesarean section. An acceptable risk for vaginal delivery at free-standing midwife led birth centers? Results of the analysis of vaginal birth after cesarean section (VBAC) in German birth centers. European Journal of Obstetrics, Gynecology and Reproductive Biology, 2009 Feb, 142(2), p. 106-10.

David M, Pachaly J, Vetter K, Kentenich H: Birthplace free-standing birth center. Perinatal data in comparison with clinic deliveries in Bavaria and Berlin. Z Geburtshilfe Neonatol, 2004 Jun, 208(3), p. 110-7.

Declercq ER, Sakala C, Corry MP, Applebaum S: Listening to Mothers II: Report of the Second National U.S. Survey of Women´s Childbearing Experiences. 2006, New York Childbirth Connection.

De Jonge A, van der Goes B, Ravelli A, Amelink-Verburg M, Mol B, Nijhuis J, Bennebroek Gravenhorst J, Buitendijk S: Perinatal mortality and morbidity in a nationwide cohort of 529 688 low-risk planned home and hospital births. BJOG 2009 Aug, 116(9), p. 1177-84.

De Luca R, Boulvain M, Irion O, Berner M, Pfister RE: Incidence of early neonatal mortality and morbidity after late-preterm and term cesarean delivery. Pediatrics, 2009 Jun, 123(6), p. e1064-71.

DGGG 2010a: Deutsche Gesellschaft für Gynäkologie und Geburtshilfe (DGGG): Schwangerenbetreuung und Geburtsleitung bei Zustand nach Kaiserschnitt. Stand 2010, AWMF 015/21.

DGGG 2010b: Deutsche Gesellschaft für Gynäkologie und Geburtshilfe (DGGG): Absolute und relative Indikationen zur Sectio caesarea. Stand 2010. AWMF 015/054.

DiMatteo MR, Morton SC, Lepper HS, Damush TM, Carney MF, Pearson M, Kahn KL: Cesarean childbirth and psychosocial outcomes: a meta-analysis. Health Psychol, 1996 Jul, 15(4), p. 303-14.

Dodd JM, Crowther CA, Huertas E, Guise JM, Horey D: Planned elective repeat caesarean section versus planned vaginal birth for women with a previous caesarean birth. Cochrane Database Syst Rev 2004, 18, CD0044224 (reprinted 2006).

Dodd J, Crowther C: Vaginal birth after Caesarean versus elective repeat Caesarean for women with a single prior Caesarean birth. A systematic review of the literature. Aust N Z J Obstet Gynaecol, 2004, Oct, 44(5), p. 387-91.

Dominguez-Bello MG, Costello EK, Contreras M, Magris M, Hidalgo G, Fierer N, Knight R: Delivery mode shapes the acquisition and structure of the initial microbiota across multiple body habitats in newborns. Proc Natl Acad Sci U S A, 2010 Jun, 29, 107(26), p. 11971-5.

dos Santos ES, Caetano AS, Tavares Mda C, Lopes MH: Urinary incontinence among physical education students. Rev Esc Enferm, USP 2009 Jun, 43(2), p. 307-12.

Dudenhausen JW: Praktische Geburtshilfe mit geburtshilflichen Operationen. Berlin 2008 (20. Auflage).

Franz MB, Lack N, Schiessl B, Mylonas I, Friese K, Kainer F: Stillbirth following previous cesarean section in Bavaria/Germany 1987-2005. Arch Gynecol Obstet, 2009 Jan, 279(1), p. 29-36.

Gamble JA, Creedy DK: Women's preference for a cesarean section. Incidence and associated factors. Birth 28 [2], p. 101-110.

Getahun D, Oyelese Y, Salihu HM: Previous cesarean delivery and risks of placenta praevia and placental abruption. Obstet Gynecol, 2006, 107, p. 771-778.

Gibbons L, Belizán JM., Lauer JA, Betrán AP, Merialdi M, Althabe F: The Global Numbers and Costs of Additionally Needed and Unnecessary Caesarean Sections Performed per Year. Overuse as a Barrier to Universal Coverage. World Health Report (2010) Background Paper, No 30.

Gray R, Quigley MA, Hockley C, Kurinczuk JJ, Goldacre M, Brocklehurst P: Caesarean delivery and risk of stillbirth in subsequent pregnancy: a retrospective cohort study in an English population. BJOG, 2007 Mar, 114(3), p. 264-70.

Gross M: Mütterliche Komplikationen nach Sectio. Hebamme.ch, Jun. 2008, p. 4-12.

Guise JM: Systematic review of the incidence and consequences of uterine rupture in woman with previous caesarean section. BMJ. 2004 Jul, 3,329(7456), p. 19-25, Review.

Habiba M, Kaminski M, Da Fre M, Marsal K, Bleker O, Librero J, Grandjean H, Gratia P, Guaschino S, Heyl W, Taylor D, Cuttini M: Caesarean section on request. A comparison of obstetricians' attitudes in eight European countries. BJOG 2006 Jun, 113 [6], p. 647-656.

Häger MD, Daltveit AK, Hofoss D, Nilsen, ST Kolaas T, Oian P, Henriksen T: Complications of cesarean deliveries: Rates and risk factors. Am J Obstet Gynecol, 2004 Feb, 190(2), p. 428-434.

Hansen AK, Wisborg K, Uldbjerg N, Henriksen TB: Elective caesarean section and respiratory morbidity in the term and near-term neonate. Acta Obstet Gynecol Scand 2007, 86(4), p. 389–394.

Hansen AK, Wisborg K, Uldbjerg N, Henriksen TB: Risk of respiratory morbidity in term infants delivered by elective caesarean section. Cohort study. BMJ. 2008 Jan, 12;336(7635), p. 85-7.

Hawkins JL: Anesthesia-related maternal mortality. Clin Obstet Gynecol, 2003 Sep, 46(3), p. 679-87.

Hellmers C: Geburtsmodus und Wohlbefinden. Eine prospektive Untersuchung an Erstgebärenden unter Berücksichtigung des (Wunsch-)Kaiserschnitts. Shaker Verlag (2005).

Hildebrandt S: „….irgendwas, irgendwie, bloß nicht das Richtige". Wenn Geburtshelfer Angst haben. Dr. med. Mabuse, 183, Jan/Feb 2010, p: 31-33.

Hillan EM: Maternal–infant attachment following caesarean delivery. Journal of Clinical Nursing, 1, p. 33–37.

Hirrle, B: Natürliche Geburt und Sectio in der Kontroverse. Fakten und Standpunkte zu aktuellen Entwicklungen. Im Brennpunkt. Gynäkologie 6/2009, p. 16-20.

Huch A, Chaoui R: Sectio caesarea: In (Hrsg): Schneider H, Husslein P, Schneider KTM. Die Geburtshilfe, 3. Auflage, Springer Verlag Berlin Heidelberg New York, 2006, p 794.

Imudia AN, Awonuga AO, Dbouk T, Kumar S, Cordoba MI, Diamond MP, Bahado-Singh RO: Incidence, trends, risk factors, indications for, and complications associated with cesarean hysterectomy: a 17-year experience from a single institution. Arch Gynecol Obstet, 2009 Oct, 280(4), p. 619-23.

Jain L, Eaton DC: Physiology of fetal lung fluid clearance and the effect of labor. Semin Perinatol, 2006 Feb, 30(1), p. 34-43.

Janssen PA, Saxell L, Page LA: Outcomes of planned home birth with midwive versus planned hospital birth with midwife or physician. CMAJ, 2009 Sep, 15, 181(6-7), p. 377-83.

Kalogiannidis I, Masouridou N, Dagklis T, Masoura S, Goutzioulis M, Prapas Y, Prapas N: Previous cesarean section increases the risk for breech presentation at term pregnancy. Clin Exp Obstet Gynecol, 2010, 37(1), p. 29-32.

Knape N: Sectio versus Spontangeburt: ökonomische Aspekte. Die Hebamme, Sept. 2010, p. 176-182.

Krause M in Stark M (Herausgeber): Der Kaiserschnitt. Indikationen. Hintergründe. Operatives Management der Misgav-Ladach-Methode. Verlag Urban & Fischer/Elsevier (2008).

Krause M., Feige A: Kommentar zur neuen BEL-Studie – geplante Sectio oder vaginale Entbindung. Die Hebamme, 1/2001, S. 11-13.

Kugler E, Shoham-Vardi I, Burstien E, Mazor M, Hershkovitz R: The safety of a trial of labor after cesarean section in a grandmultiparous population. Arch Gynecol Obstet, 2008 Apr, 277(4), p. 339-44.

Landon MB: Vaginal Birth after Cesarean Delivery. Clin Perinatol, 2008 Sep,35(3), p. 491-504.

Landon MB, Hauth JC, Leveno KJ, Spong CY, Leindecker S, Varner MW: Maternal and perinatal outcomes associated with a trial of labor after prior cesarean delivery. N Engl J Med, 2004, 351, p. 2581–9.

Leung AS, Leung EK, Paul RH: Uterine rupture after previous cesarean delivery: maternal and fetal consequences. Am J Obstet Gynecol, 1993 Oct, 169(4), p. 945-50.

Liu S, Heaman M, Joseph KS, Liston RM, Huang L, Sauve R, Kramer MS: Maternal Health Study Group of the Canadian Perinatal Surveillance System Risk of maternal postpartum readmission associated with mode of delivery. Obstet Gynecol, 2005 Apr, 105(4) p: 836-42.

Liu S, Liston RM, Joseph KS, Heaman M, Sauve R, Kramer MS: Maternal Health Study Group of the Canadian Perinatal Surveillance System. Maternal mortality and severe morbidity associated with low-risk planned cesarean delivery versus planned vaginal delivery at term. CMAJ. 2007 Feb 13;176(4):455-60.

Louwen F: Vortrag „Vermeidung des Kaiserschnittes". Symposium, 10. September 2011, Fortbildungsforum Dortmund.

Lumbiganon P, Laopaiboon M, Gülmezoglu AM, Souza JP, Taneepanichskul S, Ruyan P, Attygalle DE, Shrestha N, Mori R, Nguyen DH, Hoang TB, Rathavy T, Chuyun K, Cheang K, Festin M, Udomprasertgul V, Germar MJ, Yanqiu G, Roy M, Carroli G, Ba-Thike K, Filatova E, Villar J: World Health Organization Global Survey on Maternal and Perinatal Health Research Group. Method of delivery and pregnancy outcomes in Asia: the WHO global survey on maternal and perinatal health. 2007-08, Lancet, 2010 Feb, 6, 375(9713), p. 490-9.

Lutz U, Kolip P: Die GEK-Kaiserschnittstudie. Asgard-Verlag, St. Augustin 2006.

Lydon RM, Holt VL, Easterling TR, Martin DP: Risk of uterine rupture during labor among women with a prior caesarean delivery. N Engl Med, 2001, p. 245:3-8.

MacArthur C, Glazener C, Lancashire R, Herbison P, Wilson D, ProLong study group: Exclusive caesarean section delivery and subsequent urinary and fecal incontinence. BJOG 2011 Jul, 118(8), p. 1001–1007.

MacDorman MF, Declercq E, Menacker F, Malloy MH: Neonatal mortality for primary cesarean and vaginal births to low-risk women: application of an „intention-to-treat" model. Birth, 2008 Mar, 35(1), p. 3-8.

MacDorman MF, Declercq E, Menacker F, Malloy MH: Infant and neonatal mortality for primary cesarean and vaginal births to women with „no indicated risk," United States, 1998-2001 birth cohorts. Birth, 2006 Sep, 33(3), p. 175-82.

McMahon MJ, Luther ER, Bowes WA Jr, Olshan AF: Comparison of a trial of labor with an elective second cesarean section. N Engl J Med, 1996 Sep, 5, 335(10), p. 689-95.

Menihan CA: Uterine rupture in women attempting a vaginal birth following prior cesarean birth. J Perinatol, 1998 Nov-Dec, 18(6 Pt 1), p. 440-3.

Moore ER, Anderson GC, Bergman N, Dowswell T: Early skin-to-skin contact for mothers and their healthy newborn infants. Cochrane Database Syst Rev, 2012 May, 16, 5, CD003519.

Nahum G, Quynh K: Uterine Rupture in Pregnancy. eMedicine, Obstetrics and Gynaecology, Jan 15, 2008.

Oblasser C, Ebner U, Wesp G: Der Kaiserschnitt hat kein Gesicht. Verlag edition riedenburg (2007).

Ohel G, Gonen R, Vaida S, Barak S, Gaitini L: Early versus late initiation of epidural analgesia in labor. Does it increase the risk of cesarean section? A randomized trial. Am J Obstet Gynecol, 2006 Mar, 194(3), p. 600-5.

Pisake L, Laopaiboon M, Gülmezoglu A, Metin SJP, Taneepanichskul S, Ruyan P, Attygalle D, Eranjanie SN, Mori R, Hinh ND, Bang HT, Rathavy T, Chuyun K, Cheang K, Festin M, Udomprasertgul V, Germar MJ, Yanqiu G, Roy M, Carroli G, Ba-Thike K, Filatova E, Villar J: The WHO global survey on maternal and perinatal health 2007-08. The Lancet, 2010 Feb. Volume 375, Issue 9713, p. 490-499.

Prestatie-indicatoren Ziekenhuizen Basis Set 2009. Inspectie voor de Gezondheidszorg, ww.igz.nl.

Rahman J, Al-Ali M, Qutub HO, Al-Suleiman SS, Al-Jama FE, Rahman MS: Emergency obstetric hysterectomy in a university hospital: A 25-year review. J Obstet Gynaecol, 2008 Jan, 28(1), p. 69-72.

Rott P, Siedentopf F, Schücking B, Kentenich H: Wunschsektio und vaginale Geburt. Psychologische Aspekte. Der Gynäkologe, 2000, 33, S. 887-890.

Rowe-Murray HJ, Fisher JR: Operative intervention in delivery is associated with compromised early mother-infant interaction. BJOG, 2001 Oct, 108(10), p. 1068-75.

Salem W, Flynn P, Weaver A, Brost B: Fertility after cesarean delivery among Somali-born women resident in the USA. J Immigr Minor Health, 2011 Jun, 13(3), p. 494-9.

Schach C: Kaiserschnitt auf Wunsch – Positionierung niedergelassener FrauenärztInnen in der Entscheidungsfindung im Land Bremen. Abschlussarbeit, Universität Bremen 2007.

Schmid M: Die Bedeutung des Geburtsschmerzes für Mutter und Kind. Ein Interview mit Verena Schmid. Die Hebamme, 2004, 18, S. 11-12.

Schmid V: Der Geburtsschmerz. Bedeutung und natürliche Methoden der Schmerzlinderung. Hippokrates Verlag (2005).

Schneider H, Husslein P, Schneider KTM: Die Geburtshilfe. Springer Berlin, Heidelberg, New York, 2006 u. 2010.

Schneider H: Natürliche Geburt oder „Wunsch" - Sectio? Wie steht es um die Evidenz? Frauenarzt 2008, 49 Nr. 6.

Schücking B, Schwarz, C: Technisierung der normalen Geburt. Interventionen im Kreißsaal. Auswertung von mehr als 1 Million Geburten im Zeitraum von 1984 bis 1999. Dr.med. Mabuse Nr. 148, März/April 2004, S. 22–25.

Schwarz, C: Entwicklung der geburtshilflichen Versorgung am Beispiel geburtshilflicher Interventionsraten 1984-1999 in Niedersachsen. URL: http://opus.kobv.de/tuberlin/volltexte/2008/2031.

Schwarz C, Schücking BA: Adieu, normale Geburt? Ergebnisse eines Forschungsprojekts. Dr. med. Mabuse, 148, März/April 2004, p. 22-25.

Schwarz, C: Unnötige Interventionen vermeiden. Österreichische Hebammenzeitung 01/09, S. 9-12.

Smith GCS, Pell JP, Dobbie R: Cesarean section and risk of unexplained stillbirth in subsequent pregnancy. Lancet 2003, 362, p. 1779-84.

Smith GC, Wood AM, Pell JP, Dobbie R: First cesarean birth and subsequent fertility. Fertil Steril, 2006 Jan, 85(1), p. 90-5.

Statistisches Landesamt BW, Stuttgart, 9. Januar 2012 – Nr. 5/2012.

Tahseen S, Griffiths M: Vaginal birth after two caesarean sections (VBAC-2). A systematic review with meta-analysis of success rate and adverse outcomes of VBAC-2 versus VBAC-1 and repeat (third) caesarean sections. BJOG, 2010 Jan, 117(1), p. 5-19.

Tham V, Christensson K, Ryding EL: Sense of coherence and symptoms of post-traumatic stress after emergency caesarean section. Acta Obstet Gynecol Scand, 2007, 86(9), p. 1090-6.

Tollånes MC, Melve KK, Irgens LM, Skjaerven R: Reduced fertility after cesarean delivery: a maternal choice. Obstet Gynecol, 2007 Dec, 110(6), p. 1256-63.

Tracy SK, Sullivan E, Wang YA, Black D, Tracy M: Birth outcomes associated with interventions in labour amongst low risk women. A population-based study. Birth, 2007 Jun, 20(2), p. 41-8.

Van den Berg A, van Elburg RM, van Geijn HP, Fetter WP: Neonatal respiratory morbidity following elective caesarean section in term infants. A 5-year retrospective study and a review of the literature. Eur J Obstet Gynecol Reprod Biol, 2001 Sep, 98(1), p. 9-13.

Van Dillen J, Lim F, van Rijssel E: Introducing caesarean section audit in a regional teaching hospital in The Netherlands. Eur J Obstet Gynecol Reprod, Biol., 2008 Aug, 139(2), p. 151-6.

Vendittelli F, Rivière O, Crenn-Hébert C, Rozan MA, Maria B, Jacquetin B, AUDIPOG Sentinel Network: Is a breech presentation at term more frequent in women with a history of cesarean delivery? Am J Obstet Gynecol, 2008 May, 198(5), p. 521.e1-6.

Welsch H, Wischnik A: Müttersterblichkeit. In: Schneider H, Husslein P, Schneider KTM: Die Geburtshilfe. Springer Verlag (4. Aufl. 2010), S. 1049-1063.

WHO: Appropriate technology for birth. Lancet, 1985, 2, p. 436-7.

William A, Grobman MD: Prediction of uterine rupture associated with attempted vaginal birth after cesarean delivery. Am J Obstet. Gynecol, 2008 July, 199(1), p. 30.

Yang Q, Wen SW, Oppenheimer L, Chen XK, Black D, Gao J, Walker MC: Association of caesarean delivery for first birth with placenta praevia and placental abruption in second pregnancy. BJOG, 2007 May, 114(5), p. 609-13.

Zanardo V, Simbi KA, Vedovato S, Trevisanuto D: The influence of timing of elective cesarean section on neonatal resuscitation risk. Pediatr Crit Care Med, 2004 Nov, 5(6), p. 566-70.

Zwart JJ, Richters JM, Ory F, de Vries JI, Bloemenkamp KW, van Roosmalen J: Uterine rupture in The Netherlands: a nationwide population-based cohort study. BJOG. 2009 Jul, 116(8), p. 1069.

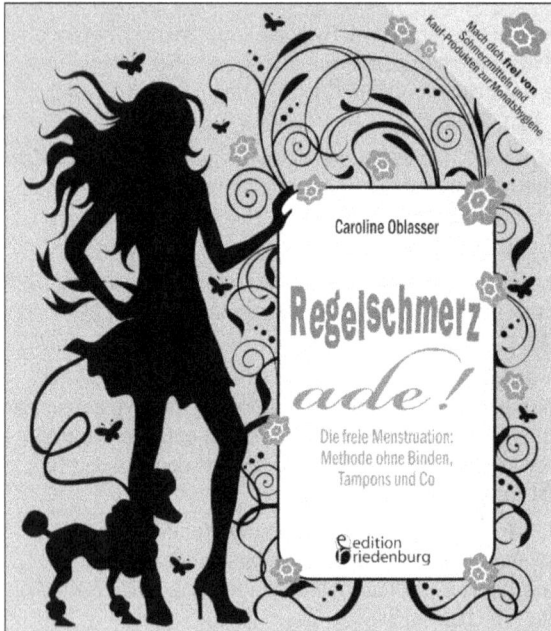

Regelschmerz ade!
Die freie Menstruation: Methode ohne Binden, Tampons und Co

Ein Buch für alle Mädchen und Frauen, die auf regelmäßige Regelschmerzen und traditionelle Produkte zur Menstruationshygiene ganz einfach verzichten wollen.

Egal, ob Sie bislang Tampons, Binden oder Menstruationsbecher verwendet haben: In „Regelschmerz ade! Die freie Menstruation" wird genau erklärt, wie die Menstruationsflüssigkeit auf andere Weise wunschgemäß abfließen kann, ohne Kleidung zu verunreinigen.

Durch regelmäßiges Training von Muttermund und Gebärmutter kann das ideale Maß an Spannung und Entspannung erreicht werden, um die „freie Mens" zu praktizieren – während der Regel und in Zeiten der Lust.

Aus dem Inhalt: Willkommen in deinem Körper! • Noch immer Schmerzen – was tun? • Annas Regelkrampf und ihre schmerzfreie Entdeckung • Die freie Menstruation: In der Regel ohne Schmerz • Langsam dehnen mit Gefühl • Warum Tampons oder Menstruationstassen irritieren • Stärke deine Lust und mach dich selber „dicht" • Muttermund, öffne dich! • Praxis-Gedanken für den Alltag von Abfluss bis Zyklus

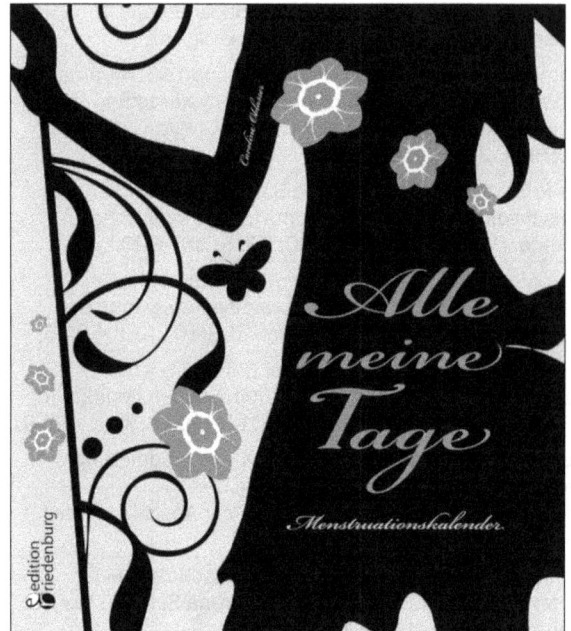

Alle meine Tage
Menstruationskalender mit 50 freien Zyklusblättern für die Selbstbeobachtung • mit Muster-Zyklus und Kurz-Erklärung zur Natürlichen Verhütung bzw. Familienplanung (NFP, NER).

Zum Erfassen folgender Daten bzw. Ereignisse:

- morgendliche Aufwachtemperatur, Ort und Zeitpunkt der Temperaturmessung sowie Art des Thermometers
- Zyklusbeginn = 1. Tag der Regel (erkennbar an der morgendlichen Aufwachtemperatur)
- Dauer und Intensität der Regelblutung
- Vorhandensein und Qualität des Scheidenschleims
- Zeitraum des vermuteten Eisprungs
- Sex; besondere Ereignisse (Alkoholkonsum, spätes Schlafengehen, Krankheit/Fieber, volles/teilweises Stillen, Sonstiges)
- eigene Statistik zum kürzesten / längsten Zyklus bislang sowie zu den als fruchtbar angenommenen Tagen
- allgemeine Beobachtungen zur Menstruation (verwendete Monatshygiene-Produkte, Regelschmerzen bzw. möglicherweise eingenommene Schmerzmittel, Erfahrungen mit der freien Mens)

edition riedenburg

Beliebte Bücher zu Schwangerschaft, Geburt und Frauengesundheit

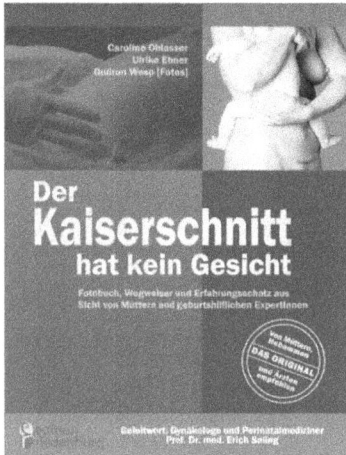

Der Kaiserschnitt hat kein Gesicht
Fotobuch, Wegweiser und Erfahrungsschatz

Über 150 Kaiserschnitt-Mütter und geburtshilfliche ExpertInnen klären auf zum Thema Kaiserschnitt und die Folgen. Zahlreiche s/w-Fotos von Kaiserschnittnarben veranschaulichen den sichtbaren Teil der Operation. Als realistische Vorbereitung auf einen geplanten Eingriff oder zur Trauma-Bewältigung.

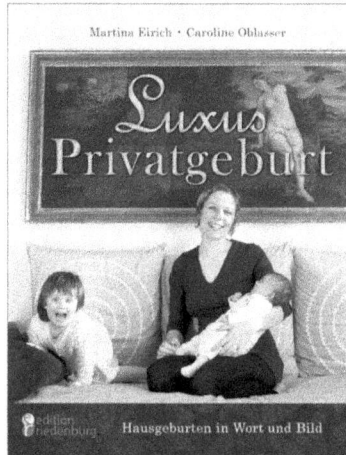

Luxus Privatgeburt
Hausgeburten in Wort und Bild

Über 100 Hausgeburtsmütter berichten von ihren Erfahrungen mit der Geburt in den eigenen vier Wänden. Berührende s/w-Fotoaufnahmen, die vor, während und nach den Geburten gemacht wurden, gewähren hautnahe Einblicke und machen Lust auf interventionsfreie Geburtshilfe.

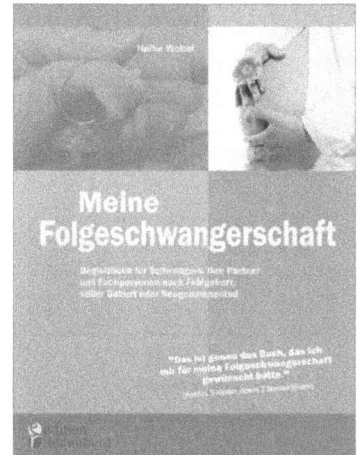

Meine Folgeschwangerschaft
Begleitbuch für Schwangere, ihre Partner und Fachpersonen nach Fehlgeburt, stiller Geburt oder Neugeborenentod

Verwaiste Eltern berichten über den Verlust und ihre Folgeschwangerschaft(en). Zusätzlich: Informationen zum Pro und Contra möglicher Untersuchungen vor und in der Schwangerschaft sowie zur Wahl wichtiger Begleiter.

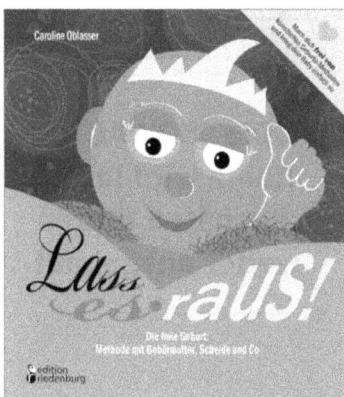

Lass es raus!
Die freie Geburt: Methode mit Gebärmutter, Scheide und Co

Zur wirkungsvollen Einstimmung auf das selbstbestimmte Gebären aus eigener Kraft.

Still die Badewanne voll!
Das freie Säugen: Methode mit Brüsten, Nippeln und Co

Das humorvolle Stillbuch. Mit speziellen Tipps bei schmerzhaftem Anfangsstillen.

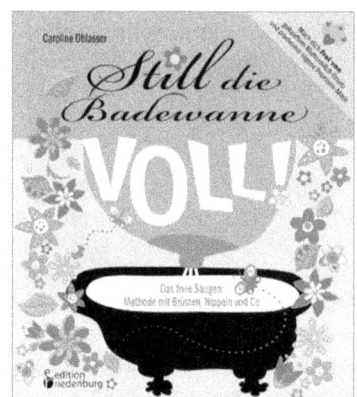

www.editionriedenburg.at

S🙂WAS!

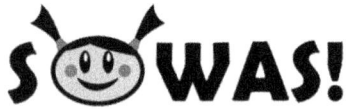

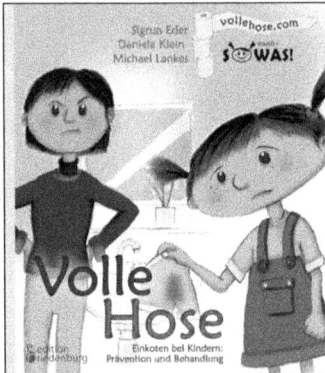

[Band 1]
Volle Hose
Einkoten bei Kindern

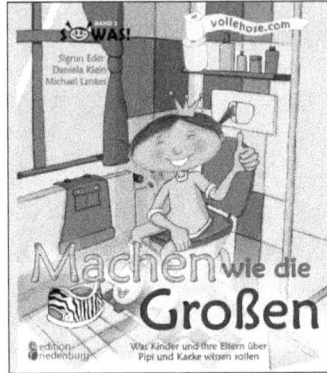

[Band 2]
Machen wie die Großen
Toilettenfertigkeiten

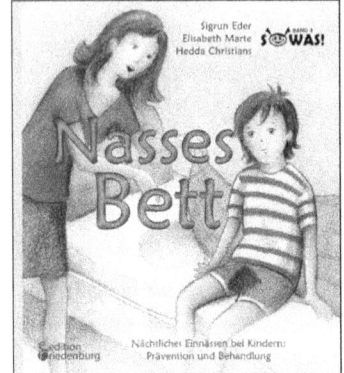

[Band 3]
Nasses Bett - Nächtliches
Einnässen bei Kindern

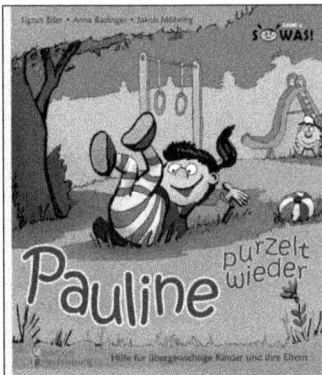

[Band 4]
Pauline purzelt wieder
Hilfe für übergewichtige Kinder

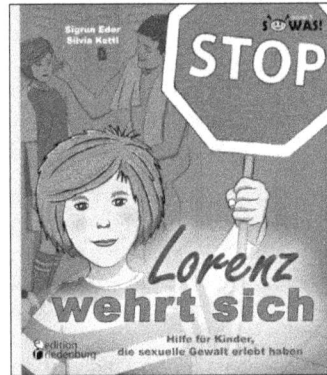

[Band 5]
Lorenz wehrt sich
Sexuelle Gewalt

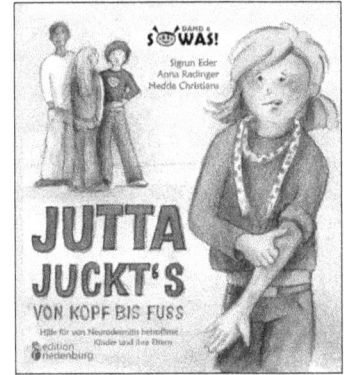

[Band 6]
Jutta juckt's
Hilfe bei Neurodermitis

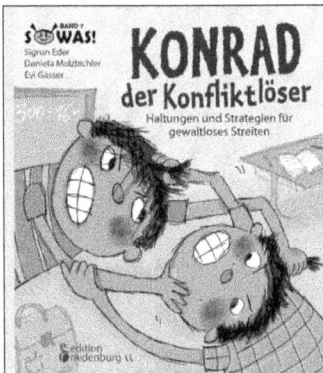

[Band 7]
Konrad der Konfliktlöser
Gewaltloses Streiten

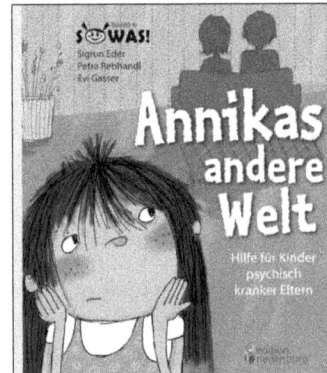

[Band 8]
Annikas andere Welt
Kinder psychisch kranker Eltern

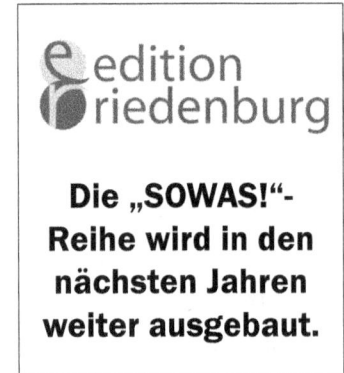

edition riedenburg

Die „SOWAS!"-Reihe wird in den nächsten Jahren weiter ausgebaut.

www.editionriedenburg.at

edition riedenburg

Die Reihe für alle **Kinder,** die einfach noch mehr **wissen** wollen.

Ich weiß jetzt wie

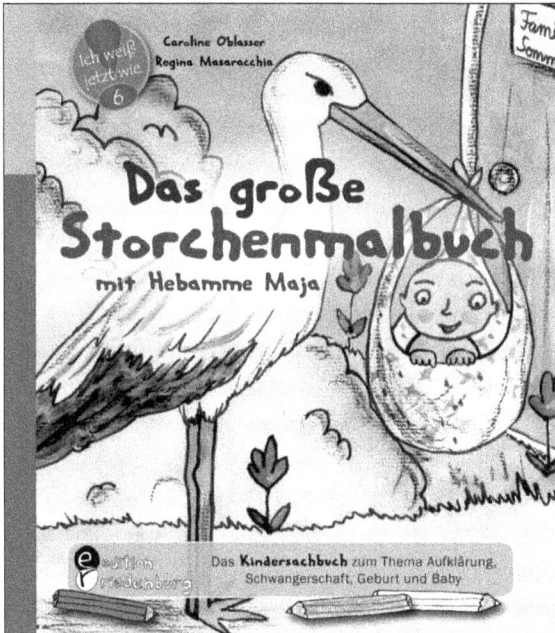

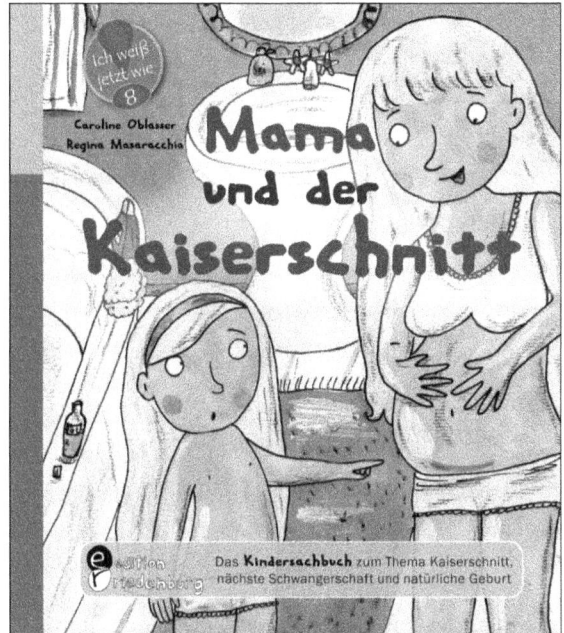

Das große Storchenmalbuch mit Hebamme Maja
Das Kindersachbuch zum Thema Aufklärung, Schwangerschaft, Geburt und Baby

[Band 6 der Reihe „Ich weiß jetzt wie!"]

Möchtest du wissen, wie das Babymachen wirklich geht? Dann lass dir von Hebamme Maja erklären, was beim Sex geschieht und wann eine Frau schwanger werden kann. Was genau in der Schwangerschaft passiert, erzählt dir Hebamme Andrea. Majas Kollegin kümmert sich um Ellen, die ihr drittes Kind erwartet. Kurz nach der Geburt möchte Baby Nina schon etwas essen. Deshalb wird sie von Mama Ellen gestillt. Und weil Babys ganz viel Kuschelzeit haben möchten, tragen Mama und Papa ihre Nina häufig im Tragetuch. Trageberaterin Petra kennt viele Geschichten zum Babytragen. Rasch geht das erste Jahr mit Baby Nina vorbei, und das ist nicht nur für die Geschwister Paul und Sophie sehr aufregend.

Zusätzlich: „Ich weiß jetzt wie!"-Teil für Kinder mit Anleitung zum Stofftier- und Puppentragen • zahlreiche Suchbilder, Rätsel und Malseiten für eigene Ideen • Familie Sommerfeld zum Ausschneiden und Basteln

Mama und der Kaiserschnitt
Das Kindersachbuch zum Thema Kaiserschnitt, nächste Schwangerschaft und natürliche Geburt

[Band 8 der Reihe „Ich weiß jetzt wie!"]

Eines Tages entdeckt Lena eine Narbe auf Mamas Bauch und erfährt, dass sie durch einen Kaiserschnitt zur Welt gekommen ist. Mama erklärt ihr, was sie bei der Operation erlebt hat und wie die Zeit im Krankenhaus und danach war. Auch Hebamme Maja, die Mama bei der nächsten Geburt begleiten wird, beantwortet bei den Hausbesuchen Lenas Fragen. Sie hat immer ihr lustiges Hörrohr dabei, und Lenas Vorfreude auf das Baby ist riesengroß! Doch bis Lena ihr Geschwisterchen nicht nur durch Mamas Bauchdecke hören, sondern es auch im Arm halten kann, wird noch allerlei passieren ...

Zusätzlich: „Ich weiß jetzt wie!"-Teil für Kinder mit Bastelspaß, Anregungen und kniffligen Fragen • Erwachsenen-Seiten mit weiterführenden Erklärungen zum Thema Kaiserschnitt, nächste Schwangerschaft und natürliche Geburt

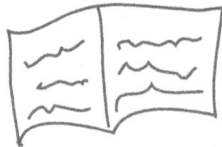

edition riedenburg

Ausgewählte Titel der edition riedenburg

Buchreihen

Ich weiß jetzt wie! Reihe für Kinder bis ins Schulalter

SOWAS! – Kinder- und Jugend-Spezialsachbuchreihe

Verschiedene Alben für verwaiste Eltern

Einzeltitel

Alle meine Tage – Menstruationskalender

Annikas andere Welt – Psychisch kranke Eltern

Aus dem Schmerz in die Freiheit – Missbrauch

Baby Lulu kann es schon! – Windelfreies Baby

Besonders wenn sie lacht – Lippen-Kiefer-Gaumenspalte

Bitterzucker – Nierentransplantation

Das doppelte Mäxchen – Zwillinge

Das große Storchenmalbuch mit Hebamme Maja

Das Wolfskind auf der Flucht – Zweiter Weltkrieg

Der Kaiserschnitt hat kein Gesicht – Fotobuch

Diagnose Magenkrebs ... und zurück ins Leben

Die Josefsgeschichte – Biblisches von Kindern für Kinder

Die Nonnenfrau – Austritt aus dem Kloster

Drei Nummern zu groß – Kleinwuchs

Egal wie klein und zerbrechlich – Erinnerungsalbum

Ein Baby in unserer Mitte – Hausgeburt und Stillen

Finja kriegt das Fläschchen – Für Mamas, die nicht stillen

Frauenkastration – Fachwissen und Frauen-Erfahrungen

Ich war ein Wolfskind aus Königsberg – DDR und BRD

Jutta juckt's – Neurodermitis

Klara weint so viel – Schreibaby

Konrad, der Konfliktlöser – Konfliktfreies Streiten

Lass es raus! Die freie Geburt

Lilly ist ein Sternenkind – Verwaiste Geschwister

Lorenz wehrt sich – Sexueller Missbrauch

Luxus Privatgeburt – Hausgeburten in Wort und Bild

Machen wie die Großen – Rund ums Klogehen

Maharishi Good Bye – Tiefenmeditation und die Folgen

Mama und der Kaiserschnitt – Kaiserschnitt, Geburt

Mamas Bauch wird kugelrund – Aufklärung für Kinder

Manchmal verlässt uns ein Kind – Erinnerungsalbum

Meine Folgeschwangerschaft – Schwanger nach Verlust

Meine Wunschgeburt – Gebären nach Kaiserschnitt

Mein Sternenkind – Verwaiste Eltern

Mini ist zu früh geboren – Frühgeburt

Mit Liebe berühren – Erinnerungsalbum

Mord in der Oper – Bellinis letzter Vorhang

Nasses Bett – Einnässen

Oma braucht uns – Pflegebedürftige Angehörige

Oma war die Beste! – Trauerfall in der Familie

Pauline purzelt wieder – Übergewichtige Kinder

Regelschmerz ade! Die freie Menstruation

So klein, und doch so stark! – Extreme Frühgeburt

So leben wir mit Endometriose – Hilfe für betroffene Frauen

Tragekinder – Das Kindertragen Kindern erklärt

Und der Klapperstorch kommt doch! – Kinderwunsch

Und wenn du dich getröstet hast – Erinnerungsalbum

Unser Baby kommt zu Hause! – Hausgeburt

Unser Klapperstorch kugelt rum! – Schwangerschaft

Unsere kleine Nina – Babys erstes Jahr

Volle Hose – Einkoten

Wann kommt die Sonne? – Lebertransplantation

Wenn der Krieg um 11 Uhr aus ist, seid ihr um 10 Uhr alle tot! – Schulprojekt zum ehemaligen KZ-Außenlager Obertraubling